U0269349

中西医结合康复心脏病学

主审　朱明军　李瑞杰
主编　杜廷海　牛琳琳

河南科学技术出版社

·郑州·

图书在版编目（CIP）数据

中西医结合康复心脏病学/杜廷海，牛琳琳主编 .—郑州：河南科学技术出版社，2018.10
ISBN 978-7-5349-9241-4

Ⅰ.①中… Ⅱ.①杜… ②牛… Ⅲ.①心脏病-中西医结合疗法 Ⅳ.①R541.05

中国版本图书馆 CIP 数据核字（2018）第 085155 号

出版发行：河南科学技术出版社
　　　　　地址：郑州市经五路 66 号　　邮编：450002
　　　　　电话：(0371) 65788613　65788629
　　　　　网址：www. hnstp. cn
责任编辑：邓　为
责任校对：崔春娟　韩如月
封面设计：张　伟
版式设计：赵玉霞
责任印制：朱　飞
印　　刷：河南瑞之光印刷股份有限公司
经　　销：全国新华书店
开　　本：787 mm×1092 mm　1/16　印张：27　字数：590 千字
版　　次：2018 年 10 月第 1 版　　2018 年 10 月第 1 次印刷
定　　价：98.00 元

如发现印、装质量问题，影响阅读，请与出版社联系并调换。

主 审 简 介

朱明军

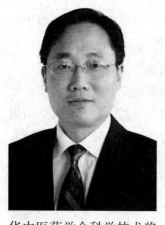

　　医学博士，主任医师，教授，博士生导师，河南省杰出专业技术人才，河南省优秀专家，入选百千万人才工程，国家有突出贡献中青年专家，享受国务院特殊津贴。现任河南中医药大学第一附属医院院长、中国中西医结合学会常务理事、中国中西医结合学会心血管病专业委员会副主任委员、中华中医药学会心血管病分会副主任委员、河南省中西医结合学会心血管病专业委员会主任委员等。主持国家973项目课题1项，国家科技支撑计划项目1项，国家自然科学基金项目3项，河南省杰出人才创新基金项目1项。获科技成果18项，其中国家科技进步二等奖1项，中华中医药学会科学技术奖一等奖2项，省部级科技成果奖4项，获取专利2项。共发表学术论文140余篇。

李瑞杰

　　主任医师，硕士研究生导师，北京市第一中西医结合医院院长，兼任中国中医药研究促进会中西医结合心血管病预防与康复专业委员会主任委员，中国医师协会心血管内科医师分会常务委员，中国康复医学会心血管病专业委员会常务委员，中华医学会健康管理学分会委员，北京健康管理协会副会长等职务，卫生部"卫生科技进社区"项目专家委员会委员。北京市先进工作者和首都劳动奖章获得者，并担任《中华健康管理学杂志》《中华全科医师杂志》等杂志编委。从事心血管疾病临床和研究工作30余年，擅长高血压、冠心病、心力衰竭等

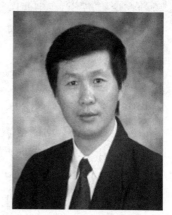

心血管疾病的诊治以及心律失常、冠心病等疾病的介入治疗，在国内率先开展中西医结合心脏康复，参与著书20余部，发表论文110余篇，科研成果10余项。

主 编 简 介

杜廷海

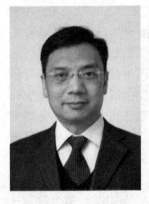

　　中西医结合主任医师，教授，硕士研究生导师，心脏中心副主任，兼任河南中医药大学中西医结合心血管病研究所所长，中国中医药研究促进会心血管病预防与康复专业委员会副主任委员，中国中医药研究促进会心血管专业委员会常委，中国中西医结合学会心血管病专业委员会委员、心脏康复学组副组长，中国民族医药学会心血管分会常委，世界中医药学会联合会动脉硬化性疾病专业委员会副会长、心脏康复专业委员会常务理事、中华中医药学会心病专业委员会委员，河南省中医心血管专业委员会副主任委员、河南省络病分会副主任委员等。1985 年毕业于河南医科大学，又分别在河南中医药大学西学中班和研究生班上学，获中医研究生硕士学位。获省部级科技进步奖 4 项、地厅级科技进步奖 10 项，主编出版《冠心病中西医结合药物治疗学》《冠心病中西医结合康复治疗学》《中西医结合妙治疑难病》《中西医结合心肺急症学》《冠心病》等专著，取得国家发明专利 5 项。

牛琳琳

　　副主任医师，副教授，医学硕士，河南省康复医学会心血管病康复分会常务委员兼秘书；中国心脏联盟心血管疾病预防与康复专业委员会河南分盟常务委员；河南省中医心血管病专业委员会常委；中国中西医结合学会心血管病专业委员会心脏康复专业委员；中国中医药研究促进会心血管病预防与康复专业委员会委员、青委会副主任委员；世界中医药学会联合会心脏康复专业委员会委员；中国中西医结合青年医师委员会委员；中国民族医药学会心血管分会委员。长期从事心血管疾病

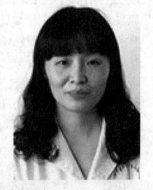

的中医临床诊疗工作。尤其擅长于冠心病、支架植入术后、冠脉搭桥术等心脏手术后、高血压、代谢综合征、心力衰竭等疾病的中西医康复和预防指导、运动处方的制定等。

本书由河南省重点学科（专科）带头人培养项目专项资金资助

《中西医结合康复心脏病学》编委会

内容提要

　　本书根据心脏康复工作经验，参考国内外中西医研究成果，提出了中西医有机结合、系统、优化的心脏康复理念，系统介绍了中西医结合心脏康复的优势和实施方法，从康复功能评估、动静结合康复运动、中医外治疗法、心理康复、睡眠康复、康复教育、辨证膳食及优化药物康复等方面详细阐述了心脏康复程序、方法、作用机制和研究进展。

　　本书分三篇，共30章，上篇为理论基础篇，中篇为实用技术篇，下篇为科技创新篇。上篇以康复基础理论为重点，以中西医结合心脏康复的历史与发展开始，阐述了心脏康复分子生物学基础、心脏储备功能评估理论、康复运动生理学、中医外治、饮食营养、心理康复、睡眠康复、中医传统体育疗法等方面的康复理论。中篇以实用技术为重点，系统介绍了功能评估法、动静结合康复运动疗法、中医外治疗法、心理康复疗法、饮食疗法、睡眠康复疗法、戒烟法、心脏康复教育法、心脏康复药物疗法的具体操作方法和慢性心力衰竭、心律失常、高血压病、高脂血症、糖尿病等康复疗法，并讲述了康复监控和急性事件处理。下篇以创新为重点，论述了心脏康复管理系统、心脏康复药物研制和心脏康复自主产权技术等。

　　本书内容丰富，资料新颖，以治疗为重点，突出全面和实用，供中医、西医心血管、康复专业医护人员和康复医学生、健康教育工作者使用。

前　言

　　心脏病的治疗方法主要有药物治疗、介入治疗和外科手术，其各有一定的局限性。随着科学技术的发展和人民生活水平的提高，人们对疾病的认识已不满足于治疗，而要求全面提高健康水平和生存质量，心脏综合康复将成为心脏病较为理想的治疗手段。

　　现代心脏康复包括临床评估、优化的药物治疗、物理治疗、心理康复治疗、健康教育、生活方式指导等，要求达到全程化、阶段化、早期化、个体化。中医心脏康复的理论基础在于整体观念、形神统一及辨证论治，在强调整体康复的同时，主张辨证康复，包括中药、针灸、按摩、熏洗、气功、导引、食疗等行之有效的康复方法。康复运动是心脏康复程序的重要部分，中医康复运动的特点以心身舒适为要，形式多样（如散步、气功、太极拳、五禽戏、八段锦等），动静结合、形神共养。导引技术可配合中医五音疗法，以提高康复治疗效果。中医辨证膳食与"药食同源"理念为心脏康复食疗奠定了良好的基础。中医外治疗法是根据辨证论治原则，整体调节，多途径、多环节发挥作用。药物治疗是心脏康复的重要组成部分。药物治疗可以相对增强患者的运动能力，提高训练水平和效果，而运动训练的有益效应也有助于逐步减少用药量。依据指南和中医辨证，实现宏观与微观、辨证与辨病、中药与西药、药物与非药物四个方面有机结合，循证辨证用药，达到药物康复治疗的最优化。应用电子遥控技术、穿戴式设备技术和互联网技术，可实现院内、外监控，更好地指导院内、社区、家庭心脏病患者康复活动。因此，中西医心脏康复具有共性、个性和较强的互补性，充分发挥中医药学及其养生康复学的优势，形成中西医结合心脏康复治疗，对于心脏病的防治具有重大意义。随着当代医学已由单纯的生物医学模式向生物心理社会医学模式转化和循证医学的不断完善，心脏康复医学必将越来越受重视，并且发挥其不可替代的作用。

　　我国心血管病康复医疗工作起步较晚，发展不平衡，有些地方甚至没有心脏康复意识和概念。大量的心脏病患者仅注重临床的治疗，而忽视早期的管理与康复干预，以及发病后有效的康复治疗。他们把心脏病的恢复寄托在静养上，而忽视了运动；寄托在药物的控制上，而忽视了康复和预防。因此，提高对心脏康复医疗的认识，积极开展此项工作，并不断提高，造福于患者，是我们医务工作者的重要任务之一。

目前，心脏康复在我国蓬勃开展，但还是一门较新兴的学科，尚无系统的心脏康复专著，特别是适合中国特色的中西医结合心脏康复专著。

本书根据心脏康复工作经验，参考国内外中西医研究成果，提出了中西医有机结合、综合、系统、优化的心脏康复理念，系统介绍了中西医结合心脏康复的优势和实施方法，从康复功能评估、动静结合康复运动、中医外治疗法、心理康复、睡眠康复、康复教育、辨证膳食及优化药物康复等方面详细阐述了心脏康复的程序、方法、作用机制和研究进展。适用于心血管医疗、教学、科研工作使用。

本书在编写过程中，参考和借鉴了已出版发表的相关论著，在此谨致以诚挚的谢忱。

编　者

2017 年 11 月

目 录

附录　/385

上篇

理论基础篇

第一章　心脏康复的历史与发展

第一节　中医康复的起源与发展

中医康复学是指在中医学理论指导下，针对残疾者，老年病、慢性病及急性病后期患者，通过采用各种中医药特有的康复方法及其他有用的措施，以减轻功能障碍带来的影响，使之重返社会。古代医籍中"康复"的含义不仅指疾病的治愈和恢复，还包括精神情志的康复和正气的复原。

中医康复医疗可追溯至商周时代。在殷墟甲骨文中有采用针灸、热熨、导引、按摩等方法进行康复活动的记录。随着社会的发展，春秋战国时期养生康复的思想开始出现，在《吕氏春秋·古乐》有"昔陶唐氏之始，阴多滞伏而湛积……筋骨瑟缩不达，故作为舞以宣导之"，《庄子·刻意》载"吹呴呼吸，吐故纳新，熊经鸟申"，均提到了通过气功、导引等方法保持或恢复健康。《黄帝内经》提出了康复的治疗原则，即因时、因地、因人制宜，综合治疗。其广泛应用了调摄情志、针刺、灸焫、气功、导引、按摩、热熨、饮食、体育等养生康复方法，强调形体和精神、人与自然、人与社会的统一性。《金匮要略》将导引、吐纳、针刺、灸焫、膏摩、按摩等康复治疗手段综合运用，较之《黄帝内经》时代又有所发展。《伤寒论》专门论述大病之后的药物、食物康复法，三国时代的华佗在继承古代导引、行气、吐纳等功法的基础上，创编了医疗体操"五禽戏"，这是世界医学史上第一套由医生编成的医疗体操，堪称运动疗法的鼻祖。晋代皇甫谧所撰《针灸甲乙经》，系统总结了针刺、灸焫、热熨、导引、按跷等康复治疗手段，尤其对针灸疗法的原则已基本概括。晋代葛洪《肘后方》和《抱朴子》中记载了药物康复法、饮食康复法的实例及导引术在养生防病中的作用。隋唐时代，《诸病源候论》为第一部采用医疗体育与物理疗法对多种疾病进行康复治疗的专书。《千金要方》首创药枕疗法、香气疗法。《外台秘要》中详论了病后将息宜忌，记载有大量康复方法，如磁疗、光疗、热疗及美容方法等。宋代《圣济总录》中除记载了食物康复的方法，对气功、导引、按摩和体育疗法的作用也有详尽的记述。《太平圣惠方》则注重采用药物和食物相结合的养生康复方法。《本草衍义》中选药粥方共129首。体育康复方面，八段锦、太极拳也在宋代形成。金代张子和应用许多康复方法解决了不少疑难病症，刘河间也带动了养生康复的发展。清代官方编撰的《古今图书集成·医部全录》中比较全面地记载了多种疾病的养生康复方法。沈金鳌的《杂病源流犀烛》对气功、按摩及动功等养生康复方法十分重视，列"运动规法"专篇进行讨论。俞根初所著《通俗伤寒论》对病后康复调理列"调理诸法"专篇讨论，内容包括药物调理、食物调理、气候调理、起居调理等，全面系统地阐述养生康复。清代叶天士处处注重情绪治疗，提出久病入络，指出一切沉疴痼疾的最后病理转归为络虚或络痹，药物康复方面的应用尤为其特色，极力主张戒绝烟酒。吴师机以内病外治为特色，广泛应用熏、洗、擦、敷、贴、坐、吹、熨等方法而以"一通字赅之"。其所著的《理瀹骈文》在外科康复理疗方面卓有成就，将熏、洗、熨、擦、敷、贴、坐、吹等疗法综合运用，提出"外治之理即内治之理"，因此"虽治在外，无殊治在内也"的论点，称得上古代第一部物理治疗的专书。中医康复内容丰富，蕴藏在中医宝库中，并且需要不断创新、发展和充实。

中医学在漫长的发展过程中，经过历代医家的发展和完善，由简单到复杂，创造了多种多样的治疗和养生康复的方法。中医康复学的内容不断得到完善，康复方法不断得到补充，其中包括了大量的药物疗法和非药物疗法，如中药疗法、针灸疗法、按摩疗法、熏洗疗法、气功疗法、运动疗法等。各种方法均具有不同的治疗范围和优势。将这些方法综合起来，发挥各自的优势、有机结合是中医学的特色之一。

根据文献记载和临床实践，康复方法可以初步归纳为以下种类。

1. 自然康复法　包括泉水、岩洞、高山、森林、香花、泥土、空气、日光疗法等。

2. 物理康复法　包括色彩疗法、香气疗法、冷疗、热疗、磁疗、声疗等。

3. 药物外治康复法　包括蒸、烫、洗、浴、熨、敷等疗法。

4. 情志康复法　包括怒疗、喜疗、思疗、悲疗、意疗及睡眠疗法等。

5. 音乐康复法　包括安神、开郁、悲哀、激励、喜乐疗法等。

6. 其他文娱康复疗法　包括舞蹈、钓鱼、风筝、弹琴、书画、弈棋、玩具、戏剧疗法等。

7. 体育康复法　包括五禽戏、八段锦、太极拳、康复操等。

8. 气功康复法　包括松静功、内养、站桩、动桩、长寿、固精、保健、强壮、延年、益智等功法。

9. 针灸康复法　包括体针、皮内针、皮肤针、耳针、头针、灸法、拔罐等。

10. 按摩康复法　包括推法、拿法、揉法、搓法、捏法等。

11. 饮食康复法　包括各种各样的药膳方等。

12. 药物内治康复法　包括各类药物内服增强抗病能力，促进疾病康复的方法。

以上各种方法有的简单，有的复杂，但很少单独用一种方法，一般都是数种方法联合应用。

现代科学技术的飞速发展，为中西医结合养生康复医学的进步提供了有力的保证。当今养生康复医学的潮流，是在功能、康复手段、残疾三大概念模式的基础上，追求康复医学有优良的质量、满意的结局和合理的费用，一些新方法、新技术应用到养生康复医学中来。许多先进的康复诊断和评估的仪器设备都依靠计算机来进行数据的运算和信息的储存，甚至实现了电脑控制操作和管理。随着计算机技术的发展和应用，不断涌现了新的诊断和评估的仪器，一些康复治疗的仪器和设备正日益朝着数字化的方向发展。这样，通过电脑的辅助，便可以极大地提高患者参与康复治疗的兴趣和积极性，改善患者的功能水平。如微电脑上肢训练器、电脑伸展训练器、生物反馈治疗仪、功能性电刺激治疗仪、电脑辅助步行训练器、上肢精细动作和职业技巧的训练、电脑辅助认知功能康复、模拟驾驶训练系统、言语治疗软件、言语训练反馈系统、电脑辅助义肢矫形器等。生物芯片等的开发也带来诊治的简便易行，使得对非传染性慢性病的预防康复更为科学化，从青少年期就开始养生康复预防，从而大大推迟或减少这些病的发生，达到延长寿命的目的。

未来康复医学，不仅深入文化、艺术领域，还会与美术、书法、音乐、歌舞、武术、美食、药膳、健康旅游、模拟环境等融为一体。康复手段不仅更人性化，还更加高科技化，增加更多的互动和参与。康复内容不仅更加丰富多彩，还会更加有效率和高质量。

第二节　中医心脏康复的特色优势

整体观念、阴阳五行、脏腑经络、病因病机、四诊八纲、辨证论治、治疗原则等是中医学的理论精华，同样适用于中医心脏康复。心脏康复的对象大多病程长、病势缓、疗效慢，各种病症往往由多因素引起，多层次受累、多属性相兼为病，所以更强调运用多种方法，杂合以治，措施不一，这样才能收到较好效果。

一、心脏康复整体观

中医康复学有悠久的历史，其治疗原则体现了整体康复、辨证康复、功能康复、综合康复。人体是由脏腑、经络、肢体等组织器官所构成，脏腑之间、经络之间、脏腑经络与肢体之间都存在着生理功能或结构上的多种联系，这就使人体各部分形成一个完整统一的有机体，具体体现在人与自然一体观、人与社会一体观、形神康复一体观三个方面。在康复过程中，对局部的功能障碍也应从整体出发，采取全面的康复措施。中医康复学的具体方法丰富多彩，可分为精神、饮食、运动、药物、物理和环境六大类康复措施。从整体观点来看，中医心脏康复更加重视精神与情志、功能与营养、人与自然社会的关系，以及对疾病发生、发展和治疗的影响，采取药物与非药物疗法相结合、内治与外治疗法相结合、医疗与自疗相结合，且更侧重非药物疗法、外治法和自我疗法的推广以及功能的恢复。

二、心脏康复辨证观

辨证与心脏康复之间有着密切的关系，辨证是决定心脏康复的前提和依据，心脏康复则是根据辨证的结果，确定相应的康复原则和方法。辨证包含有对内在生理功能障碍的辨识，而生理功能障碍的改善与外在形体及行为障碍的改善有因果关系，通过辨证论治能够消除造成各种功能障碍的内在病因。在中医康复临床中，不仅内服中药须辨证论治，针灸、推拿等也应当注意辨证论治，根据不同脏腑的虚、实、寒、热采用相应的补泻方法，充分体现了中医学"治病求本"的原则。饮食康复法主要是针对性地选择具有食养、食疗作用的食物，以促进机体的康复。食疗是中医康复学的重要内容和特色疗法之一。"天食人以五气，地食人以五味"，人依赖大地所产之五味而生存，五味摄入得当是康复医学中的又一内容。心脏病患者康复过程中，必须注意调理自己的饮食方式和饮食习惯。大规模的人群调查表明，心脏病的发生与营养不平衡有关，因此过食肥甘厚腻、辛酸苦辣等都不利于心血管病的恢复，其中所需要注意的饮食原则有控制总热量、维持热能平衡、防止肥胖。控制脂肪与胆固醇摄入，蛋白质的质和量应适宜。采用复合糖类，控制单糖和双糖的摄入量，提倡多食新鲜蔬菜和水果，少量多餐，控制食盐摄入量。其次，中医学认为，中药与饮食有"四同"，一同源，二者皆生于大自然，属天然产品；二同用，都能起到调和阴阳、补虚泻实的作用；三同性味，均分寒热温凉及平性，辛甘酸苦咸五味；四同归经，中医康复医疗在整体观和辨证观指导下，强调对患者的治疗应当因人、因时令、因环境和因病证的不同，分别采取两种、三种、甚至多种不完全相同的方法，通过多种疗法的综合运用，以期取得最佳效果。如内服中药配合中药外用、推拿、针灸、手法康复等多种方法。

三、康复运动动静结合、劳逸适度

中医历来运用"动静思想"指导运动康复，以活动筋骨，疏通气血，畅达经络，调和脏腑，调节气息，静心宁神。《内经》亦云："静则生阴，动则生阳。阳虚动之，阴虚静之。"然诸事有度，不可妄为，动过则损，静过则废。过度运动会使机体疲劳、受伤，而一味静养则会使机体更加衰老、退化。中医心脏康复中的形体运动如八段锦刚柔相济、动中有静、静中有动、劳逸适度，正好避免了这样的情况。

四、内外兼修，杂合而治

中医心脏康复的对象虽同为心血管疾病引起的身心障碍者，但每人情形各异，或身患多种疾病，或老龄多种脏腑功能退化，或起居环境、脾气秉性有异等，导致单一的康复手段可能收效不佳。故而内服外治，药膳结合，以期共奏良效。《素问·异法方宜论》亦云"圣人杂合以治，各得其所宜，故治所以异而病皆愈"。在中医心脏康复过程中，既根据病情从生理、情志、饮食等方面进行身心和谐统一的整体康复，同时又注重个体性差异，因人而异，体现了整体康复与辨证康复的统一。

五、简便易行，利于推广

中医心脏康复除形体运动、针灸等特色疗法对于场地设施有一定要求外，其他可在医生指导下进行，如膳食调养、药物调治、情志调养等。形体运动多从中医养生康复手段衍生而来，如八段锦、太极、功法操等，讲究动作和缓、形神和谐，有着广泛的历史文化积累。此外，中医心脏康复将养生康复学引入其中，更易引起患者兴趣，避免了康复形式单一枯燥的弊病，使之更能坚持，以期最大获益。

目前已有学者运用中药、针刺、艾灸、推拿、按摩、刮痧、药膳、太极拳、八段锦等中医传统手段和方式，针对冠心病、心力衰竭等病种进行中医康复的有益探索。实践证明，中医心脏康复在缓解临床症状，改善心功能，提高生存质量，降低再入院率等方面具有一定的优势，中医传统手段和方式将会在心脏康复领域发挥更大的作用。

研究表明，太极拳、气功和八段锦等中国传统运动方式能够让心血管病患者受益，可降低血压及血脂水平，对心力衰竭症状、体力和情绪亦有改善作用。

虽然历代中医古籍蕴含着丰富的心脏康复理念，但目前相关的挖掘工作尚不充分，临床实践更显不足。目前临床多重视治疗，轻视预防及康复。出现上述情况，根本还是缺乏对预防及康复重要性的充分理解；缺乏对经典理论科学内涵的深入挖掘；缺乏对临床实践良好疗效的系统总结。

对传统养生康复医学进一步整理、挖掘和提高是非常必要的。一是以科学的观点和方法全面、系统发掘、整理、研究，提高传统养生理论和方法。二是结合现代科学手段，对行之有效的传统康复疗法，如传统的作业疗法、文娱疗法、心理疗法、膳食疗法等进行临床及实验研究，科学地证实疗效，阐明作用机制，予以发展提高。三是针对当前人们面临的新问题，结合现实情况，提出新理论，创立新方法，进行更大范围的推广，使之成为心脏康复的指导原则。在进一步整理、挖掘传统的养生康复医学基础上，要充分利用和发挥传统养生康复医学的特点和优势。其特点和优势可概括为：第一，整体康复与辨证康复相结合。在心脏康复过程中，强调以平衡阴阳、调补气血、增强体质作为功能恢复的基础，并强调天人合一，从顺应自然、适应社会中求得个体的养生康复。中医治疗疾病方法的选择与应用，离不开辨证论治。对心脏病康复治疗，以活血化瘀等为主内治，结合情志、针灸、按摩、导引、熏洗、敷贴、体疗、食疗等。第二，形体康复与情志康复相结合。功能康复是康复的主要目的，传统养生康复"形神合一"是功能康复的基本原则。功能康复即是训练"神"对"形"的支配作用。如导引、运动训练、气功等方法，即是形与神俱的康复方法。传统养生康复学特别重视在康复过程中"形体"（身体）与"情志"（心理、精神）之间的相互作用，重视情志因素对伤病残的发生和发展的影响，因此在养生康复中注重"形神兼养"，既有一套形体康复的手段，又有一套情志康复的手段，特别强调培养和保持松静的心境以对抗和克服"七情"的损害，从而促进康复。第三，自然康复与药物康复相结合。中医学在漫长的发展过程中，经过了历代医家的发展和完善，由简单到复杂，创造了多种多样的治疗和养生康复方法。每种方法均具有不同的治疗范围和优势。将这些方法综合起来，发挥各自的优势，以取得好的疗效是中医学的特色之一。除了利用中医药的优势，以内服和外治的方式，促进功能的恢复外，更强调使用自然疗法，利用太极拳、八段锦、易筋经、气功等，以及食用天然保健食品的饮食疗法和针灸、推拿等，促进康复。

第三节　国际心脏康复发展状况

公元前 5 世纪，Herodicus（古希腊时代的医师希洛地卡斯）提出运动可推迟衰老、促进健康，至 1910 年"康复"一词应用于残疾人的治疗。第二次世界大战后康复领域的制度逐渐完善，确定了康复医学概念。关于心脏康复，起初的观点是消极的。1939年，Mallory 等的形态学研究报道提出，心肌梗死的坏死组织转化为纤维化瘢痕至少需要 6 周时间，因担心患者早期活动引起心力衰竭、心脏破裂等，故建议长时间严格卧床休息。鉴于患者长期卧床多有胃肠道功能失调、血管舒缩功能不稳定及易患忧虑、恐惧等并发症，1944 年，Levine 开始主张对急性心肌梗死患者解除严格卧床，并提倡"椅子疗法"。1952 年，Levine 和 Lown 在"双下肢保持下垂的坐椅式体位与仰卧位或半卧位相比能使静脉回流减少而减轻心脏负荷"假说的基础上，对发病后 1 周内的急性心肌梗死患者试行椅子疗法显示了较好的安全性与有效性。1973 年，Wenger 等总结了住院期间心脏康复方案，首次发表以运动疗法为基础的急性心肌梗死康复程序疗法，得到美国心脏学会的肯定，被认为是心血管医学发展的里程碑。20 世纪 40 年代，Levin 和 Lown 提出急性心肌梗死早期活动疗法，对长期严格卧床提出了疑问。到 20 世纪 70 年代，急性心肌梗死早期运动治疗在英、美等国掀起研究热潮，发展了急性心肌梗死第一期康复方案。临床实践证明，对急性心肌梗死患者不分病情如何，一律采取绝对卧床 7~14d 的做法是不合适的，也是不必要的。对有并发症的患者只要病情允许，应尽早实行床旁排尿排便，9 周左右可出院。20 世纪 80~90 年代，以运动为核心的心脏康复疗法得以迅速发展，在工业发达国家，康复运动处方已成为心血管疾病的治疗手段之一。1983 年日本曾制定了急性心肌梗死（无并发症）患者的 4 周康复治疗程序，1993 年又进一步修定为 3 周康复治疗程序。30 多年来，以早期活动和心理治疗为中心的急性心肌梗死康复医疗积累了不少经验，在缩短住院天数、减少住院费用、降低死亡率和致残率方面已取得重大进展，逐渐形成了综合性心脏康复治疗方案，成为心血管疾病医疗组成部分。传统心脏康复是从急性心肌梗死开始的，近年还涉及各种合并症的心肌梗死患者、心绞痛患者以及心脏搭桥手术后、冠状动脉支架植入术后、心脏移植术和室壁瘤切除术后的康复等。年龄和医学复杂状态不是限制参加心脏康复的因素。有心绞痛或心电图变化的病例，以及有易患因素（高血压、高血脂、吸烟等）的中年以上人群，改变生活方式进行体育锻炼（成人健身程序），达到防治冠心病的目的。

世界卫生组织（WHO）提出的心脏康复定义是指心脏病患者恢复到适当的体力、精神和社会适应能力，通过自己的努力，尽可能地在社会上占有正常地位。心脏康复医学含义不仅包括临床症状的改善，也包括生理功能的恢复、心理状态的健康，恢复或接近病前的社会工作和能力。康复的内容包括有处方的运动疗法、心理、营养、教育、职业及社会咨询等，使冠心病患者通过心脏康复综合医疗获得正常或接近正常生活状态。心脏康复不仅局限于心脏疾病，还应包括危险因素的治疗，如高血压病、肥胖、高脂血症和糖尿病等。老年人常合并多系统功能障碍如心、肺、脑、骨骼和肌肉病变，要求心脏康复医生有处理多系统疾病的能力，帮助他们回归社会。近年来对过去曾认为是心脏病患者禁忌的运动如力量、阻力运动也被有选择地编入心脏病康复方案中去，并与等张运动有机结合，循环进行，称为循环训练，这不仅能提高心血管功能，还能增强肌力和局部的耐力，对今后从事职业和进行较高强度的活动是有利的。

心血管疾病严重威胁人们的生命健康。为了改善心脏病患者的预后，提高生活质量，预防疾病复发，降低死亡率及患病率，除了基本的临床治疗，同步进行心脏康复越来越受到人们的重视。心脏康复是现代心血管疾病处理中不可或缺的重要组成部分，应具有综合性、尽早启动、持续性、阶段性、个体化等特点。目前，心脏康复发展有以下几个方面。

1. 心脏康复对象的扩大　心脏康复的人群从以往针对年纪轻的或心脏术后患者，扩大为所有心血管疾病患者。包括心肌梗死、心绞痛、心力衰竭、心肌病、心脏外科或介入手术治疗，如冠状动脉搭桥、冠状动脉支架植入或瓣膜置换术的患者，还包括风湿性心脏病、起搏器或转复除颤器植入术、心肺移植术患者。

2. 心脏康复程序内容更广泛　心脏康复覆盖范围更广，方式更为多样。具有综合性，是运动、教育（矫正心脏疾病的各种危险因素）和心理康复治疗的有机结合。具体又分为患者评估、营养咨询、体重管理、血压管理、血脂管理、糖尿病管理、戒烟、心理调理、体能咨询、运动训练程序等。

3. 运动疗法　19世纪60年代之前，人们普遍认为卧床休息或者体力活动限制对心脏病患者是有利的。20世纪70年代以来，运动疗法在心脏康复中的安全性和有效性已经逐步被认识和接受。实际上，中等甚至有一定强度的活动训练目前不仅可以预防冠心病，还是心肌梗死、经皮冠状动脉介入术、心脏外科手术等临床治疗手段。近年来，运动康复也被采纳为各种病因所致慢性心力衰竭患者的治疗手段。循证医学的研究成果表明，运动疗法对患者的体能、心脏疾病各项生理指标有正面影响，而评价不同强度运动疗法的效果尚缺乏足够的手段。运动作为一个单独的干预措施对患者的体能等方面的康复有积极的作用而无额外的危险。目前，临床上常见的运动疗法种类都应以改善心肺功能的有氧运动为主，配合一些活动关节、促进血液循环的体操和肌肉力量训练，同时，还可辅以气功、心理治疗等方面的内容。运动强度和持续时间是制定运动疗法的两个重要方面，它们直接关系运动的效果和安全性。在一些医疗完善的国家和地区，患者可以根据自己的实际情况，在医生指导下实行运动处方的康复锻炼。完整的运动处方应该依据不同的心脏病患者，制定出患者治疗、康复期间不同阶段的运动内容、时间及强度。患者通过此类完整的运动处方，能够得到更为全面、规范化的运动疗法，从而促进心脏康复的疗效。目前，根据运动医学与临床心血管病的特点，建立了不同的心血管病患者及其病后不同阶段的运动试验和终身试验的指征；开展了冠心病气体代谢的检查，将峰值摄氧量和无氧阈值作为评估耐力运动水平和生活质量的指标，用以选择运动强度。康复运动治疗对心血管作用的机制研究已从整体器官、细胞和分子水平进行了广泛和深入的研究，运动提高心脏泵血能力的中心适应性机制得到进一步阐述。一些实验发现，运动训练可引起冠状动脉结构适应性变化和冠脉扩张的储备能力增加，与运动促进活性物质的释放有关。一些研究发现冠脉成形术后运动训练可减轻心肌缺血，延缓和改善冠脉病变的进展。多年来，心脏康复运动采用等张运动为主要方式，近年注意到等长运动对心血管的训练作用具有相对安全性和一定的临床价值。运动训练在西方国家康复心脏学中发展迅速，并且已经成为最主要的促进康复的手段之一。如美国采取的个性化运动处方，根据每个心脏病患者的病程及心脏负荷能力制定不同的运动强度，并且在运动结束后测定心率、血压，并做出记录，以方便随访和身体状态的监测。德国在心脏病患者后期治疗所开展的运动疗法，首先以一个指示性功率试验（普遍为功率自行车试验）为开端，以确定患者的身体负载能力，然后统一安排患者在所住地的门诊，在运动医生和专门教练的监护指导下进行。

运动训练的规范和科学性都有助于评估心脏病患者的身体状况以及心功能的康复。

4. 康复教育　康复教育是让患者了解冠心病的危险因素，二级预防的方法、目标，改变不良的生活方式如戒烟，进行运动指导、饮食和营养方面的建议，以及如何进行血脂、血压、血糖和体重的调控。它能促进患者更加主动积极地参与心脏康复的活动。康复教育在以高血压、糖尿病和冠心病为代表的生活方式相关性疾病中的地位更为重要。教育内容包括冠心病的病因、并发症、预防措施、不良生活方式对心血管疾病的影响、冠脉造影及成形术的原理、并发症及术后护理、心血管康复的目的及程序等。

5. 心理康复　研究表明，心血管疾病的发生、发展与患者的心理因素相互影响。心理因素可以是导致心血管疾病的病因，精神障碍常伴发心血管问题如精神药物的心血管反应。心血管疾病及急性事件发生后也可以导致相应的心理变化和精神症状（即共病状态）。社会心理方面对心血管疾病的危险因素包括工作压力过大、生活应激、缺乏社会支持、A 型行为模式、重型抑郁和焦虑等。因此，开展针对心血管疾病的心理行为干预对心血管疾病患者的身心健康、生活质量和预后均具有积极的作用，已经是现代心脏康复不可分割的一部分。心理支持可使患者通过咨询和交流，减少或消除在面对疾病时可能产生的抑郁、紧张、愤怒等心理问题，使患者树立信心，重返工作。社会心理干预措施能显著降低冠心病的发病率和死亡率。知识的增加不足以改变患者的行为或生活方式，但住院患者的健康教育已被证实能显著地改善吸烟行为、活动水平和对改善健康的措施的全面依从性。

6. 心脏康复阶段的划分　现代心脏康复应该在心脏疾病症状出现时就启动，并且在心血管事件或介入治疗过程中贯穿全部过程，但各阶段又有各自的侧重点即阶段性。第一期：院内康复，为发生急性危及生命的心血管事件住院患者即刻启动康复治疗。患者在突然遭遇急性心血管事件时通常会合并严重焦虑和恐惧，及时评估患者的精神状态并向患者及其家属解释病情和治疗方案，有利于患者调整情绪并配合治疗。在病情许可的情况下，尽早为患者启动康复活动，安排循序渐进的活动模式。待患者病情稳定后随时评估出院时机、出院后的生活自理能力、相关的社区保健服务，并制定合理的二期康复计划。第二期：院外早期康复，为急性心血管事件后早期（3 个月）的院外患者提供预防和康复服务，持续至事件发生后一年。通过对患者吸烟、饮食习惯、血脂、血糖、血压、体重指标、运动能力、服药情况及健康状况等方面进行评估，了解患者在病情、生活、心理和社交能力等各方面的进展。通过个别辅导，使患者建立健康生活模式。第三期：院外长期康复，为心血管事件一年后的院外患者提供预防和康复服务。主要是维持已形成的健康和运动习惯，一定要确保运动和良好的生活方式变成终生的习惯。此外，心脏康复也可分为住院期、恢复期、持续发展维持期和维持期四期。

7. 危险性分层概念的广泛使用　现代心脏康复更加重视对患者再发严重心血管事件的危险程度进行危险分层，从而更为科学和客观地指导实施个体化的心脏康复。危险性分层不仅作为治疗建议时的参考，而且能清楚了解患者接受康复训练的危险性，从而制定相应运动量的运动处方，并在运动时进行专业化监护和实施防护措施。此外，危险分层还有助于患者恢复工作和病前活动的评估。危险分层的参考指标包括心血管疾病的危险因素、心脏病相关症状、并发症与合并症、心理状态与社会支持情况，以及心血管辅助检查结果如静息和（或）动态心电图、心肌活动平板试验、超声多普勒、心肌酶学及冠脉 CT 或造影检查等。根据危险分层可以制定出有效的康复治疗原则。低危组患者，可按常规心脏康复程序进行，一般不用心电监测，短期住院后即可回家康复；中高危组患者，需要延迟运动或在医生和康复治疗师监护下进行锻炼。目前，危险程度分层法已在心脏康复中得到普遍应用，并取得了降低病死率和减少医疗费用的效果。

8. 强调心脏康复处理的个体化　现代心脏康复强调个体化处理，有针对性的运动处方能根据个体情况制定不同的运动方式、运动强度，而且随时根据身体对运动的反应做及时调整。健康教育和心理康复更需要针对不同冠心病患者的易患因素、身心反应制订个体化方案，这将比不加区别地使用一成不变的康复程序更加有效、成功。

心脏康复在美国、日本、德国、新加坡等国家已经开展多年，具体实施方法除了根据世界卫生组织（WHO）制定的心脏康复锻炼目标外，还各自拥有其先进的发展经验。不同国家有着各自的心脏康复发展经验，如新加坡特别注重心脏康复过程中健康教育的开展，从心肌梗死的发生、急救方法，到培养健康的饮食习惯，药物的相关知识、心理健康指导等都有专职的健康小组落实执行。美国、德国、日本等关于心脏社区康复的发展，提倡缩短心脏病患者住院时间，使患者尽快适应社会生活，而且有效降低其发病后的忧郁状态。在发达国家，几乎所有的心肌梗死患者必须参加心脏康复。在美国，一些著名的心脏病研究所已将冠心病的康复治疗逐渐认定为常规治疗之一，心肌梗死治疗后或手术后出院前要由专门的护士或物理治疗师进行健康教育和咨询，由运动治疗师进行测试并开列运动处方，大部分患者出院后每周 3 次回医院康复中心进行康复运动，或由运动治疗师与其家庭医生共同策划回家后的运动方案。日本也于 2001 年开始了心脏康复指导教育与资格认定（通过考试）工作。对于提供心脏病康复的临床医生来说，将心脏康复的获益扩展到贫困人口和少数种群人口中是一个挑战，对发展中国家人口也是如此。

总之，康复心脏学在国外已经走过了接近 50 年的历史。虽然心脏康复医学取得了不少成绩，但是心脏康复工作的深度和广度仍不够。随着不断的研究和发展，中西医结合心脏康复发展模式将有可能成为一个新兴的概念，为国内外心脏康复贡献力量。

第四节　中西医结合心脏康复展望

随着疾病谱和人口谱发生变化，国际社会越来越注重人们的生存质量，从而提出要把疾病和伤害的预防与治疗、治疗与照料放到同等重要地位。因此，心脏康复将越来越受到重视。

现代心脏康复包括临床评估、优化的药物治疗、物理治疗、心理康复治疗、健康教育、生活方式指导等，要求达到全程化、阶段化、早期化、个体化。中医心脏康复的理论基础在于整体观念、形神统一及辨证论治，在强调整体康复的同时，主张辨证康复，创造出中药、针灸、按摩、熏洗、气功、导引、食疗等行之有效的康复方法。中西医心脏康复具有共性、个性和较强的互补性。如何实现中西医优势互补、有机结合，是提高心脏康复疗效的重要环节。

目前，现代心脏康复功能评估技术已做到专项化、规范化和量化，把医疗、职业、心理、社会的康复结合起来，各种功能训练的技术、器械设备和康复工程不断出现。中医康复疗法包括肢体运动功能训练、传统作业疗法、气功康复法、自然疗养康复法、中医情志康复法、娱乐康复法、针灸康复法、按摩康复法等。这些康复疗法具有中医特色且实践证明疗效确切，两者应充分整合，做到优化和系统化。

中西医结合必须运用现代高新科技对传统养生康复学理论和方法做深入发掘、系统研究，吸取当代一切先进的、科学的东西，在高层次上建立起中西医结合心脏康复医学，使古老的养生康复医学焕发青春。运用中西医结合的运动疗法、物理疗法、作业疗法、心理疗法等，疗效将得到进一步提高。如在现代运动疗法中加入八段锦、易筋经、太极拳等，在现代物理疗法中加入针灸，在现代作业疗法中加入中国书法练习、国画、民族音乐治疗，在现代心理疗法中加入气功治疗等，都是有效的中西医结合养生康复疗法。

中西医结合心脏康复运动模式应动静结合。康复运动是心脏康复程序的重要部分。中医康复运动以心身舒适为度，形式多样（如散步、慢跑、气功、五禽戏、太极拳和八段锦等），身心交融、形神和谐，可弥补依从性和趣味性的不足。功能康复即是训练"神"对"形"的支配作用，如导引、运动训练、气功等方法，即是形神一体的康复方法，主张动静结合、形神共养，根据不同体质、不同季节、不同年龄、不同性别以及不同生活背景的人采用不同的运动方式的个体化"运动处方"。例如，气虚体质就比较适合柔缓的康复运动方法，如气功、太极拳、八段锦等以健脾补气益气；阳虚体质可选用按摩穴位、五禽戏中的"虎戏"等以补肾助阳。根据营养处方，结合患者的体重、血脂、血压、血糖及心功能的程度和中医辨证，制定具体的辨证施膳处方或食谱。中医外治法是中医特色优势，在辨证论治的基础上，通过整体调节，在多方面、多环节发挥效能，具有直达病所、奏效迅捷、使用安全、毒副作用小等优点。心脏康复处方应根据心血管指南和中医辨证，实现宏观与微观、辨证与辨病、中药与西药、药物与非药物四个方面有机结合，达到药物治疗的最优化。通过采用各种中医药特有的康复方法及西医有用的康复措施，结合我国国情，整体康复与辨证康复相结合、形体康复与情志康复相结合、自然康复与药物康复相结合，制订不同证型的个体化方案，从而形成我国独有的中西医结合心脏康复学。

近年来我国医务人员对心脏康复重要性的认识有很大提高，开展了心脏康复预防、功能评定、心脏手术康复等工作。中国康复医学会心血管专业委员会正式制定和公布了《中国心肌梗死康复程序参考方案》，又制订了《心脏分级运动试验结果判定标准（试行稿）》，至此，全国心脏康复技术进入了规范化、标准化的新发展时期，心脏康复技术在全国顺利推广。康复运动的机制研究已从整体器官、细胞和分子水平进行了广泛和深入的研究，运动提高心脏泵血能力的中心适应性机制得到进一步阐述。虽然国内外的心脏康复医学取得了不少成绩，但是心脏康复工作的深度和广度仍不够，即使是医学发达的欧美国家，心脏病患者接受治疗和教育也不到位。康复运动多为选择性及单一的运动训练，院外的综合康复治疗则少有报道。

2016 年《中国心血管病报告》显示了心血管疾病人数达 2.9 亿，全国冠心病介入治疗人数 45 万余人，每年以 10%～20%的人数增长。面对众多的心血管病急性发病患者和冠脉介入术后患者，目前我们重点关注发病急性期的抢救与治疗，对于发病前的预防以及发病后的康复没有给予应有重视，导致患者反复发病、反复住院，重复冠状动脉造影与血运重建，医疗开支不堪重负。因此心脏康复/二级预防在中国势在必行。我国心脏康复的工作开始于 20 世纪 60 年代，当时开展的项目主要是风湿性心脏病的运动锻炼。之后 20 世纪 80 年代初周士枋教授和励建安教授等启动慢性冠心病的康复，20 世纪 80 年代末曲镭教授启动急性心脏康复进程，20 世纪 90 年代刘江生教授启动中国心脏康复专家共识工作，21 世纪初胡大一教授启动心脏康复五大处方，进一步促进了心脏康复的普及。2013 年起发表了关于心脏康复的多个专家共识和指南，如《慢性稳定性心力衰竭运动康复中国专家共识》《冠心病康复与二级预防中国专家共识》《中医外治技术在心脏康复中应用的专家建议》等，对开展心脏康复具有重要的指导意义。

目前，冠心病康复治疗还存在很多问题。如参与率低，医护人员、社会和患者及其家属普遍对康复治疗的重要性和具体实施方案了解不足，康复方案本身不完善，缺乏保障康复及二级预防顺利进行的工作网络等。我国心脏康复医学模式应该充分考虑国情，发挥中医传统康复疗法优势，同时吸收借鉴国外现代科学技术和先进文明成果，形成中西医结合心脏康复模式。它有利于发挥医务人员和患者的积极性，在社区家庭广泛开展心脏康复工作，充分利用国内医药资源，低成本、高效益，提高心脏康复效果。下一步须探索心脏康复影响冠心病的病理生理学基础，康复防治冠心病的应用前景，研究运动方式如等长、等张运动及运动频度和运动持续时间的干预作用，康复运动定量化和运动疗效评估的标准化等。随着介入性心血管医学的发展，开展康复运动疗法对维持冠脉血管再通的临床和基础研究，可了解康复干预的机制及在临床应用的可行性，这为心脏病康复方案的实施提供科学评估的依据。

通过采用各种中医药特有的康复方法及西医有用的康复措施，结合我国国情，中国康复心脏学的发展必须吸取国外先进的心血管康复方面的经验，并利用中医药在疾病防治及养生方面的优越性，形成我国独有的中西医结合康复心脏学。

第二章 心脏康复分子生物学基础

第一节 血小板聚集和血栓

血小板在止血与血栓形成中具有重要的作用。血小板表面含有丰富的膜糖蛋白，它们介导血小板的黏附、活化和聚集，最终形成血栓，成为冠心病等血栓性疾病的发病基础。近年来的一些研究显示血小板作为"炎症细胞"，其活化释放的一些炎症介质直接参与动脉粥样硬化的形成和发展，并且与斑块的不稳定关系密切。血小板是唯一的既作用于动脉粥样硬化的炎症反应又作用于血栓形成的细胞，因此，抗血小板制剂和抗凝药物在冠心病治疗中发挥十分重要的作用。

一、血小板黏附、聚集与血栓形成

正常血小板由血小板膜（糖蛋白、磷脂）、血小板颗粒（致密颗粒、α颗粒和溶酶体）、血小板管道（开放管道、致密管道）系统和血小板骨架蛋白（肌动蛋白、微管蛋白）等构成。血小板有助于维持血管壁的完整性，其释放的血小板衍生生长因子，能促进血管内皮细胞、平滑肌细胞及成纤维细胞的增殖，有利于受损血管的修复。当血管受损或受刺激时，流经此血管的血小板被血管内皮下组织表面激活，立即黏附于损伤处暴露的胶原纤维上。血小板膜糖蛋白（Glycoprotein, GP）Ib-IX-V复合体（GPIb-IX-V）经配体血管性血友病因子（vWF）的介导黏附于暴露的血管内皮细胞下，即血小板黏附反应；黏附主要是一种表面现象，黏附一旦发生了，血小板的聚集过程也随即发生。

血液凝固是一系列复杂的酶促反应过程，需要多种凝血因子的参与。凝血因子是血浆与组织中直接参与血液凝固的物质，目前已知主要有14种，用罗马数字编号的有12种，即凝血因子I~XIII（其中凝血因子VI就是活化的凝血因子V），除IV是Ca^{2+}外，其余均为蛋白质，大多数在肝脏中合成，存在于血浆中。凝血因子需激活后才具有酶的活性。凝血过程可分为凝血酶原酶复合物的形成、凝血酶原的激活和纤维蛋白的生成三个基本步骤。首先XII被激活为XIIa，再激活XI成为XIa，从而启动内源性凝血途径。XIa在Ca^{2+}存在的情况下激活IX，生成IXa。IXa在Ca^{2+}的作用下与VIIIa在活化的血小板的膜磷脂表面结合成复合物，可进一步激活X，生成Xa。Xa还能使前激肽释放酶激活，成为激肽释放酶；后者可反过来激活，生成更多的XIIa，因此形成表面激活的正反馈效应。

外源性凝血途径由来于血液之外的组织因子暴露于血液而启动凝血过程。血管损伤时，组织因子暴露，与Ⅶ相结合，转变为Ⅶa，成为Ⅶa-组织因子复合物，后者在磷脂和 Ca^{2+} 存在的情况下迅速激活Ⅹ，生成Ⅹa，也可在 Ca^{2+} 的参与下激活，生成。Ⅸa除能与Ⅷa结合而激活Ⅹ外，也能反馈激活Ⅶ。因此，通过Ⅶa-组织因子复合物的形成，使内源性凝血途径和外源性凝血途径相互联系，相互促进，共同完成凝血过程。

由内源性和外源性凝血途径所生成的Ⅹa，在 Ca^{2+} 存在的情况下可与凝血因子Ⅴa在磷脂膜表面形成凝血因子Ⅹa-凝血因子Ⅴa-Ca^{2+}-磷脂复合物，即凝血酶原酶复合物，进而激活凝血酶原为凝血酶，凝血酶使纤维蛋白原转变为纤维蛋白单体，纤维蛋白单体相互聚合形成交联纤维蛋白多聚体，把血细胞及血液的其他成分网罗在内，形成血凝块。

纤溶系统主要包括纤维蛋白溶解酶原、纤溶酶、纤溶酶原激活物与纤溶抑制物。正常情况下，纤溶酶原在其激活物组织型纤溶酶原激活物、尿激酶型纤溶酶原激活物、激肽释放酶等的作用下，激活成纤溶酶，在纤溶酶作用下，纤维蛋白和纤维蛋白原被分解为纤维蛋白降解产物，通常不再发生凝固，完成纤溶过程。在这一过程中，纤溶酶原激活物抑制物-1和 α_2-抗纤溶酶能抑制纤溶系统活性，避免引起全身性纤溶亢进，维持凝血和纤溶之间的动态平衡。

二、血小板功能和凝血功能的调节

在血小板黏附、聚集过程中，ADP引起血小板聚集，还必须有 Ca^{2+} 和纤维蛋白原存在。ADP是通过血小板膜上的ADP受体引起聚集的。血小板有前列腺素类物质的作用，血小板质膜的磷脂中含有花生四烯酸，血小板细胞内有磷脂酶 A_2。在血小板被表面激活时，磷脂酶 A_2 也被激活。在磷脂酶 A_2 的催化作用下，花生四烯酸从质膜的磷脂中分离出来。花生四烯酸在血小板的环氧化酶作用下，产生前列腺素 G_2 和 H_2（PGG_2、PGH_2）。PGG_2 和 PGH_2 都是环内过氧化物，有很强的引起血小板聚集的作用。PGH_2 可以在血栓烷合成酶的催化作用下，形成大量血栓烷 A_2（thromboxane A_2，TXA_2）。TXA_2 使血小板内cAMP减少，因而有很强的聚集血小板的作用，也有很强的收缩血管的作用。此外，正常血管壁内皮细胞中有前列腺环素合成酶，可以催化血小板生成的 PGH_2 生成前列腺环素（prostacyclin，PGI_2）。PGI_2 可使血小板内cAMP增多，因而有很强的抑制血小板聚集的作用，也有很强的抑制血管收缩的作用。

1. 前列腺素系统（PGS） 当血小板被胶原、凝血酶、肾上腺素等激活，膜磷脂释放花生四烯酸，花生四烯酸通过环氧化酶转变为前列腺素环内过氧化物 PGG_2、PGH_2，再经血栓素合成酶转变为 TXA_2，TXA_2 诱导血小板聚集，降低血小板的环腺苷酸（cAMP）水平，并能使血管收缩。在血管壁的内皮细胞可经前列环素合成酶，将前列腺素环内过氧化物转变为前列环素Ⅱ（PGI_2），PGI_2 是目前最强的血小板聚集抑制剂和血管扩张剂。TXA_2 和 PGI_2 的生物活性相反，构成了血小板功能调节的重要物质。

2. 钙和钙调素 血小板聚集需要钙的参与，将血浆中的纤维蛋白原结合到血小板的受体 GPⅡb/GPⅢa 上。血小板膜磷脂通过磷脂酶 A_2 释放花生四烯酸也需要钙的参与。血小板激活时引起的释放反应过程中，Ca^{2+} 从细胞内储存部位释放到胞质，并导致膜上钙结合点数目增加。细胞内 Ca^{2+} 的许多作用是通过细胞内存在的钙受点钙调素发生的，钙调素与钙形成复合物才具活性。

3. 环核苷酸系统　包括环腺苷酸（cAMP）和环鸟苷酸（cGMP），二者既有相互制约的一面，又有协同调节的一面。一般能引起血小板聚集的物质均可使血小板内 cAMP 减少，而抑制血小板聚集的物质则使 cAMP 增多。因而目前认为，可能是 cAMP 减少引起血小板内 Ca^{2+} 增加，促使内源性 ADP 释放。cAMP 存在于血小板膜中，能促使 Ca^{2+} 从细胞质转移至致密管道系统的储存部位或排出外界。cAMP 含量升高可以降低胞浆内的 Ca^{2+} 浓度，阻碍 Ca^{2+} 对磷脂酶 A_2 的激活，抑制膜磷脂释放花生四烯酸，导致血小板功能的抑制。它也能直接干扰肌球蛋白磷酸化而抑制血小板激活。

4. 抗凝系统　血浆中最重要的抗凝物质是抗凝血酶Ⅲ（antithrombinⅢ）和肝素，它们的作用约占血浆全部抗凝血酶活性的 75%。抗凝血酶Ⅲ是血浆中一种丝氨酸蛋白酶抑制物。因子Ⅱa、Ⅶa、Ⅸa、Ⅹa、Ⅻa 的活性中心均含有丝氨酸残基，都属于丝氨酸蛋白酶。抗凝血酶Ⅲ分子上的精氨酸残基，可以与这些酶活性中心的丝氨酸残基结合，这样就"封闭"了这些酶的活性中心而使之失活。在血液中，每一分子抗凝血酶Ⅲ，可以与一分子凝血酶结合形成复合物，从而使凝血酶失活。

肝素是一种硫酸化的葡萄糖胺聚糖，主要由肥大细胞和嗜碱性粒细胞产生，存在于大多数组织中，在肝、肺、心和肌组织中更为丰富。肝素抗凝的主要机制在于它能结合血浆中的一些抗凝蛋白，如抗凝血酶Ⅲ和肝素辅助因子Ⅱ等，使这些抗凝蛋白的活性大为增强。当肝素与抗凝血酶Ⅲ的某一个 ε-氨基赖氨酸残基结合，则抗凝血酶Ⅲ与凝血酶的亲和力可增强 100 倍。当肝素与肝素辅助因子Ⅱ结合而激活后者时，被激活的肝素辅助因子Ⅱ特异性地与凝血酶结合成复合物，从而使凝血酶失活，在肝素的激活作用下，肝素辅助因子灭活凝血酶的速度可以加快约 1000 倍。肝素还可以作用于血管内皮细胞，使之释放凝血抑制物和纤溶酶原激活物，从而增强对凝血的抑制和纤维蛋白的溶解。

5. 纤维蛋白溶解系统　纤维蛋白溶解（纤溶）系统包括四种成分，即纤维蛋白溶解酶原（纤溶酶原、血浆素原）、纤维蛋白溶解酶（纤溶酶、血浆素）、纤溶原激活物与纤溶抑制物。

纤溶酶原激活物分布广而种类多，主要有三类：第一类为血管激活物，在小血管内皮细胞中合成后释放于血中，以维持血浆内激活物浓度于基本水平。血管内出现血纤维凝块时，可使内皮细胞释放大量激活物。第二类为组织激活物，存在于很多组织中，主要是在组织修复、伤口愈合等情况下，在血管外促进纤溶。第三类为依赖于因子Ⅻ的激活物，如前激肽释放酶被Ⅻa 激活后，所生成的激肽释放酶即可激活纤溶酶原。这一类激活物可能使血凝与纤溶互相配合并保持平衡。

纤溶酶是血浆中活性最强的蛋白酶，但特异性较小，可以水解凝血酶、因子Ⅴ、因子Ⅷ，激活因子Ⅻa；促使血小板聚集和释放 5-HT、ADP 等；还能激活血浆中的补体系统；但它的主要作用是水解纤维蛋白原和纤维蛋白。血管内出现血栓时，纤溶主要局限于血栓，这可能是由于血浆中有大量抗纤溶物质（即抑制物）存在，而血栓中的纤维蛋白却可吸附或结合较多的激活物所致。正常情况下，血管内膜表面经常有低水平的纤溶活动，很可能血管内也经常有低水平的凝血过程，两者处于平衡状态。

三、心脏病与血小板、凝血功能

在正常情况下血管内皮细胞与血小板两者功能维持动态平衡，血液在血管内顺利流动。在各种机械、化学、生物、代谢等因素作用下，如高血压、高脂血症、吸烟、免疫复合物、糖尿病等，血管内皮细胞受损，正常血管的抗栓作用遭到破坏，血小板在损伤处聚集，并释放出胞质中的内容物，其中血小板衍生生长因子（PDGF）引起平滑肌细胞增殖并向内膜迁移，使动脉壁增厚。内皮损伤暴露内皮下层的组织，破坏血浆内脂蛋白渗入的防线，管壁的吞噬细胞和平滑肌细胞通过低密度脂蛋白（LDL）受体，吞噬了循环内过多的脂质，形成了泡沫细胞。脂质过多，溢出细胞外，脂质在病灶处沉着。平滑肌细胞除吞噬脂质外，还能合成和分泌纤维组织成分如胶原、弹力素、糖蛋白，这些物质与沉积的脂质包围在一起形成了粥样硬化斑块。近年来发现在动脉粥样硬化病变的各环节中，均可检测出 PDGF，而人血清中，使动脉平滑肌增生的因子，大部分由血小板产生，所以血小板在动脉粥样硬化发生发展过程中起着重要的作用。

血小板活化后释放多种炎症介质，主要包括 TXA、5-HT、ADP、血小板衍生生长因子和转化生长因子、P-选择素等黏附分子、单核细胞趋化因子和 CD154 等。这些物质的作用主要集中在以下几个方面：①促进血小板黏附和聚集；②促进血小板与白细胞黏附并激活后者，促使白细胞与内皮细胞黏附、白细胞向血管内膜迁移；③诱导血管平滑肌细胞的迁移和增生。除直接作用外，血小板在白细胞、内皮细胞和平滑肌细胞之间的相互作用中也充当重要的网络连接作用，共同促进动脉粥样硬化的发展。

血小板内皮细胞黏附分子-1 是相对分子质量为 130 000 的 I 型跨膜糖蛋白，属于免疫球蛋白超家族成员，在内皮细胞、循环血小板、单核细胞、中性粒细胞及某些 T 细胞亚群表面表达，介导细胞的粘连，白细胞跨内皮细胞迁移，导致冠状动脉粥样硬化，在冠心病发生发展过程中起了重要作用。

血小板衍生生长因子（Platelet-derived growth factor，PDGF）主要存在于血小板 α 颗粒中，也存在于受损的内皮细胞、移行于内皮下的巨噬细胞、平滑肌细胞（smooth muscle cell，SMC）、成纤维细胞、系膜细胞等细胞中。PDGF 生物学特征主要是促细胞分裂效应、化学趋化性和血管收缩效应。PDGF 有 5 种亚型：PDGF-AA、PDGF-AB、PDGF-BB、PDGF-CC 及 PDGF-DD，其中 PDGF-BB 与心血管疾病的关系最为密切。PDGF-BB 可促进动脉粥样硬化斑块的形成和进展，并且与支架术后再狭窄有密切关系。研究 PDGF-BB 的生物学作用机制，探寻其抑制剂及适当的应用方法，对于治疗冠心病、预防支架术后再狭窄将有重要作用。

活化的血小板与白细胞发生黏附，并促使其向血管内膜迁移，血小板被激活后通过释放细胞黏附分子 P-选择素与白细胞表面的 P-选择素糖蛋白 1 相结合，启动血小板与白细胞间的黏附反应，进而促进白细胞与内皮细胞发生黏附和白细胞迁移到内皮下。活化的白细胞可激活单核细胞，同时血小板亦能诱导单核细胞表达和分泌单核细胞趋化分子-1、白细胞介素-8，随后单核-巨噬细胞产生多种炎症因子如肿瘤坏死因子和白细胞介素-1 以及金属蛋白酶系列进一步促进和加重炎症反应，加速动脉粥样硬化的进展和斑块的不稳定性。

活化的血小板诱导动脉中膜平滑肌细胞迁移增生，黏附于受损内皮细胞的血小板能够分泌血小板衍生生长因子、转化生长因子-2 和表皮生长因子（EGF）等肽类生长因子诱导平滑肌细胞增殖，同时促进动脉中膜的平滑肌细胞向内膜迁移。最终导致斑块的形成，血小板活化后释放的 5-羟色胺和二磷酸腺苷对血小板诱导的平滑肌细胞的增殖也有增效作用。

活化的血小板能够表达 CD154（又称 CD40L，是 CD40 的配体），它是一种跨膜蛋白，其受体 CD40 主要在单核巨噬细胞和内皮细胞表达，CD154 被激活后迅速转移至胞膜可显著上调血管细胞黏附分子-1 和细胞间黏附分子-1 表达，促进内皮细胞与单核细胞黏附，还可以促使血管内皮细胞、平滑肌细胞和巨噬细胞产生高水平的致炎细胞因子，如白细胞介素-6、白细胞介素-8、肿瘤坏死因子-2 和单核细胞趋化因子-1 等。CD154 和 CD40 相互作用可诱导血管内皮细胞、平滑肌细胞和巨噬细胞表达和释放间质胶原酶（MMP1）、基质溶解素（MMP3）和胶原酶 B（MMP9）。粥样斑块局部基质金属蛋白酶表达异常增加时，可使斑块转化为不稳定斑块最终导致急性冠脉综合征的发生。

高脂血症、高半胱氨酸血症、高血压、感染和大量吸烟等因素均可造成血管内膜损伤，血管内膜的损伤是导致动脉粥样硬化形成的先决条件。活化的血小板加重血管内膜的损伤，从而诱发损伤局部的血小板黏附和聚集，聚集的血小板通过释放一些炎症介质使内膜损伤进一步加重，促进血小板聚集，引起血管强烈收缩和血管通透性增加，后者可促使胆固醇沉积于内皮下，活化的巨噬细胞吞噬胆固醇成为泡沫细胞并堆积形成动脉粥样硬化早期的脂质条纹。另一方面血小板进一步聚集引发凝血的瀑布反应导致附壁血栓形成。

综上所述，血小板经多种途径参与冠心病动脉粥样硬化形成和发展，抑制血小板活化在冠心病、急性冠脉综合征中具有重要的临床意义。

第二节　血脂代谢

血脂主要是指血浆中的三酰甘油（Triglyceride，TG）和胆固醇（Total cholesterol，TC），血脂与特殊蛋白质（载脂蛋白）结合而成的球状巨分子复合物称为脂蛋白。目前已认识的血浆脂蛋白有 6 大类，即乳糜微粒（CM）、极低密度脂蛋白（VLDL）、中间密度脂蛋白（IDL）、低密度脂蛋白（LDL）和高密度脂蛋白（HDL）及后来发现的脂蛋白（α）。与三酰甘油和胆固醇结合在一起的蛋白质就是载脂蛋白（Apo），目前已报道有 20 余种，而临床意义较为重要的有 ApoA Ⅰ、ApoA Ⅱ、ApoB、ApoC Ⅱ、ApoC Ⅲ、ApoE 和 Apo（a）等。

一、血脂代谢紊乱在动脉硬化形成中的作用机制

在长期高脂血症的情况下，增高的脂蛋白中主要是氧化低密度脂蛋白（Ox-LDL）

和胆固醇对动脉内膜产生功能性损伤，使内皮细胞和白细胞表面特性发生变化。单核细胞黏附在内皮细胞上的数量增多，并从内皮细胞之间移入内膜下成为巨噬细胞，通过清道夫受体吞噬修饰的或氧化的 LDL（Ox-LDL），转变为泡沫细胞，形成最早的粥样硬化病变脂质条纹。巨噬细胞至少合成和分泌 6 种生长因子：血小板衍生生长因子（PDGF）、成纤维细胞生长因子（Fibroblast growth factor，FGF）、表皮细胞生长因子样因子（EGF 样因子）、转化生长因子 β（TGF-β）、白细胞介素 I（IL-1）和单核巨噬细胞集落刺激因子（M-CSF）。PDGF 和 FGF 刺激平滑肌细胞和成纤维细胞增生和游移，也刺激新的结缔组织形成。TGF-β 刺激结缔组织形成，但抑制平滑肌细胞增生。因此，平滑肌细胞增生情况取决于 PDGF 和 TGF-β 之间的平衡。PDGF 中的 PDGF-β 蛋白不但使平滑肌细胞游移到富含巨噬细胞的脂肪条纹中，且促使脂肪条纹演变为纤维脂肪病变，再发展为纤维斑块。

在血流动力发生变化的情况下，如血压增高、动脉分支形成特定角度、血管局部狭窄所产生的湍流和切应力，使动脉内膜发生解剖损伤，内皮细胞间的连续性中断，内皮细胞回缩，从而暴露内膜下的组织。此时血液中的血小板得以黏附、聚集于内膜，形成附壁血栓。血小板可释放出包括巨噬细胞释出的上述各种因子在内的许多生长因子。这些因子进入动脉壁，对促发粥样硬化病变中平滑肌细胞增生起重要作用。

二、心脏病与血脂代谢紊乱

1. TC 早期的动物实验、基因研究和临床流行病学调查均证明，血浆的胆固醇水平与冠心病的发病率和病死率呈明显的正相关。胆固醇在血中主要以 LDL 的形式存在，目前公认 LDL 属于致动脉粥样硬化脂蛋白，其血中水平越高，动脉粥样硬化的危险性越大。随着 LDL-C 水平的增加，缺血性心血管病发病的相对危险及绝对危险上升的趋势及程度与 TC 相似。新近研究认为，LDL-C 是男性缺血性心血管病的"独立"危险因素，对男性冠心病的影响最大，缺血性脑卒中其次。

2. TG 目前的荟萃分析同样支持血浆三酰甘油水平升高是冠心病的独立危险因素，高三酰甘油血症致动脉硬化的机制很可能与其影响 LDL 的颗粒大小和 LDL-C 浓度有关。TG 轻至中度升高常反映 CM 和 VLDL 残粒增多，可能具有直接致动脉粥样硬化作用。血清 TG 水平轻至中度升高者患冠心病的危险性增加。流行病学资料揭示了 TG 升高与冠心病危险增高的相关性：血清 TG 在 4.5 mmol/L（173 mg/dL）以下冠心病发病人数较少，冠心病患者血清 TG 多数在 5.0~6.5 mmol/L（192~250 mg/dL），血清 TG 水平越高，冠心病发病越多越早，TG 水平每增加 1%，冠心病发病的危险增加 2%~3%。这种相关性无论在不同人群间，还是在同一人群内，以及大系列的队列研究结果均显示高度一致。我国队列研究分析结果显示，TG 从 3.63 mmol/L（140 mg/dL）开始，随 TG 水平的增加，缺血性心血管病发病危险增高。

3. HDL-C 大量的研究结果表明，HDL-C 浓度与冠状动脉粥样硬化发生的危险性呈负相关，可延缓粥样硬化的进展，减少冠心病的主要事件。其机制可能与 HDL 颗粒具有胆固醇逆转运作用有关。流行病学资料发现血清 HDL-C 每增加 0.40 mmol/L（15 mg/dL），则冠心病危险性降低 2%~3%。美国 Framingham 的研究结果显示，HDL

减少 0.026 mmol/L，冠心病发生的危险将增加 2%~3%。若 HDL-C>1.55 mmol/L（60 mg/dL）被认为是冠心病的保护因素。许多证据表明，HDL 对动脉血管壁有直接的保护作用，并能使动脉粥样硬化病变消退。目前认为，HDL 抗动脉粥样硬化作用的一个重要机制就是它介导了胆固醇的逆转运。HDL 可将胆固醇从周围组织（包括动脉粥样斑块）转运到肝脏进行再循环或以胆酸的形式排泄，这一过程被称为胆固醇逆转运。通过胆固醇逆转运，可以减少脂质在血管壁的沉积。HDL 还能够调节内皮 NO 的生成和活性，改善血管内皮功能。此外，HDL 尚可通过抗氧化、抗炎、抗血栓、促纤溶以及清除毒性磷脂等作用，发挥保护血管的功能。但近来研究表明，HDL 和 LDL 一样可以被修饰氧化成氧化型 HDL 失去抗动脉粥样硬化的能力，而且具有促动脉粥样硬化的作用。

4. LDL-C　美国 Framingham 研究证实，冠心病发病与血中 LDL-C 水平呈正相关，与 HDL-C 水平呈负相关。动物实验早已证实，降低血中 TC 水平能预防和逆转动脉粥样硬化病变的发生和发展。TC 和 LDL-C 升高是血脂异常干预的首要指标。

5. ApoAI　是 HDL-C 的主要成分，在肝脏和肠道合成，具有活化卵磷脂胆固醇转酰酶（LCAT）的作用，能使游离胆固醇转化为胆固醇，甚至有学者认为 ApoAI 可以作为 CHD 一个新的标记物。

6. ApoB　主要存在于 LDL-C 中，是 LDL-C 与乳糜颗粒的主要载脂蛋白，富含胆固醇和 TG 脂蛋白的重要蛋白质成分，包括 ApoB100 和 ApoB40 两种成分，在脂质代谢过程中起关键作用，参与胆固醇的吸收、转运和代谢的全过程。相关分析表明，ApoB/ApoA-I 较 ApoB 与冠心病相关性更密切。ApoB 对 AS 作用较强，临床上对 CHD 的预测价值也高于 LDL-C。ApoA-I/ApoB 降低是冠心病的重要危险因素。

7. 脂蛋白 a（LP-a）　与冠状动脉狭窄程度呈明显正相关，高浓度 LP-a 是动脉粥样硬化、冠心病及血栓形成的一个独立危险因素。通常以 300 mg/L 为重要分界，高于此水平患冠心病的危险性明显增高。研究结果显示，①LP-a 作为一独立的冠心病危险因素，与高血压、吸烟、饮酒和其他血脂成分无相关性；②冠状动脉病变严重程度与 LP-a 浓度密切相关；③有或无冠心病家系调查证实，LP-a 水平具常染色体显性遗传特征，受一个显性主基因控制，同时不排除其他次要基因和环境的影响；④不同种族有较大的差异。

近年来与冠心病相关的脂蛋白和载脂蛋白基因多态性的研究主要集中在载脂蛋白 E、载脂蛋白 B、载脂蛋白 A I、载脂蛋白 A V 以及脂蛋白脂肪酶和胆固醇酯转运蛋白的多态性，与动脉粥样硬化的遗传易感性及危险因素等，这些基因多态性通过不同的作用机制和协同作用共同影响着脂质代谢，对动脉粥样硬化及冠心病的发生和病变程度起着重要作用。而其中，单个基因变异的影响可能被个体间其他基因差异所湮没，个体是否发病还受到环境因素的影响。早发冠心病往往具有较强的遗传背景和脂质代谢紊乱等易感基础，脂代谢相关基因异常导致各类脂质合成、代谢障碍，最终血管壁发生动脉粥样硬化。影响低密度脂蛋白代谢的基因有低密度脂蛋白受体、载脂蛋白 B、载脂蛋白 E 等基因，影响高密度脂蛋白代谢的基因有 ATP 结合盒式转运子、载脂蛋白 A I 及脂蛋白脂酶基因。还有脂联素基因、低密度脂蛋白受体相关蛋白基因等，与早发冠心病密切相关，有些基因的突变可造成以早发冠心病为特征的遗传性疾病。

第三节　心电生理

心肌细胞的电生理特性包括兴奋性、传导性和自律性，都是以心肌细胞膜的生物电活动为基础。心肌细胞电生理学的发展，使心律失常的诊断更为准确和精细。

一、心电生理

心肌细胞的自律性亦称自动节律性，它包括自动性和节律性，指心肌在不受外界刺激的影响下能自动地、规律地产生兴奋及发放冲动的特性。心房肌和心室肌细胞一般不具有起搏功能，称为工作心肌细胞。起搏细胞常成簇存在，构成起搏点。例如，窦房结内就有数以千计的起搏（自律）细胞，其他有起搏细胞的部位包括冠状窦区、心房传导组织、房室交界区、希氏束、束支和浦肯野纤维等。自律性以窦房结为最高，正常为 60~100 次/min；房室交界区次之，为 40~60 次/min；希氏束以下仅 25~40 次/min。正常情况下窦房结起搏点频率最高，故窦房结节律为正常心脏的主导节律，称窦性心律。若窦房结以外异位起搏点自律性异常增高，其频率超过窦性频率，则可取而代之成为主导节律而形成主动性异位节律，即出现期前收缩或异位心动过速。若是由于窦房结的自律性降低或停搏，或激动虽按时发生，但因传导阻滞无法下传时，房室交界区或更低部位的潜在起搏点便取而代之形成被动性异位节律（保护性机制），即出现逸搏或逸搏心律。

心肌细胞对受到的刺激作出应答性反应的能力称为兴奋性或应激性，这种反应通常表现为细胞膜通透性改变，产生动作电位，并以一定形式向周围扩布，心肌工作细胞兴奋尚会引起收缩。不同细胞或同一种细胞在不同状态下，其兴奋性是不同的。心肌细胞兴奋性的最大特点是在一次兴奋之后有较长的不应期，并随着心动周期时间长短改变，其不应期也会发生变化。心肌开始除极后在一段时间内用强于阈值 1000 倍的刺激也不能引起反应，称为绝对不应期，历时约 200 ms。在其后的一小段时间内（约 10 ms）强刺激可以产生局部兴奋，但因除极速度极慢且振幅很小而不能扩布到邻近细胞（但这种局部兴奋仍然会产生新的不应期），两者合起来称为有效不应期。心室肌有效不应期相当于心电图中 QRS 波、ST 段及 T 波升支前段。相对不应期相当于动作电位恢复至 -80~-60 mV 期间，在此期间兴奋性由低逐渐恢复至正常（持续约 100 ms），较强刺激才能引起激动，且除极幅度均较正常为低，传导慢或易发生递减传导，由此而新产生的不应期也较短，故易发生心律失常。心室肌相对不应期相当于心电图 T 波尖峰和 T 波降支处。有效不应期加上相对不应期称总不应期，为 250~400 ms。从绝对不应期到相对不应期前一半的一段时间，心肌细胞的兴奋性已开始恢复，但不一致，各部分心肌的兴奋性差异显著，此时若受到一适当强度的刺激，可发生多处的单向阻滞和折返激动称为易颤期或易损期。心室的易颤期相当于心电图上 T 波顶峰偏前约 30 ms 这段时间，无论是内源性期前收缩或外源性电刺激，如落在此期（称 R-on-T 现象）

往往室性心动过速或心室颤动。心房的易颤期相当于心电图上 R 波的降支和 S 波时间。快反应细胞（心房肌、心室肌及希氏束、束支、浦肯野纤维）兴奋性的周期性变化既依赖于复极电压，也依赖于时间。但严格地讲，不应期的变化与动作电位时程的变化不一定成正比，不应期取决于钠通道（快通道）失活后再次激活的恢复时间，而动作电位则取决于钾通道的开放情况。慢反应细胞（窦房结、房室结细胞）兴奋性的周期性变化只依赖于时间，其不应期可持续到跨膜电位完全恢复之后的某时间。在相对不应期之后，相当于从 -80 mV 到复极完毕一段时间，跨膜电位小于正常，用稍低于阈值的刺激也能激发动作电位的产生，称之为超常期。此后心肌细胞恢复到正常水平。心室肌兴奋的超常期相当于心电图上 T-U 连接处。

心肌细胞之间兴奋的传导主要是通过闰盘部位的联络进行，心肌各部分的传导速度并不相同。有一部分心肌细胞的主要功能就是传导，加上起搏细胞群，构成了特殊的起搏传导系统：窦房结、结间束、房室结、希氏束、束支及其分支、浦肯野纤维。以浦肯野纤维及束支传导速度最快（4000 mm/s），房室结传导速度最慢（20~200 mm/s）。每一种心肌组织的传导速度又是可变的，影响传导性的主要因素是动作电位的舒张期膜电位和 0 位相的除极速度，以及下面的心肌组织接受刺激产生兴奋的能力。一般地说，处于不应期的组织使下一次激动不能传导或传导减慢。心肌传导功能异常有以下几种表现形式：完全性传导阻滞、单向阻滞、隐匿性传导、传导延迟以及折返激动等，均与心律失常有关。

二、心律失常与心电生理

心律失常是指与正常节律有变异的心律，即起搏、兴奋和传导功能的异常，临床上，大多按心率快慢分为快速型心律失常和缓慢型心律失常两大类，从电生理和心肌特性考虑，将心律失常分为冲动起源、冲动传导异常以及以上两类心律失常的不同组合。主动性异位心搏（律）的成因有自律性异常（升高或降低）、非自律细胞的异常自律性、触发性活动、局部电位差和折返激动等，其中自律性升高、触发性活动和折返激动更为常见。产生折返激动的条件是单向阻滞、不应期缩短、传导速度慢和传导路径长，折返激动不仅是冲动起源失常，也是传导性失常的重要原因。还应指出触发性活动与自律性异常（正常和异常自律机制）有区别，触发性活动由先前的兴奋所触发引起新的、而非本身自动除极所形成，两者的形成机制不同。

心肌细胞离子通道种类繁多、结构复杂，与心脏密切相关的主要是钠、钾和钙等通道，与心律失常的发生、发展有密切关系。心脏离子通道病是由基因异常或后天获得性因素所致的心脏离子通道功能失调所引起的一组疾病。钠、钾、钙等离子通道的组成蛋白，或者是和这些离子通道相互作用的蛋白都与心脏离子通道的功能相关，一旦编码这些蛋白的基因发生了突变，则称之为离子通道病。目前已知的心脏离子通道病包括长 QT 综合征（LQTS）、儿茶酚胺敏感性室性心动过速（CPVT）、Brugada 综合征（Brs）、进行性心脏传导疾病（CCD）、短 QT 综合征（SQTS）、心房颤动、病态窦房结综合征和扩张型心肌病（DCM），而婴儿猝死综合征中大概 10% 的病例与离子通道病有关。

1. 钠通道　人类心脏钠通道由 α 亚基和 β 亚基共同构成，其中 α 亚基是完成通道功能的主要部分，β 亚基可调节通道的功能。心脏钠通道 α 亚基是由基因 SCN5A 编码，由 4 个同源结构域（D1~D4）组成的跨膜蛋白，其中每一个结构域包含 6 个跨膜片段（S1~S6）。钠通道介导强大的内向电流，使细胞除极传播心脏兴奋。钠通道基因 SCN5A 突变，使得钠通道失活加速、恢复减慢或功能丧失，将引起 Brugada 综合征；当 SCN5A 基因突变使通道功能增强时将导致长 QT 综合征 3 型（LQTS3）。钠通道功能下降还与家族性心脏传导阻滞和扩张性心肌病有关。

2. 钙通道　心脏细胞至少有 4 种钙通道，L-型钙通道和 T-型钙通道分布在细胞膜。另外 2 种为分布在细胞内肌浆网膜上的 Ca^{2+} 释放通道。L-型钙通道由 α1 亚基和 α2、β、γ 及 δ 亚单位共同构成，α1 亚基构成通道的孔区，β 亚基对通道有调节功能。心肌兴奋时 L-型钙电流（ICa-L）触发肌浆网释放 Ca^{2+}，是心肌细胞兴奋-收缩耦联中的关键环节，并受肾上腺素能神经的调节。ICa-L 增大与早期后除极（EAD）、延迟后除极（DAD）等触发性心律失常有关，其功能增强还将引起 Timothy 综合征（LQT8），而使通道功能丧失会引起 QT 间期的缩短并伴 Brugada 综合征。T-型钙通道主要分布在窦房结和房室结，T-型钙电流（ICa-T）的主要生理功能是形成自律细胞的 0 期除极电流。心肌细胞内肌浆网上分布的 Ca^{2+} 释放通道，由 RyR2 基因编码。RyR 与肌浆网上的内在蛋白 Triadin、Junctin 以及肌浆网中的贮钙蛋白 CASQ2 构成的通道复合物，是肌浆网储存和释放 Ca^{2+} 所必需的，共同参与 Ca^{2+} 诱导的 Ca^{2+} 释放过程，对调节胞质内的 Ca^{2+} 浓度和兴奋-收缩耦联过程起重要作用。RyR2 基因和 CASQ2 基因的突变分别引起儿茶酚胺敏感性室性心律失常（CPVT）的显性遗传和隐性遗传。

3. 钾通道　钾通道的种类很多，最大的一类是电压门控性钾通道（Kv），主要包括瞬间外向钾电流（Ito）通道，快激活延迟整流钾电流（IKr）通道、慢激活延迟整流钾电流（IKs）通道和超快速延迟整流钾电流（IKur）。另外一组是配体门控性钾通道，主要有内向整流钾通道（Kir）家族，包括内向整流钾通道（IK1）、乙酰胆碱敏感钾通道（KACh）、ATP 敏感钾通道（KATP）等。

Ito 主要形成动作电位的复极 1 相。延迟整流钾通道电流（IK）对调节 APD 起着非常重要的作用，包括 IKs、IKr 和 IKur。IKs 在动作电位平台期缓慢激活，需数秒钟才能达到稳态，且在膜电位去极化状态通道不失活，是平台期复极化的主要电流之一。通道功能丧失将引起 LQT 综合征。IKr 基因突变引起的 2 型 LQTS。IK1 通道功能丧失时将引起 7 型 LQTS。KACh 通道主要分布在窦房结、房室结和心房肌，是迷走神经调节的主要作用点。KATP 通道在体内广泛存在，心肌组织 KATP 通道是关闭的，当发生心肌缺血时，细胞内 ATP/ADP 比值下降，引起 KATP 通道开放，使大量 K^+ 外流，APD 缩短，使心肌收缩力减小和心肌能量消耗，对心肌有保护作用，这在缺血预适应时尤为重要。

4. 起搏通道电流（If）　是超极化激活阳离子电流，由 Na^+ 和 K^+ 所携带，是窦房结起搏的主要电流，该电流由 HCN 基因编码包括 HCN2 和 HCN4。HCN4 基因突变与遗传性病态窦房结综合征有关。

除基因突变外，其他一些外界因素如药物、电解质紊乱、心肌缺血等亦可引起离子通道功能改变，导致获得性心律失常。获得性 LQTS 是医源性的，由药物、电解质紊乱（低血钾、低血镁）、心动过缓性心律失常、缺血性心脏病或心肌病引起。一些因素可增加药物致 QT 间期延长的危险性。这些药物有抗心律失常药（Ⅰa 和Ⅲ类）、抗生素（红霉素、酮康唑等）、H_1 受体阻滞剂（特非那定、阿司咪唑）、抗抑郁药（三环类、四环类、酚噻嗪类、氟哌啶醇）、胆碱能激动剂等。这些药物影响同样的或不同的复极化电流、单核苷酸多态性（SNPs）和基因突变。心脏离子通道在开发新的心血管药物方面已经占据重要地位，随着膜片钳技术和分子克隆技术的发展，离子通道结构和功能的关系可望得到进一步揭示，为开发新的诸如抗心律失常药物以及心肌保护药物提供新靶点和新途径。

第四节　肾素-血管紧张素-醛固酮系统

肾素-血管紧张素-醛固酮系统（RAAS）或肾素-血管紧张素系统（RAS）是由肾素、血管紧张素及其受体构成，不仅是一个循环内分泌系统，而且还存在于许多局部组织细胞，以自分泌、旁分泌和胞内分泌的方式参与相应组织、器官和细胞的功能调节作用。

一、肾素-血管紧张素-醛固酮系统组成与作用

RAAS 是由肾素、血管紧张素原（angiotensinogen，AGT）、血管紧张素转换酶（angiotensin-converting enzyme，ACE），以及血管紧张素（Ang）、醛固酮、血管紧张素受体等组成。

1. 肾素　是由肾脏球旁细胞产生和分泌的一种蛋白水解酶，在其他组织中如脑、心脏、血管等也有发现。AGT 为肾素底物，在肾素作用下，生成血管紧张素Ⅰ（AngⅠ）。除肾素之外，血管紧张素酶及组织蛋白酶亦可通过非肾素转化途径将 AGT 转化为 AngⅠ。ACE 是一种二肽羧基肽酶，存在于人的心脏、血管、肾、肺、脑等大多数组织中。AngⅠ在 ACE 作用下降解为 AngⅡ，同时 ACE 能降解缓激肽。除 ACE 外，亦可通过非 ACE 转化途径，经组织蛋白酶 G、组织纤溶酶原激活剂、弹性蛋白酶、糜酶（chymase）等直接作用于 AngⅠ，使其转化成 AngⅡ。

2. AngⅡ　是 RAAS 中最主要的生物活性肽，与相应受体结合实现广泛的生物学效应。AngⅡ受体有 AT1、AT2、AT3、AT4 四种亚型受体。AngⅡ主要作用于 AT1 受体和 AT2 受体。其中 AT1 受体主要分布在血管、肾上腺、心、肝、脑、肾等组织和器官，介导 RAAS 的大多数功能，主要有如下作用：①调节血管张力，以收缩血管为主；②上调交感神经系统的兴奋性；③促进细胞增生和肥大；④促凝血作用；⑤参与细胞凋亡；⑥促进醛固酮生成；⑦增加血管通透性和促新生血管形成。AT2 在成人的脑组织、肾上腺髓质、子宫和卵巢等有表达。生理情况下，AT2 受体抑制血管张力，参与细胞生长、修复与程序性细胞死亡。病理情况下，AT2 受体上调可控制 AT1 和其他生长因子介导的细胞增殖，如内皮增殖、心肌梗死修复、心室肥厚等。AngⅡ参与了高血压、

动脉粥样硬化、慢性心力衰竭、心肌梗死等心血管疾病的组织重建和许多其他疾病的发生发展。通过其受体 AT1，Ang Ⅱ 可产生氧化应激、炎症、血管收缩、血栓形成、醛固酮分泌及增殖等作用，继而损害内皮功能，导致心、脑、肾、血管临床事件的发生。

3. 血管紧张素 1-7　近年来，对 RAAS 的深入研究，发现了一些新成员，其中最重要的是 Ang 1-7 和血管紧张素转换酶相关的羧肽酶，又称血管紧张素转换酶 2（ACE2）。Ang 1-7 通过 Ang 1-7-Mas 受体信号通路，起到拮抗 Ang Ⅱ 作用。此外，Ang 1-7 还可以促进下丘脑垂体后叶释放降压物质。RAAS 对血压的调节可依赖于 Ang 1-7 与 Ang Ⅱ 之间的平衡。Ang 1-7 并不改变肾血流量或刺激醛固酮释放，而是通过磷脂酶 A2 途径抑制钠在肾小管上皮细胞转运并促进前列环素（PGI_2）的生成，增加细胞膜通透性，来发挥排钠利尿作用；除此之外，Ang 1-7 还能够抗血管平滑肌细胞增生。其可能机制为：①激活内皮一氧化氮合酶（NOS）和蛋白激酶 B（AKT），通过 Mas 受体和磷酸肌醇 3-激酶发挥作用；②使肌浆网钙离子三磷酸腺苷（ATP）酶表达水平降低，伴随有钙离子流的减少；③激活转录信号转导子与激活子 3（STAT3）和 STAT5a/b 磷酸化；④通过 Mas 受体活性抑制 Ang Ⅱ 刺激的细胞外信号调节激酶（ERK）1/2 和 Rho 激活磷酸化过程；⑤通过在衰竭的心脏中激活钠泵，使细胞膜超级化，增加传导速度而产生降压作用。

4. ACE2　与 ACE 的分布一致，在体内广泛地发挥负性调节 RAAS 的作用。ACE2 产生的 Ang 1-9 在抗心室重构中也具有不可忽视的作用。ACE2 还具有抗血小板聚集效应，还可抑制 Ang-Ⅱ 导致的氧化应激、炎症和单核细胞的黏附，发挥心肌保护作用。

5. 肾素（前体）受体（RRP）　RRP 广泛分布于心、脑和胎盘，在肝和肾也可发现低水平的 RRP。RRP 是肾素和肾素前体共同的功能性受体。肾素和肾素前体与 RRP 活性位点结合后分子构型发生改变，其非蛋白水解酶活性增加，激活 Ang Ⅱ 依赖和非依赖的下游传导通路。肾素及其前体通过 RRP 激活 ERK1/2 及 p38MAPKs 信号通路，能够抑制超氧化物歧化酶（SOD）表达，上调炎症因子血管细胞黏附分子 1（VCAM-1）蛋白和白介素-6（IL-6）表达；同时还可引起 AKT 磷酸化，并激活核转录因子 P65，最终导致血管收缩、肥厚和纤维化。

6. Ang 1-12　是 Ang 家族中最新发现的成员，由 12 种氨基酸组成，作用类似于 Ang Ⅱ，主要通过抑制副交感神经，导致交感和迷走神经失平衡。

心脏 RAS 至少存在下述作用：①正性肌力作用，心肌细胞产生的 Ang Ⅱ 以自分泌方式，直接作用于心肌 AT1R 受体，产生正性变力作用；或通过旁分泌方式，促进心交感神经末梢释放儿茶酚胺，间接增强心肌收缩力，其正性变力作用可被肾素抑制肽特异性抑制。②调节冠状动脉阻力，心肌产生的 Ang Ⅱ 可直接作用于冠状动脉，或通过易化交感神经末梢递质释放引起冠状动脉收缩；还可刺激血管内皮细胞产生 PGI_2 等舒张冠状动脉物质，参与冠状动脉血流量的调节。③致心肌肥大作用，局部产生的 Ang Ⅱ 与心肌细胞 AT1R 受体结合，通过肌醇磷脂信使系统，可促进癌基因表达，进而促进心肌细胞 RNA 和蛋白质合成，促使心肌肥大，也促使心肌中成纤维细胞增生。

血管 RAS 在体内大、小动脉（如主动脉、肾动脉、冠状动脉和肠系膜动脉等）和静脉均有分布。其主要作用有：①血管舒缩作用，血管 RAS 对血管张力调节的途径有六种：Ang Ⅱ直接作用于血管平滑肌细胞 AT1R 受体使血管收缩；易化血管壁肾上腺素神经末梢释放去甲肾上腺素；释放内皮素，减少 NO 生物活性，产生过氧化亚硝酸盐；刺激内皮细胞产生舒血管物质，如 PGE₂、PGI₂ 和血管内皮细胞舒张因子；与 NAP 等其他心血管活性肽相互作用。②血管重塑和逆转重构，Ang Ⅱ是一个重要的血管平滑肌细胞生长因子，促进血小板衍生生长因子、胰岛素样生长因子、碱性成纤维细胞生长因子、转化生长因子 β 表达，导致血管平滑肌细胞和成纤维细胞增生。刺激基质糖蛋白和金属蛋白酶的生成，后者破坏细胞外基质，病理性增生、肥大的平滑肌细胞可合成更多的 Ang Ⅱ，使平滑肌细胞进一步增生，形成恶性循环。除了直接引起血管阻力增大外，还可导致血管结构的改变，即血管重构。此外促进动脉炎性反应，激活血小板的聚集和黏附作用，促进血栓及纤维化形成。

组织内肾素-血管紧张素系统局部作用于内皮细胞及平滑肌细胞，在血管病变之初及加重时起关键作用。ACE 存在于各种组织与器官，不仅存在于内皮，也存在于间质和炎症细胞，同样组织 ACE 是心血管疾病、肾疾病中起关键作用的因子。高血压、糖尿病、高脂血症、吸烟等危险因子作用下，造成内皮损伤以及内皮功能不良，血管收缩和舒张失衡，血管平滑肌细胞生长，血管壁发生炎症或氧化状态下，组织 ACE 激活，从而造成心血管、肾脏损害。同时所致的 Ang Ⅱ生成增多，缓激肽降解增加，促进心血管病理性增生，心肌细胞增大，血管腔变窄。

二、心脏病及相关疾病与肾素-血管紧张素-醛固酮系统

肾素-血管紧张素-醛固酮系统（RAAS）是心血管系统的重要调节系统，在生理情况下对血压调控、水盐代谢起着重要作用，而在病理情况下，RAAS 与冠心病及相关疾病如高血压、动脉粥样硬化、心肌肥厚、血管中层硬化、细胞凋亡、心力衰竭等均密切相关。

1. 高血压 RAAS 不仅在人体血压调节中起重要作用，而且在人类高血压形成中起着关键的作用。Ang Ⅱ可激活血管内皮细胞膜上的 NADH/NADPH 氧化酶，诱导血管产生超氧阴离子而收缩血管。超氧阴离子可与 NO 相互作用，降低 NO 的扩血管作用，并产生过氧化氮，过氧化氮与花生四烯酸脂质过氧化产生的前列腺素共同产生强烈的缩血管效应。此外，Ang Ⅱ及前列腺素还可刺激内皮素的释放，最终引起血管平滑肌收缩、内皮损伤、平滑肌细胞的增殖及血管壁重构而引起高血压病的发生和发展。

2. 心室重构 心室重构是指心肌损伤后由基因组表达改变引起细胞和间质的改变，细胞的改变包括心肌细胞的肥大、凋亡和纤维母细胞的增殖等，间质的改变表现为间质纤维化。

3. 心力衰竭 RAAS 是慢性充血性心力衰竭（CHF）的发生发展的重要调节机制之一。高度表达的 Ang Ⅱ通过各种途径使心肌新的收缩蛋白合成增加，在血管中使平滑肌细胞增生管腔变窄，同时降低血管内皮细胞分泌一氧化氮的能力，使血管舒张受影响，这些不利因素的长期作用，促进心力衰竭的发生发展。Ang Ⅱ使外周血管收缩，组织器官灌流减少，使心肌细胞及心肌间质细胞代谢发生变化而使心室重构，并影响舒缩功能，同时促进交感神经释放去甲肾上腺素，并增强心血管系统对肾上腺素的敏感

性，促进肾上腺皮质球状带合成和分泌醛固酮，从而使肾脏重吸收水钠增加，导致水钠潴留，从而促进心力衰竭发展。

4. 心律失常　心房电重构和结构重构是心房颤动发生与维持的病理生理机制。AngⅡ可增加心肌细胞内钙超负荷，而后者正是导致心房颤动对心房肌电重构的重要机制，ARB 对心房电重构的抑制可能与预防心肌钙超负荷作用有关。

5. 促血栓形成　RAAS 特别是 AngⅡ可影响纤溶系统、凝血系统及血小板功能。AngⅡ可刺激血管内皮细胞和（或）平滑肌细胞 PAI-1 表达和释放，抑制纤溶活性。对于内皮细胞，AngⅡ可使 tPA 和 PAI-1 之间的平衡打破，从而引起血管内血栓形成的危险性增加。

6. 动脉粥样硬化　RAAS 参与了动脉粥样硬化的发生与发展过程。AngⅡ与 AT1 受体结合可激活血管内皮细胞细胞膜上的 NADP/NADPH 氧化酶，产生的超氧阴离子具有信号传递功能，使核因子 κB 活化，继而启动血管细胞黏附分子-1/单核细胞趋化蛋白的 mRNA 与蛋白表达，促进血中单核/巨噬细胞向血管壁聚集并进入内皮下，随后发生表型变化，摄取 Ox-LDL，形成泡沫细胞，参与动脉粥样硬化早期病变。

第五节　心脏能量代谢

心肌能量的来源有糖酵解和氧化磷酸化两个途径。糖酵解产生的 ATP 主要用于离子转运，而氧化磷酸化产生的 ATP 主要用于心肌收缩活动。正常情况下，心肌代谢所需的能量主要是通过氧化磷酸化途径获得，主要供能物质是脂肪酸、葡萄糖、乳酸。其中心肌所需能量的 ATP 来自脂肪酸的有氧氧化。心肌缺血时氧的供应减少或中断，氧化磷酸化作用停止，心肌的主要能量来源于糖酵解和糖原分解。磷酸肌酸是心肌组织中能量的主要储存方式，是心肌组织内唯一能够直接利用的能源。当心肌耗能增加时，磷酸肌酸可被迅速动用，生成 ATP 供应能量。

一、正常心脏的能量代谢

心脏在代谢调控范围内可以利用多种能量物质。人体心脏内氧化反应的底物主要是脂质（长链脂肪酸，如软脂酸盐、三酰甘油、酮体等）及糖类物质（葡萄糖、乳酸、丙酮酸）。心脏也可氧化氨基酸，但所占比例较小。

心脏的能量代谢是复杂的，有 3 个主要组成部分。第一部分是底物利用，主要包括细胞摄取游离脂肪酸和葡萄糖，通过 β 氧化和糖酵解将其分解，随后中间代谢产物进入三羧酸循环。第二部分是氧化磷酸化，ADP 通过此机制磷酸化，产生高能磷酸化合物 ATP，ATP 是心脏所有耗能反应中使用的直接能量。第三部分是 ATP 的转运和利用，将能量转运至肌原纤维和能量被心脏的发动机肌原纤维消耗。这一过程所必需的能量转运机制被称为肌酸激酶能量穿梭。线粒体肌酸激酶催化将 ATP 中的高能磷酸键转运至肌酸中，形成磷酸肌酸和 ADP。磷酸肌酸是比 ATP 小的分子，很快由线粒体弥散入肌原纤维，肌原纤维肌酸激酶催化磷酸肌酸重新形成 ATP。从磷酸肌酸中去除磷酸后形成的游离肌酸，通过弥散方式回到线粒体。肌酸激酶系统的一个重要功能是作为能量缓冲物。当能量需求超过能量供应时，磷酸肌酸水平下降，使 ATP 保持在正常水平，但游离 ADP 水平升高。游离 ADP 水平升高可抑制很多细胞内酶的功能，引起心脏收缩机制的功能衰竭。因此，当磷酸肌酸水平下降，ADP 水平升高时，即使 ATP 水平保持不变，心肌细胞仍可发生能量代谢紊乱。

短期的能量代谢变化调节取决于能量的需求和供给，通常由激素（胰岛素）和机械因素（运动）激发。短期的能量代谢选择调节基于能源物质间相互的有效的作用，一个高浓度的能源底物能够自动抑制另外一个能源底物的代谢途径。长期能量代谢底物选择变化可发生在正常生理状态下，如出生后的心脏。长期的病理条件下，同样也可诱导代谢相关的酶在转录或转录后发生变化，如高血压、糖尿病和心肌缺血。其中重要的变化包括调节基因和能量代谢底物选择发生变化。

二、心脏病心肌能量代谢改变

当氧供下降时，葡萄糖摄取及糖酵解途径流量增强，无氧代谢增强。乳酸脱氢酶催化丙酮酸还原成乳酸，重新生成 NAD^+。增多的乳酸如果能被冠脉循环血及时带走，并不会产生严重后果。机体可通过两种机制短时维持 ATP 浓度：①ATP 可由肌酸激酶反应进行补充，胞内乳酸含量增加，酸度提高可促进反应向右进行，有利于重新生成 ATP，这一步骤仅能暂时维持 ATP 浓度。②糖酵解途径流量增加，此时腺苷酸激酶反应发挥重要作用。AMP 是 6-磷酸果糖激酶-1 变构激活剂，该酶是糖酵解途径重要的调节点，可以明显提高糖酵解速率。AMP、儿茶酚胺激活糖原磷酸化酶，阻碍糖原的合成。糖原的分解产物磷酸单糖亚基转变为 6-磷酸葡萄糖后进入糖酵解途径。每个糖原性葡萄糖分子可产生 3 个 ATP，但糖原合成时消耗一个 ATP，净生成两个 ATP。

轻度心肌缺血时，心肌的能量没有明显的变化。中度心肌缺血时，心肌细胞的糖酵解加速，同时游离脂肪酸的氧化增强，葡萄糖的氧化磷酸化过程受到抑制。重度心肌缺血时，游离脂肪酸和葡萄糖的氧化均受到抑制，此时葡萄糖酵解提供的少量 ATP 成为维持心肌细胞存活的唯一来源。所以，在中重度缺血时，葡萄糖的氧化磷酸化与无氧糖酵解是不匹配的，此时游离脂肪酸氧化增强会加重心肌的缺氧和细胞内酸中毒，从而可能加重心肌细胞的损伤，或导致心肌细胞死亡。

心力衰竭是在心脏能量代谢障碍等多种致病因素的作用下形成的。急性缺血缺氧使能量代谢发生改变，但起关键作用的是心脏能量代谢重构。根据耗氧量与 ATP 的关系，衰竭心脏优先利用葡萄糖，其机制涉及基因表达的改变。基因表达水平与 β-氧化、线粒体脂肪酸跨膜转运、线粒体解耦联蛋白 2 下降等有关，这些改变主要反映在蛋白水平上，预示衰竭心脏难以进行氧化代谢。心脏氧化代谢调节过程中过氧化物酶体增殖物激活受体（PPARs）及其辅助激活剂（PGCs）发挥重要作用。PPARs（PPARγ1、PPARγ2、PPARγ3）以及 PGCs（PGC-1α、PGC-1β、PERC）在能量代谢的长期调节中具有重要意义。在心力衰竭早期阶段，氧化脂类的能力下降可能造成"脂毒性"，主要是由于脂类氧化中间产物及三酰甘油聚集造成的，对细胞具有毒性作用。总腺嘌呤核苷酸（TAN，ATP+ADP+AMP）及肌酸池（磷酸肌酸、肌酸）在心力衰竭过程中逐渐丢失，同时氧化应激不断增高。总肌酸发生变化以获取更多的自由能，其增多或减少都可以影响心脏功能。ATP 浓度的减少可以通过 AMP 成比例的增加得以补充，主要在腺苷酸激酶催化完成。AMP 激活蛋白激酶（AMPK）能够磷酸化羧化酶，抑制其活性，提高 FA 的 β 氧化。AMPK 是一种细胞能量状态的感受器，基于 ATP/AMP 的变化，在心肌细胞的能量平衡中起关键作用。能源或氧供不足，ATP/AMP 下降，激活 AMPK。在运动和低氧状态下，AMPK 显著增加。AMPK 磷酸化 6-磷酸果糖激酶-2，二磷酸果糖浓度增加可激活 6-磷酸果糖激酶-1，促进糖酵解。心力衰竭时心肌中 ATP 酶的活性可降低 20%~40%，使心肌能量的利用发生障碍，心肌收缩力因而减弱。在心力衰竭早期，葡萄糖的利用增加，而游离脂肪酸的利用可以没有变化，或仅有轻度增加。重度心力衰竭时，游离脂肪酸的利用明显减少。同时，由于重度心力衰竭时可有胰岛素抵抗，葡萄糖的利用也会减少。心力衰竭时还可能有线粒体结构异常，氧化磷酸化过程受损，线粒体中电子转运链复合物活性和 ATP 的产生均降低或减少。严重心力衰竭时，心肌中 ATP 水平可降低 30%~40%，磷酸肌酸水平可降低 30%~70%，同时肌酸转运体功能也降低。高能磷酸化合物减少和肌酸激酶系统活性降低，可导致转运至肌原纤维的能量减少，最终导致心肌的收缩储备降低。

第六节　炎性反应

炎症在冠心病的发生、发展和预后中起重要作用，冠状动脉内的炎性反应参与了动脉粥样硬化的全过程，而炎性反应是介导动脉粥样斑块由稳定转为不稳定的重要因素之一，急性炎性反应导致粥样斑块的不稳定性，致使其破裂，进一步导致血栓形成，是引发急性冠状动脉事件的重要原因。目前已知的血清炎性因子，如可溶性细胞间黏附分子 1（sICAM-1）、白细胞介素 6（IL-6）、C 反应蛋白、肿瘤坏死因子 α（TNF-α）、基质金属蛋白酶（MMP）、核因子 κB（NF-κB）、组织因子、纤维蛋白原、同型半胱氨酸、脂蛋白 α 等在冠心病的发生、发展过程中有重要作用。

一、炎性因子

1. C 反应蛋白　C 反应蛋白（C-reactive protein，CRP），是急性感染或炎症反应所产生的一种主要急性反应期蛋白。其由肝脏合成，在正常人血清中含量极微，而在急性炎症反应阶段可迅速增加 1000 多倍，IL-6、IL-1 和 TNF-α 可调节其合成。CRP 是心血管疾病的独立危险因素，可以直接诱导动脉粥样硬化的发展。CRP 参与促进动脉粥样硬化的机制包括：①激活补体系统，加重了机体的炎症状态以及促进动脉粥样斑块的进展。②CRP 与动脉内膜的单核细胞非常相似。通过结合单核细胞的几种受体，刺激单核细胞的吞噬作用及炎症因子的释放。③刺激单核细胞合成组织因子，以及与 T、B 淋巴细胞和 NK 细胞直接相互作用诱导血栓前状态，并且 CRP 还可抑制纤维蛋白溶解，从而促使血栓形成。④增量调节内皮细胞、血管平滑肌细胞和单核细胞表达黏附分子及趋化细胞因子，促使血小板黏附于内皮细胞，并可导致内皮细胞功能失调。

⑤诱导炎症因子的表达和释放，如 IL-6、IL-1、TNF-α 等，具有直接的促炎作用。⑥降低内皮一氧化氮合酶的表达和生物活性，从而导致 NO 的利用降低及其血管舒张作用的减弱。⑦直接参与凋亡过程，在诱导血管平滑肌细胞凋亡的过程中发挥重要作用。⑧组织中沉积的 CRP 可与 LDL 结合，从而增强补体系统的激活，这与动脉粥样硬化的进展是相关的，尤其在动脉粥样硬化的早期阶段。基于 CRP 在动脉粥样硬化过程中的作用，降低血清 CRP 水平及抑制 CRP 的合成和沉积作为减少心血管事件风险的策略正引起人们广泛的兴趣。目前研究表明，减轻体重、合理的膳食、戒烟都有助于降低血清 CRP 水平，而他汀类、贝特类、烟酸类药物也都显示可以降低 CRP 水平，除此之外还有阿司匹林、氯吡格雷等药物。

2. 可溶性细胞间黏附分子 1（sICAM-1）　sICAM-1 是细胞黏附分子 1 在机体发生炎性反应时从血管内皮表面脱落，进入血液后而形成。作为一种炎性反应调节因子，sICAM-1 被认为是动脉粥样斑块是否稳定的标志物之一。其在内皮细胞、中性粒细胞、单核细胞表面广泛分布，尤其是在血管内皮细胞处表达量最大。当机体发生炎性反应时，细胞间黏附分子过度表达，使血液中的 sICAM-1 相应增多，其具有的黏附活性，使多种炎性细胞与血管内皮细胞黏附，从而使血管平滑肌细胞增生，形成泡沫细胞，导致动脉粥样硬化斑块的形成。

3. 肿瘤坏死因子 α　肿瘤坏死因子 α（Tumor necrosis factor α，TNF-α）具有广泛的生物学活性，其在动脉粥样硬化、代谢紊乱和炎症中发挥作用。TNF-α 主要由单核细胞和巨噬细胞产生，参与动脉粥样硬化的形成。TNF-α 可以促使 VLDL 过量生成，降低 HDL 水平及诱导胰岛素抵抗，诱导脂类和糖类代谢异常；也可抑制一氧化氮合酶的生成、诱导血管内皮细胞的凋亡及刺激内皮细胞表达黏附分子，导致内皮细胞功能障碍，促使血栓形成；并且还可以刺激炎症因子生成，直接发挥促炎作用，从而加速动脉粥样硬化的形成和发展。

4. 白细胞介素 6（IL-6）　IL-6 是一个多功能的细胞因子，又被称为前炎性细胞因子，主要由单核、巨噬细胞分泌，主要通过促进血小板聚集、增强 C 反应蛋白及纤维蛋白原的表达以及调整其他炎性细胞因子的表达，参与不稳定斑块的炎症过程，与斑块的不稳定性密切相关。

5. 基质金属蛋白酶（MMP）　MMP 是一组对细胞外基质有特异性降解作用的锌离子依赖性蛋白水解酶，细胞外基质是血管壁的主要成分，细胞外基质的合成与降解贯穿冠状动脉粥样变的全过程，降解细胞外基质的酶有很多，MMP-9 是其中最重要的一种，它通过对细胞外基质的过度降解，导致粥样硬化斑块纤维帽的降解增加，纤维帽变薄，从而促进斑块的破裂，发生各种心血管事件。

6. 核因子 κB（NF-κB）　NF-κB 是一种普遍存在于真核细胞中的多效性转录调节因子，是炎性反应的关键介导剂，可介导多种炎症和免疫反应的基因表达，从而影响机体局部或全身性炎性反应。

7. 组织因子　组织因子是外源性凝血途径的启动因子，通过激活凝血系统促进血栓的形成、凝血系统的异常激活，在冠心病的发生、发展过程中发挥重要作用。组织因子不仅参与凝血过程，而且参与炎性反应。在组织因子的连接下，炎症和血栓相互协调、相互促进，共同参与冠心病的发生、发展。

8. 脂联素　脂联素（Adiponectin）是一种仅由脂肪细胞分泌的具有生物活性的蛋白质，是脂肪组织特有基因apM1（Adipose most abundant gene transcript 1）表达的产物，血液循环中有相对较高的浓度，其在糖类和脂质代谢的调节过程中发挥重要作用，同胰岛素抵抗、炎症、血压、LDL及三酰甘油呈负相关，其低水平已显示出与动脉粥样硬化进展的相关性，并独立于传统危险因子。脂联素可以增加胰岛素敏感，促进脂肪酸氧化及葡萄糖转化；也可改善内皮功能、抑制脂质沉积及平滑肌细胞增殖；并可降低黏附分子表达，抑制TNF-α的生成和释放，减少巨噬细胞对胆固醇的摄取和抑制巨噬细胞转化成泡沫细胞。因此，脂联素具有抑制炎症、抗糖尿病和动脉粥样硬化的作用，有望成为一种新的治疗糖尿病和抗动脉粥样硬化的药物，对其保护作用的细胞及分子机制的研究也将有助于这个目标的实现。

9. 单核细胞趋化蛋白-1（Monocyte chemoattractant protein1，MCP-1）　是一种主要对单核细胞具有趋化作用的蛋白。在动脉粥样硬化的发展过程中，MCP-1介导单核细胞在病变部位聚集和进入血管壁，并且单核细胞、内皮细胞及平滑肌细胞均可被诱导分泌MCP-1。在高脂血症情况下，MCP-1也可诱导黏附分子、炎症因子的合成，加速动脉粥样硬化的发展。他汀类药物可降低MCP-1水平，且与其降脂作用无关，提示针对MCP-1的干预措施有可能降低动脉粥样硬化的危险性。

10. 巨噬细胞移动抑制因子（Macrophage migration inhibitory factor，MIF）　主要由巨噬细胞、T细胞和平滑肌细胞分泌，在急、慢性炎性疾病中具有多重作用。MIF可用于预测疾病的严重程度，促动脉硬化的作用主要与其直接增加巨噬细胞和T细胞的聚集有关。

11. 脂蛋白相关磷脂酶A2（Lipoprotein-associated phospholipase A2，Lp-PLA2）　由巨噬细胞及淋巴细胞合成和分泌，在循环中Lp-PLA2与脂蛋白颗粒结合，其中2/3与LDL结合，1/3与HDL及VLDL结合。Lp-PLA2能水解氧化卵磷脂，生成溶血卵磷脂和游离的氧化脂肪酸，从而刺激黏附因子和炎症因子的产生，导致单核细胞由管腔向内膜聚集，并参与巨噬细胞的形成，引起动脉粥样硬化的发生与发展，导致血栓形成和心血管事件的发生。

12. 干扰素-γ（Interferon-γ，IFN-γ）　IFN-γ可以诱导生成氧自由基，刺激氧化应激反应，并减弱抗氧化物质的作用。

参与动脉粥样硬化形成和进展的炎症因子数量众多，认识这些炎症因子在系统炎症反应和免疫应答中所起的作用，有助于全面考虑炎症因子间的相互作用以及各种致病因素的相互作用，为动脉粥样硬化的治疗提供新思路、新方法和新靶点。

二、心脏病与炎性反应

在动脉粥样硬化性疾病的不同临床表现过程中，炎症与其发生和发展的所有阶段有关。新近的大量基础与临床研究结果提示，动脉粥样硬化性疾病是一种慢性、非特异性、炎性疾病。

1. 急性冠状动脉综合征（ACS）　炎症不但参与动脉粥样硬化病变的早期形成，

并与来自心肌细胞、血管壁、单核细胞、巨噬细胞和脂肪细胞的细胞因子的多种激活通路有关，这些细胞也是白细胞介素-6（IL-6）和肿瘤坏死因子（TNF-α）的来源。易损斑块的形成与炎症有明显关系。在动脉粥样硬化斑块的肩部出现的巨噬细胞和T-淋巴细胞促进基质金属蛋白酶（MMPs）和其他组织降解酶的表达，从而导致纤维帽变薄，诱发斑块破裂。在巨噬细胞分泌 MMPs 降解斑块胶原的同时，T淋巴细胞产生的g-干扰素抑制胶原合成。炎症也导致中性粒细胞和单核细胞的局部募集，进一步促进斑块纤维帽中激活的巨噬细胞分泌 MMPs、细胞因子和其他前炎症因子，促使斑块破裂。斑块中血管平滑肌细胞通过产生间质胶原加固纤维帽从而平衡组织降解过程，斑块内胶原合成和降解构成斑块的动态平衡。在炎症部位有多种细胞因子和生长因子，每种因子均能潜在地影响炎症反应。血管炎症可被抗炎机制削弱，这些机制包括维持血管壁完整性、稳定性的机制，前炎症因子增加导致抗炎机制和前炎症因子之间失衡，从而增加斑块破裂的危险。

当冠状动脉存在局部炎症反应，一些重要的细胞因子如组织因子释放，可促进血栓形成。绝大多数 ACS 患者血清炎症标志物水平升高。死亡风险与高敏 CRP、IL-6、血管细胞黏附分子（VCAM）升高有关。富含炎症介质（CD40 及其配体血栓收缩蛋白）、脂蛋白磷脂酶 A2（Lp-PLA2）的血小板也是炎症级联的重要触发因素。此外发现有超过 35 种血小板相关的 mRNA 介质参与动脉损伤和炎症过程。炎症是 ACS 中斑块破裂的关键病理生理机制。ACS 生物标志物的产生与其发病过程中的心肌坏死、炎症反应、斑块破裂、血栓形成以及神经体液因子的激活有关，而炎症标志物是目前应用最多、证据最充分的标志物，可为我们带来发病、诊断及预后大量信息，有助于提高防治水平，未来高通量基因分型技术将为 ACS 的生物标志物研究带来新的前景。

2. 高血压　高血压是一种慢性低级别炎症性疾病，有多种炎性细胞因子及炎性趋化因子参与。高血压本身具有双重作用，一方面促进 T 淋巴细胞的激活，另一方面通过增加炎症趋化因子和黏附分子在心血管等组织中的表达促进激活的炎症细胞进入靶组织，由此来进一步促进免疫激活及炎症反应加剧。炎症细胞因子与趋化因子参与高血压心血管损伤的各个阶段，包括黏附、迁移、清除致炎症物质和心血管修复等，在高血压及心血管损害发生、发展中起非常重要的作用。炎症与高血压互相促进，形成恶性循环。众多资料表明，肾素-血管紧张素-醛固酮系统（RAAS）在调节促炎症/抗炎因子生成平衡及维持血管张力方面起着极其重要的作用，是机体内调控血压稳定及心血管功能的重要机制之一。RAAS 激活通过其主要效应子血管紧张素Ⅱ（Ang Ⅱ）及其介导的炎症反应可导致心血管结构发生改变引发高血压，高血压反过来促进心血管炎症反应，损害心肌与血管，造成心血管结构重塑和功能紊乱。Ang Ⅱ 可能是一种趋化因子和炎性分子，导致单核细胞浸润和血管病理重构。在高血压状态下，Ang Ⅱ 通过促进醛固酮及炎症因子增加可以激活 NADPH 氧化酶等一系列酶，导致心血管组织活性氧（ROS）增加。一方面，ROS 通过引起交感神经的激活而触发血管收缩、水钠潴留等效应直接引起高血压；另一方面，ROS 可以通过激活促炎症转录因子 NF-κB 可介导炎性反应上调 IL-6、MCP-1 等激活和促使血管内皮通透性增加，降低 NO 血管舒张功能，进一步促进高血压免疫炎症反应的发生，导致血压升高。此外，在受损血管周围募集的炎症细胞可以促使 ROS 释放增加，形成一个正反馈，进一步促进炎症氧化应激增强及血压升高。

3. 血脂代谢紊乱　低密度脂蛋白（LDL）是一类富含脂质的蛋白颗粒，直径介于 20~25 nm，具备良好的免疫原性。在 AS 起始阶段，动脉内皮细胞受损，血清中 LDL 和单核细胞进入动脉壁，LDL 被氧化，活化的单核细胞壁释放炎症因子，大量氧化修饰的 LDL（Ox-LDL）被巨噬细胞吞噬形成泡沫细胞，从而触发了 AS 的炎症反应，构成脂质核心和动脉粥样硬化病变。由于氧化应激和炎症反应加剧，脂质核心增大，平滑肌细胞和纤维组织不断减少，使得 AS 斑块易损，最终破裂，形成动脉粥样硬化性血栓，引发心血管事件。

现已明确，存在于巨噬细胞细胞膜上及细胞内的一系列蛋白是调控其胆固醇代谢的关键分子。Ox-LDL 经 SR-A、CD36 和 LOX1 介导，被巨噬细胞摄取进入胞内；巨噬细胞膜上的 ABC 超家族成员 ABCA1、ABCG1 等蛋白将细胞内游离胆固醇运送到细胞外，从而降低细胞内胆固醇的负载，而清道夫受体 SR-B1 选择性地摄取负载于高密度脂蛋白（HDL）中的胆固醇酯，加速胆固醇的代谢，缩小斑块内的脂质核。胆固醇酰基转移酶 1（ACAT1）则是生物体内胆固醇的转运、储存过程中发挥重要作用的关键酶，能催化细胞内游离胆固醇形成胆固醇酯，负载巨噬细胞形成泡沫细胞沉积在动脉壁上，形成 AS 斑块的脂质核。

4. 房颤

炎症过程直接影响了心房肌细胞膜的功能，引起膜电位的不稳定。其机制为：①房颤所致的快速激动使心房肌细胞能量代谢发生障碍，导致钙离子超载，引起心房肌细胞凋亡；②CRP 参与凋亡心房肌细胞的清除工作；③间质中的纤维细胞增生，引起心肌纤维化。CRP 既参与了心房肌的电重构及结构重构，也参与了房颤的诱发，使房颤既容易诱发又易于维持。但目前还无法说明二者孰因孰果，只能提示炎症与房颤关系密切。

5. 代谢综合征　脂肪组织是一个活跃的内分泌器官，可产生各种"脂肪因子"并控制能量动态平衡。肥胖的脂肪组织还分泌各种促炎细胞因子，包括 IL-6 和 TNF-α，而且由于脂解作用的激活，可增加游离脂肪酸（FFA）的释放。在肥大的内脏脂肪里，脂肪细胞、免疫细胞和血管细胞会发生显著的相互反应。脂肪组织还含有大量的 T 细胞，肥大的脂肪组织激活 CD8+T 细胞，它又启动和传播炎症瀑布，导致系统胰岛素抵抗和代谢异常。在形态学上，脂肪组织肥胖涉及动态的结构改变，包括脂肪细胞肥大、血管发生、CLS 形成、脂肪生成、间质细胞增殖、脂肪细胞死亡和纤维化，即"脂肪组织重构"。与动脉粥样硬化相似，动脉壁会发生过多的粥样硬化斑块重构。组织重构是慢性炎症的一个标志，并被密切相连的组织破坏的愈合共同进展所促进。这也提示共同机制导致了作为动脉粥样硬化和脂肪组织肥胖基础的组织重构。

6. 心力衰竭　炎症细胞因子常在心力衰竭患者体内过度表达，通过影响心肌收缩力，引起心肌肥大，诱导心肌纤维化和凋亡，促进心脏重构等，促进心力衰竭的发生发展。在心力衰竭发生过程中细胞因子主要通过 3 个途径产生：①应激激活途径，缺血、缺氧、感染等可激活丝裂原激活的蛋白激酶（MAPK）、信号转导物和转录激活剂（STAT）、钙调神经磷酸酶（calcineurin）通路，这些信号通路又激活转录因子 NF-κB 及 AP-1，促进细胞因子基因表达，导致细胞因子大量产生。②活性氧激活途径，活性氧能促进细胞因子的释放。心肌缺血-再灌注过程中产生的大量活性氧可通过多种信号途径促进细胞因子释放，如 H_2O_2 可通过 p38MAPK 通路直接诱导心肌 TNF-α 的产生。③细胞因子的放大作用，通过正反馈环路，细胞因子具有自我放大效应，如心肌缺血局部 TNF-α 产生增加，后者可促进邻近正常心肌 TNF-α 释放增加，从而使细胞因子效应增强，炎症细胞因子还能将炎症细胞募集到受损心肌部位。炎症细胞因子 TNF-α 通过一氧化氮（NO）依赖和非 NO 依赖途径调节 NO 的代谢间接减弱心肌收缩力，介导左心室重塑，诱导心肌细胞凋亡，在心力衰竭的一定阶段，应用某些细胞因子抗体，可控制或逆转细胞因子对心脏的抑制。

第七节　内皮细胞功能障碍

血管内皮是衬于血管腔面的单层扁平上皮，功能复杂多样，在体内作为重要的"调节组织"维持着心血管系统的平衡，内皮功能障碍几乎与已知的所有心血管疾病有关。

一、血管内皮细胞功能

1. 内分泌功能　内皮细胞能通过膜受体途径感知血流动力学变化和血液传递的信号，并在接受物理和化学刺激后合成和分泌多种血管活性物质，这些介质在局部作用于血管，从而发挥生物学效应。

2. 抗血栓作用　内皮细胞分泌的前列环素是强效的血小板聚集抑制剂。一些激活血小板的刺激物如二磷酸腺苷（ADP）、三磷酸腺苷（ATP）同时也刺激内皮细胞释放前列环素，抑制血小板聚集。此外，内皮细胞受去甲肾上腺素、凝血酶、血管加压素或血管内血流淤滞等刺激，可能还分泌人组织纤溶酶原激活剂（t-PA），具有明显的纤溶作用。

3. 调节血管张力　在药物和生理因素的刺激下，内皮细胞合成释放一系列舒张或收缩血管的物质，调节其下平滑肌的紧张度。此外，内皮细胞还具有调控血小板、白细胞与血管壁的相互作用，控制血管生长，介导炎症和免疫反应，调节脂质氧化，调控血管渗透性等功能。

二、内皮素

内皮素（endothelin，ET）是一类含 21 个氨基酸的多肽，由血管内皮细胞生成和释放。至今已知内皮素家族至少有三个成员，即内皮素 1（ET-1）、内皮素 2（ET-2）和内皮素 3（ET-3）。目前已分离出 ET A、ET B、ET C 三种受体，它们属于 G 蛋白耦联的视紫红质受体超家族成员，与 ET-3 相比，ET-1 和 ET-2 与 ET A 受体具有高亲和力。ET B 受体对 ET-1、ET-2、ET-3 的亲和力相近。绝大多数心血管疾病的发生都与局部内皮素系统的激活有关。

内皮素广泛分布在中枢神经系统、外周神经节细胞内，在循环、内分泌等系统，是重要的神经递质和神经肽，对心血管也有重要作用。ET-1 引起血压升高主要是由于血管收缩引起外周阻力升高所致。不同器官、组织对 ET-1 敏感性是不同的，肠系膜和肾脏的血管对 ET-1 最敏感。静脉的血管平滑肌比动脉平滑肌敏感。ET 与血管升压素（AVP）两者之间既有协同作用又有拮抗作用。内皮素的促有丝分裂作用可使血管平滑肌细胞形成高血压所致的肥大。阻断内皮素的作用可延缓血管壁肥厚等血管重构。在 ET-1 和血管紧张素系统之间存在着密切而复杂的相互作用。血管紧张素 Ⅱ 促进内皮细胞分泌内皮素增加。ACE-1 也能够通过缓激肽的增加来减少内皮素的释放。内皮素也能够刺激血管平滑肌细胞的移行和增生，从而促进动脉粥样硬化的进程。氧化修饰的低密度脂蛋白可使巨噬细胞产生 ET-1，从而增加内皮素形成和释放。心肌缺血能够增加心肌细胞中内皮素的释放和血管作用的强度。内皮素有强烈的收缩冠脉效应，也有使血管增生的特性，长期应用内皮素拮抗剂治疗对逆转病变冠状动脉结构是有益的。

ET A 受体可引起内皮素的缩血管效应并刺激心房利钠肽分泌，而 ET B 受体则引起内皮素所致的血管舒张和肾素-血管紧张素系统的激活。内皮素浓度的增加与左室舒张末容积、左房压力和肺动脉压力等的增加程度密切相关。内皮素受体密度的增加，则主要是 ET-A 亚型受体——心脏组织中最主要的亚型受体的上调。内皮素产量的增加和受体的上调在 CHF 的恶化中分别起直接和促进的作用。内皮素增加血管平滑肌细胞、心肌细胞、成纤维细胞等的 DNA 合成，引起原癌基因的表达和细胞的增生、肥大。

内皮素作为一种强烈的缩血管因子和促有丝分裂药物，与多种心血管疾病密切相关。内皮素拮抗剂不但有助于阐明内皮素在一般生理学过程中和多种病理学条件下的效应，而且也提供了一种新的治疗手段。

三、血管内皮祖细胞

血管内皮祖细胞（endothelial progenitor cells，EPCs）是一类能分化为成熟血管内皮细胞的前体细胞，不仅参与人胚胎血管生成，同时也参与出生后血管新生和内皮损伤后的修复过程。

EPCs 起源于胚外中胚层卵黄囊血岛，由位于血岛外层的造血/成血管细胞（又称原血干细胞，是造血干细胞和内皮祖细胞的共同起源）分化发育而来。正常情况下，骨髓中 EPCs 处于休眠状态，在很多刺激因素作用下动员到体循环，导致外周循环血中 EPCs 的数量增加，并迁移到特定的位点分化增生，形成内皮细胞并促进血管发生。目前已证实对 EPCs 有动员作用的因素包括血管内皮生长因子（vascular endothelial growth factor，VEGF）、碱性成纤维细胞生长因子（basic fibroblast growth factor，bFGF）、胎盘生长因子（Placenta growth factor，Pl-GF）、促红细胞生成素（Erythropoietin，EPO）等；致炎细胞因子如粒-巨噬细胞集落刺激因子（Grain-Macrophage colony stimulating factor，GM-CSF）、白细胞介素-1（Interleukin-1，IL-1）、基质细胞衍生因子（Stromal cell derived factor-1，SDF-1）；药物和激素如他汀类药物、血管紧张素转换酶抑制剂、雌激素等。机体某些生理或病理状态如组织缺血、不稳定型心绞痛、急性心肌梗死时外周血中 EPCs 迅速增加。

血管新生（Neovascularization）包括两个基本过程：血管发生和血管生成。血管发生是指内皮前体细胞分化成内皮细胞从头形成原始血管网的过程。在组织因供血障碍导致缺血缺氧的情况下，上述不同类型的血管新生都有可能发生，将自体干细胞植入缺血的肢体，可促进局部血管生成。

血栓的机化和再通过程是个动态而复杂的过程，由其微环境决定。近年来发现 EPCs 在这个过程中发挥着很大的作用。EPCs 通过下列可能的机制参与新生血管生成和内皮细胞更新：①归巢于缺血组织的 EPCs，在 VEGF 等细胞因子的作用下，能够直接整合至生成中的新生血管壁内，并增殖分化为成熟血管内皮细胞，参与新生血管的形成。同样，归巢于损伤血管内膜的 EPCs，在局部微环境的作用下，分化为血管内皮细胞，参与损伤血管内膜的再生。②EPCs 与局部血管内皮细胞融合，以旁分泌的形式影响着局部血管生成因子的释放。

四、冠心病与内皮功能障碍

血管内皮细胞功能障碍的典型病理生理变化是血管痉挛、血管异常收缩、血栓形成及血管增生。大量的研究证据表明，内皮功能障碍作为一种综合征，与动脉粥样硬化、高血压、心力衰竭等疾病密切相关。

内皮细胞损伤因素来源于血液，包括机械因素如血流冲刷和化学因素如烟草、药物、病原微生物、免疫复合物沉积和脂质浸润等。内皮细胞在这些危险因素的作用下，其合成和分泌的多种血管活性物质和细胞因子间的平衡遭到破坏如 NO、PGI_2 的合成减少或生物活性降低，内皮细胞趋极化活性因子（EDHF）的生成亦减少，内皮素合成增加，导致内皮调节血管张力，抗血小板聚集和白细胞黏附，抗凝血和血栓形成等功能障碍。这些变化最终表现为血管收缩异常、紧张度增加、血小板聚集、白细胞黏附、血栓形成等。动脉粥样硬化的形成是由于众多危险因子损伤内皮而发生的一系列炎性反应，其中内皮细胞功能障碍是动脉粥样硬化的一个早期表现。血浆中高水平的 LDL，可使内皮细胞发生轻度损伤，使脂质容易进入内皮后又对内皮有活化作用，活化的内皮可促进活性氧的生成，进一步使脂质氧化，继而损伤内皮细胞，使大量的脂质进入内皮下；活化的内皮可产生血管细胞黏附分子及细胞间黏附分子 1，这些黏附分子使血流中的单核细胞与血管内皮细胞发生黏附，并进入内皮下间隙，同时活化的内皮细胞能合成单核细胞化学趋化蛋白-1，可加速单核细胞的迁移过程，使与内皮黏附的单核细胞容易通过内皮间隙，迁移至内皮下。内皮功能障碍时，NO 产生减少，而 NO 的减少增加了单核细胞与内皮细胞的黏附性；内皮功能障碍时还会引起凝血酶原活性降低，产生较多的促栓物质，这时内膜表面的微血栓不易溶解，促进斑块的形成和发展。冠心病患者尤其是不稳定型心绞痛患者血管内皮功能减退，NO 水平降低，与氧化应激增强有关。心力衰竭时血浆 ET-1 水平明显增高，并且与心功能级别、左室舒张末期容量指数、左室射血分数有较好的相关性。血管内皮功能障碍不仅是动脉粥样硬化的始动因素，也是心血管疾病危险因子作用的靶器官，因此，保护血管内皮功能成为治疗心血管疾病的新靶点之一。

第八节　细胞凋亡及其相关基因

细胞凋亡是在一定生理或病理条件下遵循自身程序的细胞死亡，是有核细胞在外部死亡信号的刺激下，通过信号传递途径启动自身内部的基因表达和调控而引发的连续性程序化的细胞死亡过程。在机体生命活动过程中，细胞增殖与凋亡之间保持平衡，维持组织器官生理功能及细胞数量的相对稳定。越来越多的证据表明，心肌细胞凋亡参与许多生理、病理过程，是多种心血管疾病发生与演变的细胞学基础。

一、细胞凋亡的机制

细胞凋亡不同于细胞坏死的生理死亡过程，是一种程序性细胞死亡方式，具有复杂的分子调控机制，受一系列基因及其表达产物的有序调控，而且基因间还存在正负调节和相互作用。已发现有三类细胞凋亡基因：在细胞凋亡过程中表达的基因、促进细胞凋亡的基因（Bax、wp53、ced-3 和 APO-1/Fas 等）和抑制细胞凋亡的基因（Bcl-2、mpl 和 ras 等）。按基因的性质又可分为原癌基因、抑癌基因、病毒基因、生长因子及其抑制因子基因、细胞受体基因和蛋白激酶基因等。在死亡受体通路中，人们已经发现五种死亡受体，即 Fas、TNFRI、DR3、DR4 和 DR5。当细胞外死亡信号蛋白与其受体结合后，即可启动细胞凋亡。通过死亡受体通路和线粒体通路传递促凋亡信号，激活凋亡相关基因的表达。当线粒体将细胞色素 C 从线粒体膜空隙释放至细胞质时，可激活半胱天冬酶（caspase-3）而发生凋亡。凋亡调控基因表达的变化可能激活某些酶。虽然参与细胞凋亡的酶有多种，但各种细胞凋亡的最后通路都是下游 caspase-3 的活化，使细胞靶蛋白发生致命性水解而死亡。

1. Bcl-2 家族　Bcl-2 是从小鼠 B 细胞淋巴瘤中分离得到的原癌基因，通过抑制诱导凋亡的信号，从而防止细胞凋亡，延长细胞寿命。抑制凋亡的基因有 Bcl-2 和 Bcl-xS，而促进凋亡的基因有 Bax、Bcl-xL 和 Bak。

2. p53　p53 对缺氧诱导心肌细胞凋亡起重要作用，可能是心肌细胞凋亡的机制之一。

3. 肿瘤坏死因子（TNF）-α　TNF-α 诱导的氧化应激是心肌细胞凋亡的一条途径，主要通过死亡受体途径及其相关蛋白诱导心肌细胞凋亡。

4. 胰岛素样生长因子-1（IGF-1）　IGF-1 是重要的抗细胞凋亡因子，心室壁张力的显著增加，可激活心肌细胞的 IGF-1/IGF-1 受体自分泌系统，IGF-1 及其受体表达增多，抑制心肌细胞凋亡，促进心肌增殖肥厚，参与心肌重构的调节。其机制可能是 Mdm 2 的上调而阻断了心肌细胞凋亡。

5. Fas　Fas 抗原属于 TNF/神经生长因子受体（NGFR）家族，是一种凋亡的调节因子。许多细胞系中 Fas 抗原抗体反应可以诱导细胞凋亡的发生。诱导凋亡的机制有两种解释，一种是 Fas 抗原作为细胞表面受体，与 Fas L 或抗 Fas 抗体结合，诱导酸性神经鞘酸酯酶的活化，分解神经鞘酸酯，释放神经酰胺，随后神经酰胺可通过膜结合性的苏氨酸或丝氨酸蛋白激酶等激活第二信使，导致细胞内 Ca^{2+} 浓度增高，诱发多种生化反应，从而诱导细胞凋亡。另一种是凋亡信号传导途径，从 Fas 受体，经 caspase 的调节，活化 JNK（Jun-N-terminal kinase）、p38-k（p38-kinase），再通过某种方式激活第二信使，使细胞内 Ca^{2+} 浓度增高，从而诱导细胞凋亡。

6. 丝裂素活化蛋白激酶（MAPK）家族　MAPK 是一组分布于细胞质内具有丝氨酸和酪氨酸双重磷酸化功能的蛋白激酶。MAPK 属于非死亡受体，对胞膜上不表达死亡受体细胞系的凋亡具有重要作用，也是细胞外信号引起细胞核反应的共同通路。MAPK 是心肌细胞增殖分化、坏死、凋亡、细胞骨架重组及间质纤维化等多条信号通路的汇聚点。MAPK 最具特点的亚家族成员有：MAPK 细胞外信号调节激酶（ERK）、p38MAPK 和 C-Jun 氨基末端蛋白激酶（JNK）。

7. 血管紧张素Ⅱ（Ang Ⅱ）　Ang Ⅱ 有诱导成年鼠心肌细胞发生凋亡的作用。Ang Ⅱ 的作用与蛋白激酶 C（PKC）的同源蛋白 ε 及 δ（p211）的易位有关，并有细胞内 Ca^{2+} 浓度的升高。Ang Ⅱ 由 AT1 受体介导，通过 PKC 导致胞内 Ca^{2+} 依赖性核酸内切酶，导致心肌细胞的凋亡。

8. 心房肽　心房肽可使新生鼠心肌细胞发生凋亡，呈剂量依赖性及细胞类型特异性。

9. 自由基　氧自由基可触发心肌细胞凋亡。

10. 白细胞介素-1β 转换酶（ICE/caspase）　ICE/caspase 是一个保守的细胞内蛋白酶，缺血/再灌注后活性水解酶激活，caspase 底物聚 ADP-核糖聚合酶（PARP）被选择性分解为凋亡信息片段。

11. 原癌基因　原癌基因中的即刻早期基因（IECS）如 C-fos、C-jun 和 C-myc 可使细胞由 G0 期启动进入细胞周期，诱导心肌细胞凋亡。C-myc 是细胞凋亡调控中的一个重要相关基因，其作用的发挥由其他信号如生长因子等的存在与否所决定。C-myc 的表达和关键生长因子的获得与否决定了细胞的三种状态：生长抑制（C-myc 不表达，生长因子缺如）；增殖（C-myc 表达，生长因子存在）；细胞凋亡（C-myc 表达，生长因子缺如）。因此 C-myc 被认为是具有诱导细胞增殖和凋亡双重作用的基因。

12. Cell death defective（ced）-3 和 ced-4　ced-3 和 ced-4 是与细胞凋亡过程密切相关的基因。

13. 儿茶酚胺　儿茶酚胺如肾上腺素可诱导人冠状动脉内皮细胞发生凋亡，而该过程与肾上腺素使 Fas 和 Fas L 的表达增加有密切关系。去甲肾上腺素诱导的心肌细胞凋亡是通过 β-肾上腺素受体途径，由蛋白激酶 A 介导，需经电压依赖性钙通道的钙内流。

14. 三磷酸腺苷（ATP）　ATP 不足、caspase 激活和细胞色素 C 移动是心肌细胞凋亡的原因之一。

二、冠心病细胞凋亡的基因调控

冠心病心肌细胞凋亡的发生机制可能与刺激后产生某种或某些介质，直接与细胞膜的受体或进入细胞与胞质内受体结合，经一定途径将信号传入细胞核，从而调控凋亡相关基因如 Blc-2、Bax、C-myc、p53 和 Fas 等基因，使心肌细胞发生凋亡。Bcl-2家族（Bcl-2 和 Bax）、Fas 基因、抑癌基因 p53 等表达对调控冠心病细胞凋亡起着十分重要的作用。

缺血/再灌注也可导致心肌细胞凋亡。其机制可能有：①氧自由基及氧化产物、一氧化氮（NO）和细胞内钙增加，从而激活了胞内酶。在缺血/再灌注时可产生大量的活性氧自由基，其与蛋白质 DNA 和脂质体等反应引起蛋白质氧化、DNA 断裂、胞膜出泡等细胞凋亡的典型特征，一些抗氧化物质及清除自由基的药物可减轻这一反应。②细胞内磷脂酰丝氨酸和磷脂酰乙醇胺产生增加，激活核内酶，导致染色质被切割。③ATP 合成下降，从而抑制细胞膜上的氨基磷脂转位酶，使磷脂酰丝氨酸和磷脂酰乙醇胺转移到膜外，促使细胞凋亡信号被吞噬细胞识别。④钙超载。Ca^{2+} 增高可能与凋亡启动有关。Na^+-H^+ 交换阻断剂 HOE642 及 Ca^{2+} 拮抗剂可抑制因钙超载致细胞凋亡，减少再灌注损伤。⑤诱发细胞因子如 TNF、纤维细胞生长因子的分泌增加，促使心肌细胞核染色质特异性断裂。⑥诱发细胞内原癌基因蛋白 p53、Bax、C-fos 和 C-jun 的表达，促使热休克蛋白及 Fas 蛋白表达，致使 DNA 断裂。⑦炎性细胞浸润。缺血时有大量的白细胞被激活，这些白细胞经趋化游走随灌注血流进入缺血心肌，并黏附、聚集于此，可机械阻塞心肌毛细血管，加重心肌缺血损伤，扩大梗死面积。

除基因调节外，目前的研究表明有以下几个机制对冠心病细胞凋亡的发生有重要意义：①心肌缺血及再灌注可引起活性氧及氧化产物增加、NO 合成增多、细胞内钙增加、胞内致密颗粒排空，从而激活了胞内酶而启动细胞凋亡的发生。②心肌缺血可引起细胞内磷脂酰丝氨酸（PS）、磷脂酰乙醇胺（PE）产生增加，激活核内酶，致使染色质被切成相差 $180\sim200$ bpDNA 的片段。③心肌缺血时心肌中的 ATP 合成下降、钙超载，从而抑制了细胞膜上的氨基磷脂转位酶，继而破坏了细胞膜磷脂分布的不对称性，使 PS、PE 移位到膜外侧促发细胞凋亡信号并被吞噬细胞识别。④心肌缺血也可以通过激活腺病毒 EIA 基因，引起细胞核分裂。细胞周期依赖性蛋白激酶 4 和 E2F-1 的产生，致使细胞凋亡发生。⑤心肌缺血还可引起心肌细胞内神经酰胺含量增加，通过激活神经酰胺激活的蛋白激酶、原癌基因 Vav、磷酸蛋白激酶 C 及其同工酶、核因子 κB 等来启动细胞凋亡。⑥心肌缺血通过诱发心肌细胞核内原癌基因 C-fos 和 C-jun 的表达，促使热休克蛋白 70 基因表达，使 DNA 断裂，诱发心肌细胞凋亡。⑦心肌缺血诱发机体内细胞因子如 TNF、IL-1、IL-3、IL-4、IL-10、肿瘤生长因子 β1、纤维细胞生长因子、甲状腺素、Ⅱ型胶原的分泌增加，促使心肌细胞核染色质特异性断裂，使心肌细胞凋亡。

当血管受到机械力、自由基、氧化型低密度脂蛋白等理化因素刺激后，内皮细胞发生凋亡，凋亡物质促进过多的单核/巨噬细胞趋化并激活，分泌各种炎症因子和细胞因子，进一步吸引和激活炎症细胞，诱导血管平滑肌迁移增殖，血管平滑肌凋亡与增殖的平衡失调，是形成斑块纤维区的重要因素，加剧了 AS 的发展。

细胞凋亡是心肌死亡的机制之一，而且是梗死早期心肌死亡的主要方式。心肌梗死的大小更多取决于细胞凋亡的严重程度，因为梗死中心凋亡由缺血所致，并且凋亡发生的时间一般在缺血早期，故必须设法尽早恢复心肌灌注以避免细胞凋亡，凋亡一旦发生，细胞死亡就不可避免。由于凋亡、丧失导致心肌变薄伸展，甚至形成室壁瘤，而非梗死区室壁则因容量负荷过重产生细胞肥大的离心性心肌肥厚，成为心梗发生心室重构的基础，也是演变为心力衰竭的细胞学基础。心力衰竭发生的细胞凋亡学说为在细胞分子水平上阐明心衰发病机制和探讨新的防治措施提供了重要的理论指导。

第三章　心肺储备功能评估

第一节　心肺生理功能

心血管病患者不同于普通肢体康复的患者，每位实施心脏康复的医者都需要时刻把患者的心肺储备功能的精确评估放在首位，才能安全、有效、可持续地开展心脏康复。

心肺功能指的是人的摄氧和转化氧气成为能量的能力。整个过程，牵涉心脏泵血功能、肺部摄氧及交换气体能力、血液循环系统携带氧气至全身各部位的效率，以及肌肉使用这些氧气的功能。心肺功能是人体心脏泵血及肺部吸入氧气的能力，而两者的能力又直接影响全身器官及肌肉的活动，故此十分重要。人体全身均需要依靠氧气，以燃烧体内储存的能量，让它们变成热能，器官及肌肉得到热能才能活动。氧气由肺部吸入，故肺部容量大小及活动次数便很重要；而心脏则负责把氧气，透过血液循环系统送到各个器官及部位，故心脏跳动的强弱会影响血液的流量。因此，心肺功能包括了血液的循环速度、心脏跳动的强弱、肺部的容量等。

心脏的主要功能是将氧气、营养以及代谢物通过血液循环系统运送到身体的各个部位，肺把新鲜空气吸进来，把二氧化碳等废气排出去，是人体进行能量燃烧的第一站。心脏功能主要体现在泵血效率方面，与心脏容量、心肌力量、心搏节奏相关。肺功能则主要表现在空气交换效率方面，与肺容量、肺活量、肺泡数量相关。心肺功能直接影响全身器官机能和肌肉的活动，是人体的动力之源。静态肺功能、静态心功能测定，都不能反映患者的心肺功能储备能力，只有心肺运动试验才能可靠地反映心肺的储备功能。平静状态的心肺功能正常，不等于运动时的心肺功能正常。

机体运动时骨骼肌的有氧代谢增强，导致氧需求量和摄取量明显增加，要求心血管系统提供足够的氧以满足肌肉收缩时细胞呼吸的增加，即氧耗量（O_2 consumption，QO_2）和二氧化碳生成量（CO_2 production，QCO_2）的增加；同时肌肉运动后产生过多的 CO_2，要求呼吸系统必须从血液中通过肺呼吸排出 CO_2。这包含以下四个过程：肺通气（气体进出肺的过程）、肺弥散（O_2 和 CO_2 在肺和血液中的交换）、O_2 和 CO_2 在血液中的转运、组织细胞与毛细血管气体交换。前两个过程指的是外呼吸（external respiration），即气体从周围环境进入肺和血液，第四个过程指的是内呼吸（internal respiration），即气体在血液和组织中的交换。通过测定运动时的外呼吸状态即氧摄取量（oxygen uptake，VO_2）和二氧化碳排出量（carbon dioxide output，VCO_2）以反映全身器官系统的功能状态，从而将外呼吸与内呼吸相耦联。外呼吸（VO_2 和 VCO_2）与内呼吸（氧耗量 QO_2 和二氧化碳生成量 QCO_2）通过循环而相互耦联，这可通过心肺运动试验（cardiopulmonary exercise testing，CPET）来完成，这是综合评价人体呼吸系统、心血管系统、血液系统、神经生理，以及骨骼肌系统对同一运动强度应激的整体反应。通过测定人体在休息、运动及运动结束时恢复期每一次呼吸的氧摄取量（VO_2）、二氧化碳排出量（VCO_2）和通气量（ventilation，VE）及心率、血压、心电图发现患者运动时出现的症状和病理状态，全面客观地把握患者的运动反应、心肺功能储备和功能受损程度的检测方法，其众多参数是实施心脏康复的客观量化指标的基础，需要个体化的分析，才能安全、有效、可持续地实施心脏康复。心血管病患者由于长期的不良生活方式，缺乏运动，以及心脏泵功能受损等诸多原因造成患者的运动储备功能普遍下滑，形成恶性循环，给患者和医者造成错觉，以为病情没有得到控制。因此为每位经过优化治疗的心血管病患者进行心肺储备功能评估极其重要，不仅仅可以为每一位患者进行危险分层，还可以使患者树立对生活的信心。

第二节　心功能评定

心脏功能的测定对于了解病情、指导治疗、评价疗效及估测预后均有十分重要的意义。心脏功能可分为左、右心的收缩功能和舒张功能。临床上常用的是左室收缩功能。

1. 反映左室收缩功能的指标　①每搏量（SV）。左室在每次心动周期排出的血量，正常值 60~120 mL。②心输出量（CO）。每分钟左室收缩排出的血流量，正常值 3.5~8.0 L/min。③心脏指数（CI）。心输出量与体表面积的比值，正常值 2.2~5.0 L／（min·m^2）。④射血分数（EF）。每搏量占左室舒张末期容积的百分比，正常值≥50%。⑤左室短轴缩短率（FS）。左室舒张末期直径和左室收缩末期直径的差值与左室舒张末期直径的百分比，正常值≥25%。⑥平均周径缩短率（MVCF）。左室舒张末期直径和左室收缩末期直径的差值除以左室舒张末期直径与左室射血时间两者的乘积，正常值≥1.1 周/s。⑦左室后壁增厚率（ΔT%）及室间隔增厚率（ΔIVST%）。前者为收缩期左室后壁厚度与其舒张期厚度的差值与舒张期左室后壁厚度的比值，而后者是指收缩期室间隔厚度与其舒张期厚度的差值与舒张期室间隔厚度的比值，正常值均>30%。

2. 反映左室舒张功能的指标　①左室等容舒张时间（IVRT）。从主动脉瓣关闭到二尖瓣开放所经历的时间，反映左室心肌的松弛率，但受心率、主动脉压及左房压力等因素的影响。正常值 69±12 ms（<40 岁者）；76±13 ms（>40 岁者）。②二尖瓣血流舒张早期最大流速（E）。左室充盈早期所产生的峰值流速，正常值（0.86±0.16）m/s。③二尖瓣血流心房收缩期最大流速（A）。左室舒张末期由于心房收缩所产生的峰值流速，正常值（0.56±0.13）m/s。④E/A。如 A 峰高于 E 峰，说明心房的血液向心室排出时由于心室舒张功能欠佳，排出受阻，但要排除由于主动脉瓣关闭不全引起的二尖瓣 A 峰高于 E 峰的影响因素，正常值 1.6±0.5。⑤E 波减速时间（EDT）。左室充盈早期减速过程（E 峰下降支）所经历的时间，正常值 199±32 ms。⑥左房收缩期肺静脉反流速度（AR）。正常值<0.2 m/s。⑦二尖瓣前叶 E 峰至室间隔左室面的距离（EPSS），正常值 0~5 mm。⑧A 波时限：除反映左室的顺应性以外，还可反映左房自主收缩的射血量。

3. 反映右室收缩功能指标　①室间隔运动方向。正常情况下室间隔与左室壁呈同向运动，当右心室收缩功能增强或占优势时，室间隔与右室壁呈同向运动。②右室前壁增厚率：正常值≥30%。③肺动脉血流速。正常值成人 0.6~0.9 m/s，儿童 0.7~1.7 m/s。④时间间期指标。右室射血前期（RVPEP），心电图 QRS 起点至 M 型肺动脉瓣开放点，心衰或肺动脉高压时升高。右室射血时间（RVET）。RVPEP/RVET：正常值 0.16~0.30。⑤肺动脉压力（PAG）。正常值<20 mmHg。

4. 反映右室舒张功能指标　①等容舒张时间（IVRT）。肺动脉瓣关闭至三尖瓣开放的时间间期，正常值 40~90 ms。②三尖瓣血流舒张早期最大流速（E）。正常值 0.57±0.08 m/s。③三尖瓣血流心房收缩期最大流速（A）。正常值 0.39±0.06 m/s，E、A 均随吸气升高，呼气降低。④E/A。正常值 1.50±0.30。⑤E 波减速时间（EDT）正常值 225±28 ms。⑥左房收缩期上腔静脉反流速度（AR）正常值 0.15±0.05 m/s。

在上述反映心肌收缩功能的指标中，左室射血分数是评价左室收缩功能的比较稳定的指标，具有较高的预后估测价值。然而 EF 受左室后负荷的影响，因此不适于左室后负荷急性改变（如动脉压急剧升高）时左室收缩功能的评价。但对绝大多数患者左室功能的动态观察和长期随访，EF 仍是首选的指标。EF：40%~50% 为轻度降低，30%~40% 为中度降低，<30% 为重度降低。

第三节　运动心电图

运动心电图是指在一定运动负荷下所获取的心电图，对所记录的心电图进行分析和参数测定并对受试者心脏功能状态和心肌缺血做出判断的一种方法，是心电图负荷试验中最常用的一种方法，已成为筛选高危患者最常用的方法，也广泛地应用于心脏病内外科疗法疗效的评价，有助于冠状动脉病变程度的了解、治疗方案的确定、心脏功能的评定以及客观地安排患者的劳动强度、确定运动处方，还可应用于体育运动员的体力状态鉴定、飞行员体检等。

一、运动试验生理和病理基础

生理情况下，人体肌肉组织为满足运动时需氧量的增加，心率增快，心输出量相应增多，伴随心肌耗氧量增加，冠状动脉血流量增多。当患者冠状动脉发生病变，轻度狭窄时，静息状态下冠状动脉血流量可正常，无心肌缺血现象，心电图可以正常。而当运动负荷增加时，冠状动脉血流量不能相应增多，即引起心肌缺血、缺氧，心电图出现异常改变。心肌耗氧量与心率快慢、心脏大小、室壁张力、室内压力增加速度及心室射血有关。

二、运动试验分类

运动心电图分为极量运动试验、次极量运动试验和症状限制性运动试验。应根据患者的能力水平进行极量、次极量、症状限制性运动负荷试验。

1. 极量运动试验　逐级增加运动量和氧耗量，达到高水平运动量时，氧耗量也达到最大，继续增加运动量，氧耗量不再增加，这时的运动量称为极量运动。当受检者达到精疲力竭时，可以认为已达到极量运动，此时的心率应达到该年龄组的最大平均值（目标心率为220-年龄）。极量运动试验很少用于冠心病患者。

2. 次极量运动试验　次极量运动试验有一个预先设定的终点，通常为预测最大心率的70%~85%，或峰值心率为120次/min，或为主观设定的代谢当量（metabolic equivalent，METs）水平，如5METs。较低水平的次极量运动试验常用于急性心肌梗死后4~6 d的住院患者，作为早期运动康复的指导或为评价患者日常生活活动的能力提供依据。临床上多以心率为准，当运动心率达到最大心率的85%时为次极量运动，此时的心率为目标心率，目标心率=（220-年龄）×0.85或190-年龄。

3. 症状限制性运动　是以患者出现心绞痛、全身乏力、气短、运动肌肉疲乏或心电图ST段压低>0.3 mV或血压下降>10 mmHg等严重症状或体征作为终止运动的指标，除此以外，还有血压下降、严重心律失常、呼吸困难、头晕眼花、步态不稳等。通常用于急性心肌梗死后14 d以上的患者。冠心病、心肌病、心功能不全患者，运动试验常常达不到极量或次极量运动，就已经出现严重心肌缺血或其他征象而中止运动。

三、运动试验观察指标及分析

（一）临床指标

症状：运动中询问患者，如出现典型胸痛伴有ST段压低则强烈提示冠心病可能，其诊断冠心病的准确度为91%。只出现典型心绞痛而不伴ST段下降者，诊断冠心病的准确度为72%。

体征：运动中心脏听诊可发现缺血诱发的左室功能不全，如奔马律、新出现的二尖瓣反流杂音（提示缺血致乳头肌功能不全）。

（二）运动耐量

受试者能完成的运动负荷量是反映冠状动脉严重程度的一项重要指标。不能完成Bruce方案2级者，多提示冠状动脉多支病变。健康中年男性平均运动耐量为10 METs，如冠心病患者运动耐量达13 METs，无论其运动试验结果是否阳性，预后均好；如运动耐量低于5 METs，则其死亡率较高。运动代谢当量临床意义见表3-1。

表3-1　运动代谢当量值及其临床意义

代谢当量（METs）	临床意义
1	休息
2	步行（3220 m/h）

续表

代谢当量（METs）	临床意义
4	步行（3218.6 m/h）
<5	预后差；急性心肌梗死时的运动耐量； 日常活动的峰运动耐量
10	药物治疗效果好，预后与 CABG 术相同
13	无论运动试验结果如何，预后均好
18	优秀运动员的运动耐量
20	世界级运动员的运动耐量

根据代谢当量，可推算运动强度，公式见表 3-2。

表 3-2　代谢当量公式

运动类型	计算公式
步行	Gross VO_2 = 3.5+0.1×速度+1.8×速度×坡度百分比
跑步	Gross VO_2 = 3.5+0.2×速度+0.9×速度×坡度百分比
固定自行车（下肢）	Gross VO_2 = 7+1.8×功率÷体重
固定自行车（上肢）	Gross VO_2 = 3.5+3×功率÷体重
上下台阶	Gross VO_2 = 3.5+0.2×上台阶速度+1.33×1.8×上台阶速度×台阶高度

例如，张某，44 岁，最大摄氧量为 32 mL/（kg·min）。建议运动强度为 3.5 METs，那他应该用多少速度进行训练（没有坡度的情况下）？

首先，计算他运动时的目标摄氧量：

目标摄氧量 = 3.5 METs ×3.5（安静时摄氧量，Resting VO_2）

目标摄氧量 = 3.5×3.5 = 12.25 mL/kg/min

步行的代谢当量公式：

$$VO_2 = 3.5+0.1×速度+1.8×速度×坡度百分比$$

$$12.25 = 3.5+0.1×速度+1.8×速度×0\%$$

速度 = 87.5 m/min = 5.25 km/h

张某为在跑步机上需要以 5.25 km/h 的速度快走才能达到设定的目标强度。

（三）血流动力学指标

1. 血压　取决于心输出量及外周阻力。正常的反应是随运动量增加，收缩压进行性增加，峰值可达 160~200 mmHg，舒张压变化不大，波动在 10 mmHg。运动高峰及终止运动即刻的收缩压被认为是评价心肌收缩力的重要指标。少数正常人运动高峰时收缩压可出现短暂下降，可能由于血管扩张、外周阻力降低或血容量不足所致。收缩压升高至<120 mmHg 或持续降低≥10 mmHg 提示可能为心排血量不足或外周血管阻力降低。运动低血压发生率为 2.7%~9.3%。收缩压下降多由于严重冠心病患者心肌缺血致心功能降低引起，在三支冠状动脉病变或左主干病变患者中发生率高。尤其发生于运动初期，低负荷运动量时提示冠状动脉病变严重，预后不良。运动诱发的低血压提示患者在运动试验过程中发生室颤的危险性高。运动期间舒张压增高，诊断冠心病的特异性高，并提示冠脉病变严重。

2. 心率　运动中心率上升受限是冠心病的一种表现，心率反应减弱是预后不良的指标。

3. 心率收缩压乘积　心率收缩压乘积是间接反映心肌氧需的指标。它随运动量的增加而增加，其峰值可评价心血管功能。

（四）心电图表现

ST 段测量应以 PR 段为基线，由 J 点起始。如 ST 段为水平或下斜性压低，应以 J 点后 60 ms 或 80 ms 测量。运动诱发的心肌缺血可产生三种 ST 段表现：ST 段压低、抬高或正常化。

1. ST 段压低　是常见的心肌缺血表现，代表心内膜下心肌缺血。极量运动出现 J 点下降是一种正常反应，J 点后 ST 段快速上斜性降低（>1 mV/s）<1.5 mm 应视为正常。J 点后 80 ms ST 段缓慢上斜性降低≥1.5 mm 视为异常。ST 段水平或下斜性降低≥0.1 mV，持续 80 ms 为异常。下斜型较水平型 ST 段压低更有意义。ST 段压低的程度、涉及的导联数、出现的时间、持续的时间与冠心病的危险度及严重程度相关。在较低的运动负荷和心率血压双乘积时出现 ST 段压低提示其预后差，更可能为多支血管病变。恢复期 ST 段压低存在也与冠心病的严重程度相关。

2. ST 段抬高　运动诱发 ST 段抬高多见于有 Q 波的 V1、V2 导联。运动诱发心肌梗死后有 Q 波的导联的 ST 段抬高是由于局部心肌运动障碍或室壁瘤形成。无病理性 Q 波导联出现 ST 段抬高，提示病变可能位于血管近端或由于冠脉痉挛引起。运动诱发 ST 段抬高者更易发生室性心律失常。

3. 最大 ST/HR 斜率　正常人运动时 ST 段降低程度轻，很少超过 1.0 mm，且最大 ST 段下降发生在心率接近 140 次/min 时，冠心病患者在心率并不很快时就出现 ST 段下降。ST 段下降经心率校正可能提高运动试验敏感性。各导联根据不同心率时 ST 段下降绘制曲线。用统计学方法求出回归方程的最大斜率。随运动负荷的增加，同样的心率变化引起的 ST 段下降逐渐加深，到运动终点前达最高值。最大 ST/HR 斜率≥2.4 mV/次/min 视为异常，≥6 mV/次/min 提示三支血管病变。

4. U 波变化　静息 ECG 正常，运动诱发 U 波倒置提示心肌缺血病变可能在左前降支。

5. Q-T 间期　正常人运动使 QT_c 缩短，冠心病患者运动使 QT_c 延长或不变。

（五）多项指标结合分析

下列指标结合分析提示多支冠状动脉病变、预后差。

症状限制性运动试验运动耐量<6 METs；运动高峰收缩压不能达到≥120 mmHg 或收缩压下降≥10 mmHg 或低于静息水平；ST 段压低≥2 mm；ST 段压低出现早，尤其是

运动开始后的前 3 min 出现；ST 段压低在恢复期持续 5 min 以上；ST 段压低导联超过 5 个；ST 段压低出现于运动负荷<6 METs 时；除 aVR 导联外出现运动诱发的 ST 段抬高；运动中出现心绞痛；出现持续或有症状的室性心动过速。

四、临床应用

1. 运动试验在冠心病诊断中的价值 冠心病诊断不明确时，可进行运动试验辅助诊断。但不能单靠运动试验结果的阴性或阳性排除或诊断冠心病。

2. 运动试验对预后的评估价值 运动耐量好>10 METs，无论冠脉病变如何均表示其预后好。运动负荷<Bruce Ⅰ级，心电图 ST 段压低>0.1 mV 为高危亚组，其年死亡率≥5%。运动负荷≥Bruce Ⅲ级，运动 ECG 正常，年死亡率<1%。三支病变冠脉旁路移植术后其危险度分级同上。进行血管重建前应明确缺血或存活心肌的情况。对于单支血管病变尤其是支配后壁的血管病变，运动试验不够敏感。但对评价基础运动耐量有一定价值。运动试验可辅助选择冠状动脉旁路移植术患者。心肌肥厚、运动耐量<5 METs，运动中最高收缩压<130 mmHg 的患者行冠状动脉旁路移植术可明显改善其预后。运动试验 ST 段压低 1.5 mm 者，术后可提高其生存率。在<5 METs 时出现 ST 段压低 1 mm 者手术可降低其死亡率。运动耐量>10 METs 者手术不影响其死亡率，患者预后良好。

3. 运动试验与心律失常 运动诱发心律失常是由于交感神经张力增高，心肌氧需增加或二者兼有。运动后恢复期出现的室性早搏一般没有意义。年龄大于 40 岁，运动后出现室性早搏预示着冠心病的存在，且随访发现冠心病事件增多。静息时有室性早搏，运动时早搏增多，尤其提示冠脉病变。运动中多源、频发、成串或呈联律的室性早搏死亡率明显升高。在冠心病的高危人群，可将这类早搏看作冠状动脉病变的确切诊断指标。冠心病的室性早搏多起源于室间隔或左室，常被轻微运动所诱发。运动诱发心绞痛发作，同时出现严重室性心律失常，即使无 ST 段的改变也应视为存在心肌缺血。

4. 心脏康复 运动试验可指导心脏康复锻炼中的运动强度，评估危险度，决定运动中需要监护的水平及评价运动的成效。进行康复运动前均进行症状限制性运动试验。病情稳定的心脏病患者在进行运动锻炼 8~12 周后可进行运动试验评估。

第四节　心肺运动试验

心肺运动试验（Cardiopulmonary exercise testing, CPET）是指伴有代谢测定的运动试验，是综合心与肺，在一定功率负荷下测出的机体摄氧量及二氧化碳排出量等代谢指标、通气指标及心电图的动态变化。CPET 可通过测量呼吸道内气体交换而同步评估心血管系统和呼吸系统对同一运动应激的反应情况。气体交换将外呼吸与细胞呼吸联系起来，利用检测外呼吸来量化细胞呼吸的状态和时间经过，因此它可以反映细胞呼吸功能的变化，综合评价人体呼吸系统、心血管系统、血液系统、神经生理及骨骼肌系统对同一运动应激的整体反应，全面客观地把握患者的运动反应、心肺功能储备和功能受损程度，是实施心脏康复的客观综合性指标。客观定量评价心脏储备功能和运动耐力，是评定运动心功能的金标准，也是制定患者运动处方的依据。

一、理论基础

人体的任何活动都离不开氧供和机体对氧的利用。维持生命以及不同体力活动所需的能量来自代谢底物的氧化作用，其中氧在底物释放高能复合物的氧化过程中作为质子受体，因此氧是代谢底物释放量的关键。高能复合物中的能量就体现在磷酸键中，其中主要的是腺苷三磷酸（Adenosine triphosphate，ATP）。在肌原纤维中通过酶促反应调节高能磷酸键（－P）的分解，释放出的能量再转化为肌肉所需的机械能，从而肌群在能量的作用下进行各项活动。但是由于细胞中储备的高能磷酸键相对于肌肉的需求来说远远不足，因而必须增补高能磷酸键或者说增加氧耗以维持运动所需。从中我们可以看出，氧气消耗与高能磷酸键生成之间存在密切的关系，也就是说通过测量氧气消耗就可以显示体力活动时所消耗的高能磷酸键。

从运动生理学角度认识运动时机体的能量来源，运动时首先需要 ATP 释放出其末端的磷酸键以满足肌肉运动时的能量所需。肌肉中的 ATP 再生的生物化学过程可通过 3 种机制来实现：底物（主要是糖原和脂肪酸）的有氧氧化；磷酸肌酸的无氧水解；糖原或葡萄糖的无氧氧化，即通过转化为丙酮酸再生成乳酸（确切来说是转化为乳酸根及其相关的质子）。所有这些过程对于正常的运动反应来说均至关重要，它们在整个生物学反应过程中发挥着各自不同的作用，缺一不可。

糖类和脂肪酸的有氧氧化是 ATP 再生的主要能量来源，同时是持续的中等强度运动时的唯一来源。在健康个体中，约有 5/6 的能量来自于糖类的有氧氧化，约有 1/6 的能量来自于脂肪酸的有氧氧化。为了维持一定强度水平的运动，心脏呼吸系统必须做出充分的反应以供给所需的氧气以通过有氧方式再生 ATP 以备体力活动所需。在运动的初期，肌原纤维中局部储备的磷酸肌酸是高能磷酸键的一种来源，磷酸肌酸可被肌酸激酶快速降解而生成肌酸和无机磷酸，同时释放出的能量可再生 ATP。同有氧运动充分的个体相比，在同一给定的运动强度下，有氧训练不良的个体磷酸肌酸或者说氧耗降低的速度更快。同 ADP 一样，磷酸肌酸与氧耗的调节也密切相关。因此，当细胞内磷酸肌酸浓度发生改变时，此种变化的情况常常被看作运动早期肌肉氧耗的一个指标。

机体在进行体力活动时要求机体生理调控机制间相互作用从而使心血管和呼吸系统间维持协调以发挥它们的共同功能，即满足肌肉收缩时的细胞呼吸氧耗（O_2 consumption）和二氧化碳产量（CO_2 production）的增加。因此在运动期间心脏循环系统和呼吸系统均处于应激状态，用以满足肌肉运动时需氧的增加，并排出生成的二氧化碳。因此，研究运动状态下外呼吸状态可反映器官系统的功能状况，从而将外呼吸与细胞呼吸相耦联。

心肺运动试验有助于研究者同步了解在精确的代谢条件下细胞、心血管系统，以及呼吸系统的反应情况。运动负荷试验如果没有确定的气体交换，就不能真实评估心血管系统和呼吸系统在细胞呼吸方面的作用。所以，CPET 在一定程度上有助于研究者区分受试者的病态和常态，对呼吸耦联机制进行分级，以评价病变器官系统的治疗效应。CPET 是了解心血管和呼吸系统病理生理的一种最廉价的诊断方法，因为与其他诊断性试验只评价单一器官系统不同，心肺运动试验可同步评价运动时相关的每一个器官系统。只存在测量心电图的运动试验仅能支持心肌缺血做出诊断，但是就具体的一位患者来说，他可能存在混合性的缺陷（如心和肺）。CPET 可在采用主要的针对性治疗措施前确定患者的受限症状究竟是哪一种缺陷所引起的。

循环系统的功能核心就是通过心脏收缩和舒张导致的血流再分布过程，由血液流动，从而实现为全身组织细胞提供氧气和能量物质，同时把代谢产物运出，使得组织细胞的内环境稳定。因此心脏功能受限的状态常常被描述为"缺血"或者"缺氧"表现。在心血管领域，关于患者心肌缺血的早期诊断，运动负荷试验就有重要的临床价值。

传统运动负荷试验主要观测心电图和血压变化，使临床医生漏掉了很多能够反映患者病情的重要生理学医学信息，特别是反映心血管功能的核心指标如运输氧的能力和需供平衡能力并未得到体现，这就明显限制了运动负荷试验的临床应用范围和临床应用的安全性。

人是不可分割的有机整体。机体在运动时同时刺激循环、呼吸、代谢等所有系统，不是单一的某个系统。因此，在运动负荷试验过程中，我们不仅要监测心电图、血压等循环指标，还要同时监测呼吸、代谢等方面的指标，所以可以把气体交换测定加到负荷运动试验过程中，以此提高在同一个运动时获得更多可以用于诊断、评估、预测预后的信息。

心肺运动试验（CPET）作为一个不同于传统的心或者肺单一系统运动试验，它是首先在静息状态下测定人体的全套肺功能之后，连续动态监测记录所有心肺代谢无创功能，甚至动、静脉和肺动脉置管直接测压及取血（血气分析和各种化学成分），从静息、无负荷热身、功率递增至症状限制性最大负荷运动和恢复的动态变化情况。CPET 是该个体的呼吸、血液循环和代谢系统在神经体液调节下，在消化、吸收、排泄、泌尿、皮肤等配合维持之下联合完成氧气代谢为核心的整体生理学主要信息的唯一临床检测方法。只要运用整体整合生理学医学理论体系，耐心细致地正确判读，就可以为人体各系统功能状态得到一个整体、客观、定量的科学评估，从而达到区分健康和亚健康，指导健康管理以及疾病的诊断、病情评估、治疗效果评估、指导运动康复及预测预后的目的。所以，CPET 被广泛地应用于肺动脉高压、右心衰竭、左心衰竭、冠心病、代谢类疾病、呼吸疾病等的临床实践中。

二、心肺运动试验运动设备

目前关于运动负荷试验的设备选择电磁负荷功率自行车和运动平板两种方式。运动平板已经普遍使用几十年，它适用于绝大多数可行走的患者，除严重气急、不能配合或意识模糊或有严重下肢肌肉骨骼病变的患者外。随着速度或级别的改变，步伐大小的变化、重心的移动、从步行到慢跑都会影响患者的代谢需要。但是运动平板最大的缺点在于很难量化功率，没有实际功率，只能从理论上根据体重、速度和斜率推算出功率估计值，受试者主观的干扰作用多（如抓不抓扶手），且运动中心电图、血压和血氧测量干扰较大，易影响判断，特别是容易误导心肌缺血的诊断。

相比较而言，功率自行车有以下优点。

（1）有直接的精确功率输出，安全性较高，如出现受试者不能耐受的情况，也可避免倒地引起严重外伤。

（2）少年、老人、身体虚弱及心力衰竭Ⅳ级患者也适合开展。

（3）功率自行车踏车运动试验心电图、血压和血氧测量较少干扰，特别是对以氧气需求-供应动态失衡为特征的缺血心血管疾病的早期诊断和诊断精确度更为有利。

（4）身体动度小还比较利于测定气体交换和呼吸功能。

功率自行车缺点是下肢力量不够或者活动受限者较难完成测试。踏车的总运动量稍低于平板，运动平板负荷试验引起的最大心肌耗氧比踏车相对更高（约10%）。有研究发现，踏车运动的平均峰值摄氧量为平板运动的89%~95%。因为踏车可以精确地量化外加功率，由此确定患者的功率-VO_2关系，这些测量对评价心血管功能是非常重要的。从临床应用角度看，踏车电磁负荷功率自行车用于心肺运动明显优于运动平板，应当考虑为首选。

三、运动试验方案

运动方案根据运动负荷增加的方式分类，可分为递增负荷运动试验和固定负荷运动试验两大类。递增负荷运动又分为连续（直线）递增运动负荷试验和分级递增运动负荷试验两种方案。

1. 连续（直线）递增运动负荷试验（Ramp 负荷试验） 一般使用电力自行车，临床最常用的是 10 J/（s·min）方案递增运动负荷，简称为 Ramp10 方案。

2. 分级递增运动负荷试验 是将运动强度分成不同的等级，每隔一定时间增加一次运动负荷，一直增加到极量运动为止。一般使用活动平板，常用的有 Bruce 方案（第一阶段使用的负荷为 5 METs，增加的负荷 2~4 METs）、Naughton 方案（最初使用的负荷和增加的负荷为 1~2 METs）、Balke 方案（每分钟固定增加 3.3 mph，坡度逐步增加1%）等。通常采用运动功率逐渐增加的方案。

对心血管系统疾病或呼吸系统疾病引起的运动受限的鉴别诊断，需做相对完整的气体交换测试。运动时大量肌群参与，充分激活内呼吸和心血管、肺系统，因此，无论是踏车或是平板试验都应该调动大量肌群参与运动。由于等长运动大部分是无氧运动，所以对于心血管、呼吸系统提供运动所需能量的能力评估，该运动方式所提供的信息很少，因而价值不大。选择运动试验方案应基于试验的目的，测试过程运动是以有氧运动为主还是无氧运动为主，在负荷递增的运动期我们可以通过气体交换指标明显看出。

四、心肺运动试验的影响因素

心肺运动试验（CPET）将患者从静息状态至运动状态，再至最大极限状态及至恢复期全过程中的呼吸、气体交换、心电、血压、血氧饱和度等进行规范化、连续动态监测和数据分析计算，用人体功能一体化整体调控理念，以全新方式解释正常呼吸、循环调控为理论基础进行指标检测数据解读。但是实现心肺功能精准评估的前提是规范化的操作和高质量的质量控制。

生命在于运动，正常人都可以安全地进行一定程度的运动，可是患有心、肺、代谢等疾病的患者怎么运动？如何安全有效地运动？有研究显示，临床上很多严重心、肺、代谢等疾病患者的症状限制性最大极限运动氧耗量峰值仅仅为其静息代谢率的2～3倍。其实正常人大便时的新陈代谢率为其静息状态代谢率的2～4倍，也就是说这类患者在做心肺运动试验时的代谢负担风险基本上等于其正常生活中的排便活动，所以是安全的。

促使个体停止运动的症状主要包括疲劳、呼吸困难和疼痛（包括心绞痛、膝关节疼痛、跛行等）。在大肌肉群参与的运动如散步、跑步与骑车等的定量运动试验中，通过观察外呼吸可确定运动耐量是否降低，并确定运动耐量降低是否是由运动时出现的异常心血管、通气功能或代谢反应所致。心肺运动试验是目前可以检测机体外气体交换、心电指标等综合评价心肺功能，制订运动处方康复计划的金标准。

1. 疲劳　当肌肉对一给定的刺激产生的力量输出降低时则认为肌肉处于疲劳状态。但是目前对于肌肉疲劳的确切机制还存在争论。因为乳酸酸中毒时常伴随有ATP以无氧的方式生成增加，而无机磷酸浓度也随摄氧量变化的时间而成比例地增高。因此这也诱使我们将肌肉疲劳归因于细胞内的这些介质所致，也可能是ATP水平下降所致。细胞内低pH和无机磷酸浓度的增高也被认为可通过降低肌纤维的钙敏感性和损害肌质网对钙的释放而削弱肌肉力量的产生。然而无论确切的机制究竟如何，运动期间反映疲劳的持续性生理信号表现为摄氧量不能达到稳态以满足细胞对氧的需求。

当检测了心力衰竭患者以及健康个体在功率逐渐增加的运动状态时的摄氧量，研究结果发现在疲劳出现之前摄氧量比功率增加得更慢。这就要求需要额外通过无氧的方式促进ATP再生。尽管健康个体在运动功率达到峰值摄氧量之前的值时也可观察到这种现象，但是心力衰竭患者在达到症状允许的最大功率之前表现得尤其显著。

2. 呼吸困难　呼吸困难是疾病状态下运动诱发的一个共同症状，常常发生于患者因一些情况引起换气功能不足的病理生理状态时，如通气与血流灌注比值失调（生理无效腔增大）；低功率状态下的乳酸酸中毒（如运动时心排血量反应低下）；运动诱发出现的低氧血症以及通气机制受损所出现的相关病症。这些病理生理改变可单独出现，但更多的时候是合并发生。

例如，慢性阻塞性肺疾病患者（COPD）常常合并有因通气机制受损导致肺的最大通气量减低，以及因通气与血流灌注比值失调导致肺换气不足。此外，还可能存在有运动诱发的低氧血症而进一步刺激肺的通气。另一个例子就是左心室衰竭，常常因通气与血流灌注比值失调（生理无效腔增大）而出现低功率状态下的乳酸酸中毒以及肺换气不足。所有这些均可使肺换气动力增加，从而产生呼吸困难。动脉性低氧血症是肺和肺血管疾病的一个普通疾病，运动时氧张力降低时，可刺激颈动脉体的化学感受器使肺换气动力增加，从而产生呼吸困难，颈动脉体属于化学感受器，在低氧血症或急性运动引起的乳酸酸中毒时可引起肺换气动力明显增强。

3. 疼痛 心前区、左肩臂部或颈部疼痛是冠心病患者运动（心绞痛发作）引起急性心肌缺血时最常见的症状，这是心肌细胞中氧供相对低于氧需的反映。通过减少心肌做功以降低氧需或改善氧的供给可消除心绞痛的发作。这些都是目前较为成熟的治疗心绞痛的措施。对心肌缺血的这些成功治疗措施也用 CPET 进行疗效评价。

运动时下肢肌肉中氧的供需失衡时则会发生跛行，按正常速度步行时肌肉的氧耗量大约是静息状态的 20 倍。因此，肌肉中血流量适当增加是保证正常行走而不出现缺血性疼痛的关键，当下肢的传导血管出现狭窄以及动脉粥样硬化等改变时，则会限制运动时大腿肌血流量的增加，导致肌肉中氧的供需失衡，使肌肉中氧处于临界的低水平，并引起继发缺血性乳酸及 H^+ 聚集。这些代谢产物的堆积可能是引起运动时出现腿痛的机制，而这种受损害的血流供给可反映在较低的氧摄取动力学上。

五、常用指标的解读

1. 心电变化 心肌缺血是由于心肌做功增加时没有足够的氧气供应给心肌细胞以满足其所需的供氧量所致。当心肌收缩时没有充足的氧气供应，乳酸产量增加，心肌细胞离子通道通透性改变，在心肌缺血区域的复极过程中，膜电位恢复至原有水平的速率下降，使得运动中的心肌做功增加的需氧量超过了供氧量，因此 T 波和 ST 段出现急剧的改变，我们在受试者运动过程中通过观察心电图 T 波和 ST 段的异常改变及异常出现的心律失常事件发生，可以给出缺血性心脏病的诊断。

2. 最大摄氧量（VO_{2max}）和峰值摄氧量（Peak VO_2） VO_{2max} 是指受试者进行功率逐渐增加试验中将达到机体疲惫时不能再正常随功率增加相应上升 [<10 mL／（min·W）] 的 VO_2。也就是人体在极量运动时的最大耗氧能力，代表人体供氧能力的极限水平，即当功率增加 VO_2 不增加形成的平台。然而在进行递增运动试验中，接近峰值 VO_2 时，经常观察不到 VO_2-功率平台期的出现，那么此时的 VO_2 成为峰值摄氧量。因此，VO_{2max} 代表了在一定形式的运动试验中，当 VO_2 不再随着功率增加而增加时，获得最高 VO_2，平均历时 20~30 s。峰值 VO_2 是指假设受试者最大用力时在持续增量功率试验中达到的历时 20~30 s 的最大 VO_2。研究发现在递增功率试验达到精疲力竭时产生的 VO_2 非常接近 VO_{2max}，即使未能证实有 VO_2 平台的出现。

Peak VO_2 是最重要的测定指标参数，体现了人体最大有氧代谢和心肺储备能力，可用于评价有氧运动的能力，评判标准是是否达到了其自身的预计 Peak VO_2。不过机体运动时 Peak VO_2 随年龄、性别、体质量、活动水平及运动类型的不同而变化。一般正常参考范围是>84% VO_{2max} 预计值。其正常意味着受试者运动耐量正常或处于疾病早期，反之，则需要积极寻找运动受限因素和病因。最大摄氧量也与运动方案有关，参与运动肌群数量越多的运动形式其测得的数值越大，因此平板运动试验一般比踏车运动所测值高 10%~11%。

3. 摄氧量和功率 通过检测口中呼吸气体来测定 VO_2，VO_2 的增长反映了肌细胞运动做功时的用氧情况。VO_2-功率关系图描述了运动个体对外做功时相应的 VO_2，提供了从外呼吸到内呼吸的重要信息。VO_2-功率关系之斜率（$\Delta VO_2/\Delta WR$）：VO_2 作为功率的函数，斜率很重要，因此它测定有氧代谢做功的斜率，表示 VO_2 增加与功率增加的关系。若其降低，理论上反映送氧能力的减退，即氧运输至四肢的量受到减损，若结合氧脉搏、AT 减低，更有助于心血管异常的诊断。

4. 代谢当量（MET） 在休息状态下，男性，40 岁，70 kg，体重分平均 VO_2 数值派生出来，即 1MET 相当于 VO_2 3.5 mL/（kg·min），可以通过心肺运动试验直接测得。

5. 无氧阈值（AT）、乳酸阈值（LT）和乳酸性酸中毒阈值（LAT） 机体在进行心肺运动测试时，随着功率的不断增加，能量需求增加到一定程度时通过需氧方式再生 ATP 将会因氧供的不足而部分地受限，在这种状态下的 VO_2 水平即是无氧阈值。超过此水平，由无氧代谢机制补充有氧代谢产生能量，同时反映乳酸盐水平，乳酸盐/丙酮酸比率在肌肉及动脉血中增加。主要理论取决于无氧糖酵解产生，导致乳酸产量净增加。乳酸盐增加开始出现的早晚与 VO_2 的大小反映了健康体质有氧做功水平，出现得越晚，有氧工作能力越强。

AT、LT 以及 LAT 均是肌肉中氧供需失衡这一生理现象的一部分，而术语上的差别只是其测量方法不同，它们各自共同的根本机制并无明显差异，均为无氧代谢。尽管这些术语常可交互使用，但是我们认为应将其定义如下：①无氧阈值（AT）。指某一 VO_2 值，当运动 VO_2 超过该值时，将通过无氧方式生成高能磷酸键（-P）以补充有氧生成-P 的不足，结果使乏氧区胞质的氧化还原态降低，并使乳酸/丙酮酸比值（L/P）以及乳酸增高。②乳酸阈值（LT）。指某一 VO_2 值，当运动 VO_2 超过该值时，乳酸生成明显增多，使循环血中乳酸浓度持续升高，并伴 L/P 比值升高。③乳酸性酸中毒阈值（LAT）。指某一 VO_2 值，当运动 VO_2 超过该值时，由于乳酸的增多引起动脉血中的标准 [HCO_3^-]（乳酸的主要缓冲体系）降低。在功率增量运动试验中，可通过气体交换测得 LAT，因为高于有氧代谢的预计值时可测知 CO_2 排出增多（HCO_3^- 缓冲乳酸时解离释出 CO_2）。

AT 作为一界限值，运动中超过此点，VO_2 动力学变缓，不再是稳态进行。功率越过 AT 后 VE 增加主要靠呼吸频率增加来维持。VO_{2max} 和 AT 可以识别疾病的严重程度，预测最大心排出血量，客观评价患者功能容量，因此标志心功能损害程度。对慢性心肺功能不全的患者而言 AT 更有意义，更能反映心功能状况。反映组织灌注的变化 AT较 VO_{2max} 敏感，且与相对用力无关。VO_{2max} 同时受心血管储备功能及肌肉利用氧能力的影响，代表循环系统输送氧的能力，而运动耐力较多取决于肌肉线粒体利用氧的能力，与 AT 关系较密切。正常人 AT 时摄氧量>40% 预计值。

无氧阈值的确定方法有以下 3 种方法：一是血乳酸法，运动中持续监测受试者桡动脉血中的血气，出现乳酸显著升高时即是，但是由于是有创检查，在临床使用时受到了一定的限制。二是斜率法，其测定原理是当出现无氧代谢乳酸过量产生，相对耗氧量而言二氧化碳排出量增加加速，在两者的关系曲线上当线性部分的斜率>45° 时的拐点处即是，临床应用较多。三是通气当量法，氧当量开始增加而二氧化碳当量未相应增加时即是。无氧阈值更敏感地反映组织氧供需平衡，且较少受到患者努力程度、功率增长速率及代谢底物的影响，所以不仅能用于运动耐力下降的诊断与鉴别诊断，还可以用于评价治疗前后的心肺功能、运动耐力以及康复训练的效果评价。理论上讲，人体可以较长时间耐受无氧阈值以下的负荷运动而无不良影响，因此这是建立康复训练运动处方的主要参考依据。

VO_{2max} 和 AT 最重要的一个方面是可根据数值确定受试者的心功能状态，不同于 NYHA 心功能分级。根据 Weber KT 标准，按 VO_{2max}/kg 和 AT 分级（如表3-3）。

表3-3　心功能分级

心功能分级	VO_{2max}/kg [mL/ (kg·min)]	AT [mL/ (kg·min)]
A 级	>20	>14
B 级	16~20	11~14
C 级	10~16	8~11
D 级	<10	<8

6. 氧脉搏（VO_2/HR）　氧脉搏是指 VO_2 除以同步测定心率计算而得出的。其取决于周围组织摄取的氧量和每一心搏期间肺血接纳的氧量，是心血管效率的指标，此代谢指标以每搏摄氧量表示，同时反映心脏每搏输氧的能力。按年龄、身高、性别计算的预计值，最大运动时，氧脉<20%预计值为异常。贫血、碳氧血红蛋白升高、严重低氧血症、肺血氧合能力降低及右向左分流均可导致动脉氧含量下降，氧脉搏也会随之降低。同时心功能减退导致每搏量降低也可导致氧脉搏下降。运动过程中随着功率的增加，动脉-混合静脉血氧含量差逐渐增加，此种情况下，氧脉搏也会增加。总之，氧脉搏受多种因素的影响，临床上对其数值的解读应注意 β 受体阻滞剂等影响心率药物的影响。

7. 心率-摄氧量关系曲线和心率储备（HRR）　在功率增长试验中，正常情况下心排血量和心率都随着 VO_2 线性增长，而多种心血管疾病都会出现由于每搏输出量降低，心率随着 VO_2 更快地增长。此外，冠心病患者心肌缺血时，VO_2 通常随功率增长的速度减慢，心率-摄氧量曲线更陡地上升而偏离了较低功率时的直线位置，这就意味着搏出量降低，心排血量不能满足对氧气的需求，提示左心室做功功能的严重衰退。

HRR 通过最大心率预计值和峰值 VO_2 时测定的心率值之差可估测得出。正常情况下<15 次/min，健康人心率储备值<15%预计值。心肌缺血、心瓣膜病和呼吸循环障碍无症状患者的心率储备通常也可正常，异常增长的相关病态见于：①腿脚不便限制运动；②心绞痛限制运动；③病态窦房结综合征；④β-肾上腺受体阻滞剂的使用；⑤合并通气机制受损的肺疾病；⑥未尽力运动。

8. 呼吸储备　呼吸储备可用最大通气量（MVV）与最大运动通气量的差值或者二者之差/MVV 来描述。除了非常健康的个体可获得较高水平的 VE 以外，正常男性的呼吸储备应≥11 L/min，或为 MVV 的 10%~40%。呼吸储备反映极量运动时的呼吸储备能力，低呼吸储备是原发性通气受限肺疾病患者的特征性体现。当机体存在心血管疾病或其他疾病限制运动时，呼吸储备会较高。

9. 运动血压　安静状态下的血压，一般稳定在 120/80 mmHg 左右，血压是受心输出量和外周阻力等因素调节的。生理状态下，心输出量影响收缩压，外周阻力则决定舒张压的水平。运动时心输出量加大，可超过安静时的5~6倍。因此，运动时收缩压增高，最高可达200 mmHg。由于运动时酸性代谢产物的增多，周围阻力血管都处于扩张状态，舒张压通常不变。运动诱发舒张压升高，是将发生高血压的一个早期表现。如果休息时血压正常，运动时血压≥29.3/13 kPa（220/95 mmHg）则被称为运动性高血压。这些人中有1/3的人5年内发展成为原发性高血压。功率增长时舒张压和脉压下降提示心脏功能严重障碍，须停止运动试验。运动诱发的血压降低是由于心输出量突然锐减所致。目前一般把运动时的收缩压低于运动前的血压水平称为运动低血压。其病因考虑如下：①冠心病，尤其是冠脉多支病变；②心肌病；③心瓣膜病；④口服β受体阻滞剂后。动脉血压直接测量法测出动脉血压较慢上升可提示心室流出障碍（可见于主动脉狭窄或心肌肥大患者）。

10. 氧通气当量（VE/VO₂）和二氧化碳通气当量（VE/VCO₂）　通气当量反映呼吸效率，与瞬间摄氧量和二氧化碳排出量相关。运动开始前，静息状态下，氧通气当量（VE/VO_2）和二氧化碳通气当量（VE/VCO_2）为30~60，可能与咬口器或面罩导致过度通气有关。

VE/VO_2是指摄入或消耗1L氧量所需要的通气量，反映氧的摄取效率，其倒数为氧吸收量，指每升通气量中吸收的氧量。VE/VO_2最低点反映无氧阈的位置，是确定无氧阈最敏感的指标。此指标在运动中逐渐降低达到最低值，之后再逐渐增高，主要以最低值和斜率表示。AT点增大，表明氧吸收量降低，换气功能降低。运动情况下新陈代谢增加，心肺功能有严重损害者其代偿功能减退，氧吸收量及氧吸收率均降低，可出现缺氧现象。VE/VO_2最低点正常值为22~27，随年龄增加可达30。

VE/VCO_2是无效腔通气的指标之一。显示排出1L二氧化碳所需要的通气量，反映通气效率。VE/VCO_2最低点正常值为26~30，随年龄增加，肺内生理无效腔可达33。

临床上弥散性肺疾病、限制性肺疾病、阻塞性肺疾病、肺血管疾病、心力衰竭及心内右向左分流患者通气血流比通常失调，一般其值越高代表基本疾病严重程度越重。但是需注意的是当重度阻塞性肺疾病等患者呼出气气流严重受限时，VE/VO_2、VE/VCO_2指标的临床意义明显受限。

11. 呼吸交换率（R或RER）　是指肺内每分钟二氧化碳排出量与每分钟摄氧量之比值，也就是V-Slop法确定AT点的依据。RER<1时，表示有氧运动，RER>1时，表示无氧运动。

12. Wasserman K 9 组图评价系统功能　用心肺运动试验的10s平均数据选择最重要的指标按新9图展示，以便于对各指标运动中的反应方式进行直观的判读。各个图所示具体内容见表3-4。

表3-4　9组图评价各系统功能

图	参数	关联
1	VE vs WR（或T）	通气反应
2	HR vs WR（或T）VO₂/HR vs WR（或T）	心血管反应

续表

图	参数		关联
3	VO_2 vs WR（或 T）	VCO_2 vs WR（或 T）	代谢反应
4	VE vs VCO_2		通气代偿点
5	HR vs VO_2	VCO_2 vs VO_2	心血管反应/代谢反应
6	VE/VO_2 vs WR（或 T）	VE/VCO_2 vs WR（或 T）	气体交换
7	Vt vs VE		通气反应
8	R vs WR（或 T）		气体交换
9	$P ETCO_2$ vs WR（或 T）	$P ETO_2$ vs WR（或 T）	气体交换

注：WR（功率），T（时间）。

六、临床应用

1. 测定心力储备，评定心功能减退的程度　最大心输出量常常代表心力储备。正常人的最大心输出量变异范围较大，一般是运动前的 5~6 倍，运动员的心输出量甚至可达 8 倍以上。有些心脏病的早期，患者休息时无明显不适，没有心功能减退的临床表现，但以丧失心力储备为主要特征，因此心肺运动试验可对心脏储备功能进行早期诊断，可为患者的运动心功能定量化分级，使心功能减退分级客观规范，可一定程度上减轻纽约心功能分级标准受主观因素的影响。

2. 不明原因的呼吸困难的鉴别诊断　活动时呼吸困难、心悸、气短、疲劳是心功能不全和肺功能不全的共同症状，包括心肌缺血、心力衰竭、慢性阻塞性肺疾病、间质性肺炎等，少部分为肺栓塞，或者是癌症引起的心理因素等。它们的鉴别诊断对临床的诊疗具有重要的意义。心肺运动试验可以为其诊断提供线索或者明确诊断。通过 CPET 检测指标来分析诊断不同的疾病，根据心肺代谢耦联，我们可以将运动耐受下降的原因大致分为 3 类，分别是肺通气换气功能障碍、循环功能障碍和组织摄氧或利用氧障碍。而通过心肺运动试验的最大耗氧量、无氧阈值、二氧化碳和氧气通气有效性、氧脉搏、呼吸储备、心率储备等指标可以区分。

心源性劳累性呼吸困难患者的运动耐量虽然下降，但是其耐受的运动强度能测出无氧阈值和最大耗氧量。运动过程中血氧饱和度下降<4%，血氧饱和度>90%，通气储备正常 VE_{max}/MVV<50%。肺源性劳累性呼吸困难患者运动耐力严重下降。常常不能测出无氧阈值和最大耗氧量值。运动诱发低氧血症，血氧饱和度<90%，血氧饱和度下降水平>4%，通气储备丧失，VE_{max}/MVV>60%。

3. 在心血管疾病研究的临床应用　心肺运动试验是在运动心电图和血压等监测的基础上同时检测了气体交换和运动耐量状况，可早期发现冠心病患者的运动能力减退、气体交换异常和异常反应模式。因为在运动状态下心肌负荷增加，缺血导致心肌不能同步收缩，而使心搏出量增加受阻，随着功率的增加而摄氧量不能相应增加，摄氧曲线出现平台样改变，这些表现可早于静息心电图 ST 段的异常改变，故可用于冠心病心肌缺血、缺氧的早期诊断。

心肺运动试验可无创检测冠心病患者的功能状态，无氧阈值、最大氧耗量、最大氧脉搏值越低，病变所累积的受损冠状动脉越多，左心室功能越差。无氧阈和最大氧耗量与冠心病的临床症状有很强的相关性，CPET 检测过程中，随着运动功率的增加，达到无氧阈前，左心室摄血分数增加，而达到无氧阈后，左心室摄血分数明显降低。因此，CPET 能够准确地测定冠心病患者的运动耐力，并指导患者进行康复训练及制定运动处方。

心肺运动试验在心血管疾病中的应用与纽约心脏协会（NYHA）分级、血流动力学指标、左心室射血分数（LVEF）、血清标志物等相比，CPET 可以更客观、全面地评价心脏病患者的心功能状态，从而在心脏病严重程度分级、心脏移植适应证选择以及心脏病预后等方面都有很大的应用价值。Weber 等基于最大氧耗量和 Janicki 等基于无氧阈分别建立了 A~D 的心脏病严重程度生理学功能分级系统，也就是运动心功能分级。CPET 检测指标较主要依靠患者的主观症状来进行心脏病严重程度分级的 NYHA 分级系统更加客观，更有助于判断患者的病情和预后，同时对于生存期的预测更为精确。

CPET 也广泛应用于心力衰竭患者的预后评估。1993 年 Bethesda 心脏移植研讨会就已将最大耗氧量<10 mL/（kg·min）作为心脏移植的主要适应证之一，同时一般认为：$PeakVO_2$>18 mL/（kg·min）者 2 年预后良好；$PeakVO_2$ 在 10~18 mL/（kg·min）者生存期不确定。国际上大量的前瞻性研究显示，即使心力衰竭患者的静息 EF 值很低，但如果患者的症状稳定且有相对高的最大耗氧量则预后较好。由于最大耗氧量受到患者不尽力或检测人员过早终止的影响可能会被低估，所以近年来次极量运动参数如无氧阈、氧气和二氧化碳通气有效性等更多地被应用于心力衰竭患者的预后评估中。

4. 在呼吸系统疾病中的临床应用　慢性阻塞性肺疾病的严重程度评价多采用常规肺功能指标，但是这些指标仅反映静息状态下的通气或换气状况，远不能反映患者在日常生活中的运动受限和劳力性呼吸困难情况，而且慢性阻塞性肺疾病本身就是一种全身性、多系统的疾病，所以也需要一种可以全面评估全身状况的检测方法。美国医学会目前在评价慢性阻塞性肺疾病患者的肺损伤严重程度中添加了每千克体质量最大氧耗量作为补充，并将其划分为>25 mL/（kg·min）、22~25 mL/（kg·min）、18~21 mL/（kg·min）、15~17 mL/（kg·min）、<15 mL/（kg·min）由轻至重来评价疾病的严重程度，强调如<15 mL/（kg·min）则为重度心肺功能障碍。CPET 也可用于慢性阻塞性肺疾病患者的预后评估，特别是最大氧耗量、无氧阈等指标是预测慢性阻塞性肺疾病患者早期死亡最有意义的指标。对于肺血管病、肺栓塞等疾病，CPET 与肺功能相互配合可以为诊断、治疗及评估预后提供非常有用的检测手段。

5. 在心肺康复中的临床应用　目前运动康复训练已经成为很多慢性疾病在稳定期的重要治疗手段，如慢性阻塞性肺疾病、间质性肺病、冠心病、慢性心力衰竭、肺动脉高压、糖尿病等，它可提高患者的运动耐量，减轻呼吸困难症状，提高生活质量。在我国，康复医学也日益被临床医生所重视，已经从单纯的肢体康复锻炼向实现更好的身体功能的脏器康复发展。CPET 在运动康复中的作用是任何检查都替代不了的，CPET 以 $PeakVO_2$ 和 AT 为基础，精准评估患者运动强度，制定个体化的定量有氧运动处方，实施有氧运动康复。其具体作用是运动风险评估、制定运动处方、评价运动康复效果等。以往多以运动时最大心率为标准来制订运动方案，但心率常会受到一些药物的影响，因此以心率变化为标准的运动处方存在许多弊端和不足。目前比较理想的标准是运动到无氧阈水平，通过持续、有效的锻炼以达到改善心肺功能的目的。CPET可准确测定患者的无氧阈，并准确区分不同疾病患者的运动受限原因，进而提供个体化的运动处方。

6. 术前麻醉手术风险评估和术后患者管理　一些高龄或肺功能差的患者，根据传统术前评估方法认为是禁忌手术，CPET则可能从中筛选出可以耐受手术者。对拟行标准肺切除术的肺癌患者进行手术风险分级，最大氧耗量为 $15\sim20$ mL／（kg·min）的患者一般能耐受手术，病死率和心肺并发症发生率较低；$10\sim15$ mL／（kg·min）的患者围术期心肺并发症增多；而 <10 mL／（kg·min）的患者术后死亡和心肺并发症风险非常高，建议对这类肺癌患者进行非标准手术或采取非手术治疗方法。然而由于未考虑到年龄、身高等因素的影响，临床应用时应该注意。

近年来，一些其他CPET指标如 VE/VCO_2、OUEP、氧脉搏等也被认为是预测术后风险的良好指标，但预测手术风险的最佳指标和可耐受手术的最低临界值等还需要进一步深入研究和探索。Older等通过对大型腹部手术的老年患者的CPET进行回顾性分析，证明无氧阈值对确定术后心血管系统并发症发病率至关重要，无氧阈 <11 mL／（kg·min）的患者（占总体30%）术后心血管并发症的病死率为18%；而无氧阈 >11 mL／（kg·min）的患者术后心血管并发症的病死率仅为0.8%；尤其是心电图显示有明显心肌缺血征象合并无氧阈 <11 mL／（kg·min）者，其病死率高达42%。Hightower等初步应用小样本食管癌开胸手术患者研究围术期心血管事件危险性，发现CPET的某些指标优于美国麻醉学家协会功能分级等现有的方法和指标，而成为较佳的危险评估指标。

7. 实现"零级预防"以及运动员管理　目前，医学对健康的认识已经不仅局限于血生化指标、影像学检查等无异常，对亚健康的评估和及时干预逐渐受到重视。人体亚健康应排除器质性病变，疲乏无力、食欲减退等临床表现多与心肺功能状态下降有关，常规实验室检查难以发现其异常，而CPET是整体上客观评估机体功能状态的重要工具。CPET不仅可以评估亚健康人群的心肺功能，还能发现潜在的病理生理改变，是亚健康和健康预防评估的重要工具。此外，CPET还可以用于运动员分级、训练评估与管理等，而且通过CPET可以协助诊断运动性哮喘，并为运动性哮喘患者提供最佳的运动处方。

8. 劳动能力丧失的评估　CPET是公认的劳动能力丧失的客观定量评估、最有价值的功能检查金标准。对于某些猝死高危疾患，在严密监测的运动中，可发现高危现象规律，继而提出预防措施，降低患者工作和居家生活时的猝死率。常规检查难以发现其异常，而CPET是客观评估机体整体功能状态的重要工具。

总之，CPET是目前唯一能够一次试验全面评估人体整体多系统功能的临床检测技术。CPET可鉴别心力衰竭与其他脏器功能衰竭，评估心血管疾病严重程度和心力衰竭预后，可以指导心脏康复，评价药物、介入治疗和手术的临床疗效，对心功能可靠地连续监测，评估劳动能力丧失，探索猝死高危因素及心血管功能健康管理等。CPET 正被越来越广泛地应用于临床医学的诊断、评价、治疗、预后估计及慢性病预防和健康管理中。同时我们更需要注意，CPET 的临床应用和正确解读需要广大临床医生具备人体整体整合生理学医学新理论。

第五节　无创动力学监测

无创血流动力学监测（Noninvasive Hemodynamic Monitoring）被越来越广泛地运用在临床中，有效地指导了临床康复和救治工作。

胸阻抗血流图检测是运用人体阻抗测量技术检测心搏量等生理参数以反映心功能的常用方法。人体主动脉血管可视为中空的管道，当心脏搏动时，血液规律性地射入主动脉中，血管容积也会随之发生规律性变化，从而造成胸阻抗的变化。为了检测到阻抗变化量，可在人体胸腔两端加入一个恒定的电流，由于胸阻抗变化，便会检测到电压值的改变，这种变化可以直接反映心搏量等生理参数，通过计算便可实现心功能的无创检测。由于血液循环是搏动的和动脉血管是柔软的，搏动血容量的差异是在胸动脉系统的水平进行的，主要是在主动脉，与左心室功能相关。这种血容量的变化导致电导率的变化，因此产生对抗电流的胸阻抗的变化。胸电阻抗的差异基本上是由主动脉的速度和血量的变化产生的。利用胸阻抗法进行心功能的无创检测技术已比较成熟，较超声多普勒法或有创方法，胸阻抗法具有原理及操作简单、成本低、安全性高等优点。

随着临床医学的发展，各种血流动力学监测（Hemodynamic Monitoring）方法应运而生。20 世纪 60 年代人们利用胸阻抗的原理，即人体中血液、骨骼脂肪、肌肉具有不同的导电性，血液和体液阻抗最小，骨骼和空气阻抗最大，随着心脏收缩、舒张，主动脉内的血流量发生着变化，电流通过胸部的阻抗也产生相应的变化这一原理发明了胸腔阻抗法（TEB）无创血流动力学监测，并且在临床实践中得到了改进。

20 世纪 90 年代末期，TEB 血流动力学监测技术获得了突破性的进展，阻抗信号波动通过创新的 ZMARCTM 算法（调整主动脉顺应性算法，1998 年该算法通过美国 FDA 认证），处理后可提供多个血流动力学参数，如每搏输出量/每搏输出量指数（StrokeVolume/Index, SV/SVI）、心输出量/心脏指数（Cardiac Output/Index, CO/CI）、外周血管阻力/外周血管阻力指数（Systemic Vascular Resistance/Index, SVR/SVRI）、胸液成分（Thoracic Fluid Content, TFC）、速度指数（Velocity Index, VI）、加速度指数（Acceleration Index, ACI）、射血前期（Pre-Ejection Period, PEP）、左室射血时间（Left Ventricular Ejection Time, LVET）、收缩时间比率（Systolic Time Ratio, STR）、左室做功/左室做功指数（Left Cardiac Work/Index, LCW/LCWI）。PhysioFlow 系统采用一种无创技术来测定生物阻抗，通过显示与 ECG 信号相关联的胸腔生物阻抗信号所分析得出的数据，来反映心功能。PhysioFlow 系统通过向颈部和剑突的 2 对电极之间注入的高频低幅度（4.5 mA 的峰值）的交变电流（66 kHz）来测定其阻抗的变化，利用高频电流可以消除心、脑的生物电活动的干扰。此外，高频时皮肤电极的阻抗非常低，组织不会出现任何热效应，患者也不会感觉任何不适。通过实时监测和记录不断变化的阻抗信号，PhysioFlow 系统无创地测量每搏输出量、心输出量和几个其他血流动力学参数。无创血流动力学监测系统操作简便，完全无创，界面操作简单，尤其适合不宜或不能接受有创性检查的患者。

第六节　超声心动图

心脏功能检查的方法很多，通常分为有创性和无创性两大类。有创性检查主要指心导管检查；无创性检查方法较多，如超声心动图、放射性核素心血管造影、收缩时间间期、心阻抗图等。超声心动图是目前应用最为广泛的无创伤性心功能检查方法。

超声心动图能测定左、右心室的收缩功能、舒张功能、整体功能和室壁节段性运动功能等，对心脏病患者心力衰竭的早期诊断、决定治疗方案、评价药物治疗效果、指示预后有重要的意义。

超声心动图通过评价室壁收缩期增厚率和内膜移动幅度，估计心肌收缩力，了解心肌病变范围和心功能，测定心脏在不同时相或不同心动周期的心腔内径变化，计算心腔的容量改变，结合其他生理参数推算心脏的收缩和舒张功能；可以测量通过某一断面的血流速度，推算心脏射血量；还可测量时间间接反映心脏功能，可预测冠心病患者猝死危险性。

一、超声测量的心功能指标

1. 心脏收缩功能　①射血分数（EF），反映左室的泵血功能，射血分数降低常常表示心肌收缩力减低，心功能不良。正常射血分数≥50%。②左室短轴缩短率（FS）临床意义与射血分数相同。正常左室短轴缩短率应高于25%。③平均左室周径向心缩短率（MVCF），反映左室收缩时短轴周径改变的速度，是一项较敏感的指标。正常应≥1.0 周径/s。④左室每搏量，指左室每次收缩时的射血量。通过每搏量可以进一步推算心脏指数等反映左室总体功能的指标。⑤主动脉及肺动脉的血流速积分，反映左心室及右心室的心脏搏出量。

2. 心脏舒张功能　①二尖瓣前叶的 EF 斜率，反映左室的顺应性，降低时表示顺应性下降。②二尖瓣血流频谱 E 峰与 A 峰之比（E/A），可以直接测定，正常比值应<1，≥1 表示左室舒张功能降低。老年人和出生一个月内的新生儿比值有时>1。③三尖瓣血流频谱 E 峰与 A 峰之比，反映右室的舒张功能。

3. 收缩时间间期　是用时间反映心室功能的指标，实际上也是最早期的心功能测定指标，传统主要用心机械图测定，即用同步描记的颈动脉搏动图、心音图和心电图测量，现主要用超声心动图测定。通常用心电图和同步记录的主动脉或肺动脉血流频谱测量，方法简单。主要指标包括射血前期（PEP）和左或右室射血期（LVET 或 RVET），射血前期与射血期的比值常常意义更大。另外还可测量左室的等容舒张时间，用以反映左室的舒张功能。

4. 评价心肌局部室壁运动功能的参数与指标 应变是指物体的相对形变，是心肌形变的重要参数。应变值可以用于描述每一节段的功能，也可以计算出所有节段应变的平均值，反映心肌总体应变。应变率是单位时间内的应变。心脏在节律性运动中具有应变能力，心肌组织随时间发生形变。心肌应变及应变率具有较高的时相分辨率，在反映心肌局部运动方面较少受到心脏自身运动变化及邻近组织牵拉的影响，从而更好地评价局部缺血心肌心功能的变化。

二、临床应用

1. M 型超声心动图 M 型超声采用换能器以固定的位置和方向对人体扫描，心脏各层次结构呈现为一条动态的活动曲线。在诊断过程中通过测量室壁运动的幅度、心室壁的厚度来反映心肌的运动状态。其有较好的空间及时间分辨率，能区分心脏各结构节律性运动时的细微差别。其局限性在于取样线需要与室壁心内膜保持垂直，当左心室发生重构以及心尖上翘时，往往造成取样线不能与室壁相垂直，从而不能得到标准切面，此时若用固定公式来计算左室腔容积，会产生较大误差。

2. 二维超声心动图法（2DE） 2DE 是一种无创性检查，操作简单、可重复强，其原理是人体反射回来的信号以光点的形式组成切面图像。目前临床上常用 Simpsons 法，它测量的原理是对心脏进行几何假设，显示心脏各切面结构及其动态变化，可直观、准确地显示各结构与病变区域的毗邻关系，为临床诊断提供更丰富的诊断依据。其局限性：2DE 测量准确性受主观因素影响较大，也是建立在心室腔几何学假设的基础上，心室重构的患者左室具有不同的形状，评估心功能会存在较大误差。

3. 四维超声心动图 最新推出的四维超声技术不依赖几何模型假设，可以得出真实的左室形状，能够更准确定量左室容量、评价心功能，尤其适用于心肌梗死等心脏形状不规则患者。该技术操作简单，成像速度快，能够实时显示心脏立体形态及其动态变化。对心肌梗死后左室重构、室壁瘤切除及预后的评估有重要的作用。

4. 斑点追踪技术 二维斑点追踪技术（2D-STI）在感兴趣区域逐帧斑点追踪从而获得速度、应变和应变率等参数，了解局部心肌的形变。它不受入射角度的影响，可以对感兴趣心肌任何方向进行定量测量。同 MRI 相比，2D-STE 通过测量径向和环向应变诊断节段性心室功能异常的敏感性和特异性都很高，可以准确鉴别正常运动、运动减低或无运动的节段。三维斑点追踪技术（3D-STE）克服了角度依赖性及"跨平面失追踪"局限性，不受心肌运动方向限制，能够在三维容积内客观、准确地追踪心肌的运动轨迹，准确评估心肌在三维空间内的复杂形变，更好地评价心脏解剖结构和心脏功能。3D-STE 可以得到左室 17 节段纵向、径向及圆周应变，对左室局部心肌功能进行量化分析。四维应变技术实现了真正意义上的四维心肌定量，提供了更真实的心肌运动全方位分析。根据现有的临床报道认为，四维应变有可能成为评估心肌功能，及早发现许多亚临床心肌受累疾病以及量化心肌缺血性心脏病和受损区域的有价值方法。四维应变随着时间的推移，在三个层面执行追踪，便于操作者观察感兴趣区放置合适与否并且更易评价追踪质量，操作简单，耗时短，在取得三维影像后，启用自动左心室定量软件，可以自动跟踪心内膜和心外膜，最终得到舒张末和收缩末容积、射血分数、左室重量以及左室纵向、径向、面积及整体应变等参数。

目前，评价心肌运动常用参数包括应变（strain）、应变率（strain rate）、旋转（rotation）、扭转（twist）等。心肌应变指心肌在心动周期中发生的形变，可分为法向应变（normal strain）和剪切应变（shear strain）两类。分析心肌的法向应变，可将心肌运动的综合向量分解为三个方向即纵向、径向及圆周上的分向量。正向应变表示心肌的延长或增厚，负向应变表示心肌的缩短或变薄。正常心肌收缩期纵向应变为负值，表示心肌在长轴切面上缩短；圆周应变为负值，表示短轴切面上心室的周长减小；径向应变为正值，表示室壁增厚。剪切应变是指物体在剪切力作用下形状发生改变时在各平面上产生的角度变化。心肌的剪切应变是由不同层次心肌纤维的排列方向不同造成的，逆时针方向排列的心外膜下心肌和顺时针方向排列的心内膜下心肌同时收缩，如同扭毛巾一般，引起左心室发生扭转。应用2D-STI可以获取心肌各节段相对于心室长轴的旋转角度，顺时针旋转为正值，逆时针旋转为负值。正常收缩时心尖部为逆时针旋转，心底部为顺时针旋转。计算心尖部和心底部旋转角度的代数和即为心室扭转角度（twist），而扭矩（torsion）等于扭转/两节段之间的距离。STI提供各种应变和旋转参数使得全面评价心肌机械运动成为可能。

第四章 心脏康复运动

第一节 心脏运动生理和生化基础

血液循环的主要功能是根据身体代谢水平的需要，完成体内氧、二氧化碳和其他物质的运输，通过血液循环运输机体各器官、组织和细胞的代谢活动所必需的氧气和营养物质，并运走组织细胞生成的代谢产物，使机体内环境的各种理化因素维持相对稳定，以保证机体的代谢活动正常进行。体内各内分泌腺分泌的激素和其他体液因素，通过血液循环运送到靶细胞，实现机体的体液调节；骨髓、淋巴结等生成的白细胞、免疫抗体及各种凝血因子等，也通过血液循环实现血液的防卫功能；内脏和骨骼肌产生的热量，也有赖于血液循环运送到肺和体表散热以实现体温恒定。

血管（动脉、毛细血管、静脉）是血液流通的管道，血管在运输血液、分配血液和物质交换等方面有重要的作用。在考虑血液循环生理时，必须从整体观点出发，要认识到循环系统的功能是同全身的活动相协调一致的。

在长期体育锻炼或训练的影响下，特别是经常参加有氧运动，血液循环特别是心泵功能可以获得明显增强。这些变化是增进健康，提高有氧工作能力的重要基础。在运动时，由于代谢水平提高，血液循环功能在神经和体液调节下产生代偿性增强，使之与运动负荷相匹配。从氧的运输角度来说，能使运输氧的功能得以提高，从而提高人体的有氧工作能力。正是因为这样，才能保证运动得以持续进行。

一、运动心脏的结构特征

1. 主要形态改变 运动性心脏肥大是运动心脏的主要形态改变，可发生在左、右心室或（和）心房，但以左心室肥大为主。其肥大程度与运动强度和运动持续时间有关，但通常运动员心脏肥大呈中等程度肥大。一般耐力项目运动员心脏为离心性肥大，以心腔扩大为主，也伴有心壁增厚；力量项目运动员心脏为向心性肥大，以心壁增厚为主。

2. 组织学改变 运动心脏心房肌层略有增厚，散的肌纤维增粗，尤其右心耳处梳状肌明显增粗，心房肌组织之间可见较丰富的含有红细胞的毛细血管，说明运动心脏中心房肌纤维有不同程度的增粗肥大，心肌细胞功能活动增强。伴随心房肌纤维的肥大，相应的毛细血管功能活动增强，有利于运动时肥大心房肌纤维的氧气弥散和营养物质交换过程。长期耐力训练后左右心室肌层明显增厚，尤其左心室肌层增厚更为明显，肥大的运动心肌组织中开放的毛细血管增多，有利于心肌组织的血液供应、氧气弥散和功能代谢。心外膜下层心肌组织中冠状血管分支出现不同程度的增粗，脂肪组织含量较少。运动心脏的组织结构重塑的主要表现是增粗肥大的心肌纤维及其相应的功能增强的毛细血管，构成了运动心脏收缩性增强和有氧代谢增强的结构基础。大强度训练后右心室组织以及内膜下心肌组织缺氧性改变应当引起注意，可能是构成运动性心律失常的病因与病变所在。

3. 运动心脏的细胞学改变　耐力训练后，心房细胞内最突出的超微结构改变是增多的心房特殊颗粒和高尔基复合体。心房特殊颗粒不仅在胞核两端和高尔基复合体附近分布增多，在肌原纤维之间及肌膜之下的分布也增多，而且，呈现一种靠近血管区域的趋血管分布现象，说明心房特殊颗粒处于分泌功能活跃状态。心房细胞内分布在肌原纤维之间及肌膜之下线粒体数量增多，体积增大，线粒体嵴致密，基质颗粒明显增多。肌原纤维是心室细胞的主要结构，耐力训练后肌原纤维数量增多，心室肌细胞中线粒体明显增多，主要分布在肌原纤维之间及肌膜之下，在一些区域，如核周和血管附近，肌原纤维之间的线粒体可达 3~4 层。线粒体体积增大，形态各异，个别线粒体超过一个肌节大小。线粒体嵴致密，基质颗粒明显增多。说明耐力型运动心脏对有氧供能系统要求较高，相应心肌细胞中线粒体的数量增高，功能结构加强。大强度耐力训练可造成心肌超微结构的损伤。研究结果表明，伴随运动性心肌肥大，心肌细胞超微结构发生了一系列重塑过程，主要表现在心肌细胞内高尔基复合体及其功能结构增多，粗面内质网增多，心房特殊颗粒增多且功能活性增强，线粒体及其功能结构增多，肌原纤维增多，肌质网和横管系统发达，核糖体和糖原增多。相应的毛细血管分布与功能结构增多。上述心肌超微结构的改变构成了耐力型运动心脏内分泌功能增强，心肌有氧氧化与能量产生增多，心肌收缩功能增强，心力储备增强的功能结构基础。大强度耐力训练造成心肌超微结构的损伤将不仅影响运动心脏的功能与代谢，而且影响到运动心脏的发展与转归。

二、运动心脏功能改变

1. 心率　随着年龄、性别、体能水平、训练水平和生理状况的不同心率有所不同。安静时，成年女子的心率较男子每分钟快 3~5 次。有良好训练或体能较好者心率较慢，尤其是优秀耐力运动员静息时心率常在 50 次/min 以下。在肌肉活动时，心率的增加与运动强度有关，而且增加的幅度还与运动持续时间、体能水平、训练水平有关。所以心率是运动生理学中最常用又简单易测的一项生理指标。

运动心脏功能改变主要表现为，安静时，运动员心率减慢，通常 40~50 次/min，每搏输出量明显增大，心输出量变化不大。说明在安静状态下运动员心脏保持着良好的能量节省化状态，心肌耗氧、耗能量维持在较低水平，保持着良好的心力储备。运动时，心力储备充分动员，主要表现在心率增快，可达 180~200 次/min，构成了心脏储备的重要部分（心率储备）。同时每搏输出量和心输出量明显增大，心输出量可达 35 ~45 L/min，相当于安静状态的 8~10 倍，可见心脏泵血功能明显增强。而且，运动员心脏具有可恢复性，即一旦停止运动，运动员心脏结构与功能的适应性改变可复原到常人水平。

2. 每搏输出量（Stroke volume，SV）　每次心跳一侧心室射出的血量称为每搏输出量（简写为 SV 并以 SV_{max} 表示最大每搏输出量）。通常左、右两心室的搏出量大致相等，正常成人在静息状态下的搏出量为 60~80 mL，平均约为 70 mL，心室舒张期内，心室腔被回心血液逐渐充盈，至舒张末期充盈最大，此时的心室容积称为舒张末期容积（EDV）；心室射血期末，容积最小，称为收缩末期容积（ESD）。搏出量占心室舒张末期容积的百分比，称为射血分数。健康成年人的射血分数为 50%~60%。耐力训练可使心室腔扩大，舒张末期容积增大，但同时伴有心肌收缩力增加，搏出量增大，故射血分数不变。奋力运动时，由于心肌受交感神经变力性影响，使收缩更有力，搏出量进一步增加，此时，射血分数可以增加到 65% 左右。

3. 每分输出量（Minute volume）

每分钟一侧心室所泵出的血量称为每分输出量（简称心输出量，简写为 CO 并以 CO_{max} 表示最大心输出量）。它等于每搏输出量与心率的乘积。正常成人男性静息状态下心输出量约为 5 L/min（3.5~8.0 L/min）。女性与同体重的男性相比，约低 10%；青年人则高于老年人。在不同的生理状况下，心输出量有较大的差异，体弱者从卧位而突然起立时，可使心输出量暂时降低；直立过久者心输出量将减少；进餐后、妊娠、情绪紧张、低 O_2、CO_2 过多和肌肉运动，都可使心输出量明显增加。有良好训练的耐力运动员静息时心输出量与常人相仿，但在剧烈运动时最大心输出量可达 25~35 L/min，甚至高达 40 L/min。

运动时，心输出量与运动强度相匹配是一种重要反应，但心输出量的储备远比肺泡通气量小，如剧烈运动时，肺泡通气量可达静息时的 20 倍，而心输出量却不能超过静息时的 10 倍。所以，心输出量是限制人体运动能力（特别是有氧耐力运动）的最重要因素。

表示心泵功能强弱的指标以每平方米体表面积计算的心输出量更为可靠，称为心指数（Cardiac index，CI）。我国中等身材的成年人心指数为 3.0~3.5 L/（min·m^2）。年龄在 10 岁左右时，静息心指数最大，可达 4 L/（min·m^2）以上，以后随年龄增长而逐渐下降，到 80 岁时，静息心指数降至 2 L/（min·m^2）左右。肌肉运动时，由于心输出量增加，心指数也增加。运动时心指数随运动强度的增加大致成比例地增高，情绪激动和进食时，心指数也增高。

游泳运动是水平位的运动，有利于静脉血的回心，可能会使心室舒张末期容积增大即前负荷增加，导致搏出量增加。剧烈运动时搏出量增加，此时心室舒张末期容积并未增大，甚至有所减少。剧烈运动时，在动脉血压升高的情况下，搏出量仍能维持在较高水平，这是由于在神经、体液的调节下，心肌收缩力增强的缘故。

实验表明，搏出量的持久、幅度较大的变化，是依靠心肌收缩能力的调节实现的。心肌力学活动，具体反映在收缩强度（包括等长收缩时产生张力的大小和等张收缩时缩短的程度）和速度（张力发展速率和缩短速度）两个方面。这种通过改变心肌收缩能力来调节心室泵血功能的机制，称为等长自身调节。

在一定范围内，心率上升，SV 增加。心输出量既然是搏出量与心率的乘积，所以在一定范围内增加心率，可以提高心输出量。一般人心率超过 140~150 次/min，搏出量开始下降，当心率超过 180 次/min，心室充盈量明显减少，使搏出量大幅度减少，心率的增加不能补偿搏出量的减少，结果反而使心输出量下降。反之，如果心率过慢，减慢到 40 次/min 以下，尽管心舒张期很长，心室充盈度已达到限度，不可能提高搏出量，反而由于心率过慢而使心输出量减少。因此，只有心率在适应范围内，心输出量才能保持较高水平。

训练运动员在运动时，由于呼吸和肌肉运动等促进静脉血回心，心肌收缩有力和迅速，故搏出量可在心率超过 200 次/min 时减少。

在一定范围内，心输出量与运动强度呈线性相关。心输出量的增加取决于 SV 和 HR 两个因素。在逐级递增负荷的运动中，心率与运动负荷之间存在着良好的相关，而 SV 的增加则在 30%~40%VO_{2max}（心率大约为 120 次/min）的负荷时已达到峰值。提示，SV 的增加只在小负荷运动时对心输出量的增加有贡献，当运动强度增加到 40% VO_{2max} 以上时，心输出量的增加则全部依赖于心率的加快。

训练特别是耐力训练导致静息心率减少，而每搏输出量相应增加，以保持静息时的每分输出量不变。耐力训练导致亚极量运动时心率加快的幅度减小，而每搏输出量的幅度加大，总的效果是使每分输出量增加的幅度较无训练者为小，当进行极量运动时，有训练者所达到的最高心率与无训练者无差别或低（每分钟低 2~3 次），而每搏输出量明显大于无训练者，总的效果是有训练者的最大心输出量比无训练者高。

4. 心泵功能的储备　一般常人与优秀耐力运动员在静息状态下的心输出量并无差别，即使某些轻度心脏疾患的患者，静息时的心输出量与健康人也无明显差别。所以，评价一个人心泵功能的强弱，主要应看其心泵功能的储备。心泵功能储备（或称心力储备）是指个人在体力活动中，所能达到的最大心输出量与静息心输出量之差，即心输出量随机体代谢需要而增加的能力。心脏的储备能力取决于心率和搏出量可能发生的最大的变化程度。研究表明，运动训练对个体 HR_{max} 无影响，但能使静息心率降低，因而增大心率的储备，动用心率储备是心输出量调节中的主要途径，充分动用心率储备可使心输出量增加 1.5~2.0 倍。当心率过快时，心室舒张时间大大缩短，心室充盈量减少，从而使每搏输出量减少。搏出量是心室舒张末期容积与心室收缩末期容积之差，而心室舒张末期容积和收缩末期容积都有一定的储备量。人体剧烈运动时，由于交感肾上腺系统的活动加强，从而动用心率储备和收缩期储备使心输出量增加。心泵功能储备量的大小是反映人体承受运动负荷能力的重要标志。

三、运动训练和心脏能量代谢

运动训练诱导心脏适应性变化包括：安静状态和次强度运动下，心率减慢，左室舒张末舒张容积增加；长期的耐力训练可导致非病理性的心肌肥大，提高心室的功能，增加心脏抵抗缺血的能力。研究表明，合理耐力训练可增加糖酵解和氧化代谢的能力。

四、运动心脏的内分泌调节

运动性心脏重塑中发挥作用的心血管调节肽有心钠素、血管紧张素Ⅱ、内皮素、降钙素基因相关肽、胰岛素样生长因子、儿茶酚胺等。

1. 心钠素（Atrial Natriuretic Factor，ANF） 是心房肌组织分泌和产生的一种循环激素，其基本结构为多个氨基酸组成的活性多肽，具有利钠、利尿、舒张血管，改善心肌缺血的作用，可对抗去甲肾上腺素、血管紧张素、组织胺、咖啡因等引起的缩血管效应，对心血管功能起着重要的调节作用。其舒张血管的机制是抑制钙通道，减少 Ca^{2+} 内流，抑制肌浆网内 Ca^{2+} 释放，使细胞内 Ca^{2+} 浓度下降，血管平滑肌松弛。一般右心房 ANF 含量最高，其次为左心房、右心室、左心室，室间隔含量最低。除了心房与心室肌细胞及传导系统存有心钠素以外，冠状窦壁、主动脉弓及心肌毛细血管内皮细胞亦含有心钠素样免疫活性物质。某些心外组织，如肺、垂体、肾上腺及消化道也有少量心钠素免疫活性物质。

研究发现，经过不同强度耐力训练后，心房肌组织中心钠素含量均显著增高，但中等强度训练后增高更为显著；不同强度耐力训练后，心室肌组织中心钠素含量无明显改变，而血浆中心钠素含量均显著增高。最近研究又发现，心室组织细胞中心钠素的更新率较快，其合成的心钠素不经储存，直接释放入血。在急性运动中，无论是心率增快，血压增高，还是儿茶酚胺水平增高，都通过直接或间接诱发心房扩张或心房压增高而发挥作用，也就是说，心房扩张或心房压增高是刺激运动中心钠素分泌与释放增加的主要因素。耐力训练后肥大的心肌细胞中产生心钠素的功能结构增多，心钠素在心肌细胞中的产生、储备与分泌增多，且非调节式释放增多，尤其心房肌细胞中的储备更为明显。大多数的研究结果表明，激烈运动作为一种强烈的刺激因素，可诱发 ANF 内分泌的改变，其变化情况随着运动强度、持续时间和外部环境的不同而异。在一定的强度和持续时间范围内，随着运动强度和持续时间的增加，血浆 ANF 含量增加。而且 ANF 对心肌细胞，尤其是心肌细胞缺氧时具有明显的保护作用。因此，合理的运动训练有利于血浆 ANF 含量的增加，这对于改善心肌缺氧，调节运动中心血管系统的功能状态具有重要的意义。但心脏这种内分泌的适应性改变具有可溯性。

2. 内皮素（Endothelin，ET） 是一种由血管内皮细胞合成、释放的生物活性多肽。它由 21 个氨基酸组成，是迄今为止发现的体内最强的缩血管活性物质。它作用时间长久，范围广，不被 α_1 受体、H_1 受体及 5-HT 受体拮抗，可被异丙肾上腺素、心钠素及降钙素基因相关肽等激素抑制，是一种内源性长效血管收缩因子。内皮素还有强大的正性肌力作用，内皮素的正性肌力与缩血管作用可能与增加细胞外 Ca^{2+} 内流和细胞内肌浆网 Ca^{2+} 释放入胞质，使细胞内 Ca^{2+} 浓度增加有关。肾上腺素、血管紧张素、加压素的增加，以及缺血缺氧和内皮细胞的损伤均促进 ET 的分泌。激烈运动时，一方面，机体交感神经兴奋，刺激肾上腺激素分泌增加，血浆儿茶酚胺及血管紧张素浓度增加，从而刺激 ET 分泌的增加；另一方面，随着运动强度的增加，机体组织特别是骨骼肌和心肌缺血、缺氧和损伤的进一步加重，也可导致 ET 的释放、分泌增加。总之，运动是导致血浆内皮素浓度升高的因素之一，升高具有强度的依赖性。经过不同强度耐力训练后，心房肌组织中内皮素含量均显著增高，这与耐力训练组心房组织中心钠素含量改变一致。不同强度耐力训练后心室组织和血浆中内皮素水平均无显著增高，其原因为耐力型运动心脏协同与拮抗心钠素和儿茶酚胺的作用，保持运动心脏的血液动力学稳态。耐力训练后心房肌组织中内皮素含量增高，也提示心脏局部内皮素的改变是运动心脏肥大，收缩性增强及心动过缓的发生机制之一。

3. 降钙素基因相关肽（Calcitonin Gene Related Peptide，CGRP） CGRP 是 1983 年由 Rosenfeld 等发现的一种生物活性多肽，由 37 个氨基酸组成。CGRP 广泛存在于心血管系统中，心房分布高于心室，左心室高于右心室。在心血管中存在降钙素基因相关肽受体，以心房中降钙素基因相关肽特异受体密度最高，CGRP 是目前已知的最强的扩血管活性物质，其强烈的扩张血管作用对心肌缺血具有很强的保护作用，是调节心血管活动的重要生物活性物质。研究显示，经过不同强度耐力训练后，心房组织中降钙素基因相关肽含量增高，尤其中强度耐力训练后心房中降钙素基因相关肽的改变更为显著。而心室中降钙素基因相关肽含量虽然有所增高，但变化不显著。不同强度耐力训练后，血浆中降钙素基因相关肽含量明显增高，依然是中强度耐力训练后血浆中降钙素基因相关肽的改变较为显著。适宜强度耐力训练有利于运动心脏组织细胞中降钙素基因相关肽的产生、分泌与释放，对于运动心脏冠状循环的改善，心肌收缩性的增强，心输出量的增加以及心肌缺氧的保护均起重要作用。高强度耐力训练后心房和血浆降钙素基因相关肽消耗增加，降钙素基因相关肽水平反而降低，其变化与心钠素的改变一致，共同协同调节心脏自身的收缩性，加强心肌泵功能；调节冠状血管紧张性，改善心肌营养，防止心肌缺血的发生；调节心肌自律性，维持心脏正常舒缩功能；调节心肌结构的生长、增殖，产生心肌肥大，以适应运动中能量代谢的需求，提高有氧耐力。

4. 血管紧张素（Angiotensin，Ang） 心血管组织存在局部的肾素-血管紧张素系统（RAS），可以自身合成、释放肾素和血管紧张素，起着自分泌、旁分泌的作用。一般负荷运动时，心肌血管紧张素含量由 37% 升至 60%，过度运动时，心肌局部血管紧张素含量下降 23.9%，循环血管紧张素 II 升高 256.3%，血浆 RAS 活性升高 37.4%。心肌 Ang II 释放增加对心脏产生正性变力效应，提高心肌的收缩力，从而提高心泵功能，是机体应激状态下的一种代偿性反应。循环 Ang II 升高作用于血管壁内皮细胞及平滑肌细胞合成血管紧张素转换酶（ACE），激活 RAS，Ang II 刺激内皮细胞，与内皮细胞膜上特异受体结合，生成三磷酸肌醇（IP3），使细胞内 Ca^{2+} 浓度增加，引起冠状动脉收缩，加重心肌缺血、缺氧性损伤。长期耐力训练后，心肌组织 Ang II 含量有所增加，其中大强度训练组增加较为显著。综上所述，运动训练可以导致心肌组织 Ang II 的含量增加，ACE 活性增强，改善肾素-血管紧张素系统的功能，提高机体的运动性应激能力。

5. 胰岛素样生长因子（IGF） 是单链多肽，结构与胰岛素前体有部分同源，在细胞的增殖和分化中发挥调节作用，同时还有胰岛素样代谢和营养作用。目前研究已发现，心血管调节肽 IGF-1 在运动性心脏重塑发生过程中起上调作用，且这种上调作用在运动心脏发生的早期即已启动，心房和心室组织中 IGF-1 的调节作用在时间和方式上存有差异，心房 IGF-1 mRNA 在运动心脏重塑过程中发挥主要调节作用。

6. 儿茶酚胺 不仅作为神经递质释放入血，参与机体血流动力学、心脏射血功能及代谢调节，而且在心脏局部起神经内分泌作用，调节心源性激素的分泌以及心肌和血管平滑肌细胞的生长与增殖。运动开始就有交感肾上腺系统参与心血管机能变化、氧气和营养物质的供应及代谢过程的调节。由于交感神经兴奋和肾上腺髓质分泌功能增强，循环血中儿茶酚胺水平升高，增加心率和心肌收缩力，使心输出量增高。同时，使机体血液重新分布，内脏与皮肤血管选择性收缩，大量血液分配到运动肌肉，以适应运动时能量代谢的需求。随着运动强度的增大，血浆儿茶酚胺水平也不断增高，呈正相关关系。

总之，运动训练后产生的心脏激素与生物活性物质，作为局部激素在心脏本身发挥自分泌、旁分泌及胞内分泌作用，调节产生运动性心脏肥大，增加心肌收缩力，改善冠状动脉血管紧张性，改善心肌营养及功能代谢。同时，心脏通过周身分泌作用，作为循环激素，调节自身血流动力学稳态，维持运动心脏的舒缩功能，以适应运动中能量代谢的要求。不同类型运动心脏内分泌激素的产生部位、储存形式、分泌水平及功能范围存在差异。耐力型运动心脏的内分泌功能表现在心房和心室的心血管调节肽的产生、储存及分泌水平相应改变，对增强心肌泵功能、有氧能力、机体能量节省化状态及储备能力有着重要意义。力量型运动心脏的内分泌功能多表现在心室，在调节心肌结构增殖肥大，改善冠脉循环，加强心肌营养及功能代谢上起重要作用。

五、心脏病患者对运动负荷的反应

1. 心肌灌注 静息时侧支循环对严重狭窄的心外膜冠状动脉进行代偿，运动时，心输出量达最高，冠状动脉的侧支循环在低心输出量时已达最大程度的扩张，因而不能进一步增加血流量以适应代谢增加的需要，结果就发生内膜下心肌缺血。冠状动脉狭窄严重、缺血持续长者可能发生心肌梗死。最近研究发现，人体心肌灌注不足首要表现是心肌舒张功能障碍，其次是收缩功能障碍（二维切面超声可见室壁局部阶段性收缩、舒张功能异常）。随后是左室舒张末压上升，顺应性下降。再次是心电图变化，ST 段下降，最后在缺血累积一段时间后才出现胸痛症状。胸痛症状可能与代谢产物刺激有关。研究发现，左室舒张末压上升的幅度与冠状动脉病变严重程度间存在正相关。

2. 血压 除原有心肌梗死外，不论左室功能正常与否，冠心病患者均有外周阻力增加的倾向。冠心病患者在静息时血压可正常或轻微下降。运动时心脏不能有效增加心输出量，反射性增加外周阻力。已发现 41~46 岁冠心病患者运动时血压增加幅度较大。收缩压上升与心肌灌注不良有关。随负荷量的增加，血压过早下降可作为识别冠状动脉病变或左冠状动脉严重病变的指标。

3. 心率 运动时冠心病患者的心率增快受多种因素的影响。相同负荷量冠心病患者心率加快的程度比正常人高，心率与全身状况密切相关。冠状动脉病变严重者最大心率比预计值低。部分冠心病患者运动心率达不到预计心率，这些患者心肌梗死发生率较心率变化正常者高。正常人心率与冠状动脉血流同时增加。心率与心肌耗氧之间相关性良好。

4. 每搏输出量 正常人运动时左室射血量增加，如冠状动脉狭窄不重，运动时左室每搏输出量变化不大。冠状动脉病变严重或双支病变，运动时心搏量不能维持正常，心脏收缩舒张容量增加，每搏输出量与射血分数均下降，心输出量下降，收缩压下降。

5. 心电活动 心肌缺血严重影响其代谢，心肌高能磷酸化合物水平下降，结果钠泵失活，细胞内水钠潴留，细胞外处于高钾状态，细胞内乳酸堆积。上述原因均影响细胞膜离子通道，从而影响心肌细胞除复极，影响冲动的形成与传导。

6. 心绞痛　据临床研究，1000 例运动试验发现运动诱发心绞痛者占 37%。另有 2703 例运动试验阳性者中心绞痛在运动中发作者仅占 26%。

六、运动心脏的可复性

众所周知，长期运动训练可产生心脏形态结构、收缩功能及内分泌功能的适应性改变。而运动心脏的适应性改变是心力储备增强的功能结构基础。目前研究表明，完全停止训练后运动心脏的某些适应性改变消失，基本复原到正常水平。主要表现在以下几个方面。

（1）心脏重量下降，基本恢复到正常对照水平，运动心脏肥大的适应性反应消退。

（2）心肌细胞线粒体数量下降，线粒体功能结构退化，运动心脏氧化代谢和能量产生的功能结构的适应性反应消退。

（3）心肌组织中毛细血管与肌纤维的比值下降，毛细血管腔的表面积密度和体积密度降低。

（4）心肌细胞中特殊分泌颗粒体密度和表面积密度下降，心钠素、降钙素基因相关肽的产生、分泌及释放水平下降。

（5）每搏心输出量和最大摄氧量下降。

与病理心脏不同，运动心脏结构与功能的适应性重塑并非永久性改变，是可恢复的，具有可复性。

第二节　心脏康复运动的作用机制

心脏康复运动对于心血管疾病的预防和治疗作用机制，涉及整体、器官、细胞和分子水平。

一、康复运动对外周和心血管的影响

1. 外周效应　运动可增加肌肉内毛细血管的密度、开放的数量和直径，相对增加运动肌肉血液、细胞液体交换的弥散面积和效率，提高骨骼肌对氧摄取能力，从而减轻心脏的做功负荷，促使肌肉发生适应性改变。运动训练后，肌细胞中线粒体数量增多、质量提高，表现为线粒体外层色素深度增高、嵴数量增加、细胞色素及氧化酶含量增多、活性增强，骨骼肌利用氧的能力提高。运动还可增加肌细胞表面被激活的胰岛素受体数量，使肌肉中细胞能量代谢的效率增强，相对减少对血流的需求。长期运动治疗可降低运动中神经活动的兴奋性，血液中儿茶酚胺含量降低，心率变慢，耗氧量降低。

2. 心脏功能的适应性改变　关于冠心病康复运动改善心脏功能的研究，已开展了大量的人体研究和动物实验，证实了康复运动产生的心血管适应性变化主要是周围或

系统循环的训练效应。康复运动逆转心肌负性变速作用，是由于左心室肌球蛋白同工酶从慢型即低活性的三磷酸腺苷酶 V_2 和 V_3 型转变成快型即高活性的三磷酸腺苷酶 V_1 型，使心肌纤维缩短速度加快。有氧运动具有增加冠状动脉血流，降低血小板聚集，维持血管再通，预防经皮冠状动脉腔内血管成形术（PTCA）术后再狭窄及改善心功能的作用。长期有氧运动可降低血中的儿茶酚胺水平和外周血管张力，减轻心脏负荷，使心功能得到改善。

3. 冠状动脉的影响　康复运动后冠状动脉结构变化表现在近端冠状动脉增粗，冠状动脉横切面积加大，冠状动脉侧支循环血流明显增加。血管狭窄后再进行运动，其冠状动脉侧支血管生长最明显。运动通过调节冠状动脉内皮功能，增强了血流和血管的储备能力；可使心肌毛细血管密度增加，血管向缺血部位延伸，提高心肌的血液灌注，从而改善心肌缺氧的现象，加速冠状动脉侧支循环的形成，使冠状动脉血流量增高；还可引起更多的冠状动脉侧支吻合、微血管的基底膜变薄；运动还可改善氧气运送能力，改善心肌缺血，促进侧支循环的形成，稳定患者情绪，改善生活质量。康复运动结合低脂饮食可延缓冠状动脉粥样硬化的发生与发展。

4. 冠状血管调节能力的适应性变化　一氧化氮（NO）、血浆内皮素-1（ET-1）、降钙素基因相关肽（CGRP）具有广泛的心血管效应，它们均有可能直接或间接参与运动耐力的调节。NO 主要由内皮细胞合成，其作用主要包括舒张血管，降低血压，抑制血管平滑肌增殖以及维持其正常的有丝分裂，抑制血小板黏附、聚集以防止血栓的形成。CGRP 是目前已知的最强的舒血管物质之一，对心血管系统起着重要的生理调节作用。冠心病有氧的康复运动训练，可改善血管内皮功能及 NO/ET-1 比例，改善心功能。血管内皮细胞合成、释放的前列环素（PGI_2）有抗血小板聚集和舒张血管的作用。血栓烷 A_2（TXA_2）主要是由血小板微粒合成并释放的，具有强烈促血管收缩和血小板聚集作用。冠心病患者通过循序渐进的康复运动，可改善基础和次极量运动的 PGI_2-TXA_2 比例，对冠状动脉有一定的保护作用。

5. 对内皮祖细胞作用　内皮祖细胞（EPCs）是一种在维持内皮功能、血管发生、血管形成过程中起重要作用的细胞。大量研究表明，康复运动可使循环 EPCs 数量增加，使其从骨髓中进入外周血，参与血管内皮的修复、重建，从而维持正常的血管内皮功能。研究发现，因 EPCs 数量和功能下降导致的内皮功能紊乱是影响心血管疾病发生、发展的重要因素。因此，康复运动对 EPCs 的影响作为心脏康复的核心内容具有重要意义。在常见心血管疾病的患者中，康复运动能够通过动员 EPCs 至外周血修复血管内皮结构、稳定内皮功能，发挥改善心血管功能的作用。

6. 对心血管疾病血管紧张素的影响　研究发现，适宜的运动可以使血管紧张素Ⅱ、内皮素水平下降，降低肾素-血管紧张素-醛固酮系统及交感神经系统的兴奋性，从而减少心肌损害及延缓心室重构。

7. 降低冠心病危险因素　研究表明，有氧运动可降低血清总胆固醇、三酰甘油和低密度脂蛋白浓度，使血脂代谢平衡稳定，延缓冠脉粥样斑块形成。运动可改善老年人胰岛素反应性，提高胰岛素活性的同时伴有肌浆膜的葡萄糖转运蛋白和 mRNA 增高。有氧和无氧运动都可激活纤溶系统，提高血液纤溶蛋白活性，促进纤溶系统血管型激活剂的释放，并降低纤溶抑制剂。有氧运动可使运动肌中毛细血管大量开放，从而降低外周血管的阻力，降低血压，还能提高心钠素的分泌，而心钠素有利尿、排钠的作用，从而进一步降低血压。在运动过程中，肌肉收缩还产生一些化学物质（如组胺、三磷酸腺苷等），有扩张血管作用，有助于降低血压。

8. 生活质量的影响　以体力训练为基础的心脏康复计划的实施可以改善冠心病患者的心脏储备功能，减少与运动有关的症状并且减轻患者的残疾，提高冠心病患者的生活质量。

此外，有氧运动能够通过减少红细胞聚集、降低血液黏稠度等改善血液流变性，减轻脂质过氧化反应，减轻机体炎性反应，提高心肌抗氧化能力等，有效地防治动脉粥样硬化。也能通过增加血管生长因子浓度诱导新生血管形成改善心肌血流供应，抑制心肌细胞凋亡。同时调节患者心理及精神状态，达到综合改善心脏功能、促进心脏康复的目的。

二、早期康复运动对急性心肌梗死（AMI）的影响

20 世纪 60 年代初，美国，西欧、北欧国家等多国心脏病专家开始重视 AMI 患者的早期分级活动方案，并阐述这一方案的有效性和安全性。Wenger 等首先提出住院 AMI 患者 14 步康复程序，1980 年又修改为 7 步康复程序。20 世纪 80 年代后，发达国家对 AMI 无合并症患者大多实施 2 周康复方案。患者的住院时间从 14 d 缩短到大约 10 d。目前主张无并发症的 AMI 患者的住院日可缩短至 4~5 d。随着研究的深入，心肌梗死后早期活动的时间限制已经被放宽，而且被证实是安全的。

1. 减少长期卧床的不利影响　长期卧床会给机体带来很多不利影响，出现运动不足病或失用综合征，表现为：①气体交换功能下降，排痰功能障碍，肺炎和肺栓塞发生率升高等；②运动耐力降低；③血栓机会增加；④食欲减退，胃肠蠕动减弱，引起排便困难和便秘。研究证明，7~10 d 的卧床休息，循环血容量减少 700~800 mL，出现直立性低血压和反射性心动过速；3 周的卧床休息体力工作能力降低 20%~25%；大约 1/3 心肌梗死病患者卧床休息时，下肢静脉易形成凝血块。卧床休息 1 周，肌肉收缩力减少 10%~15%。长期卧床会产生或加重焦虑和压抑等心理反应。心肌梗死患者合并焦虑状态占 35.2%，抑郁状态占 36.5%，部分心电图出现 QT 间期延长，Holter 监测可见到多种早搏、短阵室速，甚至恶性心律失常。上述不利影响互为因果，形成恶性循环。大量临床实践已证明，早期活动可有效防止这些不良反应，改善心肌供血，提高心脏的储备能力。

2. 提高运动能力，改善患者的生活质量　运动可扩张肢体血管，改善线粒体功能，提高运动储备。大量研究已经证实，通过康复训练，AMI 患者运动耐受时间延长，运动能力的提高平均达 15%~25%。

3. 减少冠状动脉事件的复发　研究证实，心脏康复治疗可降低 AMI 患者 QT 间期离散度，改善心率变异性，减少心肌梗死后严重心律失常和猝死的发生。早期活动可使血流加速，促进侧支循环建立，有利于坏死心肌的修复；可以减少心肌耗氧量，提高心肌缺血阈值，增加心血管储备能力。进行康复运动后患者心绞痛阈值提高，机体

儿茶酚胺水平降低，室颤阈值提高，猝死的危险降低。运动可以减轻体重，降低血压，降低低密度脂蛋白和三酰甘油，增加高密度脂蛋白，增加纤维蛋白溶酶的活性，降低全血黏度，提高机体对胰岛素的敏感性，改善糖代谢。总之，康复运动可减轻冠状动脉危险因素，延缓动脉硬化的进程甚至使之逆转。

4. 减少病死率　荟萃分析证实心脏康复可以将心肌梗死病死率减少 20%～25%。心肌梗死后的康复运动可以减少 28% 的死亡率，但死亡率的减少约 50% 是得益于吸烟、高血压、高血脂等危险因素的控制，另 50% 的原因可能是由于运动使安静时心率下降、心肌耗氧量下降以及运动减少了血小板的聚集，改善了心肌的灌注。

5. 改善冠状动脉血流，增强心功能　康复运动可使冠心病患者同位素显示的心肌血液灌注改善，改善血脂异常情况。此外，康复运动还对内分泌产生影响，促使微小血管舒张，心肌灌注改善。

6. 改善患者的身心状态　早期活动可增加患者信心，保持乐观稳定情绪，降低抑郁的发生率，明显改善生活质量。许多研究证实，康复运动可改善患者的运动能力，提高最大耗氧量，并降低同等强度负荷活动时的耗氧量，改善患者生活质量。

三、对冠心病血运重建术后患者的影响

1. 预防再狭窄　冠心病介入术后再狭窄的发生机制主要包括血栓形成、内膜增生及血管重塑。运动可能参与了抑制血管内膜增生、一氧化氮合成酶（NOS）活性增加，使血管平滑肌抑制因子 NO 合成增加，对预防 PCI 术后血管细胞增生起重要作用。

2. 改善心脏功能　以运动为核心的康复措施，可以提高射血分数，增强心肌收缩力，降低后负荷，增加极量运动中的每搏输出量，从而明显改善心功能，提高生存质量，改善患者预后。

3. 提高生存质量　通过对冠心病介入患者康复运动有氧能力的观察，早期康复运动能获得较好的有氧运动能力，在疾病的恢复期有助于承受日常生活活动和改善生存质量。

4. 延缓动脉粥样硬化进程　运动疗法能明显提高冠心病 PTCA 患者的运动耐受力，降低其血脂水平，改善其预后。

5. 改善自主神经功能　运动为基础的心脏康复对 PTCA 后患者的最大心率和心率恢复方面都有较大的改善，能改善 PTCA 或支架术后冠心病患者心脏自主神经功能。

6. 减少心血管不良事件　康复运动可以降低冠状动脉血栓形成的危险，降低心血管的危险因素，提高冠状动脉血流的储备能力，降低儿茶酚胺的水平和肾上腺素的分泌，改善心功能，从而减少了心血管不良事件。

四、康复运动对心律失常的影响

康复运动训练可以有效地改善心律失常患者的运动能力。对心律的作用包括康复运动对心律失常的疗效和心脏起搏、除颤器对心律失常的作用，以及康复疗法对植入心脏起搏、除颤器患者的作用。通过运动康复及起搏器的最适当心率设定，可改善运动耐量，作为实施心脏康复的目的，为了能更好地改善运动耐量，在进行运动康复外，

有必要根据运动负荷进行起搏器最适当心率的设定。

康复运动对心律失常的作用：

（1）因心肌缺血的改善，心律不齐出现阈值上升。

（2）降低交感神经紧张，减少血中儿茶酚胺。

（3）提高副交感神经活性。

（4）降低 β 受体感受性。

（5）改善心脏功能。

（6）超速抑制的抑制效果。

（7）改善包含脂质的能量代谢。

（8）改善精神紧张。

五、康复运动对慢性心力衰竭患者的影响

1. 外周效应　改善个体骨骼肌的氧摄取、利用能力，并增大机体摄氧量，从而改善其机体血流动力学。

2. 改善冠状动脉侧支循环　促进冠状动脉侧支形成、舒缩，增强其冠状动脉血流量和心搏量，从而改善其心脏射血分数、电稳定性，延缓其动脉粥样硬化性病变的产生、发展。康复运动不但可改善机体无氧阈值、氧摄取量，还可增强其血管扩张能力，纠正其运动期间的血压反应，最终改善其通气模式，增强骨骼肌量。

3. 改善 CHF 患者血流动力学，改善心脏功能，逆转心室重构　荟萃分析表明，长期有氧运动训练（≥6 个月）能改善 HF 患者的 LVEF、心输出量、舒张末容积（EDV）和收缩末容积（ESV），长期有氧运动可轻度逆转左心室重构；高强度有氧间断训练能够更大程度地改善收缩功能（LVEF 增加 10%，舒张末容积降低 18%）。

4. 改善 CHF 患者心肺储备功能　运动训练除了改善舒张性心力衰竭患者的运动耐力和生活质量，同时可逆转心房重构和改善舒张功能。

5. 改善 CHF 患者的生活质量　HF-ACTION 的 2331 例 CHF 患者多中心临床研究表明，运动治疗可以明显改善患者的生活质量，这种改变主要发生在早期并持续整个过程。还发现运动训练可适度改善 CHF 患者的抑郁症状。

6. 调节 CHF 患者自主神经，降低炎性因子水平，改善其神经内分泌环境　据相关研究证明，运动疗法可提升人体副交感神经活动，改善其血管内皮功能，并提升心肌、骨骼肌有氧代谢能力，从而改善其心功能与运动耐量。运动康复对心力衰竭患者作用不仅改善血浆及组织细胞因子，包括肿瘤坏死因子 α、白介素-1β、IL-6、基质金属蛋白酶-1、基质金属蛋白酶-9 等，还可以抑制内皮细胞凋亡。

第三节　康复运动处方的制定

心脏康复运动是指导心脏病患者有目的、有计划和科学地运动锻炼的一种方法。根据患者检查资料（包括运动试验和体力测验），按其健康、体力以及心血管功能状

况，用处方的形式规定运动种类、运动强度、运动时间及运动频率，提出运动中的注意事项。个体最佳的运动处方可由被评价患者对运动试验的客观反应来确定。包括心率（HR）、血压（BP）、主观感觉疲劳程度（RPE）、对运动的主观反应、递增负荷试验（GXT）测定的功能能力、心电图（ECG）等。运动处方的最终目标是针对每一具体个体制订特殊的运动方案。

一、运动处方的特点

1. 目的性强 运动处方有明确的远期目标和近期目标，运动处方的制定和实施都是围绕运动处方的目的进行的。

2. 计划性强 运动处方中运动的安排有较强的计划性，在实施运动处方的过程中容易坚持。

3. 科学性强 运动处方的制定和实施过程是严格按照康复体育、临床医学、运动学等学科的要求进行的，有较强的科学性。按运动处方进行运动能在较短的时间内，取得较明显的康复效果。

4. 针对性强 运动处方是根据患者的具体情况来进行制定和实施的，有很强的针对性，康复效果较好。

5. 普及面广 运动处方简明易懂，容易被大众所接受，收效快，是进行康复的理想方法。

二、运动处方的基本原则

1. 因人而异的原则 运动处方必须因人而异，切忌千篇一律。要根据每个患者的具体情况制定出符合个人身体客观条件及要求的运动处方。在心脏病不同的病期，运动处方不同；同一时期在不同的功能状态下，运动处方也应有所不同。

2. 有效的原则 运动处方的制定和实施应使心脏病患者的功能状态有所改善。在制定运动处方时，要科学、合理地安排各项内容；在运动处方的实施过程中，要按质、按量认真完成训练。

3. 安全的原则 在制定和实施运动处方时，应严格遵循各项规定和要求，以确保安全。

4. 全面的原则 运动处方应遵循全面身心健康的原则，在运动处方的制定和实施中，应注意维持人体生理和心理的平衡，以达到"全面身心健康"的目的。

四、运动处方的内容

运动处方的内容应包括运动种类、运动强度、运动时间、运动频率、运动进度及注意事项等。

1. 运动种类 运动处方的运动种类可分为耐力性（有氧）运动、力量性运动及伸展运动和健身操。

耐力性（有氧）运动是运动处方最主要和最基本的运动手段。有氧运动的项目有步行、慢跑、走跑交替、上下楼梯、游泳、自行车、功率自行车、步行车、跑台、跳绳、划船、滑水、滑雪、球类运动等。

力量性运动根据其特点可分为：电刺激疗法（通过电刺激，增强肌力，改善肌肉的神经控制）、被动运动、助力运动、免负荷运动（即在减除肢体重力负荷的情况下进行主动运动，如在水中运动）、主动运动、抗阻运动等。抗阻运动包括：等张练习、等长练习、等速练习和短促最大练习（即等长练习与等张练习结合的训练方法）等。

伸展运动及健身操的作用有放松精神、消除疲劳，改善体型，防治高血压、神经衰弱等疾病。伸展运动及健身操的项目主要有：太极拳、保健气功、五禽戏、广播体操、医疗体操、矫正体操等。

心脏康复运动方式应将改善心肺功能和增进心血管健康的有氧运动，如心肺和局部肌肉的耐力运动、力量和阻力运动、灵活性运动和协调运动等有机结合起来。既往对心脏病患者进行紧张有节律的有氧运动研究较成熟，近年来对过去曾认为是心脏病患者禁忌的运动如力量、阻力运动也被有选择地编入康复方案中去，并与等张运动有机结合，循环进行，称为循环训练，这不仅能提高心血管功能，还能增强肌力和局部的耐力，对今后从事职业和进行较高强度的活动是有利的。研究指出这种康复运动应在心肌梗死 7~8 周后进行，首先通过症状限制性运动试验排除禁忌证。运动应是低水平的力量训练，适用于临床稳定的低危心脏病患者。力量运动在康复方案中占的比例小，宜用心率、心率收缩压乘积（RPP），监测力量训练中的心肌耗氧量。力量运动方案在医学监测下进行是安全的，而且经过训练后在一定肌力和静态用力时心脏病患者能安全完成职业和业余活动。

初始运动处方制定，可先以第一组运动开始，然后通过个体对运动适应程度和临床症状而定，抗阻练习如举重训练不被认为是可以提高 VO_{2max} 的运动，但可作为适宜运动计划中的重要部分，循环力量训练，指在力量练习中 15~30 s 的间歇 10~15 次的重复运动，这可使 VO_{2max} 平均提高 5%，因此不能作为提高心肺耐力的一般常规方法。康复计划的早期阶段，进行轻松、个体能量消耗相对较低的运动，如走步，骑车，特别是跑台与功率自行车。运动强度以简便易控为理想。训练的早期阶段，充分考虑在技术水平前提下，也可应用能量消耗率与运动技术有较高相关性、个体可保持一定强度的运动，如游泳与越野滑雪。

2. 运动强度　运动强度是指单位时间内的运动量，即运动强度＝运动量/运动时间。而运动量是运动强度和运动时间的乘积，即运动量＝运动强度×运动时间。运动强度可根据最大摄氧量的百分数、代谢当量、心率、自觉疲劳程度等来确定。

运动强度是设计心脏病患者运动处方中最重要和困难的部分，所采取的各种定量测定和估计运动强度的方法，取决于康复临床的需要，因人而异，应定期调整和修订。①临床常用的估计方法有 Borg 的自觉运动强度分级表（RPE），研究证明 RPE 与心率、摄氧量、肺通气量和乳酸水平呈线性相关，12~13 级相当于最大心率的 60%，16 级相当于 90%，应在 2~16 级范围内运动，参加者在训练过程中掌握了心率与 RPE 之间关系后，可用 RPE 来调节运动强度。②小于 70% 最大氧摄量的持续运动时，血中乳酸不增高，肾上腺素和去甲肾上腺素保持在较低水平，是安全取得训练效应的运动强度。但临床研究发现由最大摄氧量的百分数测得运动强度是不适用于使用 β 受体阻滞剂的冠心病患者，因其心率与运动强度以及心率与氧摄量不呈线性关系，传统用心率估测运动强度往往过高，并不能得出理想的运动强度。③无氧阈（AT）是较安全、标准化和取得运动效应的可靠指标，它是不受主观影响的指标，AT与耐力运动有关，可作为耐力能力和生活质量有用的指标。冠心病患者在接近AT值时的运动训练可确保训练是有氧的，并能明显改善心肺功能，而不出现高强度的不适感。冠心病患者的无氧阈值大约为60%最大摄氧量或60%~70%最大心率。④在制定运动处方时，如已测出某人的适宜运动强度相当于多少代谢当量（METs），即可找出相同MET的活动项目，写入运动处方。⑤在运动处方实践中，一般来说达最大运动强度时的心率称为最大心率，达最大功能的60%~70%时的心率称为"靶心率"或称为"运动中的适宜心率"，也称为"目标心率"，是指能获得最佳效果并能确保安全的运动心率。为精确地确定各个患者的适宜心率，须做运动负荷试验，测定运动中可以达到的最大心率或做症状限制性运动试验以确定最大心率，该心率的70%~85%为运动的适宜心率。

靶心率也可用公式推算法和耗氧量推算法。

公式推算法：以最大心率的65%~85%为靶心率，即靶心率=（220-年龄）×65%（或85%）。年龄在50岁以上，有慢性病史的，可用：靶心率=170-年龄；经常参加体育锻炼的人可用：靶心率=180-年龄。

例如：年龄为40岁的健康人，其最大运动心率为：220-40=180次/min，适宜运动心率为：下限为180×65%=117次/min，上限为180×85%=153，即锻炼时心率在117~153次/min之间，表明运动强度适宜。

耗氧量推算法：人体运动时的耗氧量、运动强度及心率有着密切的关系，可用耗氧量推算靶心率，以控制运动强度。大强度运动时相当于最大摄氧量的70%~80%（即70%~80%VO$_{2max}$），运动时的心率为125~165次/min；中等强度运动相当于最大摄氧量的50%~60%（即50%~60%VO$_{2max}$），运动时的心率为110~135次/min；小强度运动相当于最大摄氧量的40%以下（即<40%VO$_{2max}$），运动时的心率为100~110次/min。在实践中可采用按年龄预计的适宜心率，结合锻炼者的实践情况来规定适宜的运动强度。

在等张练习或等速练习中，运动量由所抗阻力的大小和运动次数来决定。在等长练习中，运动量由所抗阻力和持续时间来决定。在增强肌肉力量时，宜逐步增加阻力而不是增加重复次数或持续时间（即大负荷、少重复次数的练习）；在增强肌肉耐力时，宜逐步增加运动次数或持续时间（即中等负荷、多次重复的练习）。

有固定套路的伸展运动和健身操，如太极拳、广播操等，其运动量相对固定。太极拳的运动强度一般在4~5METs或相当于40%~50%的最大吸氧量，运动量较小。增加运动量可通过增加套路的重复次数或加大动作的幅度等来完成。一般的伸展运动和健身操的运动量可分为大、中、小3种。小运动量是指做四肢个别关节的简单运动、轻松的腹背肌运动等，运动间隙较多，一般为8~12节；中等运动量可做数个关节或肢体的联合动作，一般为13~20节；大运动量是以四肢及躯干大肌肉群的联合动作为主，可加负荷，有适当的间歇，一般在20节以上。

3. 运动时间 运动处方中的运动时间是指每次持续运动的时间。美国运动医学会建议运动持续时间应在 15~60 min，其中达到靶心率时间应有 5~15 min 以上，持续时间 20~30 min 效果更好。在计算间歇性运动的持续时间时，应扣除间歇时间。间歇运动的运动密度应视体力而定，体力差者运动密度应低；体力好者运动密度可较高。冠心病患者身体机能不同，每次运动时间要根据自身耐受程度来定，最好以运动处方结合主观运动强度来决定运动时间，以"稍感费力"11~13 次为度，每周 3 次，20~40 min/次为佳。对于身体素质差者进行间歇性运动，少量多次。

运动量由运动强度和运动时间共同决定（运动量＝运动强度×运动时间），在总运动量确定时，运动强度较大则运动时间较短，运动强度较小则运动时间较长。较大运动强度适用于年轻及体力较好者，较小运动强度适用于老年及体力较弱者。年轻及体力较好者可由较高的运动强度开始锻炼，老年及体力较弱者由低的运动强度开始锻炼。运动量由小到大，增加运动量时，先延长运动时间，再提高运动强度。

力量性运动的运动时间主要是指每个练习动作的持续时间。如等长练习中肌肉收缩的维持时间一般认为 6 s 以上较好。促最大练习是负重伸膝后再维持 5~10 s。在动力性练习中，完成一次练习所用时间实际上代表动作的速度。

成套的伸展运动和健身操的运动时间一般较固定，而不成套的伸展运动和健身操的运动时间有较大差异。如 24 式太极拳的运动时间约为 4 min；42 式太极拳的运动时间约为 6 min；伸展运动或健身操的总运动时间由一套或一段伸展运动或健身操的运动时间、伸展运动或健身操的套数或节数来决定。

4. 运动频率　在运动处方中，运动频率常用每周的锻炼次数来表示。运动频率取决于运动强度和每次运动持续的时间。美国运动医学会建议每周 3~5 次的运动频率。最低的运动频率为每周锻炼 2 次。运动频率更高时，锻炼的效率增加并不多，而有增加运动损伤的倾向。

频率与运动的强度和持续时间均有关联，因此确定时要依靠这两个变量。但是，心脏功能能力是最重要的。心脏功能能力（FC）<3 METs 的患者能从日常的短时间的多次运动受益；每天 1~2 次对于 FC 在 3~5 的个体是最适宜的；对于 FC>5 的个体，我们推荐每周进行 3~5 次的运动。每周运动的次数明显地受能量消耗的希望程度、参加者的个人喜好和参加者生活方式所影响。

小运动量的耐力运动可每天进行，力量练习的频率一般为：每日或隔日练习 1 次，伸展运动和健身操的运动频率一般为每日 1 次或每日 2 次。

5. 运动进度　在运动处方中，运动的形式、强度和时间可有多种变化，如耐力和力量性运动。一次运动可分为准备、练习、结束三部分。准备部分用小强度的活动调节生理功能以适应练习部分，避免大强度运动后发生运动损伤；练习部分为治疗的主要部分，运动心率需达到靶心率至少维持在 20~30 min；结束部分属放松活动，防止血液积聚肢体，导致回心血量减少而出现临床症状。

一般根据运动处方进行适量运动的患者，经过一段时间的运动练习后（大概 6~8 星期），心肺功能应有所改善。这时，无论在运动强度和运动时间方面均应逐渐加强，所以运动处方应根据个人的进度而修改。运动处方的耐力运动可划分为 3 个阶段：初级阶段、进展阶段和保持阶段。

初级阶段：指刚刚开始实行定时及有规律的运动的时候。在这个阶段并不适宜进行长时间、多次数和程度大的运动。以大部分人来说，最适宜采取强度较低、时间较短和次数较少的运动处方。

进展阶段：指经过初级阶段的运动练习后，心肺功能已有明显的改善，而改善的进度则因人而异。在这个阶段，一般人的运动强度都可以达到最大摄氧量的40%~85%，运动时间亦可每2~3周便加长一些。

保持阶段：在训练计划大约进行了6个月之后出现。当达到这一阶段，应该重新审视训练计划的目标，并建立新目标。

6. 注意事项 耐力性（有氧）运动的注意事项包括以下几方面：①在耐力性（有氧）运动处方中，应有针对性地提出运动禁忌证。如心脏病患者运动的禁忌证有：病情不稳定的心力衰竭、急性心包炎、心肌炎、心内膜炎、严重的心律失常、急性冠脉综合征、严重的高血压、不稳定的血管栓塞性疾病等。②在耐力性（有氧）运动处方中应指出须立即停止运动的指征，如心脏病患者在运动中出现以下指征时应停止运动：运动时上身不适，运动中无力、头晕、气短，运动中或运动后关节疼痛或背痛等。③在耐力性（有氧）运动处方中，须对运动量的监控提出具体的要求，以保证运动处方的有效和安全。④要求做充分的准备活动。⑤明确运动疗法与其他临床治疗的配合，如糖尿病患者的运动疗法须与药物治疗、饮食治疗相结合，以获得最佳的治疗效果。运动的时间应避开降糖药物血浓度达到高峰的时间，在运动前、中或后，可适当增加饮食，以避免出现低血糖等。

力量性运动的注意事项：①力量练习不应引起明显疼痛。②力量练习前后应做充分的准备活动及放松整理活动。③运动时保持正确的身体姿势。④注意肌肉等长收缩引起的血压升高反应及闭气用力时心血管的负荷增加。有轻度高血压、冠心病或其他心血管系统疾病的患者，应慎做力量练习；有较严重的心血管系统疾病的患者忌做力量练习。⑤经常检修器械、设备，确保安全。

伸展运动和健身操的注意事项：①应根据动作的难度、幅度等，循序渐进、量力而行。②指出某些疾病应慎采用的动作。如高血压病患者、老年人等应不做或少做过分用力的动作及幅度较大的弯腰、低头等动作。③运动中注意正确的呼吸方式和节奏。

五、运动处方制定程序

冠心病运动处方的制定程序包括：一般调查、临床检查和功能检查、运动试验及体力测验、制定运动处方、实施运动处方、运动中的医务监督、运动处方的修改步骤。前3个程序参见冠心病康复功能评估章节。

制定科学的运动处方和实施合理的运动治疗，才能保障运动治疗对冠心病患者安全并且有效。因为运动量过低时，起不到对心血管中心效应和周围效应的良性作用；而运动量过大，可能会使心血管超负荷，引发运动带来的心血管风险。

在制定运动处方时，需要考虑患者的以下情况。①年龄、性别：年龄预计的最大心率（220-年龄）随年龄增长而降低，女性的运动强度可能比男性稍低；②病情和功能储备：每一位患者的病情都有所差异，尤其需要考虑心功能、冠状动脉供血情况、缺血心肌的范围、药物对心率及血压的影响，以及功能储备，等等；③康复治疗目标：巩固康复成果，控制危险因素，改善或提高体力活动能力和心血管功能，恢复发病前的生活和工作；④生活习惯和爱好：制定运动的类型需要考虑患者的生活环境、社区的运动条件，而且尽可能地满足患者的运动爱好，增强运动乐趣；⑤运动试验提供的参数：相对于静息状态下的其他心血管检查，心电图运动负荷试验更能反映患者运动耐量、运动时血流动力学参数（心率、收缩压／舒张压以及冠脉功能等）、心电图 ST 段改变（缺血范围、程度、时间）和发现潜在的心律失常、限制运动能力的临床指征或症状、药物对心率血压的影响，排除运动潜在风险。正确评估冠心病患者的上述情况对指导运动处方尤为重要。

康复运动患者的临床监护内容包括：①患者的病史，目前的病情；②目前服用的药物（尤其是 β 受体阻滞剂）；③监测心率、血压、心电图、体重；④监测患者运动中的反应；⑤了解自我感觉劳累强度及患者的自我监测（心绞痛、呼吸症状、眩晕、恶心、无力等）。

运动处方的制定应随者病情及康复进程进行重新评估，据评估结果修改运动处方内容。

第五章　中医外治技术

第一节　中医外治技术的发展和作用

中医外治技术内容丰富、范围广泛、历史悠久，是中医学的重要组成部分。常见外治法有贴法、涂法、敷法、发疱法、擦法、揉法、熨法、熏法（煎汤熏或烧烟熏两种）、蒸法、浴法、洗法、扑法、吹法、搐法、滴法、塞法、导法、嚏法等。准确恰当地选择和应用中医外治技术对于心血管病患者生理、心理及社会情况的恢复有重要意义。

一、中医外治技术的历史

外治技术起源于远古时代。远古人类多以草木、树皮、泥土敷扎伤口，以砭石、骨针放血、排脓、清创等进行治疗，是最早最原始的外治方法。我国现存最早的古医书《五十二病方》，载有治疗痈疽疮疡、皮肤疥癣、痔瘘赘疣时采用膏剂敷贴法、散剂烟熏法、药浴法、灸法、砭法、角法（相当于拔罐法）以及按摩法等。《内经》记载的外治技术有砭石、九针、火焫、导引、按摩、灸、熨、渍、浴、蒸、涂、嚏等，并开创了膏药的先河。《伤寒论》创用了塞鼻、灌耳、舌下含药、润导、粉身等法。《太平圣惠方》记载有浴碟、膏摩等法。孙思邈《千金要方》所用外治术，共有 27 种之多，"变汤药为外治，实开后人无限法门"。明清时外治技术趋于成熟，清代吴谦《医宗金鉴·正骨心法要旨》："有瘀血者，宜攻利之；亡血者，宜补行之；但出血不多亦无瘀血者，以外治之法治之。"吴师机所著的《理瀹骈文》是最具影响的一部外治专著，载方 137 首中，治疗 33 种内科疾病的外治膏药就有 94 方，占 69%。《理瀹骈文》，集《内经》至清代外科技术之大成，对外治方药进行了系统的整理和理论探讨，初步完善了外治理论。

二、中医外治作用机制

中医外治的作用机制与内治法一样，是以中医的整体观和辨证论治为指导，用不同的方法与药物、器具施于皮肤、孔窍、腧穴等部位，以发挥疏通经络、调和气血、解毒化癖、扶正祛邪等作用，使失去平衡的脏腑阴阳得以平衡。《理瀹骈文》："凡病多从外入，故医有外治法，经文内取外取并列，未尝教人专用内治也。""外治之理，即内治之理，外治之药，亦即内治之药，所异者法异。医理药性无二，而法则神奇变幻。"

1. 药物的吸收与代谢 外治药物无须经过肠道黏膜，仅经皮肤透入便可得到与口服药物相同甚至更好的疗效。究其原因，可能与其给药途径及吸收利用的方式异于口服给药相关。外治药物透皮吸收后各组分之间以及药物与体内药酶之间相互作用皆有其特殊的方式，导致内在结构改变，衍生新的有效活性物质，这些都是外治疗效发挥的基础，基于这一思路可以对参与代谢的药酶、活性代谢产物的特性进行高通量筛选，发现其中有价值的成分，利用色谱–光谱联合技术分离、提取、合成先导化合物，为新型药剂的研发提供参考。

外治法之所以能够发挥疗效，药物是不可忽视的方面，而恰当的给药部位更值得重视。首先，施于体表的药物需经过一定的途径进入机体，此为外治作用的一个重要方面，故选取适当的给药部位至关重要。外治疗法通常选取病变脏腑相关经络上的穴位作为给药部位，穴位是否会对药物的吸收、转输及发挥效应产生影响，穴位与非穴位以及不同穴位之间对药物的吸收和效应的影响是否存在差异，其作用机制及物质基础是否明确为探索经络本质、外治奥秘的关键问题所在。目前对提高药物的吸收率、透皮吸收系统的研究进展较快，尤其是对促渗透剂的开发与应用研究较为深入，包括传统的化学促渗透剂如氮酮及其同系物、中药促渗透剂（含有挥发性成分的芳香性药物如高良姜、花椒、细辛等），将不同化学渗透促进剂或者化学渗透促进剂与中药成分渗透促进剂合用的复合渗透剂的研发是今后透皮吸收的一个重点议题。

2. 调节作用 外治法经外部给药，药物进入机体后需要经过吸收、分布、代谢、排泄的生物转化过程，但此过程与口服制剂不尽相同，故而不能以已知的口服给药的药代途径来推论外治疗法，而需通过特殊的实验技术和手段了解外治药物的代谢过程及其与口服给药的差异。随着现代药代动力学研究方法与技术的不断发展和进步，高效液相色谱–质谱联用、飞行时间质谱、微透析、毛细管电泳等技术使外治法现代药代学研究进一步深入成为可能。实验证明，通过针刺的不同手法，可以使人体脑部的内啡肽等"类吗啡样物质"分泌增多，达到镇痛和针刺麻醉的效果。针刺和艾灸，都可以增强白细胞的吞噬作用，提高机体的免疫力。当然，外治疗法更复杂的作用机制有待进一步的深入研究。

临床上的心理疏导，既无物质给予患者，也没有能量传递给患者，却能够帮助其纠正亚健康、治疗疾病、恢复健康，其科学原理就是"内外相关"。古人认为，实现"内外相关"的作用途径，是脏腑经络系统。《灵枢·经脉》："经脉者，所以能决死生、处百病、调虚实，不可不通。"《灵枢·经别》："夫十二经脉者，人之所以生，病之所以成，人之所以治，病之所以起，学之所始，工之所止也。粗之所易，上之所难也。"经脉"内属脏腑，外络肢节"，是沟通表里内外、上下左右的必然通道，是实现"内外相关"的必要环节。内在的营卫气血，可以营养全身四肢百骸，需要通过经脉；内在脏腑影响外在皮脉筋骨肉，也必须通过经脉实现。外邪传里，需要经过经脉；外在的治疗措施，其作用也必须通过经脉传导。《灵枢·口问》："百病之始生也，皆生于风雨寒暑，阴阳喜怒，饮食居处，大惊卒恐，则血气分离，阴阳破败，经络厥绝，脉道不通，阴阳相逆，卫气稽留，经脉虚空，血气不次，乃失其常。"百病都会影响气血运行，阴阳平衡，因此，治疗百病，也必须通气血，调阴阳，恢复脏腑机能，这也是各种外治法的根本目的。

目前研究普遍基于对经络、穴位的传统认识，采用多种针刺手法、考察穴位对脉冲刺激的感知、穴位与神经兴奋传导、调节脏腑机能等，其模式为通过物理刺激产生化学及生物效应。而药物通过穴位的局部渗透，循经传导，可到达病所，发挥效应，已有研究显示药物对于经气的激发具有显著作用，但对二者的关系包括疗效及机制方面尚无深入探讨。

3. 传递信息和能量 现代物理学研究表明，组成世界的各种要素，主要有物质、能量、信息三大类，物质与能量可以互化，信息依靠一定的物质传导，又不同于物质的物理化学功能。因此，物质、能量、信息互相关联，但是又不相同。中医外治方法很多，探索其发挥作用的原理，过去常说"外治之理，即内治之理"。但是，即使是外用中药膏药、熏洗，其原理也和方药内服不一样。尽管外用中药可以透皮吸收，在血液里也有"化学物质作用"，但是，外治药用药量一般都很小，吸收之后血药浓度远远达不到内服药的标准。因此，不能仅仅从化学药物对人体的影响进行研究，而是要从外来能量、信息对人体的影响，揭示外治法的作用原理。针灸治病的作用原理，不是刺入人体的金属异物直接发挥作用；按摩、烤电、磁疗也没有物质的转移，传递的都是能量；心理治疗靠语言交流，与物质、能量作用于人体都不一样，依靠的是信息。中医内服、外用虽然都能治疗疾病，其原理却不一样。所以，不能只用化学物质的相互作用，来解释中医外治法的原理。人体每一个细胞膜上都分布着很多受体，只有水分可以通过水通道自由出入，其他的化学物质，无论分子大小，是有机的还是无机的，都必须经过载体蛋白的受体进入细胞。但是，能量和信息的传递，则不是这样的。放射线、磁力线、电磁波、声波、热力对于人体的影响方式与内服药物不一样。人的情绪变化对于健康的影响，其发挥作用的途径与化学物质的直接作用，能量的传递都不一样。因此，针灸、按摩、拔罐、气功导引、音乐疗法、穴位刺激、心理调节治疗等丰富的外治疗法，难以用"物质相互直接作用"进行解释，这是生命整体与外界环境之间互相作用的问题，其体内的具体过程，是机体参与的物质、能量、信息的互相转化，其机制是非常复杂的。

外治与内治的区别，是方法的差异，手段不同，原理也不一样，尽管它们追求的目的是一致的。针灸、按摩、拔罐、气功、心理治疗，古人概括其微观机制，是调阴阳、行气血，恢复脏腑机能，这些作用的实现，离不开脏腑经络，也离不开阴阳气血。随着科学技术水平的不断提高，中医外治技术这门古老而独特的学科又增添了新内容。外治技术越来越多地与现代技术相结合，如激光、远红外线、电磁、超声雾化和透入、离子导入治疗等；不断吸收现代医药学成果，改革外治剂型，如借鉴硬膏剂、膜剂、化学热熨剂、新型皮肤渗透促进剂等，促进药物充分吸收，这也是外治技术现代研究的重要课题。

现代医学是从药理学的角度去研究外治机制，使外治研究的实验突出克服人体皮肤对药物透析的障碍以及提高药物经皮吸收的生物利用度问题，这也是经皮给药系统的技术关键部分。"透皮治疗系统"的研究非常活跃，膜储存型经皮给药系统、骨架控释型经皮给药系统、微储库控释型经皮给药系统、胶贴剂控释型经皮给药系统相继问世。皮肤给药最大的优点是避免药物对胃肠及肝脏的损害，同时也避免了胃肠与肝脏对药物使用的影响，从而提高了药物生物利用度，促进了局部微循环，使用方便，无溢出，不污染衣服。由此各种皮肤渗透剂、透气胶布、防渗层、防渗圈、药物载体、覆盖膜等科技产品被广泛应用于外治。

三、中医外治疗法在心脏康复中的应用

1. 中医外治技术是心脏康复的组成部分　心脏康复是为心脏病患者给予生理、心理、社会环境的支持，最大限度地恢复患者的社会功能，确保心脏病患者获得最佳的体力、精神、社会功能的所有方法的总和（WHO 对心脏康复的定义）。心脏康复包括临床评估、优化的药物治疗、物理治疗、心理康复治疗、健康教育、生活方式指导等，具有长期性、阶段性、早期化、个体化特点。物理治疗是应用物理因子促进病后机体康复的治疗方法。所应用的物理因子包括人工和自然两类。人工物理因子如光、电、磁、声、温热、寒冷等；自然物理因子如矿泉、气候、日光、空气、海水等。根据心脏康复的定义、目标和长期化、个体化的需要，中医药适宜技术是心脏康复的组成部分。

2. 中医外治技术在心脏康复中发挥不可替代的作用　中医外治技术具有"简、便、效、廉"的特点。中医药历史悠久，几千年来深入人心，颇受群众欢迎。适用于心脏康复 I、II、III 期患者。针灸、推拿、中药熏洗、食疗等中医适宜技术简便易行、方法灵活多样，无须大型医疗设备，容易在社区医疗机构推广使用，尤其适宜家庭心脏康复和上门服务，符合广泛的心脏康复人群需求。对控制医疗费用过快增长，减轻国家和群众负担均有积极作用。

中医外治技术是基于整体观念、辨证论治原则而应用。人体是由脏腑、经络、肢体等组织器官所构成，脏腑之间、经络之间、脏腑经络与肢体之间都存在着生理功能或结构上的多种联系，这就使人体各部分形成一个完整统一的有机体，具体体现在人与自然一体观、人与社会一体观、形神康复一体观三个方面。如中医外治疗法是根据中医辨证论治原则，整体调节，多途径、多环节发挥作用，主要进行心脏病药物外敷、沐足疗法、离子导入、平衡火罐、耳压、穴位贴敷、中频治疗、超声治疗、体外反搏穴位刺激疗法等，适用于心脏康复 I、II、III 期患者。适宜外治技术有：①经穴体外反搏疗法；②熏洗疗法；③沐足疗法；④耳压疗法；⑤中药穴位贴敷疗法；⑥针刺疗法；⑦艾灸疗法；⑧推拿疗法；⑨平衡火罐疗法；⑩中药热罨包疗法。还有直流电药物离子导入，多功能艾灸仪、冠心病超声治疗仪治疗等。不仅内服中药须辨证论治，针灸、推拿等也是根据不同脏腑的虚实寒热采用相应的补泻方法、辨证论治，充分体现中医学"治病求本"的原则。如康复运动是心脏康复程序的重要部分。康复运动模式应动静结合。中医康复运动以心身舒适为度，形式多样（如散步、慢跑、气功、五禽戏、太极拳和八段锦等），身心交融、形神和谐，可弥补依从性和趣味性不足。功能康复即是训练"神"对"形"的支配作用，如导引、运动训练、气功等方法，即是形神一体的康复方法，主张动静结合、形神共养，根据不同体质、不同季节、不同年龄、不同性别以及不同生活背景的人采用不同的运动方式的个体化"运动处方"。例如，气

虚体质就比较适合柔缓的康复运动方法，如气功、太极拳、八段锦等以健脾补气益气；阳虚体质可选用按摩穴位、五禽戏中的"虎戏"等以补肾助阳。

3. 目前应用现状及对策 经过历代医家的不懈努力和探索，中医外治技术在各级中医医疗机构中被广泛应用，具有很好的普适性和群众基础。国家中医药管理局先后发布五批中医适宜技术推广项目，颁布的2013版《中医医疗技术手册》中，将中医医疗技术分为十一大类，93项基本技术。手册中对入选的每个中医医疗技术的操作方案都做了详细的描述。国家中医药管理局先后发布四批中医诊疗方案和临床路径（试行），并于2017年正式发布92个中医诊疗方案和临床路径，内含多种中医外治技术。中国中医研究促进会心血管疾病预防与康复专业委员会于2016年11月发布了《中医外治技术在心脏康复中应用的专家建议》。在国务院最新发布的《中医药健康服务发展规划（2015—2020）》中，明确提出了加快发展中医医疗服务能力的要求。同时，老百姓对中医药适宜技术普遍比较认可，需求量大。但目前仍存在需进一步推广的问题，特别是综合医院、基层医疗机构的心脏康复方面。

目前很多研究运用中药、针刺、艾灸、推拿、按摩、药膳、太极拳、八段锦等中医传统手段和方式，针对冠心病、心力衰竭等病种进行了中医康复的有益探索，在缓解临床症状，改善心功能，提高生存质量，降低再入院率等方面具有一定的优势。结合我国的国情，充分发挥中医药学及其养生康复学的优势，将中医药适宜技术规范化应用于心脏康复，无疑有助于疗效的进一步提高。

中医外治技术的推广，一是加大宣传，让群众从正面途径去了解中医外治技术。二是做好技术准入，严把质量关。狠抓技术标准制定、技术质量控制，保证医疗机构医务人员的医疗水平。三是加强优化、系统化和循证医学研究。

第二节　心脏康复常用的外治疗法

中医外治疗法是在辨证论治的基础上，通过整体调节，在多环节发挥效能，具有疗效确切、使用安全、不良反应小等优点，适用于心脏康复Ⅰ~Ⅲ期。中医外治的方法分为整体治疗、皮肤官窍黏膜治疗、经络腧穴治疗等。整体治疗是指以人整体为对象进行治疗，主要有导引、体育疗法、音乐疗法等。皮肤、官窍黏膜治疗是指药物通过皮肤、官窍黏膜吸收进入局部或者机体循环系统起治疗作用的方法，如敷贴疗法、熏洗疗法等。经络、腧穴治疗是指药物、手法、器械从外施于经络、腧穴起效的治疗方法，如推拿、艾灸疗法等。目前不少研究运用中药、针刺、艾灸、推拿、按摩、药膳、太极拳、八段锦等中医传统手段和方式，针对冠心病、心力衰竭等心脏疾病进行了中医康复治疗，具有明显效果。

一、经穴体外反搏疗法

体外反搏（enhanced external counterpulsation，EECP）是一种无创的辅助循环疗法，从2002年的ACC/AHA治疗指南开始，各国把体外反搏疗法纳入冠心病、心绞痛治疗指南。

经穴体外反搏疗法是以中医经络理论为指导，将中药颗粒（或橡皮胶）置于丰隆、足三里等穴位，借助体外反搏袖套气囊，通过心电反馈，对穴位进行有效刺激和机械舒缩，从而产生与心跳、气血循行相一致的全息共振作用，以达到舒通气血、化瘀通络目的的一种内病外治疗法。该疗法操作简单，易于接受，且安全有效。

1. 作用原理　根据中医经络理论，下肢是三条足阴经和三条足阳经循行的部位，分布着全身相应组织、器官的穴位，刺激后易于激发经气。经络腧穴对局部刺激具有外敏性、放大性和整体调节性。丰隆、足三里等穴位具有理气血、通经络、祛痰瘀、止痹痛的作用。体外反搏是在心脏舒张期序贯地加压于小腿、大腿和臀部，驱动血液向主动脉反流，产生舒张期增压波。三级气囊的充气、排气动作由患者的心电图 R 波触发完成，从而在动脉压力波曲线上出现一个波幅高于收缩压的舒张期增压波，形成反搏过程中的双脉动血流特征。反搏过程中形成的双脉动血流，既增加组织器官的血液灌流，改善心脏等器官组织的血流供应，又提高了血管内皮细胞的血流切应力（即血流作用于血管壁的摩擦力）。同时，由于体外反搏治疗中动脉收缩压的下降（一般下降 $10\sim20$ mmHg）和气囊对下半身静脉血管的同步挤压，心脏的射血阻抗减少，回心血量增加，使患者的心输出量增加。体外反搏产生的这种双脉动血流方式及其强度对动脉系统的作用是其他治疗方法不可能实现的。通过提高舒张压，增加冠状动脉内血流灌注，降低心室射血的阻力负荷，改善心肌缺血，提高心输出量的血流动力学效应，提高血流切应力，使血管内皮细胞形态与功能发生一系列良性变化，从而调动血管内皮细胞功能的修复及抗动脉粥样硬化。

在正常生理动脉血流切应力（>15 dyn/cm^2）的作用下，血管内皮细胞呈梭形，排列整齐，其长轴与血流方向一致，所分泌的活性物质具有血管舒张、抗氧化、抗凝血/纤溶等抗动脉粥样硬化的作用，此为抗动脉粥样硬化的表型；在动脉血流切应力低（<4 dyn/cm^2）的情况下，血管内皮细胞呈多角形，排列不规则，主要分泌缩血管物质、炎症介质及黏附分子等，在动脉粥样硬化的发生、发展过程中起重要作用，是促动脉粥样硬化表型。反搏过程中形成的双脉动血流，既增加组织器官的血液灌流，改善心脏等器官组织的血流供应，又提高了血管内皮细胞的血流切应力，从而使血管内皮细胞表型发生良性改变。

2. 作用机制　体外反搏治疗冠心病作用机制包括以下几方面。

（1）调节血管紧张性增加局部血流　血清一氧化氮（NO）是一种重要的内源性抗动脉粥样硬化（Atherosclerosis，AS）介质，具有舒张血管，抑制血小板的黏附和聚集，抑制白细胞的黏附和迁移，减少氧自由基和氧化型低密度脂蛋白以及抑制血管平滑肌细胞等作用；而内皮素-1（ET-1）则有相反的作用。目前已知血管壁中含有较高浓度的血管紧张素转换酶（Angiotensin converting enzyme，ACE）。局部的 ACE 可使血管紧张素 Ⅰ（Ang Ⅰ）转化为血管紧张素 Ⅱ（Ang Ⅱ）。Ang Ⅱ不仅可以直接影响血管平滑肌细胞的增生，而且可以促进局部超氧阴离子的形成（后者使 NO 灭活），介导 ET-1 的生成以及通过血小板 Ang Ⅱ受体促进血栓烷 A_2（TXA$_2$）等的产生，在 AS 内皮损伤以及血管收缩方面起重要作用。由体外反搏引起的血流切应力增加可明显提高 NO 水平及前列环素（PGI_2）等血管舒张因子，降低 ET-1 及 TXA_2 等血管收缩因子，提高 NO/ET-1 及 PGI_2/TXA_2 比例，舒张冠脉，改善心肌灌注、心脏功能，提高运动耐量。而 NO/ET-1 及 PGI_2/TXA_2 比例下降是 AS 发生发展的机制之一。研究表明，血流切应力能促进磷酸化，从而激活内皮型一氧化氮合酶（eNOS），促进 NO 生成和分泌增加，引起内皮源性血管舒张，改善内皮功能。在动物实验及人体试验均证实 EECP 可提高 eNOS mRNA 及其蛋白表达。在接受 EECP 治疗后的人体观察到 Ang II 明显降低。动物实验亦证实，EECP 治疗后 Ang II 明显降低，并发现心脏局部 ACE 活性降低，这些改变可能是 EECP 获益并持续的原因。

（2）促进血管新生及侧支循环开放和形成　研究表明，在冠状动脉血管增殖中，EECP 引起的冠状动脉切应力增加是重要的有效激活因素。临床试验证实，EECP 可使血管内皮生长因子（Vascular endothelial growth factor，VEGF）、肝细胞生长因子（Hepatocyte growth factor，HGF）、碱性成纤维细胞生长因子（Basic fibroblast growth factor，BFGF）及单核细胞趋化蛋白-1（MCP-1）水平明显提高。VEGF 是迄今为止发现的唯一血管内皮细胞特异性有丝分裂原，促进血管内皮细胞增殖作用具有高度特异性。可影响心肌组织中内皮分裂、增殖和迁移，从而增加侧支循环的发生。此外，VEGF 还可通过刺激 NO 和 PGI_2 产生从而保持内皮完整性，促进血管舒张、抑制血管平滑肌细胞增殖，增加内皮抗血栓等血管保护作用。HGF 等亦可能在血管新生及侧支循环开放和形成中发挥作用，但其机制目前尚不明了。梁宏等综合冠状动脉造影、免疫组化染色分析及心肌血流灌注显像的方法，证实 EECP 有助于增加心肌的侧支循环和缩小心肌梗死范围。血管新生及侧支循环形成进一步使心脏灌注得到持续的提高，可能是 EECP 持续获益的另一个原因。

（3）调节血小板功能、保持凝血及纤溶状态之间的平衡：组织型纤溶酶原激活物（t-PA）是纤溶系统中主要的生理激活剂，特异性地结合在纤维蛋白上并激活纤溶酶原，从而水解纤维蛋白。而纤溶酶原激活物抑制剂（Plasminogen activator inhibitor，PAI）则是特异性纤溶抑制剂。t-PA 与 PAI 的平衡在凝血、血栓形成及溶解血管壁上纤维蛋白沉积等方面起重要作用。在冠状动脉粥样硬化发生过程中，动脉壁血栓形成与 AS 斑块的产生有关。冠心病患者的血浆 t-PA 水平与血管壁释放 t-PA 能力均降低，PAI 活性增高。EECP 可显著提高 t-PA，减低 PAI，提高 t-PA/PAI，保持凝血及纤溶状态之间的平衡，抑制冠状动脉血栓形成。此外，EECP 引起的 NO/ET-1 及 PGI_2/TXA_2 比例的提高，强烈地抑制血管收缩、血小板黏附聚集、血栓形成。

（4）调节血管平滑肌生长、增殖：PCI 后再狭窄发生过程中，尤其是中后期，血管平滑肌细胞的迁移、过度增殖是导致细胞内皮增厚管腔狭窄的主要原因之一，相关的细胞因子在此过程发挥了极其重要的作用。而 EECP 可抑制 ACE、降低 Ang II 及 ET-1，提高 NO 及 PGI_2 水平，从而抑制血管平滑肌生长、增殖，同时还抑制血栓形成，从而逆转 AS 的发生发展。

（5）调节炎性细胞在血管壁的聚集与分布：血管内皮功能障碍时，内皮细胞黏附分子表达增多，如血管细胞黏附分子（VCAM-1）、细胞间黏附分子-1（ICAM-1）及 E-选择素表达增多，可使血流中的粒细胞、单核细胞与内皮细胞发生黏附，并进入内皮下间隙；同时活化的内皮细胞还能合成 MCP-1，加速单核细胞迁移至内皮下，从而发生 AS。而 EECP 可显著改善、逆转内皮功能，减少黏附分子的表达，发挥抗 AS 作用。研究观察到 EECP 可使血浆 ICAM-1 呈下降趋势。但 EECP 对黏附分子水平的确切影响及相关机制尚不清楚，还有待深入研究。

二、熏洗疗法

熏洗疗法是以中医药基本理论为指导，将药物煮煎后，先用蒸汽熏蒸，再用药液在全身或患处进行敷洗的治疗方法。该疗法借助于热力与药力，达到疏通腠理、散风除湿、透达筋骨、活血理气的作用。

熏洗疗法有广义和狭义之分，广义的熏洗疗法包括烟熏、蒸汽熏和药物熏洗三种方法。狭义的熏洗疗法仅指药物熏洗的治疗方法，熏洗疗法根据治疗形式和作用部位的不同，可以分为溻渍法、淋洗法、熏洗法和热罨法四种类型。

1. 直接作用　熏洗时药物通过皮肤孔窍、腧穴等部位，深入腠理、脏腑各部位，直接吸收，输布全身，以发挥其药理作用。药物直接接触病灶，能起到清热解毒、消肿止痛、祛风止痒、拔毒祛腐等作用。现代药理学认为，直接作用可通过中药化学成分刺激皮肤感受器，发挥某些化学作用；也可通过药物渗透、吸收和经络传布，达到"以外调内"的作用，起到与内服药同样的效果。研究证实，麻黄、桂枝、细辛、白芷、藁本、薄荷、冰片、川芎、小豆蔻等具有透皮促渗作用，能够增加药物透皮速度，促进有效成分的渗透，再加上其本身的功效，使有效成分直达病所，发挥疗效。

2. 间接作用　除了药物作用外，温热、机械物理等对局部的刺激，通过经络系统的调节而调整脏腑阴阳、气血的偏盛偏衰、补虚泻实、扶正祛邪。由于温热刺激，引起皮肤或患处的血管扩张，促使局部和周边的血液及淋巴循环，除促进药物发挥直接治疗作用外，还能促进新陈代谢，并能疏通经络，增强血液循环，改善局部组织营养和全身机能；同时又能刺激皮肤的神经末梢感受器，通过神经系统，形成新的反射，从而破坏了原有的病理反射联系，达到治疗疾病的目的。

三、沐足疗法

沐足疗法是根据中医辨证论治理论，将药物煎煮成液或制成浸液后，通过浸泡双足、按摩足部穴位等方法活跃神经末梢，改善血液循环，从而达到防病治病、强身健体作用的治疗方法。该疗法将药物治疗与物理治疗结合于一体，具有简便易行、安全可靠、效果显著等特点，是一种古老的外治疗法。

足部是足太阴脾经、足少阴肾经和足厥阴肝经的起点，也是足太阳膀胱经、足阳明胃经、足少阳胆经的终点。在这些经络上，仅踝关节以下的部位就有经穴 60 多个，如足阳明胃经中的解溪、冲阳、陷谷、内庭、厉兑；足少阳胆经中丘墟、足临泣、侠溪、窍阴；足太阳膀胱经的昆仑、京骨、束骨、通谷、至阴；足少阴肾经的涌泉、然谷、太溪、复溜；足太阴脾经的隐白、大都、太白、商丘；足厥阴肝经的大敦、行间、太冲、中封等。足部经穴对调节人体阴阳平衡、行气活血有特殊作用。药物渗透和吸收能力与皮肤温度成正比，也就是说，皮肤温度高则渗透和吸收能力强。根据现代研究证明，沐足疗法可以增加血管的数量，特别是侧支微血管的增加，促进血液更有效地循环，从而提高免疫调节能力；可以软化血管，增加血管的弹性，从而减少因受压而招致破坏的危险性；可以使身体的许多肌肉尤其是大腿肌连续收缩和放松，继而增进肌肉与血液循环的运动效率，加强氧的吸收、运送和有效的运用。沐足疗法可以通过以上方式调整人体的功能状态。

现代研究证明，有些患者存在着不同程度的甲皱微循环障碍，尤其是冠心病、雷诺症、动脉硬化闭塞症等气滞血瘀患者，微循环障碍比较显著，主要表现为畸形微血管数增多、血管襻瘀血扩张、血流速度减慢、血细胞聚集等。根据不同病种，沐足治疗 20 min 后，再做甲皱微循环检查，大多数患者微循环障碍均得到改善，可见血管襻血流速度明显加快、血细胞聚集与襻内淤血减轻等。

四、耳压疗法

耳压疗法是将药籽贴敷耳穴上，给予适度的揉、按、捏、压，使其产生酸、麻、胀、痛等刺激效应，以达到治疗保健作用的治疗办法。该疗法通过耳穴与人体经络的相应关系，促进和加强经络系统的功能，推动气血的运行，从而起到疏通经络，扶正祛邪，调整脏腑功能，增强机体抗病能力的作用，具有适应证广、起效快、不良反应小特点。

中医认为"十二经脉，三百六十五络，其血气皆上于面而走空窍，……其别气走于耳而为听""耳者宗脉之所聚也"。十二经脉中，六条阳经直接上行耳部，六条阴经虽不直接循行于耳，但仍可通过与其表里的阳经结合。现代医学表明，耳部有丰富的神经、淋巴管、血管，枕小神经、耳大神经、三叉神经的分支、耳颞神经，以及迷走神经、交感神经都分布在耳郭上，并相互交织成网，耳部通过这些神经与机体各部分发生联系。耳穴与机体的五脏六腑、四肢百骸确实存在着相关性和内在联系。如"耳背沟"位于耳背面，由内上方斜向下方行走的凹沟处，因其有稳定血压的作用，故亦称"降压沟"。神门穴位于三角窝内，对耳轮上、下脚分叉处稍上方，即三角窝 4 区。该穴能宁心安神、解痉止痛、消炎止痒、镇咳平喘、抗过敏、降血压、止泻、止带、止晕，常用于神经系统、心血管系统、呼吸和消化系统的多种疾病，常是诊断人体某处疼痛性疾病和神经衰弱的参考穴，也是针刺麻醉止痛要穴。该穴广泛用于治疗各种炎症、癫痫、精神分裂症、癔病、神经衰弱、头晕、心烦、各类疼痛性疾患，以及咳嗽、哮喘、高血压及过敏性疾病；还可用于纠正心律失常。

目前，耳穴作用原理的学说有以下五种：①生物电学说：当组织器官有病时，其异常的生物电沿经络通道反应到耳穴，表现为某耳穴电阻降低，针刺这些耳穴，所产生的电位差和创伤电流又沿经络传至组织或器官，起到治病作用。②生物控制学说：包括扰动补偿和阈值控制，但不排斥神经、体液、经络、脏象等学说的理论与实验。③生物全息学说：耳穴分布犹如一个倒置的胎儿，通过全息反射通路，耳穴阳性反应点不仅可以反映人体的某些疾病，而且通过对这些阳性反应点的调整，还可以治疗体内的某些疾病。④闸门控制学说：主要解释耳针镇痛的机制。⑤免疫学说：耳针诊治疾病的原理是通过调动人体免疫功能。

中医学认为，冠心病多为情志所伤，劳逸失度，久病体虚，饮食不节等原因所致，病因虽多，总属阴不敛阳，阴阳失调所致。故刺激耳穴，能协调阴阳，调理脏腑，而使阴平阳秘，脏腑调和。心主血脉，刺激心区起到通血脉、调气血，改善心肌缺血、缺氧状态；心和小肠相表里，取小肠穴有助于心肌血液循环及功能的改善；交感、内分泌和皮质下的耳穴能够调节血管的舒缩功能。

五、体外心脏震波疗法

体外心脏震波疗法（cardiac shock wave therapy，CSWT）是一种新型的血管再生疗法，它通过低能脉冲波产生的机械剪切力和空穴效应促进心肌内微血管修复再生，缓解心绞痛，提高运动耐力。该疗法是迄今唯一一种无创无痛、无须麻醉、快捷安全、经济有效的治疗冠心病的方法，已成为当前治疗终末期缺血性心脏病的有效手段，是对现有冠心病治疗手段的一种有益补充，可望成为继经皮冠状动脉介入治疗（Percutaneous coronary intervention，PCI）和冠状动脉旁路移植术（Coronary artery bypass grafting，CABG）后第三种重建心肌灌注的方法。

体外心脏震波疗法可以通过上调血管内皮细胞生长因子（Vascular endothelial cell growth factor，VEGF）、增加细胞一氧化氮（NO）合成酶的活性等途径使缺血区域的侧支血管生成增加，改善该区域心肌灌注，从而改善患者的心绞痛症状和心功能。

1. 空穴效应　体外心脏震波疗法所采用的是高频脉冲式声波，组织间隙或细胞内存在的微气泡在这种超声波的作用下被周期性压缩、牵张，产生共振或摆动，形成局部微气流或发生破裂，在组织内部或细胞表面产生剪切力。其所引发的亚细胞结构的改变，可能促进细胞内多种细胞因子及血管生长因子的表达，从而增加治疗区域的新生血管数量。

2. 局部 NO 合成增加　NO 是早期炎性反应的参与者，并在调节血管舒缩功能及促进血管再生、侧支循环建立等方面具有重要的作用。细胞内 NO 的合成要有酶催化和非酶催化两种途径。而震波治疗对这两个途径都有影响。目前推测局部 NO 浓度的改变，是震波治疗能够迅速有效地对抗炎性反应，持久改善组织灌注的一种机制。另一方面，体外心脏震波疗法也可通过调节 NO 合酶（nitric oxide synthase，NOS）影响治疗区域 NO 的合成过程。通过上调 NOS 活性，增加治疗区局部 NO 浓度。

3. 血管生长因子　血管生长因子的表达与血管新生过程密切相关，主要包括血管内皮生长因子及基质细胞衍生因子。低能震波能够上调其转录活性，在不影响细胞凋亡率的基础上，促进原始内皮细胞的增殖及分化。

房室束对超声波的作用很敏感。超声波主要影响心脏活动能力及其节律。大剂量超声波可使心率减慢，诱发心绞痛，严重时发生心律紊乱，最后导致心搏停止；小剂量超声波使心脏毛细血管充血，对冠心病患者有扩张动脉管腔及解除血管痉挛的作用，故用 1 W/cm^2 以下脉冲式超声波作用于心脏，对冠状动脉供血不足患者有一定疗效。治疗剂量超声对血管无损害作用，通常可见血管扩张，血循环加速。低强度超声作用下，血管扩张；在较大剂量超声作用下，可引起血管收缩。更大剂量的超声作用下可使血管运动神经麻痹，从而造成血液流动停止。用大剂量超声时可直接引起血管内皮肿胀，血液循环障碍。

六、高压负离子氧疗法

高压氧疗法是"高压负离子氧疗法"（Hyper Baric Oxygentherapy，HBO）的简称，是将患者置身于特制的高压氧舱内吸入纯氧的一种治疗方法。该疗法无毒、无创、无痛、无副作用且比较安全，可提高氧气的供给，增强人体的机能代谢活动，有效地防止疾病的发展，从而达到治疗疾病、延缓衰老和提高生命质量的作用，是心肌缺血、脑血管疾病后遗症、各种慢性疾病和炎症等康复治疗的组成部分。

高压负离子氧疗法具有能使血中物理溶解氧量增加，提高组织氧含量，改善机体氧平衡；还可解除血管痉挛，使缺血的血管扩张，血流速度加快，促进心肌侧支循环，使缺血受损的心肌获得更好的血供和氧供；能降低心肌耗氧量，保护缺氧心肌；消除局部酸中毒与水肿，改善心脏内的传导性，有利心电图的改善。已有研究证实，在适宜高压氧作用下，能改善损伤组织血液灌注，降低白细胞与血管内皮细胞黏附作用，增强微循环血流动力，从而减少血细胞对血管内皮细胞的刺激和损伤作用，降低血细胞聚集导致的微血栓栓塞作用。

高压负离子氧疗法通过改善心肌的氧供应。改善心肌的有氧代谢和能量代谢，降低心肌氧耗量，保护缺氧心肌，改善心肌侧支循环与微循环，减轻和消除心律失常等作用，改善心肌缺血缺氧，从而有效地控制心绞痛。已有研究证明，高压氧治疗可显著降低冠状动脉支架植入术后患者炎性反应，对冠状动脉术后再狭窄的预防有一定作用。高压负离子氧疗法可以明显改善慢性心力衰竭患者的临床症状，同时可改善患者的血管内皮功能，降低心肌氧耗，还可改善心肌磷代谢，使 ATP、肌酸磷酸激酶和无机磷含量升高，磷酸化进程正常化，通过改善心肌能量代谢改善心功能，对心力衰竭有较好的辅助治疗作用。

七、中药穴位贴敷疗法

中药穴位贴敷疗法是将中药或中药提取物与适当基质和（或）透皮吸收促进剂混合后，制成敷贴剂，贴敷于人体腧穴上，利用其药物对穴位的刺激作用和中药的药理作用来治疗疾病的无创痛穴位刺激疗法。该疗法可以通过局部间接作用即药物对机体特定部位的刺激，调整阴阳平衡，从而达到降低发病率和缓解症状的目的。另外，当药物敷贴于相应穴位之后，通过渗透作用，透过皮肤进入血液循环到达脏腑经气失调的病所，发挥药物"归经"的功能效应。

1. 作用机制

中医学认为，人是一个有机的整体，通过经络系统将五脏六腑、五官九窍、五体、四肢百骸联系到一起，使它们在生理上相互联系，相互制约；病理上相互影响，所以就有了"病在内者也可取之外"的治疗方法。经络腧穴理论将人体联系成了一个有机整体。经络是人体内运行气血的通道，为脏腑所系，药物借由经络的传输作用将有效成分输送且作用于所系脏腑，调节人体脏腑功能。

2. 中药穴位敷贴疗法有关机制研究

穴位贴敷疗法的作用机制比较复杂，其可能的机制有三个方面：一是穴位的刺激与调节作用；二是药物吸收后的药效作用；三是两者的综合叠加作用。

（1）穴位作用：腧穴是人体脏腑经络之气输注于体表的特殊部位，即是疾病的反应点，也是贴敷的施治部位。现代研究表明，腧穴无论在结构还是功能上都有特殊优势。而且腧穴具有表皮较薄、神经末梢丰富等特点，穴位处的感受器有相对密集的趋势。穴位的结构与血管、淋巴管有密切的关系。穴位较周围皮肤具有高敏感性、低电阻性、双相调节性、相对特异性、整体性和开放性。因此，当药物作用在选定的穴位上时，能有效地渗透皮肤，进入体液，通过循环到达病所。

（2）药效作用：贴敷药物直接作用于体表穴位或表面病灶，使局部血管扩张，血液循环加速，起到活血化瘀、消肿止痛的作用。还可使药物透过皮毛腠理由表入里，通过经络的贯通运行，联络脏腑，沟通表里，发挥较强的药效作用。现代医学证明，中药完全可以从皮肤吸收。经穴皮肤吸收药物的主要途径为：一是透皮吸收，通过动脉通道、角质层转运（包括细胞内扩散和细胞间质扩散）和表皮深层转运而被吸收，多种途径进入血液循环。二是水合作用，角质层是透皮吸收的主要屏障，贴敷疗法使局部形成一种汗水难以蒸发扩散的密闭状态，角质层含水量从 5%~15% 增至 50%，角质层吸收水分后使皮肤水化，引起角质层细胞膨胀成多孔状态而使其紧密的结构变得疏松，易于药物穿透。研究证明，药物的透皮速率可因此增加 4~5 倍，同时还可使皮温从 32℃ 增至 37℃，加速局部血液循环。三是表面活性剂作用，贴敷方中的芳香类药物，多含挥发性烯烃、醛、酮、酚、醇类物质，有较强的穿透性和走窜性。表面活性物质能促进被动扩散吸收，增加表面脂膜的穿透率，起到药物促进作用。机械刺激可加速血液循环，促进药物的渗透、吸收和传播，以发挥药理效应。

穴位贴敷疗法是传统针灸疗法和药物疗法的有机结合，融经络、穴位、药物为一体的复合性治疗方法，既有药物对穴位的刺激作用，又有药物本身的作用，而且在一般情况下往往是几种治疗因素之间相互影响、相互作用。药物的温热刺激调整局部气血，而温热刺激配合药物外敷必然增强了药物的功效。中药在温热环境中易于吸收，由此增强了药物的作用，药物外敷于穴位上则刺激了穴位本身，激发了经气，调动了经脉的功能，使之更好地发挥行气血、调阴阳的整体作用。

八、针灸疗法

针灸疗法是一种利用针刺和艾灸进行治疗的方法，作为治疗冠心病的方法，该疗法具有简单、经济、安全、无毒副作用等特点。

针灸治疗可以激发机体经气，加强气血的运行，从而使壅滞的经络得以疏通，达到治疗疾病的目的。针灸治疗冠心病心绞痛的疗效已从临床和实验研究方面得以证实。现代研究表明，其改善心肌缺血的作用机制有抗血小板聚集，改善微循环、对血管活性物质的影响，局部心肌组织调节以及抗氧自由基作用等。针灸可使血小板活性明显受到抑制，防止冠心病患者血液系统的高凝状态及易栓倾向，改善冠脉血流，减轻心肌缺血。其还可调节冠心病患者的 ET 水平，减轻 LPO 对血管内皮细胞的损伤，提高抗氧化酶活性，改善心肌细胞缺血缺氧状态。如内关历来是医家治疗心系疾病的主穴。现代研究证明，针刺内关对心脏具有明显的保护作用，能提高心肌抗御缺血性损伤的能力，增加冠状动脉血流。

九、鼻药疗法

鼻药疗法是指将鼻腔作为用药或刺激部位，以不同方式将中药或其制剂纳入鼻中，发挥局部或全身性作用，从而达到预防及治疗疾病的一种疗法。鼻药疗法的用药方法分为三种：塞鼻法、鼻吸法、鼻嗅法。塞鼻法亦称纳鼻法，是将药物研细，加赋形剂或做成栓子，或将药末以纱布或薄棉包裹，或将药物制成药液，以棉球蘸湿，塞入鼻腔，以治疗疾病的方法。鼻吸疗法是将一定的药物制成粉末吸入鼻内，使药末直接作用于鼻黏膜，以治疗疾病的方法。鼻嗅法是将药物制成粉末，煎取药汁，或鲜品捣烂，或点燃药物，以鼻闻其气味而治疗疾病的一种方法。目前后两者常用。药物经鼻黏膜吸收后可直接进入体循环，避免了胃肠道消化液对药物的破坏作用和肝脏对药物的首过效应，因此药物吸收迅速，给药后起效快、作用强，患者易于接受。

现代医学研究发现，鼻黏膜血管丰富，药物经鼻黏膜吸收后能够较快经血液循环到达心脏，从而发挥最大效应。吸嗅剂所选药物均具有芳香挥发特性，经呼吸道进入肺循环到达心脏，避免了药物在肝脏的破坏，使到达心脏的药物能保持较高的浓度，较好地发挥治疗作用。鼻为肺之所属，清阳交合之处，又为一身血脉之所经，药物通过鼻腔，循经络直达病所。檀香等芳香温通类药物对呼吸道黏膜神经末梢，特别是冷觉感受器有选择性兴奋作用，对冠状动脉的调节发生反射性变化，具有解除冠状动脉痉挛，增加冠脉血流量的作用。

十、平衡火罐疗法

平衡火罐疗法是以中医的基本理论为基础，以现代医学的神经反射为治疗途径，以自我修复、自我调节、自我完善为治疗核心，以不同的火罐手法为治疗手段的非药物自然疗法。

平衡火罐疗法是作用于患者背部的督脉和膀胱经，背俞穴从肺俞到膀胱俞包括五脏六腑，背俞穴主治脏腑病，具有调节脏腑气血及调节脏腑阴阳的功能。火罐具有扩张血管、调整末梢神经、改善微循环、增强免疫功能、消炎抑菌、退热止痛等作用。局部作用通过机械刺激和温热刺激：①通过罐口对局部进行牵拉、熨刮、挤压、弹拨刺激，毛细血管扩张、组胺类物质释放、增加机体反应，进行自我调节（器官组织）和自我修复。②通过温热刺激，促进血液循环和末梢神经的调节。由于机械和温热双重作用于局部的毛细血管、末梢神经，主要是脊神经根、周围肌组织等，传导至脊髓或大脑皮层，转变为良性信息，进而传递到需治疗的各器官组织。

十一、中药热罨包疗法

中药热罨包疗法是将加热好的中药药包置于身体的患病部位或身体的某一特定位置（如穴位上）。通过罨包的热蒸汽使局部的毛细血管扩张，血液循环加速，达到温经通络、调和气血、祛湿驱寒的一种外治方法。

通过罨包的热蒸汽使局部的毛细血管扩张，血液循环加速，又可通过热蒸汽促使罨包内中药内离子渗透到患者病痛所在，达到温经通络、调和气血、祛湿驱寒的目的。腧穴作为脏腑气血汇聚之处，有其独特的生理功能。每个腧穴都具有其特殊性，并有双向调节作用，且对药物的理化作用有相当的敏感性，能使药物理化作用较长时间地停留在腧穴或释放到全身而产生整体调节作用。中药热罨包穴位热敷通过刺激穴位和药物吸收相互激发、相互协调而产生整体效应，达到治疗冠心病的目的。

第六章　心理康复

第一节　心理因素对心脏病的影响

人是一个完整的有心理活动的整体，心血管医生常习惯于从本专业角度分析疾病的诊断和防治，而对于由心理压力引起的心血管症状一般不在其分析和鉴别诊断的范畴之内，这就是统治医学舞台多年的生物医学的局限性。心血管疾病的发生、发展与心理社会因素密切相关，过分紧张焦虑、重度抑郁、A 型性格、社会孤立，以及吸烟、酗酒和持久高负荷的心理压力，激活交感和血小板活性，促发斑块形成和破裂，血栓形成，冠状动脉狭窄，冠状动脉痉挛等机制，并可引发严重的心血管事件；也可通过心理应激引出心血管系统的躯体症状；心理社会因素的促发作用绝不亚于传统的高血压、高血脂、高血糖等危险因素的作用。

一、抑郁

抑郁情绪是一种以心境低落为主的情感性精神障碍，是冠心病的危险因素且影响预后。在冠心病伴有重度抑郁的患者中，再发心血管事件及病死率均明显增加。研究发现 60 岁以上人群中随着抑郁症状的加重，其引发的猝死、AMI、卒中等事件亦逐渐增加，抑郁症量表计分每升高 5 个单位，患者死亡的危险度就上升 25%。冠心病伴发抑郁症的概率国内外报道不一，多数集中在 5%~50%。抑郁症被认为是冠心病的一种独立危险因素，同时冠心病患者被认为是抑郁症的高危人群。

抑郁增加冠心病患者急性心血管事件及死亡率的机制与以下因素有关，①抑郁增加血小板聚集性，导致血栓栓塞事件增加。抑郁患者在应激状态下，血小板内钙离子流动性增强，钙离子浓度显著增高，腺苷酸环化酶活性降低，蛋白激酶 C 活化，血小板表面糖蛋白 II b、III a 表达明显增多，血小板聚集性增强，血小板释放血栓烷 A_2、血小板因子IV和 β-血栓球蛋白，促使血栓形成，诱发梗塞后心绞痛或猝死。②抑郁患者心率变异性（heart rate variability, HRV）降低，心律失常增加。AMI 伴抑郁情绪障碍时自主神经对心脏调节功能障碍更严重，支配心脏的交感神经活性增高和迷走神经活性降低，易于发生恶性心律失常。AMI 患者伴有抑郁时，下丘脑-垂体-肾上腺皮质轴和交感神经系统功能亢进，血浆儿茶酚胺浓度增高，腺苷酸环化酶活性增高，使细胞内环磷酸腺苷（cAMP）浓度增加，钙离子内流增加，通过后除极触发室性心律，降低室颤阈，增加猝死发生率。③体内氧化作用增强，抗氧化的保护作用减弱。④自主神经功能失调，导致由自主神经介导的心脏压力感觉性反射功能失调，是冠心病患者发生心律失常，诱发心脏性猝死（SCD）的独立危险因素。⑤抑郁症患者往往对治疗心血管疾病及改变生活方式建议的依从性均较差，因而也增加了心血管疾病的发病及死亡危险。

冠心病通过应激可以促进脑动脉粥样硬化的发生，尤其是与抑郁密切相关的前额皮质、边缘皮层、海马等部位的脑动脉；冠心病亦可通过应激的神经环路，导致边缘叶皮层和前额皮质等部位的功能障碍而导致抑郁。此外，冠心病通过应激可导致多巴胺、NE、5-HT 这些与抑郁相关的神经递质的不足或耗竭。研究认为，血小板 5-HT 的浓度可以反映中枢神经系统 5-HT 的功能状况，血小板 5-HT 浓度的降低与冠心病患者血小板激活后的释放有关，释放的 5-HT 过度作用后发生耗竭，最终导致血小板和血浆中的 5-HT 均减少，这与抑郁症患者 5-HT 功能低下相符合。抑郁还可以通过过度应激和 5-HT 系统两条途径使血小板的活性增高而促进冠心病的发生发展；抑郁还可以通过过度应激导致细胞因子的负反馈调节发生障碍，细胞因子过度激活和释放进一步激活 HPA。冠心病作为一种慢性炎症疾病，炎性递质瀑布似的反应可以导致脑动脉粥样硬化的形成；其次，炎症细胞因子可以通过损伤血管内皮改变血脑屏障的通透性和脑血管的自主调节，增加脑血栓形成发生的危险性，这可能使与抑郁相关的神经元受损；再者，外周细胞因子的释放影响中枢神经系统神经递质多巴胺、NE 和 5-HT 的释放和代谢。

二、焦虑

焦虑是一种害怕出现不良后果的复杂情绪状态。焦虑障碍是常见的情感障碍，不仅表现为精神上的焦虑，而且存在大量的躯体症状及自主神经症状，其发病有不断增高趋势。研究证实，焦虑和心脏性猝死（sudden cardiac death，SCD）有高度的相关性，且存在剂量依赖关系。①焦虑患者 QT 离散度增加，是心肌复极不稳定的一个标志，是引起 SCD 的一个重要危险因素。②焦虑时存在自主神经的不稳定，可引起冠状动脉动力异常，激活有丰富去甲肾上腺素能神经元的蓝斑核脑区，引起交感神经张力增加，儿茶酚胺释放过多，使血压、心率均增加，心肌耗氧量增加，加重心肌缺血，促发冠状动脉痉挛。交感神经张力亢进、释放儿茶酚胺过多还会导致 β-血栓球蛋白和血小板因子等活性物质显著增加，促发斑块形成和破裂。③严重的心理应激可显著降低 HRV，促发恶性心律失常，SCD 的发生将增加 4~6 倍。近年来，越来越多的资料显示，焦虑应激与某种行为类型和促发冠状动脉痉挛有关，紧张、焦虑、恐惧、愤怒和社会遗弃对冠脉痉挛起了促发作用。

三、AIAI 反应

A 型行为的特点是具有过分的抱负，好胜心极强，易发脾气、好冲动，Friedman 称之为 AIAI 反应，即恼火、激动、愤怒、不耐烦，尤其表现为敌视和愤怒。愤怒可使急性冠脉综合征（ACS）发生的危险性增加 2~3 倍。A 型行为类型不仅是冠心病发病后出现的行为改变，而且是冠心病最重要的危险因素之一。

四、心理应激

心理应激（mental stress）是指人在外来刺激下心理适应的强弱状态和能力，其对人体造成伤害的心理因素，常可分为7个等级：1级表现为不高兴；2级出现烦躁和忙乱；3级发生轻度争吵；4级中度争吵，音量提高；5级大声争吵，紧握拳头；6级极度愤怒，拍桌子，几乎失控；7级狂怒，完全失控，乱扔东西，伤害他人或自伤；凡是≥3级就成为有害的心理应激，≥5级的激怒可能引起急性心肌梗死（AMI）等严重的心血管事件。

（一）心理应激与心脏病发生发展

1. 下丘脑-垂体-肾上腺轴　皮质醇的分泌是对心理应激的主要代谢反应之一。在抑郁、工作紧张等应激状态时的男性中，皮质醇分泌过多。虽然皮质醇通常具有抗炎症作用，但由于慢性过度分泌、抗药性的产生，造成了反馈控制的损害。在肥胖和胰岛素抵抗的人群中其下丘脑-垂体-肾上腺轴功能障碍，这种功能障碍是由于较高的应激状态所致。应激造成的很多有害的影响可能是通过交感神经系统和血液循环中的儿茶酚胺实现的。工作紧张、长期郁闷等均与血浆中肾上腺素浓度升高和慢性交感神经兴奋有关。而交感神经兴奋和血浆中儿茶酚胺水平的升高可使血小板活化、巨噬细胞活化，上调炎症分子如白细胞介素-6（interleukin-6，IL-6）的表达，导致血管内皮功能异常、冠心病、高血压的发生等。

2. 内皮和血管功能　内皮功能紊乱是动脉粥样硬化发生最早期的信号之一。抑郁症患者常出现血管内皮功能损害，通过抗抑郁治疗病情好转后，这种损害仍然不会改变。在健康的个体，急性心理应激能导致内皮功能可逆的损害。慢性交感神经的兴奋可导致内皮损伤，交感神经兴奋可升高血压和心率，血管内压力升高导致血管分支处的切应力增强，这些区域常常是动脉粥样硬化斑块形成的部位。因此，血流的改变决定了内皮损害的部位，而功能的变化可能在早期即已经发生。慢性应激、工作紧张等可导致内皮功能障碍以及细胞黏附、迁移和细胞增殖的异常，最终产生持续的致动脉粥样硬化的环境。肾上腺素受体激活可能介导了心理应激对内皮功能的损害。因此，血液中儿茶酚胺升高、血流的冲击、炎症诱导的自由基抑制了一氧化氮的合成，血小板的激活等因素均可能造成内皮的损害。

3. 血小板、凝血因子和纤维蛋白溶解　研究表明，心理应激和儿茶酚胺能影响凝血功能。急性应激通过增加纤维蛋白原、血管假性血友病因子Ⅶ、凝血因子Ⅷ以及纤溶酶原激活剂抑制因子-1和组织纤溶酶原激活剂的活性影响凝血和纤溶作用。肾上腺素药能引起血液凝固和纤溶作用的类似改变，支持了应激能影响凝血功能的作用。精神抑郁者血小板激活增加，其血小板因子Ⅳ和β血小板球蛋白水平升高，增加血小板糖蛋白Ⅱb/Ⅲa受体的激活，5-羟色胺介导的血小板激活也增加。在社会经济状况较差的男性中发现，其血小板的聚集和激活均增强，工作紧张也能导致纤维蛋白溶解作用受损（组织纤维蛋白溶酶原激活剂的降低和纤溶酶原活化因子抑制剂抗原水平的增加）。这些改变可能与肾上腺素、去甲肾上腺素影响血小板激活以及交感神经兴奋导致血栓烷A_2的产生有关。交感神经兴奋也能减少内皮细胞中前列环素的合成，血小板聚

集和血栓烷 A_2 的生成能被 β_2 肾上腺素受体阻滞剂抑制，而前列环素合成的减少能被 β_1 肾上腺素受体阻滞剂抑制。在急性动脉血栓形成的动物模型中，肾上腺素能促进血管的闭塞。心理应激能持续地增加致血栓形成的因素如凝血因子Ⅷ、血浆黏度和全血黏度，这可能是心理应激导致高冠心病风险的机制。

4. 细胞因子和巨噬细胞活化　研究表明，冠心病是一种炎症性疾病。CRP 和血浆中 IL-6 的水平可预测无症状人群中冠脉事件的发生。各种不同的心理应激因素能诱导 CRP、IL-1、IL-6 和肿瘤坏死因子（tumor necrosis factor，TNF）等促炎症反应细胞因子的分泌。肾上腺素与应激诱导的 TNF 和 IL-6 生成有关，在离体灌注的鼠肝脏和巨噬细胞的实验中都得到了相似的结果。当巨噬细胞被活化时能快速地释放细胞因子，儿茶酚胺类激素使巨噬细胞活化可能是导致细胞因子产生的一个关键因素，增加胆固醇和交感神经激动剂也可导致巨噬细胞活化，同时也增强了儿茶酚胺对巨噬细胞的活化作用。特别是与清道夫受体结合的氧化修饰的低密度脂蛋白导致巨噬细胞的活化作用究竟是依赖儿茶酚胺还是两者的协同作用结果。巨噬细胞活化在动脉粥样硬化的病理生理学过程中具有重要的作用，应激-儿茶酚胺-巨噬细胞相互作用有可能促进巨噬细胞的活化。

（二）心理应激与冠状动脉痉挛

冠状动脉痉挛（coronary artery spasm，CAS）是指各种原因引起冠状动脉平滑肌节段或弥漫性痉挛性收缩，引起心肌缺血，甚至心肌坏死，在临床上常促发心绞痛、AMI 或猝死等严重的心血管事件。近年来，越来越多的资料提示心理应激和行为类型对于促发 CAS 有关。

心身疾病是指心理应激在躯体疾病的发生发展中起主要作用的疾病。CAS 是否属于心身疾病的范畴，意见不一，这是由于情绪与体力应激均可促发 CAS 之故；1993 年日本心身医学会公布了日本心身疾病的分类目录，在循环系统的章节内，序列第一位的心身疾病是"神经性狭心症"，是指心理应激促发的静息型心绞痛，即为 CAS。心理应激促发冠状动脉痉挛的类型如下。

1. 大冠状动脉痉挛　大冠状动脉有丰富的 α 肾上腺素能受体的分布，交感或副交感张力过高时均可兴奋大冠脉的 α 受体，引起 CAS；临床表现主要为变异性心绞痛，一般发生在午夜至凌晨之间，在睡眠的眼球快速运动（REM）期，这是因为人类的冠脉张力在午夜凌晨之间较高，管腔较小，在 REM 期，由副交感张力增高迅速转化为交感兴奋，儿茶酚胺释放，促发 CAS。

2. 小冠状动脉痉挛　小冠状动脉系指心肌内的阻力血管，由于其直径小，中层发达，具有改变冠状动脉血流阻力的能力；小冠状动脉内也有 α 受体的分布，当 α 受体兴奋时也可引起 CAS。这种 CAS 的特点是有静息性心绞痛的发生，心电图不一定有 ST 段的抬高，而且由于痉挛部位为心肌内的小动脉，常不能为冠脉造影所显示，造影的结果可以为"正常"。

3. 心理应激与猝死　心理应激促发 CAS 时，由于 TXA_2 释放过多，以及心率变异性的降低，心肌电不稳定性增加，可促发心室颤动以致猝死。

4. 心理应激促发急性冠脉综合征　心理应激引起 CAS 的机制为：①斑块不稳定：

由焦虑、抑郁和敌意等应激促使炎性细胞释放 IL-1、IL-6、IL-8 和肿瘤坏死因子等黏附于血管内皮细胞，激活巨噬细胞，分泌金属蛋白酶，降解冠脉粥样斑块的细胞外基质，促使斑块不稳定；②炎性细胞因子和白细胞的堆积，破坏血管内皮细胞的功能和结构；③斑块破裂后，斑块内出血，血栓形成阻塞血管，引起 CAS；④心理应激促使血小板活性与血管收缩的标志物血小板因子Ⅳ、β 血栓球蛋白以及 TXA$_2$ 等物质的释放显著增加，促使血小板聚集，并促发 CAS；进而血栓形成，阻塞冠状动脉，促发 CAS。

（三）心理应激与高血压

心理应激已成为诱发高血压病的重要因素。比如紧张的工作环境和工作内容本身的压力，与心血管疾病，尤其是高血压、冠心病有着密切的关系。

1. 交感神经-肾上腺髓质系统　大脑皮层在各种心理应激因素的长期作用下，兴奋交感神经，通过交感神经-肾上腺髓质系统，使儿茶酚胺释放增多。Cannon 观察到许多心理应激刺激，如恐惧、愤怒等，能兴奋交感神经，并能刺激肾上腺髓质释放大量升高血压的体液因子，后来证实这些体液因子即为肾上腺素和去甲肾上腺素。交感神经引起血压升高的机制是多方面的：使小动脉收缩，增大外周阻力，舒张压升高；使静脉收缩，增加回心血量，收缩压升高；通过兴奋心脏的 β 受体使心脏收缩加强、加快，从而提高心输出量；直接或间接激活肾素-血管紧张素系统。儿茶酚胺可以加快心率，增强心肌收缩力，增加心输出量，收缩外周血管，从而升高血压。

2. 下丘脑-垂体-肾上腺皮质轴　心理应激刺激下丘脑神经内分泌细胞分泌促肾上腺皮质激素释放激素（CRF）和血管加压素（AVP），CRF 通过下丘脑-垂体-肾上腺皮质轴（HPA），使垂体促肾上腺皮质激素（ACTH）分泌增加，AVP 可以协同 CRF 促进 ACTH 分泌，随即糖皮质激素分泌也增加。

糖皮质激素升高血压的机制是多方面的，糖皮质激素可以增加苯乙醇胺 N-甲基转移酶（PNMT）的活性，抑制儿茶酚胺氧位甲基转移酶（COMT）的活性，使血浆中肾上腺素含量增加。糖皮质激素还能影响肾上腺素 α 受体的表达，增强儿茶酚胺类的作用效果。糖皮质激素能通过对中枢神经的影响，反向调节 CRF、AVP 的分泌。糖皮质激素还可以抑制前列腺素、缓激肽、5-HT、组胺的合成，引起血管收缩效应。另外，糖皮质激素分泌增加可促进肾小管的重吸收，增加血容量，从而升高血压。

3. 肾素-血管紧张素系统　在心理应激时，交感神经兴奋，直接和间接激活 RAS。肾素可将血管紧张素原转变为血管紧张素，再经肺循环中血管紧张素转换酶的作用，转变为血管紧张素Ⅱ，刺激肾上腺分泌醛固酮，使肾滤过分数增加，引起水钠重吸收增加，水钠潴留，血容量增加。血管紧张素也可作用于中枢，增加交感神经冲动发放或直接收缩血管。血管紧张素Ⅱ还可促进血管增生肥厚，管壁与口径变大，并上调血管的血管紧张素受体，使其对交感神经的反应性增大。高血压病患者在受到心理应激刺激后 RAS 激活程度较常人更大，但 RAS 的升压作用可以被 ACEI 所拮抗。

4. 心理应激与心律失常　心理应激的来源称为应激源，一般是指能引起抑郁和焦虑负性情绪的一些生活事件，如精神压力强烈而持久，可激活下丘脑-垂体-肾上腺系统，促发交感张力亢进，释放儿茶酚胺过多，引起心肌纤维自律性异常增加，高浓度的儿茶酚胺还可通过 Ca^{2+} 内流增加、后除极，以及诱发冠状动脉痉挛，加重心肌缺血，引起快速性心律失常为主的心律失常。

第二节　中医情志疗法

由于文化传统、社会结构、经济条件、价值观念、生活习俗等方面的区别，中国人的人格特点、心理状态与西方人差异明显，因此心理治疗中不能简单、机械地套用西方的理论与模式。中医学有着独特的心理治疗理论，积累了丰富的治疗经验。

一、中医心理治疗的历史

在中医学中虽然没有心理治疗的说法，但在传统文献中有着相类似的记载。马王堆汉墓帛书整理出的《五十二病方》，有"祝由疗病"法。《黄帝内经》认识到人的心理因素与疾病的发生、发展及其预后密切相关；在治疗方面，把"治神"置于各种治法之首，"针石毒药"等治疗手段必须通过患者的神气才能发挥治疗效应；"人之情，莫不恶死而乐生，告之以其败，语之以其善，导之以其所便，开之以其所苦，虽有无道之人，恶有不听者乎？"的论述，至今仍作为经典的心理治疗理论引用；创立了"怒伤肝，悲胜怒；喜伤心，恐胜喜；思伤脾，怒胜思；忧伤肺，喜胜忧；恐伤肾，思胜恐"的独特疗法。金元时期，张子和的《儒门事亲·九气感疾更相为治衍》是一篇心理治疗的专论，它将《内经》情志相胜的心理治疗理论做了演绎和发挥，并对自创的心理治疗方法进行了综述。明代张景岳《类经·论治类》中引用他人和自己的心理治疗医案对鬼神、祝由二说做了深刻的分析。清代吴尚先《理瀹骈文》，"情欲之感，非药能愈，七情之病，当以情治"，进一步发展了中医情志理论。

目前，国内心理治疗基本引进和模仿西方理论与模式，深受西方文化与西方社会习俗的影响，虽然设计严密、手段先进、实证性强，但其可信度和可行性都有一定的地域限制。不同民族和文化背景的人，其心理现象在类型、性质、规律等方面有不少差异，我国的社会文化在历史沿革、文化传统、社会结构、经济条件、价值观念、生活习俗等方面，与西方均有诸多不同。此外，中国人的人格特点、心理状态等与西方人差别也很明显，产生了中国人所特有的心理问题和心理疾病。即使是同一类型的心理问题，中、西方人在具体的致病原因和具体症状方面，也往往有所不同。基于以上因素，心理治疗中不能简单、机械地套用西方的理论和模式。

二、中医心理治疗的特色

《素问·宝命全形论》认为，"一曰治神，二曰知养身，三曰知毒药为真，四曰制砭石小大，五曰知府脏血气之诊"，将心理治疗放到了很高的位置。在中医心理治疗中治神重于治形，强调神机对疗效的作用。"心者五藏之主也，所以制使四支，流行血气"，只有在心的作用下，形体才能保持正常的生理活动。《素问·五常政大论》曰"根于中者，命曰神机"，汤液、醪醴、毒药、针石、艾灸等只是医疗的手段、工具和方法，是否产生作用，关键是患者机体神的作用状态即神机。因此，《灵枢·本神》强调,"凡刺之法,先必本于神",针刺的得气(取效)与否,取决于神机的盛衰。治神以安脏,治脏以调神,着眼整体调整,中医心理治疗一般采用治神以安脏和治脏以调神的方法来进行整体调整,达到心身和谐。"治神以安脏"即通过心理治疗,"告之以其败,语之以其善,导之以其所便,开之以其所苦",唤起患者的积极情绪,解除消极情绪,然后达到调畅气机,协调脏腑气血运行,促进疾病痊愈的目的。

三、情志疗法的作用机制

中医学在长期发展过程中创造了许多独特的心理疗法,积累了丰富的治疗经验。中医学很早就认识到心理因素在某种情况下可以引起疾病,并将这一类病因概括为情志病因。情志病因的致病作用,中医学主要从情绪反应的强度、持续时间、情绪的性质来把握,而这三个方面因素均是相对于躯体调节能力而言的。精神情志超过个体生理适应能力,导致躯体病变或损伤,即"至若情志之郁,则总由乎心,此因郁而病"。在重视外来刺激产生情绪、情感的同时,中医学也注重体内脏腑气血功能状态变化对情感过程的影响。一个人形体(生理)上患病以后,可以直接影响他的情感、意志、性格、思维、记忆和感知觉等心理活动,即"凡五气之郁,则诸病皆有,此因病而郁也"。因病致郁、因郁致病是疾病过程中心身交互影响的两个方面,常常互为因果、相互交织,致使病情反复加重,迁延难愈。

1. 情志致病 情志疾病,即人们常说的"心病",包括现代医学的某些心理疾病、心身疾病。在正常情况下,人的情志活动对健康并无大碍,但情感波动过于剧烈,超过正常限度,即"情志过极",就可以引起阴阳偏盛,气血失和,脏腑功能失调,而导致疾病,即情志致病。如《素问·举痛论》说:"百病生于气也,怒则气上,喜则气缓,悲则气消,恐则下气……惊则气乱……思则气结。"《素问·调经论》说:"喜则气下,悲则气消。"《素问·阴阳应象大论》说:"喜伤心……怒伤肝忧伤肺思伤脾……恐伤肾。"①"喜则气下"或"喜则气缓"。由于喜而过度,引起心气涣散、神思错乱等症。故经云:"喜伤心。"如《儒林外史》中,范进听到中举的消息后,高兴过度而手舞足蹈地拍手大笑,这就是暴喜伤心而发狂。②"怒则气上"。因为暴怒过度,影响肝的疏泄,引起肝气上逆,而出现头晕目眩,心跳骤快,血压剧升,甚则导致脑血管意外。故经云:"怒伤肝。"如《三国演义》中的吴将周瑜被诸葛亮"三气"之后"怒气填胸,坠于马下",终因暴怒而亡。③"思则气结"。由于忧思过度,使脾气郁结,运化失调,导致纳呆、胃胀、乏力、消瘦等症状。故经云:"思伤脾。"如《列子·天瑞》中的"杞人忧天"描述"杞国有人,忧天地崩坠,身亡所寄,废寝食者",就是因思气结而出现的"废寝食"病证。④"恐则气下"。由于惊恐过度伤肾,使精气内损而出现大小便失禁、阳痿、精神萎靡、神志错乱等症状。故经云:"恐伤肾。"如《三国演义》中的张飞在长坂坡大喝:"燕人张翼德在此!谁敢来决战?"喊声未绝,曹操身边的夏侯杰吓得肝胆破裂,倒撞于马下。夏侯杰就是受恐吓而死。⑤"悲则气消"。因为悲伤过度,使肺气抑郁,耗气伤阴,而出现胸闷、咳嗽、盗汗、吐血,甚至殒命。故经云:"悲伤肺。"如《红楼梦》中的林黛玉,戚戚然忧于心而伤于脾,最后影响肺,终成"肺痨"而葬身。

2. 情志治病　情志疾病，如用传统的方法治疗，往往收效甚微，而用中医的情志相克（即"心药"）治疗，则往往收到令人意想不到的效果。如《儒林外史》中的范进发狂后他的岳父只用一记耳光，骂了一句："该死的畜生！你中了什么？"就治好了，这就是《黄帝内经》上所说的"恐胜喜"。这种情志相克（或情志相胜）的治疗方法，属于心理疗法。明代吴昆《医方考》说："情志过极，非药可愈，须以情胜……内经一言，历代宗之，是无形之药也。"情志相克方法，就是用情志克胜关系来治疗情志疾病的，即《黄帝内经》所说的"恐胜喜""悲胜怒""喜胜忧""怒胜思""思胜恐"。张子和《儒门事亲》中总结了七情相互为治的方法："悲可以治怒，以怆恻苦楚之言感之；喜可以治悲，以谑浪亵狎之言娱之；恐可以治喜，以迫遽死亡之言怖之；怒可以治思，以污辱欺罔之言触之；思可以治恐；以虑彼志此之言夺之。"关于用情志相克方法治疗情志疾病，历代医家们积累了丰富经验，留下不少典型案例。

情志疗法的作用机制主要体现在以下几个方面。

1. 矫正负性情志、塑造正性情志　人的情志活动按其功能性质可分为正性情志（肯定性情志）与负性情志（否定性情志），即人们通常所说的正常心理和异常心理。前者如好、喜、乐、爱、积极、满意、满足、正确的观念、良好的行为习惯、健全的人格等，它们对心身活动产生有利的影响，可提高生命力，增强意志，使人健康；后者如恶、悲、忧、憎、消极、不满意、错误的认识、不合理的观念、不良的行为习惯、人格障碍等，它对身心活动产生不利影响，降低生命力，削弱意志，有害健康。情志疗法旨在调控、抑制、解除和矫正负性情志，建立、培养、扶持和塑造正性情志，以维护和实现个体的心身健康。

2. 情志相胜　中国古代情志相胜心理疗法是用五行相克理论来表述情绪之间相互制约关系的经典疗法，其基本原理是脏腑情志论和五行相克论的结合，将人体归纳为五个体系并按五行配五脏五志，然后利用情志之间相互制约的关系来进行治疗，即运用一种情志纠正相应所胜的另一种失常情志。因此，它在心理治疗方法上独具特性。

情志相胜疗法就是医生有意识地激起患者一种暂时的情志，去战胜、制止、克服另一种偏激的情志，使机体恢复平衡，从而达到治愈疾病的目的。情志相胜疗法主要包括"阴阳相胜疗法""五行相胜疗法"及"气机互调疗法"三种。①阴阳相胜疗法。《素问·阴阳应象大论》云："暴怒伤阴，暴喜伤阳。"《灵枢·行针》亦云："多阳者多喜，多阴者多怒。"从而赋予情志不同的阴阳属性。吴昆《医方考·情志门第二十七》有："经曰：思者气结。气结者，阴翳之根也，故用暴怒以伤其阴，使之归于平调而已。"认为思为脾志属阴，气结而不畅亦属阴，故以属阳之怒来抑制其过胜之阴，使之恢复平衡。②五行相胜疗法。《内经》认为，情志活动的产生必须以五脏作为物质基础，它是各脏腑机能活动的一种表现。《黄帝内经·素问》中指出，"人有五脏化五气，以生喜、怒、悲、忧、恐"。并总结出五种情志与脏腑有着特殊的对应关系，心在志为喜，肝在志为怒，脾在志为思，肺在志为忧，肾在志为恐。《三因方》中也明确指出，"七情人之常性，动之则先自脏腑郁发，外形于机体"。这说明情志活动是机体发生相应变化的结果。只有在脏腑机能活动正常的情况下，人的情志活动才能表现出正常的情感，这种从生理变化出发来认识情志的产生，正是我国古代心理学思想的特色之一。

由于情志与五脏所属关系不同，情志异常内伤脏腑之倾向也有所不同。如过度的喜笑，常使人心气涣散；过度激怒，常出现肝阳上亢；过度忧伤，常发生肺气耗散；过度思虑，常可见脾运无力；过度惊恐，常致人肾气不固。因而，《内经》指出，"喜伤心""怒伤肝""思伤脾""忧伤肺""恐伤肾"。五脏又与五行相对，心属火，肝属木，脾属土，肺属金，肾属水。这五个体系可归结为，喜归心属火，怒归肝属木，忧归肺属金，思归脾属土，恐归肾属水。五行相克理论认为，五行之间存在着一种相互制约的相胜关系，即金胜木，木胜土，土胜水，水胜火，火胜金。中国古代情志相胜心理疗法便是根据这种相胜关系来调节人的情绪心理疾病的。明代张介宾在《类经》中结合《内经》对情志相胜心理疗法的理论雏形系统地论及了五脏、五志、五行之间的相胜制约关系："喜为心火之志，能胜肺金之忧，……怒为肝木之志，能胜脾土之思，……忧为肺金之志，能胜肝木之怒，……思为脾土之志，能胜肾水之恐，……恐为肾水之志，能胜心火之喜。"《儒门事亲·九合感疾更相为治衍》中对情志相胜心理疗法的理论和方法也进行了最为详细的论述："悲可以治怒，以怆恻苦楚之言感之；喜可以治悲，以谑浪亵狎之言娱之；恐可以治喜，以迫遽死亡之言怖之；怒可以治思，以污辱欺罔之言触之；思可以治恐，以虑彼忘此之言夺之。此五者，必诡诈谲怪无所不至，然后可以动人耳目，易人视听。"所以说，中国古代的情志相胜心理疗法是利用情志之间以及情志与五脏之间的相互影响、相互制约的关系，通过一种正常情志活动来调节另一种不正常情志活动，使其恢复正常、治疗情志与躯体疾病的心理治疗方法。③气机互调疗法。《素问·举痛论》论"九气为病"，认为不同情志所致气机变化不同，即所谓"怒则气上，喜则气缓"等，开创了从气机角度认识情志作用机制的先河。张从正在《儒门事亲·卷七·内伤形》中曰："夫惊者，神上越也，从下击几，使之下视，所以收神也，一二日虽闻雷而不惊。"即以神气上越者使之气机下行为论。吴昆《医方考·情志门第二十七》中云："盖悲思则气结，惊怖则气浮，浮则气不结矣。此亦以情相胜也。"明确提出不同的气机变化之间存在相互影响、相互制约的关系，并作为情志相胜的机制。

第七章　心脏营养膳食

第一节　合理膳食

合理膳食是指一日三餐所提供的营养必须满足人体的生长、发育和各种生理、体力活动的需要。心脏病患者合理安排膳食结构至关重要，是预防其发生、发展的重要措施。

一、合理饮食对心脏病的影响

心脏病的病因是多方面的，其中饮食因素可通过影响血液、脂质和脂蛋白及其他有关成分，直接或间接地作用于动脉粥样硬化的发生与发展的各个环节。早在 1912年，俄国学者给家兔喂养高胆固醇食物建立模型过程中发现，先有血脂的异常升高，继之发生动脉粥样硬化病变，说明不良的饮食习惯可以导致脂质代谢紊乱，从而形成动脉粥样硬化，导致冠心病的发生。大规模的调查表明，不合理的膳食结构和继发性载脂蛋白异常是引起动脉粥样硬化的重要因素。饱和脂肪酸、反式脂肪酸和胆固醇对脂质和脂蛋白含量水平有不利影响，而可溶性纤维和不饱和脂肪酸（单一不饱和脂肪酸和多不饱和脂肪酸）却有良好的影响。

1. 饱和脂肪酸（SFA）　不含双键的脂肪酸称为 SFA，是构成脂质的基本成分之一。此类脂肪酸多含于牛、羊、猪等动物的脂肪中，有少数植物如椰子油、可可油、棕榈油、橄榄油等中也多含此类脂肪酸。进食较多的 SFA 也必然进食较多的胆固醇。膳食饱和脂肪酸摄入量明显影响血脂水平。有研究表明，血脂水平升高，特别是血清胆固醇水平的升高是动脉粥样硬化的重要因素，而膳食中 SFA 则是血清胆固醇升高的主要脂肪酸。实验研究发现，进食大量 SFA 后肝脏的 3-羟基-3-甲基戊二酰辅酶 A（HMG-CoA）还原酶的活性增高，使胆固醇合成增加。植物中富含 SFA 的有椰子油、棉籽油和可可油。SFA 与其他脂肪酸一样，除了构成人体组织外，重要的生理功能是提供能量。研究发现，SFA 不仅增加了血清总胆固醇（TC）和低密度脂蛋白胆固醇（LDL-C）水平还增加了高密度脂蛋白胆固醇（HDL-C）水平。数据显示，SFA 每增加 1%，HDL-C 水平就增加 0.011~0.013 mmol/L。研究表明，饱和脂肪酸和胆固醇的摄入量与动脉粥样硬化的发病呈正相关。脂肪摄入量过多引发肥胖，会间接影响心血管病的发生；减少总的脂肪量和饱和脂肪酸的摄入量，常降低患冠心病的危险性。增加饱和脂肪酸（碳链含 12~16 个碳原子）的摄入量会引起胆固醇、TC 和低密度脂蛋白

LDL-C 的浓度增高，从而增加患冠心病的危险。饱和脂肪酸的摄入量是人群中血清 TC 和 LDL-C 浓度的主要膳食决定因素，也是人群中发生冠心病危险的决定因素。

2. 反式脂肪酸 脂肪酸是一类羧酸化合物，由碳氢组成的烃类基团连接羧基所构成。我们常提到的脂肪，就是由甘油和脂肪酸组成的三酰甘油酯。这些脂肪酸分子可以是饱和的，即所有碳原子相互连接，饱和的分子室温下是固态。当链中碳原子以双键连接时，脂肪酸分子可以是不饱和的。当一个双键形成时，这个链存在两种形式：顺式和反式。顺式键看起来像 U 形，反式键看起来像线形。顺式键形成的不饱和脂肪酸室温下是液态如植物油，反式键形成的不饱和脂肪酸室温下是固态。植物油加氢可将顺式不饱和脂肪酸转变成室温下更稳定的固态反式脂肪酸。制造商利用这个过程生产人造黄油，也利用这个过程增加产品货架期和稳定食品风味。不饱和脂肪酸氢化时产生的反式脂肪酸占 8%～70%。即使在摄入的量很少时（只占食物热量的 1%～3%），反式脂肪酸对心血管疾病的风险仍然很明显，反式脂肪增加了 TC 和 LDL-C 同时略微降低 HDL-C。

反式脂肪酸除了能给人体提供能量之外，没有营养价值，反而有害，那么就应该尽量减少摄入它，越少越好。世界卫生组织的建议是每天摄入的反式脂肪酸的量不要超过食物热量的 1%，大致相当于不要超过 2 g。日常生活中，含有反式脂肪酸的食品很多，如糕点、印度抛饼、沙拉酱、炸薯条、爆米花、巧克力、冰淇淋等。凡是松软香甜、口味独特的含油（植物奶油、人造黄油等）食品，都含有反式脂肪酸。

3. 单不饱和脂肪酸（MUFA） 脂肪酸通常分为饱和脂肪酸和不饱和脂肪酸两种类型。饱和脂肪酸的碳原子拥有所有氢，这也是它被称为饱和的原因所在。而不饱和脂肪酸至少有一个位置可以添加进氢。单不饱和脂肪酸分子只有一个双键，MUFA 对健康有很多好处，包括降低导致动脉形成斑块的低密度脂蛋白（LDL），降低心脏病和中风风险等。MUFA 还可增加高密度脂蛋白（HDL）水平。HDL 可以减少动脉斑块，把血液中多余的胆固醇收拢后送入肝脏，然后排出体外。HDL 以这种方式起到保护心脏健康的作用。MUFA 还有减少三酰甘油的作用，这是一种血管中存在的脂肪形式。三酰甘油水平升高已知与糖尿病和心脏病有联系，可以由肥胖、缺乏运动、吸烟、糖过量摄入、酒精和高碳水化合物饮食等因素引起。女性三酰甘油水平高导致心脏病发作的风险比男性高。在很多蔬菜、坚果、种子和鱼中发现单不饱和脂肪酸。含 MUFA 丰富的植物油有菜籽油、花生油、芝麻油、葵花籽油和橄榄油等。南瓜子、芝麻、葵花籽、西瓜子、杏仁、核桃、澳洲坚果、山核桃、开心果和榛子也是极好的来源。此外，鲱鱼、大比目鱼、鲭鱼和鳗鱼等鱼类，以及鳄梨、花生、豆腐、芸豆和鹰嘴豆也是 MUFA 来源。尽管用不饱和脂肪替代饮食中的饱和脂肪更健康，但也应该适量。包含单不饱和脂肪的食物通常比其他食物热量更高，因此应该避免因过量摄入而导致肥胖。回归分析和饮食研究表明，高 MUFA 略微降低了 TC 水平（3%），并降低了 LDL-C 水平（22%）和 TG 水平（19%）。但对 HDL-C 无明显影响。

4. 多不饱和脂肪酸（PUFA） 是指含有两个或两个以上双键且碳链长为 18～22 个碳原子的直链脂肪酸，是研究和开发功能性脂肪酸的主体和核心，主要包括亚油酸（LA）、γ-亚麻酸（GLA）、花生四烯酸（AA）、二十碳五烯酸（EPA）、二十二碳六烯酸（DHA）等。其中，亚油酸及亚麻酸被公认为人体必需的脂肪酸（EA），在人体内可进一步衍化成具有不同功能作用的高度不饱和脂肪酸，如 AA、EPA、DHA 等。PU-FA 对动脉血栓形成和血小板功能有明显影响。亚油酸的摄入量与血浆磷脂、胆固醇酯和三酰甘油中的亚油酸含量有很强的相关关系，而且血小板的总亚油酸、α-亚麻酸、花生四烯酸、EPA，以及 DHA 与血浆三酰甘油、磷脂、脂肪组织中的脂肪酸浓度呈显著相关性。γ-亚麻酸在临床上的试验结果表明有降血脂作用，对三酰甘油、胆固醇、β-脂蛋白的下降有效性在 60% 以上，在体内转变成具有扩张血管作用的前列环素（PGI_2）保持与血栓烷 A_2（TXA_2）平衡，防止血栓形成。根据国外最新的流行病学和临床实验提供的数据，ω-3 型多不饱和脂肪酸的摄取量和冠心病的发病率呈负相关，40~80 岁的男性病例摄取较多的鱼肉可降低心脏猝死的危险。

5. 植物甾醇　广泛存在于油脂和植物性食物中，如米糠油、玉米油、芝麻油、蔬菜、水果、豆类、坚果及谷物。临床试验和荟萃分析证实，植物甾醇通过抑制胆固醇的吸收可降低血清胆固醇，每日摄入 1.5~2.4 g 的植物甾醇可减少膳食中胆固醇吸收 30%~60%，平均降低血液 LDL-C 水平 10%~11%。每日最少摄入量为 1.3 g 的植物甾醇酯（或 0.8 g 游离甾醇），作为低饱和脂肪和胆固醇膳食的一部分，可以降低引发心脏病的危险。

6. 膳食纤维　是植物细胞壁的主要组成成分，包括纤维素、半纤维素、果胶等。纤维素包括水溶性纤维素和非水溶性纤维素，水溶性膳食纤维包括果胶、树脂、植物黏液和一些半纤维素；非水溶性膳食纤维包括纤维素和半纤维素。许多研究显示，绝大多数膳食纤维可降低血浆胆固醇和 LDL-C，高膳食纤维以及富含全谷类的食物、豆类、蔬菜、水果的膳食可降低冠心病风险。

7. 抗氧化营养素（剂）、叶酸和类黄酮　营养素（nutrient）是指食物中可给人体提供能量、构成机体和组织修复以及具有生理调节功能的化学成分。凡是能维持人体健康以及提供生长、发育和劳动所需要的各种物质称为营养素。人体所必需的营养素有蛋白质、脂类、糖类、维生素、水和无机盐（矿物质）、膳食纤维（纤维素）7 类，还包含许多非必需营养素。从天然食物摄入的抗氧化营养素有益于健康。同型半胱氨酸很可能是一个独立的冠心病危险因素和中风危险因素。血浆叶酸的下降与血浆同型半胱氨酸水平的升高有很大关系，补充叶酸可以降低血浆同型半胱氨酸水平。荟萃分析显示，较高的叶酸摄入量（0.8 mg）可以使患缺血性心脏病的风险下降 16%，中风的风险下降 24%。类黄酮是多酚类化合物，广泛存在于各种新鲜蔬菜和水果、茶叶等食物中。前瞻性研究显示膳食类黄酮与冠心病负相关。

叶酸是人体必需的 B 族水溶性维生素，是嘌呤核苷酸、胸腺嘧啶合成及同型半胱氨酸转化为甲硫氨酸时再甲基化过程中不可或缺的物质。叶酸是同型半胱氨酸代谢过程中重要的辅助因子，叶酸水平的升高可促进同型半胱氨酸再甲基化过程的进行。饮食中叶酸缺乏可导致同型半胱氨酸循环受阻，不能正常代谢，引起同型半胱氨酸堆积，产生高同型半胱氨酸血症。随着生活节奏的加快及生活压力的不断增加，抑郁症已成为当前常见的心理疾病，国内外对叶酸与抑郁症发病相关报道较多，但结果不尽一致。许多流行病学研究报道低叶酸与抑郁症的发生具有相关性，叶酸缺乏是抑郁症的一个危险因素。抑郁症人群中 1/3 的患者有明显的叶酸缺乏，即使叶酸水平在正常范围内，在充当甲基供体及神经递质合成过程中叶酸的量也未必充足，低叶酸水平的抑郁症人群临床症状可能会更明显。低叶酸饮食或血清叶酸浓度较低，抑郁症发病率升高，与叶酸有关而与维生素无关，女性表现更为显著。

生物类黄酮（维生素 P），我们的水果和蔬菜中含有上万种生物类黄酮。有一个规律，食用的水果和蔬菜的颜色差异越大，你就能摄取越多种类的生物类黄酮。这种特效的抗氧化物质同时也有一些抗过敏和抗炎症的作用。例如，红酒和葡萄汁中含有一种名为多酚的物质，经证明，它能够减少 LDL 胆固醇被氧化的可能性，葡萄籽精华也被认为是最佳的能够帮助预防慢性炎症性疾病的生物类黄酮抗氧化剂。

维生素 E 是阻断动脉硬化过程中最重要的抗氧化物质。脂溶性的维生素 E 成为细胞壁内最有效的抗氧化物质。维生素 E 实际上可以与 LDL 胆固醇相结合。细胞膜内的天然 LDL 胆固醇中的维生素 E 水平越高，LDL 胆固醇的抗氧化能力越强。不论天然的 LDL 胆固醇走到哪里，维生素 E 都能随之一起移动。

锌和硒是我们身体抗氧化系统需要的两种重要的矿物质。锌对我们的过氧化氢酶防御系统至关重要，而谷胱甘肽超氧化酶系统非常需要硒。这两套抗氧化防御系统对于消灭自由基非常重要。如果我们体内这两种矿物质的含量不足，这两套系统就不能发挥最好的功能。食物中含硒丰富的有肉类，尤其是动物富含锌，如猪肉、牛肉、羊肉。鱼类和海产品含量也较高，如牡蛎、淡菜、海带、紫菜，还有谷物、蘑菇、洋葱、大蒜、芦笋等。

维生素 C 是血浆或血流中最好的抗氧化物质，这主要是因为维生素 C 是水溶性的。补充维生素 C 被证明能够维持和保护内皮细胞功能。内皮细胞失去功能就是炎症反应过程的关键。维生素 C 还能够防止血浆及内皮下的 LDL 胆固醇被氧化。维生素 C 还能重新生成维生素 E 和细胞内的谷胱甘肽，以便它们不断重复利用。因此水溶性的维生素 C 是最适合用来对付血液和血浆中的自由基。脂溶性的维生素 E 最适应于细胞壁内的自由基。谷胱甘肽最适合对付细胞内部的自由基，硫辛酸既可以消灭细胞壁内的自由基，也可以对付血浆中的自由基。维生素 C 和硫辛酸还能够重新生成维生素 E 和谷胱甘肽以便重新使用。

营养素不仅仅是为了预防，同时也有很好的治疗作用，很多疾病的治愈仅仅是因为补充了营养素，虽然营养药物不能替代药物，但它们是互补药物。而且营养素不是单用就能起效的，不是因为哪一种蔬菜里面含有某个物质多吃就可以，必须多种联合才能起效，因此蔬菜水果食物的合理搭配就变得非常重要。研究显示，在坚持 20 个星期一直采用富含维生素 C、维生素 E 和 β 胡萝卜素的健康饮食后，氧化压力对不论吸烟者还是不吸烟的人体内的 DNA 破坏都会明显减少。

8. 同型半胱氨酸（homocysteine，Hcy） 是一种人体内的含硫氨基酸，为蛋氨酸和半胱氨酸代谢过程中的重要中间产物。与身体必需的可以制造特定细胞构造的胆固醇不同，高半胱氨酸对健康完全没有好处，高半胱氨酸水平越高，得心血管疾病的可能性越高。因此高半胱氨酸应该尽可能地低。目前血液 Hcy 升高已被认为是动脉粥样硬化发生的一个独立危险因子点。维生素 B_6、维生素 B_{12} 和叶酸是 Hcy 代谢辅酶，它们的水平与 Hcy 水平呈负相关，摄入不足时，上述三个酶活性下降，则 Hcy 升高。高动物蛋白、低植物蛋白饮食可能是 Hcy 血症的危险因素之一。研究发现，同型半胱氨酸浓度随年龄增长而升高，这是由于体内维生素、停留时间与年龄呈负相关。男性血液浓度高于女性，且男性的患病率也明显高于女性。绝经期前的妇女分解蛋氨酸的能力明显较强，因此，女性在绝经前的水平较低，绝经后水平显著升高，认为其机制可能与雌激素水平的变化有关。

轻度高同型半胱氨酸血症是指患者血中同型半胱氨酸的水平为 15～30 μmol/L，中度高同型半胱氨酸血症是指患者血中同型半胱氨酸的水平为 31～100 μmol/L，重度高同型半胱氨酸血症是指患者血中同型半胱氨酸的水平高于 100 μmol/L。据统计，单独患有高血压或高同型半胱氨酸血症的患者，其发生脑卒中的风险分别为正常人 3 倍和 4 倍，而同时患有高血压和高同型半胱氨酸血症的患者，即 H 型高血压患者，其发生脑卒中的风险为正常人的 12 倍。临床治疗高同型半胱氨酸血症的方法主要是注意控制肉类和蛋奶食品的摄取量，补充叶酸、维生素 B_6 和维生素 B_{12} 等营养物质。补充叶酸是降低血中同型半胱氨酸水平最安全有效的方法。轻度的高同型半胱氨酸血症患者在平时可适当多吃些绿叶蔬菜、水果、坚果、豆类等富含叶酸的食物，以及糙米、胡萝卜等富含维生素 B_6 的食物和蛋与动物肝、肾等富含维生素 B_{12} 的食物。此类患者可每天吃 500 g 的蔬菜和 200 g 的水果，每周吃 5 次豆类食品（每次摄入 20 g）和 1～2 次动物的肝或肾（每次摄入 25～50 g）。该病患者应少吃肉类、海产品等富含蛋氨酸的食物，因为蛋氨酸进入人体后会转化为同型半胱氨酸。该病患者还要戒烟、限酒、少吃盐（每日摄入不超过 6 g）和少喝咖啡等。中、重度的高同型半胱氨酸血症患者除了应调整饮食以外，还应在医生的指导下服用叶酸、维生素 B_6 和维生素 B_{12} 等药物进行治疗。此外，高同型半胱氨酸血症患者应每隔半年检测一次血中同型半胱氨酸的水平，以便了解自己进行治疗的效果或及时调整治疗方案。

9. 辅酶 Q_{10}（Coenzyme Q_{10}，CoQ_{10}） 是一种脂溶性的维生素或维生素类物质，是心脏含量最高的一种营养素，也叫"泛醌"，它在细胞线粒体内的含量最多，是呼吸链中的重要参与物质，也是产能营养素释放能量所必需的物质。如果缺乏辅酶 Q_{10}，细胞就不能为机体提供足够的能量。人体中辅酶 Q_{10} 随着年龄的增长而不断减少，20 岁人体辅酶 Q_{10} 达到最高值，之后便逐年减少；40 岁以后急剧下降；50 岁时人体内的辅酶 Q_{10} 含量减少 50%；70 岁时则减少 60% 以上；80 岁时只剩 35%；当含量低于 25% 时，生命就会终止。补充辅酶 Q_{10} 可有效缓解动脉粥样硬化，使冠状动脉狭窄的情况得到改善，从而有效改善心肌缺血。各种食物，如动物器官、牛肉、豆油、沙丁鱼、鲭鱼和花生等都含有微量的辅酶 Q_{10}，但是这个过程非常复杂，缺少任意一种营养，身体都无法自然生成辅酶 Q_{10}。在自身合成和食物摄取无法满足的情况下，外源补充辅酶 Q_{10} 成品是最现实、最便捷、最有效的方法。

10. 谷胱甘肽 是人体的主要抗氧化剂和解毒剂。谷胱甘肽有还原型（GSH）和氧化型（G-S-S-G）两种形式，在生理条件下以还原型谷胱甘肽占绝大多数，是细胞内最有效的抗氧化物质。它存在于每个细胞内。已患冠心病的患者细胞中的谷胱甘肽含量低于动脉血管健康人的水平。还原型谷胱甘肽（GSH）广泛存在于正常细胞中，有很强的亲和力，能与多种化学物质及其代谢物结合，清除体内氧自由基及其他自由基，起到保护细胞、抗氧化等作用。谷胱甘肽 GSH 的主要生理功能是清除自由基、抗氧化、抗衰老。机体内新陈代谢产生的许多自由基会损伤细胞膜，侵袭生命大分子，促进机体衰老，并诱发动脉粥样硬化的产生。GSH 可消除自由基，能起到强有力的保护作用。谷胱甘肽 GSH 不仅可以清除人体自由基，还可以提高人体免疫力。当细胞内的谷胱甘肽浓度保持或高于正常水平，就会使人体的各种免疫细胞得到充分的活化与分化，从而增强人体的免疫力，预防肿瘤、心脏病、早衰、自身免疫性疾病和多种慢性病。很多食物可以促进肝脏生产谷胱甘肽，富含硫化物的食物如洋葱、大蒜、葱等蔬菜，水果如西红柿（俗称番茄）、樱桃、圣女果（俗称小西红柿）等，还有酵母面包、小麦胚芽、动物肝等，它们能中和细胞中的自由基，起到解毒、抗衰老作用。

11. ω-3 是一种营养素，也是一种必需脂肪酸，它是人必须吃的一种油的营养成分。人必需吃的脂肪酸有两种：ω-6 和 ω-3。富含 ω-6 不饱和脂肪酸的食用油是以花生油、玉米油、豆油、菜籽油、芝麻油为代表；富含 ω-3 不饱和脂肪酸的食用油以紫苏油、亚麻油、火麻油、沙棘油为代表，核桃里也有少量。富含饱和脂肪酸的食用油多为动物油，如猪油；而含有反式脂肪酸的氢化油则是对身体危害最大的一种人造油，人造奶油、煎炸食物的花生油均富含反式脂肪酸。ω-6 和 ω-3 不饱和脂肪酸之间有个平衡的关系，一般 ω-6/ω-3 以小于 4 : 1 为好；如果达到 1 : 1，就几乎可以百病不侵了。但是日常生活中，ω-3 不饱和脂肪酸的来源极少。尤其是现代的食用肉、蛋、奶，精米精面，花生油等，更是需要 ω-3 不饱和脂肪酸帮助净化血液，调整脂肪酸的平衡。调查表明，我们日常饮食中 ω-6 和 ω-3 不饱和脂肪酸的比例多大于 40 : 1。ω-3 不饱和脂肪酸的严重缺乏，导致高血压、高血脂、糖尿病、癌症及各种慢性病如井喷式的暴发。ω-3 不饱和脂肪酸，主要分为 α-亚麻酸、DHA 和 EPA，是构成细胞膜、激素、生物酶、神经、大脑、视网膜等最核心的物质，缺乏它会免疫力下降、炎症失控、慢性病暴发、智力下降、寿命减短。细胞膜缺乏 ω-3 不饱和脂肪酸，就会脂肪酸失衡，细胞膜就会失去通透性，养分进不去，垃圾毒素排不出，细胞早衰亡。同时，由于细胞膜不完整往往会被细菌、病毒、自由基攻击，造成各种炎症、癌症等，而这些炎症都是无法通过现代医学手段去治疗的。

随着社会的发展，人们生活水平的提高，人们的饮食结构和生活方式都发生了变化。由于膳食结构的不合理、吸烟等易患因素的影响，冠心病的发病率和死亡率呈逐年上升的趋势。流行病学调查资料表明，饮食习惯与冠心病之间有密切关系，高脂肪、高胆固醇、高热量食物可导致人体血脂、血压水平升高，饮食结构不合理被认为是引发冠心病发病率上升的主要原因之一。因此，必须从小养成良好的饮食习惯，调整合理的膳食结构，以预防冠心病发生。

二、心脏病膳食原则

国外研究建议心脏病患者的饮食中碳水化合物、脂肪和蛋白质的供能比分别为 50%~60%、25%~35% 和 15%，减少饱和脂肪酸的摄入量（占总热量的 7%）和胆固醇（200 mg/d），增加多不饱和脂肪酸（约占总热量的 10%）和单不饱和脂肪酸（约占总热量的 20%）摄入量，增加膳食纤维的摄入量（20~30g/d）。我国《心血管疾病营养处方专家共识》就膳食要素的摄入比例也提出了具体要求。心血管疾病营养治疗处方可遵从以下原则。

1. 确定每天能量的摄入量，维持能量平衡　根据体重、体力活动、所患疾病以及各项生化指标、临床观察指标等综合分析，制订合理的营养治疗方案。

2. 平衡膳食是基础　食物多样，粗细搭配。

3. 超重和肥胖者控制总能量的摄入，尽可能减少腹腔和内脏脂肪的堆积

4. 谷类为主，采用复合型碳水化合物，每天尽量保证摄入 50~75 g 杂粮　控制甜点、饮料及精制糖的摄入量。尽量从蔬菜、水果和全谷类食物中获取膳食纤维，每天摄入 25~30 g 为宜。

5. 保证充足的优质蛋白质摄入　经常适量食用鱼、瘦肉、鸡蛋、豆制品、低脂奶或脱脂奶。如每周食用 2 次鱼类，每次 150~200 g。

6. 控制饱和脂肪酸和胆固醇的摄入　尽量减少食用肥肉、荤油、奶油、动物内脏和全脂奶品等，尽量不用椰子油和棕榈油。减少反式脂肪酸的摄入，尽量少吃反复高温煎炸的食物、含有人造黄油的糕点、含有起酥油的饼干、咖啡伴侣、奶茶等。保证摄入充足的单不饱和脂肪酸和多不饱和脂肪酸。在烹调油中尽量保证橄榄油、菜籽油、玉米油、米糠油、亚麻籽油占有一定比例，每日烹调油用量控制在 20~25g。

7. 保证充足的维生素、矿物质等微量营养素的摄入　每天应摄入新鲜蔬菜和水果，重点关注深颜色蔬菜水果、十字花科蔬菜以及豆类。

8. 注意水和电解质的平衡　根据疾病及病情变化控制钠的摄入量，同时应将酱油、味精、咸菜、腐乳等含钠高的食物考虑其中。根据患者是否使用保钾药、有无肾功能损害等决定是否使用低钠盐。

三、冠心病膳食种类选择

1. 低盐饮食：通常每日盐摄入控制在 6 g。

2. 低脂饮食：每日食物中胆固醇的摄入量控制在 300 mg 以内，限吃动物脂肪。

3. 低热量饮食：正常成人每人每天平均膳食热量应为 2400 kcal，冠心病患者应控制在 2000 kcal 左右，主食每日不得超过 500 g。避免过饱，少食甜食，晚餐宜少，主食也应粗细搭配。

4. 冠心病患者肉类选择　冠心病患者肉类选择的顺序依次为鱼肉、鸡肉、鸭肉、牛肉、猪肉、羊肉。鱼肉含有丰富的镁元素，有利于预防高血压、心肌梗死等心血管疾病。蛋类所含的蛋白质都是优质蛋白，蛋黄含蛋白高，容易被人吸收；脂肪存在于蛋黄中，并且以不饱和脂肪酸居多，蛋黄中含卵磷脂和胆固醇，一个鸡蛋含 200 mg 胆固醇，对高胆固醇的冠心病患者建议 1~2 个蛋黄/周。

5. 冠心病患者食用蔬菜选择　凡绿色蔬菜或黄色蔬果含有较多的胡萝卜素，它具有抗氧化的作用，维生素 C 能够影响心肌代谢，使血管弹性增加，大剂量维生素 C 可使胆固醇氧化为胆酸而排出体外。白色蔬菜铁含量较高，黑色蔬菜富含硒元素、花青素和微量元素，红色食品中都含有 β 胡萝卜素。洋葱、大蒜、紫菜、苜蓿、木耳、海带、香菇、紫菜等对心脏具有保护性作用。海带、紫菜等海中植物大多含有丰富的蛋白质、维生素、微量元素等，对降低胆固醇、三酰甘油有良好的作用。香菇、木耳中含有大量维生素和微量元素。芹菜、芫荽具有降低血压、镇静安神作用。葱、生姜、大蒜这类调味品具有多种挥发油、纤维等，具有改善脂质代谢，减少胆固醇在肠道中的吸收作用。

6. 冠心病患者食用油选择　最适合冠心病患者食用的植物油是玉米胚芽油。因为它含有的不饱和脂肪酸是最好的。菜籽油中含较高的芥子苷和芥酸，芥子苷可抑制动物生长，阻断甲状腺对碘的吸收，吃菜籽油时一定要热透油。花生油最大的问题是容易被黄曲霉菌及其毒素污染，这是很强的致癌物质。所以无论哪种植物油都要选择无杂质、无污染的精炼植物油。

7. 冠心病患者水果选择　山楂、柑、橘、石榴、葡萄、苹果是对防治动脉粥样硬化等有着一定效果的果类。苹果是蔷薇科植物的果实，主要含大量的碳水化合物、维生素 C，少量的脂肪和蛋白质，以及微量元素等。西瓜为葫芦科植物的果瓤，含大量的氨基酸、果糖、葡萄糖、蔗糖、盐类、维生素 C 等。山楂是蔷薇科植物的果实，山楂中含山楂酸、柠檬酸、胡萝卜素、维生素等，对心肌缺血有一定的保护作用。香蕉是芭蕉科植物的果实，它富含碳水化合物、各种维生素。猕猴桃的果实含有丰富的维生素、有机酸，适用于高血压及心脏病患者食用。其他水果如葡萄、鲜枣、柑、橘等水果，对冠心病的防治有积极作用。

四、急性心肌梗死膳食

急性心肌梗死的营养治疗应随病情轻重及病期早晚而改变。

1. 过冷或过热食品均应避免，浓茶、咖啡也不适宜

2. 注意维持血液钾、钠平衡　对合并有高血压或心力衰竭者仍应注意限钠摄入。应用利尿剂有大量电解质自尿中丢失时，则不宜限制过严。成人镁的适宜摄入量为 300~450 mg/d，主要从富含镁的食物如有色蔬菜、小米、面粉、肉、水产品、豆制品等中获取。

3. 急性期 1~3 d 时　一般每天摄入低脂流质 1000 mL 左右，经口摄入能量以 500~800 kcal（2.09~3.35 MJ）为宜，可食用藕粉、米汤、菜水、去油过筛肉汤、淡果汁、红枣泥汤等食品　病情好转，可渐改为低脂半流质饮食，全日能量 1000~1500 kcal，可食用鱼类、鸡蛋清、瘦肉末、嫩碎蔬菜及水果。主要食用面条、面片、馄饨、面包、米粉、粥等。禁食可能导致患者肠胀气和浓烈刺激性的食物，如辣椒、豆浆、牛奶、浓茶、咖啡等食物及饮品。应注意少食多餐，每日 5~6 餐，以减轻心脏负担。发病 1 个月后，可进食清淡和易消化的食物，每天能量逐渐增加为 1500~2000 kcal（6.28~8.37 MJ）。各种饮食中的营养素组成比例可参考冠心病患者饮食原则。随着患者恢复活动，饮食可适当放宽，但脂肪和胆固醇摄入量仍应控制。

4. 控制液体量　控制液体摄入，减轻心脏负担。可进食浓米汤、厚藕粉、枣泥汤、去油肉茸、鸡茸汤、薄面糊等食物。

5. 限制脂类　按低脂肪、低胆固醇、高多不饱和脂肪酸饮食原则。病情稳定后，患者逐渐恢复活动，饮食可逐渐增加或进软食。脂肪限制在 40 g/d 以内，胆固醇应<300 mg/d，多不饱和脂肪酸/饱和脂肪酸（P/S）比值>1，伴有肥胖者应控制能量和碳水化合物的摄入。

6. 保持丰富膳食纤维的摄入，大便通畅，排便时不可用力过猛

7. 对于治疗后需要长期服用抗凝药物如华法林等的患者，应注意维生素 K 与抗凝药的拮抗作用 维生素 K 含量丰富的食物包括豆类、牛奶、麦麸、绿色蔬菜、动物肝脏、鱼类等，其中绿色蔬菜、动物肝脏和鱼类含量较高，而水果和谷物相对含量较少，肉类和乳制品含量中等。

五、慢性心力衰竭患者膳食

1. 适当限钠 根据水钠潴留和血钠水平，确定是否限钠及限钠程度。根据充血性心力衰竭程度，给予不超过 3 g 盐的限钠膳食。若使用利尿剂者，则适当放宽。

2. 成人液体量为 1000~1500 mL/d，包括饮食的摄入量，也包含药物的容量 某些食物在室温下呈固态，进入体内转化呈液态也应被视为纯液体，如冰含水 90%，布丁含水 75%，冰冻果子露为 67%，冰淇淋为 50%。产能营养物质的体积越小越好，肠内营养管饲的液体配方应达到 1.5~2.0 kcal/mL 的高能量密度。

3. 注意电解质平衡 由于摄入不足、丢失增加或利尿剂治疗等可出现低钾血症，应摄入含钾高的食物。

4. 充足的无机盐、维生素 给予适量的钙补充，增加镁的摄入，给予足够的维生素，特别是维生素 C 和 B 族维生素。

5. 适当的能量 心力衰竭患者的能量需求取决于目前的干重（无水肿情况下的体重）、活动受限程度以及心力衰竭的程度，一般给予 25~30 kcal/kg。对于肥胖患者，低能量平衡饮食（1000~1200 kcal/d）可以减少心脏负荷，有利于体重减轻。严重的心力衰竭患者，应按照临床实际情况需要进行相应的营养治疗。

6. 由于心力衰竭患者增加能量消耗 10%~20%，且由于疾病原因导致进食受限，约 40%的患者面临营养不良的风险 根据营养风险评估评分，确定进行积极的肠内肠外营养支持。严密注意是否存在负能量平衡和负氮平衡。

7. 优质蛋白质应占总蛋白的 2/3 以上

8. 食用富含 ω-3 脂肪酸的鱼类和鱼油可以降低高三酰甘油水平，预防房颤，甚至有可能降低心衰死亡率 每天从海鱼或者鱼油补充剂中摄入 1 g ω-3 脂肪酸。

9. 适当增加叶酸，维生素 B_6 和维生素 B_{12} 补充硫胺素（维生素 B_1）。由于饮食摄入受限、使用强效利尿剂以及年龄增长，心力衰竭患者存在硫胺素缺乏的风险。对于使用髓袢利尿剂的心力衰竭患者，应评估硫胺素水平，必要的情况下建议适当补充。

10. 少食多餐，每天进餐 5~6 次为宜 对于有呼吸困难的患者更易耐受，有助于减少胃胀满感，食物应以软、烂、细为主，易于消化。

第二节 冠心病辨证施膳

辩证施膳是中医药膳疗法的特色和优势，它是以中医辨证论治为基础，根据患者不同证候，利用食物的性味来调整阴阳偏盛偏衰，将药疗和食疗有机地结合，以达到辅佐药物、匡扶正气、祛除病邪、恢复健康的目的。中医理论认为，"药食同源""药食同性""药食同理""药食同效"，食物与药物一样也具有四气五味，因性味的不同，表现的升降沉浮、归经和功效也不同。因此，必须强调辨证施膳，选择适合病情的药膳处方。所谓"药膳"既非单纯药疗，亦非纯粹食养，是药性食味兼而取之，变药为食，以食代疗，药借食味，食助药效，相辅相成而发挥其协同作用。

一、药膳分类

1. 按性状分类 ①菜肴：此类药膳是以蔬菜、肉、蛋、鱼、虾等为原料，配一定比例的中药制成的菜肴。这类药膳可以制成冷菜、蒸菜、炖菜、炒菜、炸菜、卤菜等。②米面食：此类药膳是以米和面粉为基本原料，加一定补益中药或性味平和的中药制成的馒头、汤圆、包子等各种饮食。③粥食：此类药膳是以米、麦等原料，加一定的补益中药煮成的半流体饮食。这类药膳可以用具有药用价值的粮食制成，也可以由中药和粮食合制而成。④糕点：此类药膳是按糕点的制作方法制成的，花样繁多，一般由专业厂家制作。⑤汤羹：此类药膳是以肉、蛋、奶、海味品等原料为主，加入中药经煎煮而成的较稠厚的汤液。⑥精汁：此类药膳是将中药原料用一定的方法提取、分离后制成的有效成分含量较高的液体。⑦饮料：此类药膳是将中药和食物浸泡与压榨、煎煮或蒸馏制成的一种专供饮用的液体。⑧罐头：此类药膳是将药膳原料，按制造罐头的工艺进行加工生产。⑨糖果：此类药膳是将中药加入糖料熬炼成混合固体食品。⑩蜜饯：此类药膳是以植物的干、鲜果实或果皮为原料，经药液煎煮后，再附适量的蜂蜜或白糖而制成。

2. 按制作方法分类 ①炖：此类药膳是将中药和食物同时下锅，适量加水，置于武火，烧沸去浮沫，再置文火上炖烂而制成。②焖：此类药膳是将中药与食物同时放入锅内，加适量的调味品和汤汁，盖紧锅盖，用文火焖熟。③煨：此类药膳是将中药与食物置于文火或余热的柴草灰内，进行煨制而成。④蒸：此类药膳是将药膳原料和调料拌好，装入容器，置蒸笼内，用蒸汽蒸熟的。⑤煮：此类药膳是将中药与食物放在锅内，加入水和调料，置武火上烧沸，用文火煮熟。⑥熬：此类药膳是将中药与食物倒入锅内，加入水和调料，置武火上烧沸，再用文火烧至汁稠、味浓、熬烂。⑦炒：此类药膳是先用武火将油锅烧热，再下油，然后下药膳原料炒熟。⑧熘：这是一种与炒相似的制作方法，主要区别是需放淀粉勾芡。⑨卤：此类药膳是将药膳原料加工后，放入卤汁中，用中火逐步加热烹制，使其渗透卤汁而制成。⑩烧：此类药膳是将食物经煸、煎等方法处理后，再调味、调色，然后加入药物、汤汁，用武火烧滚，文火焖，烧至卤汁稠浓而制成。

3. 按药膳作用分类　①滋补强身类药膳：根据体质特点进行，益气常用如党参、黄芪、白术、炙甘草、茯苓、山药、莲肉、扁豆、大枣等健脾益气的药物。养血常用如熟地黄、何首乌、龙眼肉、当归、枸杞、桑葚等药物。滋阴常用药物如天冬、麦冬、石斛、玉竹、龟板、鳖甲等。温阳常用药物如附子、肉桂、巴戟天、韭子等。②治疗疾病：主要有解表药膳、泻下药膳、清热药膳、祛寒药膳、消导化积药膳、补益药膳、理气药膳、理血药膳、祛痰止咳药膳、熄风药膳等。③保健益寿：常用的药膳有人参防风粥、参麦团鱼、虫草鸭子、燕窝汤、银耳羹、杜仲腰花、乌鸡白凤汤、血藤河蟹、小儿珍糕、芡实粥等。

二、药膳常用药物

1. 补气药　人参、党参、太子参、黄芪、白术、山药、扁豆、饴糖、甘草等。

2. 补阳药　鹿茸、鹿鞭、黄狗肾、海马、蛤蚧、紫河车、杜仲、肉苁蓉、冬虫夏草、胡桃仁等。

3. 补血药　当归、熟地黄、何首乌、桑葚、龙眼肉、枸杞子等。

4. 滋阴药　沙参、明党参、麦冬、百合、龟板、鳖甲、黄精等。

5. 活血通络药　三七、川芎、丹参、牛藤、三七根等。

6. 舒筋活络药　木瓜、伸筋草、丝瓜络、白花蛇、乌梢蛇等。

7. 平肝药　天麻、地龙、白芍等。

8. 利水消肿药　茯苓、泽泻、薏苡仁、赤小豆、冬瓜皮、玉米须、车前草、金钱草、猪苓等。

9. 行气通便药　佛手、木香、檀香、荔枝核、薤白、火麻仁、番泻叶、芦荟、蜂蜜、草果、砂仁、橘皮等。

10. 消食药　山楂、鸡内金、麦芽、谷芽、莱菔子等。

11. 安神药　酸枣仁、柏子仁、灵芝、夜交藤、莲子、灯心草等。

12. 壮腰健肾药　桑寄生、益智仁、芡实、菟丝子、仙茅、山萸肉、银杏等。

13. 清热解毒药　薄荷、菊花、葛根、桑叶、芦根、莲子心、生地黄、元参、牡丹皮、银花、蒲公英、鱼腥草、土茯苓、金荞麦、决明子、夏枯草等。

三、常用药膳

1. 菜肴药膳　菜肴药膳包括各种生熟蔬菜、禽、肉、蛋、乳、水产等原料。药膳以汤为主要形式，其烹调工艺也以炖、蒸、煮、焖、煨、熬、卤等方法为主。药膳菜肴以保持中药和食物的原汁、原味为特点，适当佐以辅料调制其色、香、味、形，做到既有可靠的疗效，又有较鲜美的色、香、味、形，使人们乐于食用。

2. 药粥　药粥是中药与米一起煮成的粥。它是取中药之性、米谷之味，食借药力，药助食威，二者相辅相成，相得益彰，因此是一种有中药功效和食品美味的能治病、强身、抗老的特殊食物。治疗心悸的龙眼肉粥，既有龙眼肉养心安神，又有红枣粳米开胃悦脾，共奏补脾益心的作用。病后阴虚者，可用甘蔗粥、天冬粥；病后气虚者可用人参粥、黄芪粥等。

3. 药茶　中医的药茶疗法是以中药与茶叶配用，或以药代茶的一种饮用方法。对年老、体弱以及慢性病患者，可起到保健养生的作用。

4. 药酒　药酒是将中药用白酒浸制而成的澄清液体制剂，主要使中药之性借酒之力遍布到身体的各个部位，多用于风湿痹痛以及气滞血瘀之症。

5. 面点药膳　面点药膳是指在食品加工过程中加入可食用的，且有一定针对性治疗和保健作用的中药，使食品的内在质量加强。药膳面点配料不含添加剂，都是天然药食同源的原料，加工精细，冷冻储藏，食用方便。

6. 膏滋　膏滋是指将中药和食物加水一同煎煮，去渣，浓缩后加糖或炼蜜制成的半流体的稠膏。具有滋补、润燥之功，适用于久病体虚、病后调养、养生保健者长期调制服用。

四、辨证施膳

冠心病常见证型有痰浊内阻、心血瘀阻、寒凝心脉、心气虚弱、心肾阴虚等。中医食疗药膳对调理和治疗冠心病具有一定的效果，施膳时采用热则寒之、寒则热之、虚则补之、实则泻之、燥则润之、湿则祛之的原则，达到调和气血、平衡阴阳、防治疾病的目的。

1. 痰浊内阻证

食疗原则：宣痹通阳，祛湿化痰。

食疗处方：

（1）四味饮

原料：山楂 60 g，荷叶 30 g，薏苡仁 50 g，葱白 30 g。

烹制方法：将上药洗净，加适量水煎取汁，去渣即可。

食用方法：每日 1 剂，分 2 次服食。

（2）陈皮薏苡仁粥

原料：陈皮 50 g，薏苡仁 50 g，粳米 50 g。

烹制方法：以上诸味洗净加水适量，文火熬至成粥。

食用方法：每日 1 剂，分 2 次服食。

（3）芥菜粥

原料：芥菜头数个，粳米 50 g。

烹制方法：将芥菜、粳米洗净，加适量水共煮成粥。

食用方法：温热食用，随意服食。

（4）三仁汤

原料：瓜蒌仁 10 g，薏苡仁 20 g，冬瓜仁 30 g。

烹制方法：以上诸味洗净，加适量水共煎，去渣留汤。

食用方法：早、晚分 2 次服用。

（5）泽泻膏

原料：泽泻 500 g，蜂蜜 250 g。

烹制方法：将泽泻洗净，加适量水煎熬，去渣，加炼蜜收膏。

食用方法：每服 2 匙，每日服 2 次。

（6）香菇桃仁汤

原料：香菇 100 g，桃仁 6 g，甜杏仁 6 g，葱、姜、盐、味精适量。

烹制方法：将桃仁、杏仁水浸去皮，入锅先煮 10 min，撇去浮沫，加油、盐等，再煮 10 min，入香菇煮 15 min，起锅时加入葱花、味精。

食用方法：佐餐服食，连服 7~10 d。

（7）雪红羹

原料：荸荠 300 g，山楂糕 60 g，白糖适量，甜青梅脯丁、桂花糖各少许。

烹制方法：将荸荠洗净，去皮，切丁，用小砂锅加水一大碗煮荸荠，煮沸后加白糖少许，再以文火煮 10~15 min。山楂糕切丁，放入荸荠汤内，立即离火，加入青梅脯丁及桂花糖少许，拌匀服食。

食用方法：每次 1 小碗，每日 2 次。

（8）玉米粉粥

原料：玉米粉 50 g，粳米 100 g。

烹制方法：将粳米洗净，玉米粉放入大碗内，加冷水调稀。粳米放入锅内，加清水适量，用武火烧沸后，转用文火煮至米九成熟，将玉米粉糊倒入，边倒边搅，继续用文火煮至玉米烂成粥。

食用方法：每日 2 次，早、晚餐食用。

2. 瘀血内停证

食疗原则：活血理血，祛痰通络。

食疗处方：

（1）毛冬青煲猪蹄

原料：毛冬青 100 g，猪蹄 1 只。

烹制方法：将毛冬青放入纱布药袋，猪蹄洗净去毛。将两物同放锅中，加葱、姜、大料、食盐、料酒，文火炖烂，去渣即成。

食用方法：佐餐服食，当日服完。

（2）丹参饮

原料：丹参 20 g，砂仁 6 g，红糖 20 g。

烹制方法：将丹参与砂仁加水煎煮，去渣取汁，加入红糖搅溶。

食用方法：每日 1 剂，分 2 次服食。

（3）葛参山楂汤

原料：葛根、丹参、山楂各 15 g，蜂蜜适量。

烹制方法：将前 3 味共入锅内，加水适量煎煮，去渣取汁，将蜂蜜调入药汁中，搅匀即成。

食用方法：每日 1 剂，连服 30 d。

（4）桃仁粥

原料：桃仁 10 g，粳米适量。

烹制方法：将桃仁煮熟，去皮尖，取汁和粳米同煮粥；亦可用桃仁捣烂如泥，加水研汁去渣，加粳米煮粥。

食用方法：每日 1 剂，连服 10 d。

（5）山楂粥

原料：山楂 30 g（鲜者 60 g），粳米 100 g，砂糖适量。

烹制方法：将山楂洗净入砂锅，煎取浓汁，去渣，而后加粳米、砂糖，文火煮粥。

食用方法：可作点心服用，不宜空腹食用。

（6）双参山楂酒

原料：人参 6g，丹参 30 g，山楂 30 g，白酒 500 g。

烹制方法：将 3 味药置于瓶中，加白酒，浸泡半个月后即可。

食用方法：每日服 1 次，每次 10~15 mL。

（7）养心活血蜜膏

原料：龙眼肉、桑葚、百合、茯神、酸枣仁、丹参各 60 g，山楂 120 g，红花 30 g。

烹制方法：将全药洗净，共煎煮 3 次，合并滤液，浓缩，兑炼蜜适量收膏。

食用方法：每日服 2 次，每次服 10 g。

（8）川芎酒

原料：川芎 30 g，白酒 500 mL。

烹制方法：将川芎洗净，捣为粗末，用纱布袋盛装，放入洁净容器中，加入白酒和适量白糖浸泡，密封。5 d 后开启，去掉药袋，过滤后备用。

食用方法：根据病情每日服 1~2 次，每次 10~20 mL。

3 寒凝心脉证

食疗原则：温通阳气，驱散阴寒。

食疗处方：

（1）二姜葱白粥

原料：干姜 30 g，高良姜 30 g，葱白 50 g，大米 100 g。

烹制方法：将干姜、高良姜装入纱布袋内，与大米、葱白同煮作粥，粥熟去药。

食用方法：每日 1 剂，分 2 次服食。

（2）薤白粥

原料：薤白 15 g，粳米 60 g。

烹制方法：将薤白洗净，加适量水煎汤，去渣留汁，与粳米同煮成粥。

食用方法：每日 1 剂，分 2 次服食。

（3）羊肉饺子

原料：鲜羊肉 500 g，葱白 50 g，五香粉、生姜、盐、味精、香油适量。

烹制方法：将各原料共剁碎，调味做成馅，做成饺子。

食用方法：分次酌量食用。

4. 心气虚弱证

食疗原则：补益心气。

食疗处方：

（1）人参茯苓麦冬粥

原料：人参 3 g，茯苓 10 g，麦冬 5 g，大米 100 g，红糖 15 g。

烹制方法：将上药水煎取汁，去渣后加粳米煮至八成熟，加红糖，同煮为粥即可。

食用方法：每日 1 剂，分 2 次服食。

（2）黄芪汁

原料：黄芪 15 g。

烹制方法：将黄芪水煎，去渣取汁。

食用方法：每日 1 剂，分 2 次服食，常服有益。

（3）龙眼红枣粥

原料：龙眼肉 10 g，红枣 10 枚，大米 60 g。

烹制方法：将以上诸味洗净，加适量水，用文火共煮成粥。

食用方法：早、晚分次服用。

（4）参芪鸡汤

原料：人参 3 g，黄芪 40 g，乌骨鸡 1 只。

烹制方法：先杀鸡去内脏、洗净，切块备用。黄芪、人参装入药袋。文火同炖至肉烂，弃药袋，加适量盐即可食用。

食用方法：吃肉喝汤，分服，连用 7 d。

（5）锁阳油茶

原料：锁阳 60 g，植物油 50 g。

烹制方法：油加热，油炸锁阳，炸酥后将锁阳碾为末。

食用方法：每次 10 g，用沸水冲，代茶饮。

（6）人参肉苁蓉粥

原料：人参 5 g，肉苁蓉 15 g，葱白 2 根，大米 100 g。

烹制方法：将人参、肉苁蓉、葱白水煎，去渣取汁备用。加入大米煮烂成粥。

食用方法：每日 1 剂，分 2 次服食。

（7）姜桂鸡

原料：公鸡半只，干姜 6 g，葱白 2 根，肉桂 5 g。

烹制方法：将鸡去毛、洗净、切块，油锅烧热炒鸡块备用。将干姜、葱白、肉桂装入药袋，放入锅中，加适量水与调料。武火煮沸，去沫，文火炖烂。

食用方法：佐餐随意服食。

（8）木耳烧豆腐

原料：黑木耳 15 g，豆腐 60 g，葱、蒜各 15 g，花椒、辣椒、菜油各适量。

烹制方法：炒锅烧热，下菜油，烧至六成热时，下豆腐，加水煮十几分钟，再下木耳翻炒，最后下辣椒、花椒、葱、蒜等调料，炒匀即成。

食用方法：每日 2 次，佐餐食用。

5. 心肾阴虚证

食疗原则：滋阴降火，交通心肾。

食疗处方：

（1）麦冬粥

原料：麦冬 30 g，生地黄 30 g，薏苡仁 50 g，生姜 10 g，大米 100 g。

烹制方法：将生姜切片，与麦冬、生地黄、薏苡仁同煎，去渣取汁，与大米煮粥。

食用方法：每日 1 剂，分 2 次服食。

（2）首乌黑豆汤

原料：何首乌 60 g，黑豆 100 g。

烹制方法：将何首乌与黑豆同煮至豆熟，去渣取汁。

食用方法：每日 1 剂，分 3 次服食。

（3）仙人粥

原料：制何首乌 30~60 g，粳米 100 g，红枣 3~5 枚，红糖适量。

烹制方法：将制何首乌煎取浓汁，去渣，同粳米、红枣同煮成粥，再入红糖少许，煮沸即成。

食用方法：早、晚温热分服各 1 次。

（4）山茱萸汤

原料：山茱萸 15 g，白糖适量。

烹制方法：将山茱萸洗净、去核，加适量水，文火煮 15 min，加入白糖稍煮即可。

食用方法：早、晚温热分服。

（5）人参银耳汤

原料：人参 5 g，银耳 15 g。

烹制方法：先将银耳温水浸泡 1 h，洗净。人参切小片后，用微火煮熬 2 h，再加银耳熬 1 h 即可。

食用方法：温热即服，连吃 7 d。

（6）首乌百合粥

原料：制何首乌 15 g，百合 30 g，枸杞子 9 g，大枣 6 枚，粳米 100 g，白糖适量。

烹制方法：先用砂锅煎煮何首乌，去渣取浓汁，然后与洗净的百合、枸杞子、大枣、粳米入锅，共煮成粥，放糖即可。

食用方法：早、晚服食，随量服食。

（7）首乌芹菜粥

原料：何首乌 50 g，芹菜 100 g，猪瘦肉末 50 g，粳米 100 g，盐、味精适量。

烹制方法：先将何首乌入砂锅煎取浓汁，加粳米同何首乌汁同煮，粥将熟时，下猪瘦肉末和芹菜末，煮至米烂，加盐、味精调味即可。

食用方法：早、晚服食。

（8）棒楂木耳粥

原料：玉米楂（俗称棒楂）150 g，木耳 10 g。

烹制方法：将木耳用冷水浸泡，待涨发后撕碎备用。玉米楂用压力锅煮至将烂时，改用普通锅，放入木耳同煮为粥。

食用方法：可供晚餐或作点心食用。

（9）银耳山楂羹

原料：白木耳 20 g，山楂片 30 g，白糖少许。

烹制方法：将白木耳常法炖烂后，加入山楂片和白糖，再炖至烂汁糊成羹即可食用。

食用方法：早、晚餐食用。

（10）香菇炒瘦肉

原料：干香菇 10 g 左右，猪瘦肉少许，大蒜适量。

烹制方法：将干香菇用热水（70℃）泡涨后，加少许猪瘦肉和大蒜合炒至熟，即可食用。

食用方法：每日或隔日食用。

（11）芝麻桑葚粥

原料：黑芝麻 60 g，桑葚 60 g，白糖 10 g，大米 50 g。

烹制方法：将黑芝麻、桑葚、大米洗净后，一同捣碎，再放入砂锅内加清水 3 碗，煮成糊状后，加大白糖即可食用。

食用方法：每日服 2 次。

（12）豆浆粥

原料：豆浆 500 mL，粳米 50 g，盐少许。

烹制方法：将粳米洗净后与豆浆同放大砂锅内，煮至粥稠，表面有粥油时即可，加盐调匀。

食用方法：每日早、晚餐温热食。

（13）素烩三菇

原料：冬菇 25 g，蘑菇 25 g，嫩玉米、笋片 50 g，鲜汤适量，草菇 25 g，粉芡、调料少许。

烹制方法：先将冬菇、蘑菇、草菇泡发、洗净，大油锅煸炒，之后加入鲜汤、嫩玉米、笋片同煮，待熟后再加入粉芡和调料（盐、味精等），翻炒片刻即可。

食用方法：每日早、晚餐温热食用。

（14）龙眼莲子茶

原料：龙眼肉 10 g，莲子 15 g，银耳 6 g。

烹制方法：将莲子煮熟炖烂，再加龙眼肉和泡开洗净的银耳，放入汤内稍煮，投入适量冰糖即可。

食用方法：早、晚各饮 1 次。

6. 心肾阳虚型

食疗原则：温补心肾。

食疗处方：

（1）锁阳油茶

原料：锁阳 60 g，猪油 50 g。

烹制方法：将猪油加热，油炸锁阳，把锁阳轧为末。

食用方法：每次 10 g，用沸水冲，代茶饮。

（2）人参苁蓉粥

原料：人参5 g，肉苁蓉15 g，葱白2根，大米100 g。

烹制方法：将人参、肉苁蓉水煎，去渣取汁，与葱白、大米煮成粥。

食用方法：每日1剂，分2次服食。

7. 气阴两虚型

临床表现：心悸、气短、胸闷、心前区痛、头晕、耳鸣、失眠多梦、腰膝酸软，倦怠乏力，易汗出，舌体胖大边有齿痕、苔薄白，脉虚细。

食疗原则：益气养阴，化瘀通络。

食疗处方：

（1）人参粥调

原料：人参6g，茯苓20g，麦冬10g，

烹制方法：上药水煎去渣取汁，加粳米50g，共煮成粥。

食用方法：每日晨起作早餐食之。

（2）黄芪粥

原料：黄芪10g，大米100g。

烹制方法：将黄芪水煎取汁，与大米煮成粥。

食用方法：每日1剂，分2次服食。

（3）山药粥

原料：生山药50g，大米100g。

烹制方法：共煮为粥。

每日3次为宜，不拘时，计算在全日主食内。

8. 气滞心胸证

食疗原则：疏肝理气，活血通络。

食疗处方：

（1）红花檀香茶

原料：红花5g，白檀香3g。

烹制方法：用沸水冲泡当茶频饮。

食用方法：一般可冲泡3~5次，当天饮完。

（2）萝卜煲鲫鱼

原料：白萝卜100 g，冬瓜80 g，陈皮15 g，鲫鱼100 g。

烹制方法：加水煮至熟透。

食用方法：分2次服食。

五、注意事项

1. 体现个体化 辨证选择食物的同时，要结合患者的经济条件、饮食习惯，经常调换食谱，以增强食欲。

2. 烹饪方法要得当，减少维生素 B、维生素 C 的损失和破坏

3. 创新性 既体现中医理论的辨证施膳，又结合现代营养学，考虑食物所含的各

种营养成分。

4. 遵循少食多餐的原则

5. 患者需保持心情舒畅　避免情绪波动，注意生活起居与劳逸结合，养成良好生活习惯。

六、食药两用中药

药食两用的中药，既可以作为食物用，也可以作为药物用，是进行食品或保健食品开发的重要原料：

丁香、八角茴香、刀豆、小茴香、小蓟、山药、山楂、马齿苋、乌梢蛇、乌梅、木瓜、火麻仁、代代花、玉竹、甘草、白芷、白果、白扁豆、白扁豆花、龙眼肉（桂圆）、决明子、百合、肉豆蔻、肉桂、余甘子、佛手、杏仁（甜、苦）、沙棘、牡蛎、芡实、花椒、赤小豆、阿胶、鸡内金、麦芽、昆布、枣（大枣、酸枣、黑枣）、罗汉果、郁李仁、金银花、青果、鱼腥草、姜（生姜、干姜）、枳子、枸杞子、栀子、砂仁、胖大海、茯苓、香橼、香薷、桃仁、桑叶、桑葚、橘红、桔梗、益智仁、荷叶、莱菔子、莲子、高良姜、淡竹叶、淡豆豉、菊花、菊苣、黄芥子、黄精、紫苏、紫苏子、葛根、黑芝麻、黑胡椒、槐米、槐花、蒲公英、蜂蜜、榧子、酸枣仁、鲜白茅根、鲜芦根、蝮蛇、橘皮、薄荷、薏苡仁、薤白、覆盆子、广藿香。

七、用于保健食品的中药

人参、人参叶、人参果、三七、土茯苓、大蓟、女贞子、山茱萸、川牛膝、川贝母、川芎、马鹿胎、马鹿茸、马鹿骨、丹参、五加皮、五味子、升麻、天冬、天麻、太子参、巴戟天、木香、木贼、牛蒡子、牛蒡根、车前子、车前草、北沙参、平贝母、玄参、生地黄、生何首乌、白及、白术、白芍、白豆蔻、石决明、石斛、地骨皮、当归、竹茹、红花、红景天、西洋参、吴茱萸、怀牛膝、杜仲、杜仲叶、沙苑子、牡丹皮、芦荟、苍术、补骨脂、诃子、赤芍、远志、麦冬、龟甲、佩兰、侧柏叶、制大黄、制何首乌、刺五加、刺梅果、泽兰、泽泻、玫瑰花、玫瑰蒂、知母、罗布麻、苦丁茶、金荞麦、金樱子、青皮、厚朴花、姜黄、枳壳、枳实、柏子仁、珍珠、绞股蓝、葫芦巴、茜草、荜茇、韭菜子、首乌藤、香附、骨碎补、党参、桑白皮、桑枝、浙贝母、益母草、积雪草、淫羊藿、菟丝子、野菊花、银杏叶、黄芪、湖北贝母、番泻叶、蛤蚧、越橘、槐实、蒲黄、蒺藜、蜂胶、酸角、墨旱莲、熟大黄、熟地黄、鳖甲。

八、历代本草文献所载具有保健作用的食物

1. 聪耳（增强或改善听力）类食物　莲子、山药、荸荠、蒲菜、芥菜、蜂蜜。

2. 明目（增强或改善视力）类食物　山药、枸杞子、蒲菜、猪肝、羊肝、野鸭肉、青鱼、鲍鱼、螺蛳、蚌。

3. 生发（促进头发生长）类食物　白芝麻、韭菜子、核桃仁。

4. 润发（使头发滋润、光泽）类食物　鲍鱼。

5. 乌须发（使须发变黑）类食物　黑芝麻、核桃仁、大麦。

6. 长胡须（有益于不生胡须的男性）类食物 鳖肉。

7. 美容颜（使肌肤红润、光泽）类食物 枸杞子、樱桃、荔枝、黑芝麻、山药、松子、牛奶、荷蕊。

8. 健齿（使牙齿坚固、洁白）类食物 花椒、蒲菜、莴笋。

9. 轻身（消肥胖）类食物 菱角、大枣、榧子、龙眼、荷叶、燕麦、青粱米。

10. 肥人（改善瘦人体质，强身壮体）类食物 小麦、粳米、酸枣、葡萄、藕、山药、黑芝麻、牛肉。

11. 增智（益智、健脑等）类食物 粳米、荞麦、核桃、葡萄、菠萝、荔枝、龙眼、大枣、百合、山药、茶、黑芝麻、黑木耳、乌贼鱼。

12. 益志（增强志气）类食物 百合、山药。

13. 安神（使精神安静、利睡眠等）类食物 莲子、酸枣、百合、梅子、荔枝、龙眼、山药、鹌鹑、牡蛎肉、黄花鱼。

14. 增神（增强精神，减少疲倦）类食物 茶、荞麦、核桃。

15. 增力（健力，善走等）类食物 荞麦、大麦、桑葚、榛子。

16. 强筋骨（强健体质，包括筋骨、肌肉以及体力）类食物 栗子、酸枣、黄鳝、食盐。

17. 壮肾阳（调整性功能，治疗阳痿、早泄等）类食物 核桃仁、栗子、刀豆、菠萝、樱桃、韭菜、花椒、狗肉、狗鞭、羊肉、羊油脂、雀肉、鹿肉、鹿鞭、燕窝、海虾、海参、鳗鱼、蚕蛹。

18. 安胎类食物 柠檬、葡萄、黑雌鸡、雀肉、雀脑、鸡蛋、鹿骨、鲤鱼、鲈鱼、海参。

九、历代本草文献所载具有治疗作用的食物

1. 散风寒类（用于风寒感冒病症）食物 生姜、葱、芥菜、芫荽。

2. 散风热类（用于风热感冒病症）食物 茶叶、豆豉、杨桃。

3. 清热泻火类（用于内火病症）食物 茭白、蕨菜、苦菜、苦瓜、松花蛋、百合、西瓜。

4. 清热生津类（用于燥热伤津病症）食物 甘蔗、番茄、柑、柠檬、苹果、甜瓜、甜橙、荸荠。

5. 清热燥湿类（用于湿热病症）食物 香椿、荞麦。

6. 清热凉血类（用于血热病症）食物 藕、茄子、黑木耳、蕹菜、葵花子、食盐、芹菜、丝瓜。

7. 清热解毒类（用于热毒病症）食物 绿豆、赤小豆、豌豆、苦瓜、马齿苋、荠菜、南瓜、君迭菜。

8. 清热利咽类（用于内热咽喉肿痛病症）食物 橄榄、罗汉果、荸荠、鸡蛋白。

9. 清热解暑类（用于暑热病症）食物 西瓜、绿豆、赤小豆、绿茶、椰汁。

10. 清化热痰类（用于热痰病症）食物 白萝卜、冬瓜子、荸荠、紫菜、海蜇、海藻、海带、鹿角菜。

11. 温化寒痰类（用于寒痰病症）食物　洋葱、杏子、芥子、生姜、佛手、香橼、桂花、橘皮。

12. 止咳平喘类（用于咳嗽喘息病症）食物　百合、梨、枇杷、落花生、杏仁、白果、乌梅、小白菜。

13. 健脾和胃类（用于脾胃不和病症）食物　南瓜、包心菜、芋头、猪肚、牛奶、杧果、柚、木瓜、栗子、大枣、粳米、糯米、扁豆、玉米、无花果、胡萝卜、山药、白鸭肉、醋、芫荽。

14. 健脾化湿类（用于湿阻脾胃病症）食物　薏苡仁、蚕豆、香椿、大头菜。

15. 驱虫类（用于虫积病症）食物　榧子、大蒜、南瓜子、椰子肉、石榴、醋、乌梅。

16. 消导类（用于食积病症）食物　萝卜、山楂、茶叶、神曲、麦芽、鸡内金、薄荷叶。

17. 温里类（用于里寒病症）食物　辣椒、胡椒、花椒、八角茴香、小茴香、丁香、干姜、蒜、葱、韭菜、刀豆、桂花、羊肉、鸡肉。

18. 祛风湿类（用于风湿病症）食物　樱桃、木瓜、五加皮、薏苡仁、鹌鹑、黄鳝、鸡血。

19. 利尿类（用于小便不利、水肿病症）食物　玉米、赤小豆、黑豆、西瓜、冬瓜、葫芦、白菜、白鸭肉、鲤鱼、鲫鱼。

20. 通便类（用于便秘病症）食物　菠菜、竹笋、番茄、香蕉、蜂蜜。

21. 安神类（用于神经衰弱、失眠病症）食物　莲子、百合、龙眼肉、酸枣仁、小麦、秫米、蘑菇、猪心、石首鱼。

22. 行气类（用于气滞病症）食物　香橼、橙子、柑皮、佛手、柑、荞麦、高粱米、刀豆、菠菜、白萝卜、韭菜、茴香菜、大蒜。

23. 活血类（用于血瘀病症）食物　桃仁、油菜、慈姑、茄子、山楂、酒、醋、蚯蚓、蚌肉。

24. 止血类（用于出血病症）食物　黄花菜、栗子、茄子、黑木耳、刺菜、乌梅、香蕉、莴苣、枇杷、藕节、槐花、猪肠。

25. 收涩类（用于滑脱不固病症）食物　石榴、乌梅、芡实、高粱、林檎、莲子、黄鱼、鲇鱼。

26. 平肝类（用于肝阳上亢病症）食物　芹菜、番茄、绿茶。

27. 补气类（用于气虚病症）食物　粳米、糯米、小米、黄米、大麦、山药、莜麦、籼米、马铃薯、大枣、胡萝卜、香菇、豆腐、鸡肉、鹅肉、鹌鹑、牛肉、兔肉、狗肉、青鱼、鲢鱼。

28. 补血类（用于血虚病症）食物　桑葚、荔枝、松子、黑木耳、菠菜、胡萝卜、猪肉、羊肉、牛肝、羊肝、甲鱼、海参、草鱼。

29. 助阳类（用于阳虚病症）食物　枸杞菜、枸杞子、核桃仁、豇豆、韭菜、丁香、刀豆、羊乳、羊肉、狗肉、鹿肉、鸽蛋、雀肉、鳝鱼、海虾、淡菜。

30. 滋阴类（用于阴虚病症）食物　银耳、黑木耳、大白菜、梨、葡萄、桑葚、牛奶、鸡蛋黄、甲鱼、乌贼鱼、猪皮。

十、药膳食用禁忌

1. 中药配伍禁忌　药膳的主要原料之一是中药。目前临床应用的5000多种常用中药中，有500余种可作为药膳原料。如冬虫夏草、人参、当归、天麻、杜仲、枸杞子等。这些中药在与食物配伍、炮制和应用时都需要遵循中医理论。药膳的中药配伍禁忌，遵循中药本草学理论，一般参考"十八反"和"十九畏"。"十八反"：甘草反甘遂、大戟、海藻、芫花；乌头反贝母、瓜蒌、半夏、白蔹、白及；藜芦反人参、沙参、丹参、玄参、苦参、细辛、芍药。"十九畏"：硫黄畏朴硝，水银畏砒霜，狼毒畏密陀僧，巴豆畏牵牛，丁香畏郁金，川乌、草乌畏犀角，牙硝畏三棱，官桂畏赤石脂，人参畏五灵脂。

2. 中药与食物配伍禁忌　药物与食物的配伍禁忌是古人的经验总结，后人多遵从于此。其中有些禁忌虽还有待于科学证明，但在没有得出可靠的结论以前还应参照传统说法，以慎用为宜。一般用发汗药应禁生冷，调理脾胃药禁油腻，消肿理气药禁豆类，止咳平喘药禁鱼腥，止泻药禁瓜果。这些禁忌主要包括：猪肉反乌梅、桔梗、黄连、百合、苍术；羊肉反半夏、菖蒲、丹砂；狗肉反商陆，忌杏仁；鲫鱼反厚朴，忌麦冬；猪血忌地黄、何首乌；猪心忌吴茱萸；鲤鱼忌朱砂；雀肉忌白术、李子；葱忌常山、地黄、何首乌、蜜；蒜忌地黄、何首乌；萝卜忌地黄、何首乌；醋忌茯苓；土茯苓、威灵仙忌茶等，这些在药膳应用中做参考。

3. 食物与食物配伍禁忌　古人对食物与食物的配伍也有一些忌讳，其道理虽不充分，但在药膳应用中可做参考。这些禁忌是：猪肉忌荞麦、鸽肉、鲫鱼、黄豆；羊肉忌醋；狗肉忌蒜；鲫鱼忌芥菜、猪肝；猪血忌黄豆；猪肝忌荞麦、豆酱、鲤鱼肠子、鱼肉；鲤鱼忌狗肉；龟肉忌苋菜、酒、果；鳝鱼忌狗肉、狗血；雀肉忌猪肝；鸭蛋忌桑葚子、李子；鸡肉忌芥末、糯米、李子；鳖肉忌猪肉、兔肉、鸭肉、苋菜、鸡蛋等。

4. 患者忌口　主要包括两类：一是某种病忌某类食物。如肝病忌辛辣；心病忌咸；水肿忌盐；骨病忌酸甘；胆病忌油腻；寒病忌瓜果；疮疖忌鱼虾；头晕、失眠忌胡椒、辣椒、茶等。另一类是指某类病忌某种食物。如凡症见阴虚内热、痰火内盛、津液耗伤的患者，忌食姜、椒、羊肉之温燥发热饮食；凡外感未除、喉疾、目疾、疮疡、痧痘之后，当忌食芥、蒜、蟹、鸡蛋等发风动气之品；凡属湿热内盛之人，当忌食饴糖、猪肉、酪酥、米酒等助湿生热之饮食；凡中寒脾虚、大病、产后之人，西瓜、李子、田螺、蟹、蚌等积冷损的饮食当忌之；凡各种失血、痔疮、孕妇等人，忌食慈姑、胡椒等动血之饮食，妊娠期禁用破血通经、剧毒、催吐及辛热、滑利之品。忌口之说有些已被证明是有道理的，有些则不合实际，在药膳应用中可资参考。

第八章 睡眠康复

第一节 睡眠的生理

睡眠是由中枢神经发生的一个主动过程。产生睡眠的中枢，其向上传导可作用于大脑皮层（上行抑制系统），并与上行激动系统的作用相对抗，从而调节着睡眠与觉醒的相互转化。

一、中医对睡眠的认识

睡眠是一种正常的生理现象，中医学从唯物的形神统一观出发认为，睡眠—清醒是人体寤与寐之间阴阳动静对立统一的功能状态，并运用阴阳变化、营卫运行、心神活动来解释睡眠过程，形成了独具特色的睡眠理论。由于天体日月的运转，自然界处于阴阳消长变化中，最突出的表现就是昼夜交替出现。昼属阳，夜属阴。与之相应，人体阴阳之气也随昼夜而消长变化，于是就有了寤和寐的交替。寤属阳，为阳气所主；寐属阴，为阴气所主。人的寤寐变化以人体营卫气的运行为基础，其中与卫气运行最为相关。卫气行于阴，则阳气尽而阴气盛，故形静而入寐；行于阳，则阴气尽而阳气盛，故形动而寤起。寤与寐是以形体动静为主要特征的，形体的动静受心神的指使，寐与寤以心神为主宰。神静则寐，神动则寤；心安志舒则易寐，情志过极则难寐。在形神统一观的指导下，寤与寐就被看作两者相互转化的心身过程。

二、睡眠分期

国际上通用的方法是根据睡眠过程中脑电表现，眼球运动情况和肌肉张力的变化将睡眠分为两种不同的时相，即非眼球快速运动睡眠（NREM）和眼球快速运动睡眠（REM）。非眼球快速运动睡眠（NREM）是从夜间入睡开始，随着睡眠加深而进展的。人的呼吸变浅、变慢而均匀、心率变慢、血压下降，全身肌肉松弛（仍然能够保持一定姿势），无明显的眼球运动。在这个阶段中，还可以分4期，第1期为入睡期，第2期为浅睡期，第3期为中度睡眠期，第4期为深度睡眠期。眼球快速运动睡眠（REM）的特征是眼球快速转动。在这个阶段，人体的感觉功能进一步减退，肌肉也更加松弛，肌腱反射消失。研究认为，NREM睡眠主要是大脑皮层的休息，而在REM睡眠中主要是全身性的休息。

睡眠的质决定睡眠深度和REM的比例。REM对改善大脑疲劳有重要作用。实验表明，剥夺 REM 睡眠的猫和鼠，它的行为会发生变化，如记忆力减退、食欲亢进等。根据国内外资料统计，REM 应占睡眠总量的百分比，在新生儿为 50%，在婴儿为 40%，在儿童为 18.5%~25%，在青少年为 20%，在成人为 18.9%~22%，在老年人为 13.8%~15%。如果达不到上述比例，则慢性睡眠中浅睡期代偿性地延长，结果往往产生未睡着觉的感觉。养成良好的睡眠习惯，符合觉醒-睡眠节律，是提高睡眠质量的基本保障。中医认为，子午之时，阴阳交接，由极盛转衰，体内气血阴阳极不平衡，必欲静卧，以候气复。现代研究也发现，夜间 0 点至 4 点，机体各器官功率降至最低；中午 12 点至下午 1 点，是人体交感神经最疲劳的时间，因此子午睡眠的质量和效率都好，符合养生道理。据统计表明，老年人睡子午觉可降低心、脑血管病的发病率，有防病保健意义。

三、睡眠的心脏系统变化

1. 心率改变　研究显示，在非快速眼动期的睡眠心率减慢，心搏慢；在快速眼动期睡眠时，心率上下起伏变化频繁。非快速眼动期的睡眠心搏慢是由于副交感神经活性张力增强，将持续至快速眼动期的交感神经活性进一步减弱。

2. 心输出量的变化　在睡眠中，心输出量逐渐降低，最大的幅度是在最后一个睡眠周期中，尤其是在黎明前最后一个快速眼动期。有人认为，无论是正常人或是患心肺疾病的人，都比较容易在黎明时分死亡，与此刻心能量输出降低有关。研究者指出，在非快速眼动期睡眠时，皮肤肌肉及肠系膜的血管血流变化很少；然而，在快速眼动期时，因有血管扩张而导致肠系膜及肾的血管床血流增加，而在皮肤及肌肉血管床的血流因血管收缩而导致血流减少。而且，人在快速眼动期的睡眠中，血浆肾素（plasma renin）的活动降低，显示肾血流量增加。脑血流及脑对氧气及葡萄糖的代谢率，在非快速眼动期睡眠时减少 5%~23%；脑血流及脑部对氧气及葡萄糖的代谢率在快速眼动期时比在清醒时增加 10%~41%（Mullen，1980）。在非快速眼动期睡眠时的血压下降是因为心输出量减少，在快速眼动期睡眠的血压变化，则是因为心输出量及周边血管阻力的改变。在非快速眼动期睡眠的血压降低 5%~14%。在快速眼动期睡眠时，血压会上下起伏不定，这与自主神经有关。

3. 周边血管阻力　研究发现，在非快速眼动期睡眠时，周边血管阻力维持不变或稍微下降；在快速眼动期睡眠时，因血管扩张而致阻力降低。

第二节　睡眠障碍

睡眠障碍是常见现象，其比例高达 35%，60 岁以上的老年人 57% 会出现睡眠障碍，一些城市中 2~6 岁儿童中发生睡眠障碍的占 27%~50%。此外，孕妇在妊娠末期睡眠障碍的发生率可达 75%，而一些脑卒中、帕金森病、糖尿病以及精神病患者也会出现不同程度的睡眠障碍。睡眠障碍者中有 55.5% 的患者存在不同程度的社会功能障碍。

睡眠障碍通常分为四大类：①睡眠的启动与维持困难（失眠）；②白天过度睡眠

（嗜睡）；③24 h 睡眠-觉醒周期紊乱（睡眠-觉醒节律障碍）；④睡眠中异常活动和行为（睡行症、夜惊、梦魇）。其中以失眠症最为常见。失眠通常指患者对睡眠时间和（或）质量不满足并影响日间社会功能的一种主观体验。失眠表现为入睡困难（入睡时间超过 30 min）、睡眠维持障碍（整夜觉醒次数≥2 次）、早醒、睡眠质量下降和总睡眠时间减少（通常<6 h），同时伴有日间功能障碍。失眠根据病程分为：急性失眠（病程<1 个月）；亚急性失眠（病程≥1 个月，<6 个月）和慢性失眠（病程>6 个月）。失眠按病因分为原发性和继发性两类。原发性失眠通常缺少明确病因，或在排除可能引起失眠的病因后仍遗留失眠症状，主要包括心理生理性失眠、特发性失眠和主观性失眠 3 种类型。

临床研究发现，脑干尾端与睡眠有非常重要的关系，被认为是睡眠中枢之所在。此部位各种刺激性病变引起过度睡眠，而破坏性病变引起睡眠减少。另外，还发现睡眠时有中枢神经介质的参与，刺激 5-羟色胺能神经元或注射 5-羟色胺，可产生非快速眼动期睡眠，而给 5-羟色胺拮抗药，产生睡眠减少。使用去甲肾上腺素拮抗药，则快速眼动期睡眠减少，而给去甲肾上腺素激动药，快速眼动期睡眠增多。失眠患者出现觉醒度增高的现象，中枢神经系统觉醒度增高或觉醒时间比例增加，睡眠期频繁出现 α 和 β 快波，因此自觉经过整夜睡眠并未得到很好休息；同时，交感神经兴奋性增高。多数失眠患者不仅存在夜间睡眠不佳，而且白天入睡困难如午睡困难，表明过度觉醒是 24 h 存在的。3P 假说包含 3 项因素，即易感因素（predisposing factor）、促发因素（precipitating factor）和维持因素（perpetuating factor），其中，易感因素与睡眠调节中枢的发育和个性发展有关；促发因素指生活和工作中可能遇到的诸如疾病、生活事件之类的困扰，可以诱发急性失眠；维持因素主要包括卧床时间过长，导致警觉或不适感与床或卧室形成一定联系，以及白天疲劳感，不愿出门，从而减少日照时间和日间活动，扰乱昼夜节律，进展为慢性失眠障碍。

失眠症主要表现为入睡困难、睡眠不深、易醒或早醒、醒后再次入睡困难，还有些患者表现为睡眠感的缺失。以入睡困难为主要表现的失眠症常见于以焦虑情绪为主的患者。对失眠的恐惧和对失眠所致后果的过分担心会加重失眠，失眠者常陷入这样的恶性循环。长期失眠可导致情绪不稳、个性改变。

嗜睡症表现为在安静或单调环境下，经常困乏嗜睡，并可在部分场合甚至在需要十分清醒的情况下，也出现不同程度、不可抗拒的入睡。并非因睡眠不足、药物、酒精、躯体疾病所致，也非因某种精神障碍（如抑郁症）所致。过多的睡眠会引起自我显著的痛苦感以及社交、职业或其他重要功能的损害。常有认知和记忆功能障碍，表现为记忆减退、思维能力下降、学习新鲜事物出现困难，甚至意外事故发生率增多。

睡眠—觉醒节律障碍时间变化不定，总睡眠时间也随入睡时间的变化而长短不一。有时可连续 2~3 d 不入睡，有时整个睡眠时间提前，过于早睡和过于早醒。患者多伴有忧虑或恐惧心理，并引起精神活动效率下降，妨碍社会功能。

睡行症患者入睡后不久，突然从床上起来四处走动，常双目向前凝视，一般不说话，询问也不回答。患者可有一些复杂行为，如能避开前方的障碍物、能劈柴、倒水、开抽屉等，但难以被唤醒，常持续数分钟到数十分钟，然后自行上床，或被人领回床上，再度入睡。醒来后对睡行经过完全遗忘。睡行症多发生于入睡后不久，发作时脑电图可出现高波幅慢波。白天及夜间不发作时脑电图正常。通常出现在睡眠的前1/3段的深睡期。

夜惊患者常常在睡眠中突然惊叫、哭喊，伴有惊恐表情和动作、心率增快、呼吸急促、出汗、瞳孔扩大等自主神经兴奋症状。通常在夜间睡眠后较短时间发作，每次发作持续1~10 min，难以唤醒。如强行唤醒，则出现意识和定向障碍，不能说出梦境内容，对发作不能回忆。

梦魇睡眠中被噩梦突然惊醒，引起恐惧不安、心有余悸。

睡眠呼吸暂停综合征（SAS） 是一种睡眠时候呼吸停止的睡眠障碍。根据病因的不同，睡眠呼吸暂停可以分为三个类型，即阻塞型睡眠呼吸暂停、中枢型睡眠呼吸暂停、混合型睡眠呼吸暂停。三种类型的呼吸暂停常在一个患者身上共存，但以一种类型为主，如重症阻塞型睡眠呼吸暂停患者及混合型睡眠呼吸暂停综合征患者都包含中枢型睡眠呼吸暂停的成分。阻塞型睡眠呼吸暂停为主的患者手术治疗后可以变为中枢型睡眠呼吸暂停为主，中枢型睡眠呼吸暂停患者药物治疗后也可出现阻塞型改变，提示三者的区分并不是绝对严格的。

第三节　睡眠康复是心脏康复的重要内容

睡眠时间长短及睡眠质量与心血管疾病的发病率、死亡率关系密切。睡眠康复是心脏康复的重要内容。

人的一生约有1/3要在睡眠中度过，据世界卫生组织调查，世界范围内约1/3的人有睡眠质量差或者是睡眠打鼾。睡眠健康和打鼾关系到心脏健康。

睡眠不足（失眠）与过多（思睡）可能通过交感神经功能紊乱、内分泌和代谢紊乱以及炎症状态的形成而影响心脏健康。睡眠时间长短及睡眠质量与心血管疾病的发病率、死亡率关系密切。睡眠质量和焦虑、抑郁有着双向的关系，焦虑的情绪会影响睡眠，而失眠者大多有抑郁的症状，间接导致冠心病的发生风险增高。

研究表明，睡眠时间的长短、打鼾与心血管疾病的死亡率有密切关系。许多难治性高血压患者有打鼾暂停现象。其还导致白昼思睡、内分泌紊乱、炎症状态，还有反复缺氧的直接袭击。这些均增加了心脏猝死、心肌梗死、心律失常乃至死亡的风险。每天睡眠时间和打鼾时间<4 h或>10 h，其全因死亡率增加1.5~2倍。在很多人心脏病发作，甚至威胁生命的发作，是在睡眠的时候。许多人在夜里2点或者3点左右发病，因为在这个时候人的身体血液循环比较慢，易出现血流不畅、血栓等症状。有统计显示，我国心脏猝死中，30%猝死于午夜到早晨6时；全球每天有3000多人发生与睡眠呼吸暂停相关的夜间死亡。研究表明，心脏猝死、高血压均与睡眠时间长短相关联。

与睡眠相关的呼吸障碍在心血管疾病患者中发生率非常高，并且是心血管疾病的重要危险因素。据统计，在美国成人中大约有1500万阻塞型睡眠呼吸暂停（OSA）患者，且常伴有高血压、冠状动脉硬化、卒中和心房纤颤等心脑血管疾病；中枢型睡眠呼吸暂停（CSA）主要发生于心力衰竭患者。OSA 症候群诊断的主要依据是呼吸暂停-低通气指数（AHI，夜间睡眠过程中每小时出现呼吸暂停及低通气的次数）超过 5 并伴有日间嗜睡。阻塞性低通气常伴有血氧饱和度下降超过 4%，被视为心血管疾病的独立危险因素。CSA 是由于通气驱动功能下降、睡眠不连续或日间嗜睡等引起夜间睡眠过程中反复发生的通气停止。CSA 是指与通气驱动功能无关的口鼻呼吸停止超过 10 s。通常每小时口鼻通气停止超过 5 s 即考虑为异常。OSA 患者通常伴发 CSA。

冠状动脉硬化性心脏病（包括心肌梗死和夜间型心绞痛）常伴随发生 OSA。伴有 OSA 时，心血管疾病病死率明显增高。OSA 和高血压互为危险因素。OSA 增加高血压的发生风险，同时打鼾和睡眠持续时间过短（OSA 的主要表现）预示着高血压、心血管疾病和 2 型糖尿病的发生风险明显增加。但 OSA 是否为卒中发生的危险因素还有待研究。OSA 在夜间睡眠过程中常间断出现严重的低氧血症和 CO_2 潴留，使血氧饱和度下降，有时甚至低于 60%，从而破坏了正常组织结构对睡眠的自发性血流动力学反应。呼吸暂停常伴有交感缩血管反应增强（呼吸暂停末期血压可高达 240/130 mmHg）。研究显示，血流动力学反应伴发低氧血症、高碳酸血症、肾上腺素能活性水平增高或高迷走神经张力时，常可引起房性期前收缩、室性期前收缩、心房纤颤、室性心动过速、窦性心动过缓、Ⅰ度和Ⅱ度房室传导阻滞、猝死、充血性心力衰竭（CHF）、夜间型心绞痛、肺水肿和心肌梗死等疾病的发生。OSA 患者常伴随心率变异性下降、血压变异性增高、内皮系统功能异常、机体氧化应激增加（被氧化的低密度脂蛋白胆固醇升高）、炎性因子水平升高、胰岛素抵抗和血栓的发生风险增加。OSA 与 CHF 互相促进疾病的进展。仰卧位可增加身体上半身和咽部的液体潴留、升高胸内压从而引起外周性水肿。持续气道正压通气（CPAP）治疗 OSA 可降低高血压患者夜间血压波动和日间血压水平，改善 CHF 症状，提高左心室射血分数。OSA 在肺动脉高压患者中的发生率极高，但除肥胖通气不足综合征引起严重低氧血症外，OSA 一般不引起严重的肺动脉高压。肺动脉高压患者应排除 OSA 疾病，因治疗后者可降低肺动脉平均压，增加心输出量，改善血流动力学。肥胖症是 OSA 发生的重要危险因素，减轻体质量可降低 AHI，改善睡眠质量，减少打鼾，增强血红蛋白的氧合作用。

第九章　中西医结合药物康复治疗

第一节　中西医结合药物治疗的思路与方法

药物治疗是心脏康复的重要组成部分。药物治疗可以相对增强患者的运动能力，提高训练水平和效果，而运动训练的有益效应也有助于逐步减少用药量。心脏康复药物治疗应根据心血管指南和中医辨证，实现宏观与微观、辨证与辨病、中药与西药、药物与非药物四个方面有机结合，达到药物治疗的最优化。

一、辨病与辨证施治相结合

辨证论治是通过四诊合参，思辨归纳出证，并制定相应的治法。辨证论治是中医学的精髓，强调整体，着重于调理气血、平衡阴阳、调整机体内在力量、提高自身抗病能力，强调整体观和个体化，有许多优越之处。但受历史条件的限制，对疾病中的许多问题，特别是对某些疾病、局部问题认识不够深入和确切，定性和定量方面比较模糊、笼统，具有一定的不清晰性、主观性及随机性，缺乏对微观层次的认识，针对性相对较差。

辨病论治通过西医或中医确定的疾病进行辨识，强调疾病内在生理病理变化的规律。辨病重视局部的器质和功能变化，运用现代科学手段做出明确的定位、定性、定量诊断，从而确定疾病的对因对症治疗方法。随着生物化学、免疫学的发展与应用，人们能够在分子水平上认识人类的遗传与变异的本质，从而对疾病的诊断达到基因水平。把西医病与中医证结合起来，尤其能弥补中医辨证之不足，把西医的各种科学原理方法和各种理化指标纳入中医辨证中来，发挥二者之长，将会提高中医辨证的标准性、完整性。

（一）病证结合模式

1. 以证为纲，辅病施治　临床根据病与证的侧重不同，病证结合又可以分为以证为纲和以病为纲两种模式。以证为纲，即强调中医学中的"证"不同于现代医学辨病，临证注重证同则治同，证异则治异，治随证转。异病同证、异病同治体现出证候的共性特征，但不同疾病的相同证候常因病因、病位、病势、主症、病性、程度以及兼证的不同，而在辨证上有所差别，用药上也各有侧重。

中医治疗高血压病在改善头晕、头沉、头痛、颈项强痛等症状体征方面具有较好的疗效，而在降低血压上则效果不显著，根据病证结合的学术思想，在中药方剂改善证候基础上加用具有降血压药理作用的中药，如天麻、钩藤、牛膝、石决明、杜仲、桑寄生等以提高疗效。冠心病心绞痛是因为冠状动脉局部狭窄导致的一系列改变，脉络闭阻是其共同的中医病机，反映了冠心病心绞痛的共性特征。在明确诊断的基础上，根据患者临床表现，分别辨为寒凝、气滞、痰阻、肝郁、血瘀、气阴两虚、阳气不足、阴虚等证型，遇寒则犯者多为寒凝，内热甚者多为火郁，嗜食肥甘厚味属痰者居多，发病与情绪相关者多为肝郁，病久者则以血瘀为多，疲劳过度则可见气阴两虚，年老体弱则以虚证多见。上述基于血脉不畅、脉络闭阻的共同特征和不同证型的个性特征同时考虑到，才有可能收到较为满意的临床疗效。

在辨证论治前提下，结合辨病选用被现代药理研究所证实的中药，常能弥补辨证论治针对性较差的不足，达到力宏效专的目的。如心律失常的发生机制较复杂，除心内机制外，尚有许多心外机制参与其发生和调节，如自主神经紊乱、内分泌代谢紊乱等，须正确处理整体与局部、现象与本质的关系。心律失常的辨证论治可分为虚实两个方面，虚证根据脏腑亏虚及气血阴阳不同，应用益气活血、滋阴、温阳等法；实证则根据病邪各异，选用清热、活血、化痰、理气、镇惊等法。以上各法所用中药，多有经动物实验及电生理研究所证实有显著抗心律失常作用的，如人参、延胡索、当归、郁金、远志、石菖蒲、半夏、钩藤、黄连、苦参、青皮、生地黄、麦冬、五味子、仙灵脾、附子等。辨证论治结合这些专药组方，如清热选黄连、苦参，活血选延胡索，滋阴选用生地黄、麦冬等，既符合中医辨证论治，又符合辨病论治，取长补短，相得益彰，无疑有助于疗效的提高。

冠心病的辨证与辨病相结合，必须立足于中医整体观念和中医辨证论治的特点，借助于现代仪器的诊断手段，明确冠心病的性质和病位，加强立方用药的针对性，扩大中医的辨证依据和丰富辨证的内容，以更好地发挥中医治疗之优势。如隐匿性冠心病患者往往没有明显的自觉症状，仅在心电图检查时发现心肌缺血，这时如果单纯进行辨证治疗，就有一定的困难。心绞痛发作不典型者，则表现为气短、心悸，甚至晕厥。单凭中医师直观感觉难以确切辨出相关疾病（是否是冠心病）的性质和病位，应参照相关医疗器械辅助检查的结果，为中医诊疗增加客观指标，进行辨证、辨病论治。不仅着眼于消除患者的自觉症状，尚需康复和预防，必须与辨病结合起来，才可能给以正确的治疗。

医学发展已由"生物医学模式""生物—社会医学模式"发展为"生物社会心理医学模式"，但在认识方面还有许多未知数。如神经官能症，没有重要的客观指征和实验室检查阳性发现，而主观痛苦多端，变幻莫测，症状令人难以捉摸，患者紧张、焦虑、多疑、善感。中医以郁证辨证论治配合心理治疗，往往收到良好效果。临床上还经常遇到一些西医"无病可认"（无病）的人，症状多变，西医体检、实验室检查均无阳性发现，不符合任何系统疾病的诊断标准，往往给予"系统功能紊乱""病后综合征"等诊断。但中医看来，却是"有证可辨"，也"有药可用"。诸如以上病证，临床上则采用"无病从证"的论治。

2. 以病为纲，辅证施治　以病为纲，注重病同则治同，病异则治异，治随病转。面对异病同证，除针对共同的证候用药外，还应考虑到疾病的特殊性问题，这就是

"同证异治"；面对同病异证，治疗时除针对不同的证候用药外，还应考虑到同一疾病这一根本矛盾的问题而加针对疾病的药物，这就是"异证同治"。

"辨病为主，辨证为辅"就是在临证治疗时，需要综合考虑现代医学疾病诊断的特点以及中医学证候诊断的特点，抓住疾病这一主要矛盾，针对疾病的关键病理环节处方用药，同时根据中医辨证论治的结果，辅以针对证候的药物。根据患者的四诊信息，确定疾病的证候诊断，处以对应方药。而在此基础上还可以根据现代医学对疾病病理学的认识和药理学的研究成果，适当考虑运用针对疾病的药物。这是一种病机结合病理、药性结合药理的研究模式。

中医对疾病辨证论治时，借助西医对该病的病因病理、治疗原则、转归预后等，指导辨证论治。如急性心肌梗死，先辨病，发挥西医诊断确切，能早发现并发症的特长，以辨病指导辨证论治。若单纯性疼痛无并发症者，含化冠心苏合香丸、速效救心丸、活心丹，配用活血化瘀、宣痹通阳、豁痰散结之法治疗，疾病则恢复快。如有早期休克现象者，除西药抢救外，气阴衰微证应用生脉散注射液，亡阳欲脱应用四逆针、参附针可收到良好效果。目前应用监护系统使心律失常检出率大大提高，便于早期预防治疗，也能及时指导中医对心律失常的辨证论治。急性心肌梗死，出现偶发性室性早搏，病者可无任何痛苦，从辨病出发，这是引起室性心动过速或室颤的先兆，可以静脉注射胺碘酮、利多卡因，配服相应的中药，使此病早期得到控制。做到无证从病、防患于未然。再如隐匿型冠心病、无症状性高血压、风湿性心脏病心功能代偿期等，应以无证从病指导治疗。还有一些疾病，经辨证治疗后症状消失，用中医标准判断为痊愈，但以西医标准衡量仍未痊愈，此刻也应无证从病，坚持辨病指导辨证，使疾病康复达到客观标准。

3. 病证结合，分期施治　分阶段结合是中西医临床结合的重要诊疗思路。疾病演变过程具有阶段性特征，抓住各阶段病证发展的主要矛盾或矛盾的主要方面，分析中、西医方法在不同阶段治疗上的实际效果以及中西医药配合的疗效优势，灵活运用中、西医方法，彼此有机结合，以期取得最佳治疗效果。病与证，病理的本质与特征虽然不同，却是疾病过程纵、横变化的两个方面，故而又有着密切的联系。病是反映疾病连续性变化的全部过程，证是反映疾病瞬时间变化的内在本质，病的每一个瞬时间都可以成为某一个具体的证，无限多的瞬时间则有无限多的证；而证既成为病的若干个阶段，按时序衔接又构成病的全过程。因此，病与证有着包含与构成的纵横交叉的密切关系。就临床意义而言，由于每一个独立的疾病，都有着自身的病理本质、证候表现与全部过程，因而辨病，根据其一般规律，不仅可以准确把握全局性的动态变化，尤其是预后转归，还能减少辨证的范围与盲目，从而掌握诊疗上的先机权与主动权。由于每一个具体的证，都是疾病在具体的瞬时间范围内所导致脏腑、气血、阴阳以及邪正消长等变化的具体反映，根据其所反映的具体实质，不仅可以深刻认识疾病变化的本质规律，更给治疗及时提供直接而可靠的依据，从而掌握诊疗上的决策权与应变权。病是一个动态的纵向过程，在不同的时间横断面上，具体的病理变化不同，其证亦不同；证是脏腑气血阴阳以及邪正消长等病理变化的具体反映，而任何疾病的变化都以此为基础，故而证并不属于某个病或某个阶段所特有，可以出现在多种疾病的不同阶段之中，这种同病异证或异病同证的现象，不仅是病与证紧密关系的又一种表现，也成为同病异治或异病同治的病理学基础。

近年来，西医治疗心力衰竭取得了较大的进展，特别是随着 β 受体阻滞剂、ACEI 类药物等在慢性心力衰竭治疗中的应用，改变了传统的强心、利尿、扩血管的治疗模式。大量循证医学的研究资料提示，这些药物的应用虽然在不同程度上改善了心力衰竭患者的症状和体征，但总体却难以有效控制心力衰竭患者心功能的下降和疾病的持续进展，5 年生存率并没有明显提高，并且因化学药物的适应证、副作用和价格昂贵等原因，使其临床应用受到限制。中医治疗心力衰竭的优势在于慢性期。急性期中医药仅仅是参与。中医药治疗对改善心力衰竭患者急性血流动力学优势并不明显，主要是着眼于整体调节，多靶点干预，毒副作用小，对改善慢性心力衰竭患者症状、体征，提高患者心功能，病情稳定后的调理，加速减撤具有毒副反应的西药，调整患者机体的免疫功能，减少心力衰竭复发，提高患者生活质量等方面具有独特的疗效和优势。对难治性心力衰竭患者，应用中医药可提高疗效。在心力衰竭的不同时期，宜采用不同的病证结合治疗方案，急性发作加重期，以西药为主，辅以中医辨证论治，而在慢性期，在辨证论治基础上，给予西医指南的标准化治疗方案。

4. 辨识轻重，主次结合　对于辨证与辨病结合模式，早在《内经》中就有对疟、痹、痿等专病的论述，并根据各病的临床特点进行辨证论治。二者都是从人体不同侧面来认识疾病的本质，相互补充。辨证侧重于对疾病某阶段的阴阳失衡状态的辨识，为辨病提供分析、认识疾病病理、生理演变规律的方法。辨病则着眼于疾病整个病理变化，可有助于辨证从整体、宏观水平认识疾病的病位、病性、病势及疾病的发展变化。

冠心病的全身证候，一方面是机体阴阳气血失调的表现，另一方面是局部病变在整体的反映。除着眼于整体辨证外，其局部症状有时会上升为主要矛盾，成为影响整体的重要因素。在这种情况下，对局部的辨析也是重要的。如心绞痛的发作往往由体力活动、情绪激动、受寒或饱餐等因素诱发，所以避免以上诱因，就可以防止或减少心绞痛的发作；冠心病进一步发展，进入心功能不全阶段，也会出现机体阴阳气血和脏腑功能失调的现象，这时治疗应从整体出发，调整机体的阴阳气血使之达到平衡，其局部症状也就随之而解。

目前，心脏介入疗法技术日趋成熟，给冠心病的诊断及治疗带来了一场革命性变化，目前介入治疗已成为冠心病最基本的治疗方法之一，然而，与 PCI 技术的快速发展不相适应的是，对冠心病介入治疗决策的科学研究相对滞后，使冠心病介入治疗存在不规范性、随意性。同时存在血运重建后心肌组织无复流、心室重构、支架内再狭窄、心肌损伤、心肌顿抑和缺血再灌注损伤等局限性，西医尚无有效的方法。急性冠状动脉综合征，需用西药和介入疗法为主。稳定期则需注重辨证论治。从中医角度可以认为，由于心脏介入手术的实施，使心脉暂时得以畅通，标象得以缓解。但患者正虚本质依然存在，加之手术不可避免会损伤血脉、伤气耗阴、耗伤人体正气，因而，术后正虚应该是突出的病机所在。术后应用中医药从整体上调整阴阳和气血，使"阴平阳秘""气血调和"，正好可以弥补介入治疗的不足。应将辨证论治和辨病治疗结合起来，以患者的病因病机为根本出发点，将支架植入术等心脏介入治疗手段融入辨证论治的过程中，充分发挥中医整体治疗的优势和西医介入治疗迅速缓解症状的特点，将二者有机地结合，充分提高临床疗效。

（二）病证结合用药方法

病证结合的临床模式主要包括以下 3 种：①中医辨病结合辨证论治的传统病证结合模式；②中医学和现代医学双重诊断疾病结合辨证论治模式；③现代医学诊断疾病结合辨证论治的现代病证结合模式。具体病证结合治疗用药方法如下。

1. 针对疾病的病理变化或现代药理研究结果，无论中医辨证属何种类型皆施以相同的药物 如冠心病，针对其冠状动脉狭窄、痉挛、血小板黏附、血栓形成这一基本病理变化，无论是痰浊闭阻、胸阳不振还是寒凝血脉、心脉瘀滞，临床治疗总要施以活血化瘀药物，并在冠心病的防治中获得了较好效果。所以在治疗上强调活血化瘀法应贯穿于治疗的始终。在此基础上，可根据临床见证不同而分别采用益气、理气、补肾、化痰、通阳、健脾等治法。

2. 针对疾病的不同类型，施以不同的治法 如心律失常，快速型心律失常者，多采用清热泻火法；缓慢型心律失常者，采用益气温阳法，多可获得一定疗效。再如心力衰竭，根据导致心力衰竭的原发病或疾病的不同病理改变可采取辨病与辨证相结合的原则，如在辨证分型的基础上，肺心病心力衰竭加用二陈汤；风心病心力衰竭加用秦艽、防己；冠心病心力衰竭加用赤芍；高血压病心力衰竭加用钩藤、菊花、石决明、夏枯草；甲亢心力衰竭加用牡蛎。同是慢性风心病所致的心力衰竭，根据心力衰竭的部位不同而分别立法，左心衰竭采用宣肺平喘、泻热利水法，方选麻杏石甘汤加减；右心衰竭采用健脾利水、化气行水法，方选消水圣愈汤加减；全心力衰竭采用温阳利水、滋阴补肾、活血化瘀法，方选真武汤或济生肾气丸加减，均取得了一定的疗效。

3. 根据中医辨证分型，结合现代药理研究结果用药，加强用药的针对性 如现代药理研究结果表明，许多中药有降脂作用，如补益类的何首乌、桑寄生、玉竹、黄精、灵芝、绞股蓝、枸杞子，利湿的泽泻、茵陈，活血的三七、蒲黄、丹参、姜黄，消食的山楂、麦芽，通下的大黄、决明子等。因此在辨证用药治疗高脂血症的同时，可以选加以上药物以增强降脂效果。又如快速型心律失常的治疗，现代药理研究结果显示常山、苦参、甘松、黄连、当归、郁金、麦冬、黄芪、石菖蒲、延胡索、羌活等均有不同程度的抗心律失常作用，因此在快速型心律失常的治疗中可辨证选用这些药物。中医遣方用药的特征是顺从病位病势及脏腑的特性，调整机体器官阴阳的失调状态，始终注意动静、寒温、升降的相因为用，使气血恢复冲和之性。对于病毒性心肌炎急性期的患者，多有血分、阴分热毒，部位较深，易与血结，难清难解，除应用凉血活血散血药和清热解毒药，如赤芍、丹参、虎杖、地骨皮、金银花、贯众、地丁、蒲公英、大青叶、板蓝根等外，还需注意心主血脉，用药不宜过于寒凉，应于凉血活血药中稍佐偏温性活血药如红花、焦山楂、片姜黄等，取寒温相济、温散使邪毒易透易解之效。只强调中医方药的功效，甚至只注重现代药理研究证明的作用机制，忽略中医理论在辨证论治、遣方用药上的指导作用，无助于临床疗效的提高。

4. 在隐症潜症的辨治方面 根据疾病发生的部位、特点，辨识疾病的病因病机，施以针对性治疗，弥补了传统中医根据四诊结果辨证治疗的不足。许多疾病，尤其是慢性病、疑难病，都有相当长的潜伏期，或虽临床无症状，而病理变化却在进展。如无症状性心肌缺血，中医可依据其病理改变特点，用活血化瘀方药进行治疗。这里需要说明的是，中医的辨病论治并非是与西医病理、生理改变的简单对号入座，它是运用中医基本理论认识现代科学技术方法所观察到的病理生理改变、探讨疾病辨治规律的一种方法。辨病指导下的中医治疗较传统辨证论治更有针对性及可重复性。

中医辨证与中医辨病相结合的优点是按照中医传统的思维模式进行疾病的诊治，保持了中医的特色。不足之处是中医的病大多涉及多种西医疾病，临床分型较多、灵活多变，同时未采纳现代医学的客观检测指标，可能发生误诊。中医辨证与西医辨病有机结合，取长补短，明确西医病名后，进行中医辨证治疗同时针对西医的病和中医的证，客观指标的应用提高了诊断和疗效判定的准确性。但此种结合方式在某些方面尚缺乏基础或临床依据，没有全面、系统、规范的知识结构和学术思想体系的支持。不能把西医的病与中医的病简单画等号，没有随症变化。临证要求应首先中医辨病与辨证相结合的诊治方法。在此基础上，病证结合，互相参证，逐步深入，按照辨证论治的精神，进一步探索新的辨治规律，提高诊断水平和医疗效果。

二、宏观与微观辨证论治相结合

宏观与微观相结合，是探讨中医宏观上的"证"在微观上的物质基础，开展"证"本质上的研究，建立辨证客观化、诊断定量化、证候规范化的客观指标相关联的体系。

由于受历史条件的限制，辨证论治缺乏精密的客观量化指标，决定了中医学临床长期停留于临床经验医学的水平上，可重复性较差。微观辨证是临床上收集辨证素材的过程中引进现代医学的先进技术，发挥它们在较深层次上认识机体结构、代谢和功能的优点，更完整、准确、本质地阐明证的物质基础，即用微观指标去判别患者机体结构和功能的变化，辨别证的实质。把西医侧重病因和病理形态的诊断与中医侧重全身生理病理的诊断有机地结合起来，对整个病情有更全面的了解，增强诊断的深度和广度，使着眼于整体宏观的辨证进一步深入走向微观化、客观化，又可使侧重局部和微观的辨病走向整体化和综合化。

（一）辨证论治微观化

中医学是在广泛临床实践基础上，结合当时中国历史文化背景而形成的理论体系，西医学理论是在实验基础上，结合当代不断发展的现代科学认识，进而通过临床验证而形成的。探讨中西医结合诊断学现代研究思路与方法学的关键在于寻找研究切入点，在继承传统中医诊断学的基础上，应用现代科技手段，使中医诊断学逐渐由宏观描述向微观阐明，由定性的经验医学向定量的现代中西医结合诊断学发展。

中医在临床上是凭借宏观的表象认识和自身的经验积累去思维辨证论治，把握人体的生理功能和病理变化规律。用证候诊断概括病因、病位、病性、病机以及疾病的发展趋势，具有宏观分析、模糊定性、注重机体整体反应状态的认知特点。由于受科学技术条件和时代的限制，缺乏对局部结构形态的微观病理研究。中西医结合研究，应注重宏观与微观相结合，相互取长补短、互相促进、互相渗透。应用宏观与微观相结合的研究思路，辨识机体在各种内外致病因素作用下所导致的从整体到局部各层次的形态结构、功能状态、代谢状态、免疫状态及其病理改变，达到既能了解疾病局部的微观生理病理变化规律，又能把握整体反应状态，进一步解释疾病本质的目的。

中医对冠心病心绞痛的宏观研究表明，其病机要点之一是心气虚。冠心病心气虚证候的微观研究体现在左心室舒缩功能受损、血液微循环功能障碍、抗氧化自由基能力下降、血浆心钠素降低等，可作为冠心病心气虚证诊断的参考指标和疗效的评定指标，同时还可帮助阐明中药药理和指导应用。冠心病血瘀证和活血化瘀方药的研究也十分深入，不仅研究了血瘀证程度变化与心绞痛轻重及不同类型的相互关系，同时也将血瘀状态下的微观变化纳入诊断标准，如血流动力学改变、血小板功能的变化、微循环障碍、血栓形成、内皮功能改变等，为临床诊断和治疗提供了精确的依据。在药物研究上，对活血化瘀药的药理研究也深入细胞学、分子学水平。应用中西医结合、宏观与微观结合的方法对冠心病心绞痛进行研究，可使诊断能够定位、定性和定量，治疗用药的选择则更具有针对性。

辨证分析不仅要有四诊的资料，了解其外在功能变化，而且还要在生理、生化和病理基础上，注意其内在动态变化，探索各证之间的关系及转化，寻找与建立大量微观的科学根据及其规律性，弥补宏观辨证的不足，从而进行科学分析，达到诊断标准化、规范化。把具有宏观思辨特点的中医和具有微观分析特点的西医结合起来，可以实现未来中西医诊断学从宏观上扩展、微观上深入的更高层次的发展态势。证宏观标准的研究，大多属于定性研究；证实质的研究，主要是探求证的生理、病理变化或机体动态反应的物质基础及其变化规律，大多属于定量研究。为探索证诊断的客观标准化指标，需要加速发展与完善中医望闻问切四诊的现代化检测手段。现代电子技术、计算机技术及数理统计方法等的发展为中医证候四诊信息和西医诊断信息的关联融合研究带来了契机，具有计量性质的舌象数字化信息对构建规范化的中医证候体系有重大意义。如现代临床研究筛选出的肾阳虚证的特异性指标，是下丘脑-垂体-肾上腺皮质功能低下、24 h 尿中 17 羟皮质类固醇含量低于正常，ACTH 试验呈延迟反应；也有研究提出 cAMP 与 cGMP 的含量及其比值可作为阴虚证与阳虚证的鉴别指标；脾阳虚证患者木糖吸收试验降低；冠心病心气虚证、血脂代谢紊乱、痰瘀证候的量化诊断阈值确立等研究在很大程度上丰富了中医证候计量研究的内容，使其在方法学应用上得到不断完善。

（二）微观辨证整体化

辨证是指医生将望、闻、问、切四诊所收集到的信息，结合季节、气候、地域环境及患者的体质、性别、职业等因素，运用中医学理论进行综合分析，辨清病因、部位、性质和邪正之间的关系，通过概括、判断找出疾病的本质，得出诊断结论的过程。微观辨证是建立在实验科学的基础上，对人体的生理功能、病理变化进行微观分析研究辨明机体的病理形态改变、生理功能紊乱以及相应的生化指标和分子水平的改变，更致力于局部和微观的求证。但由于偏重于局部的微观研究，而对机体宏观的整体反应状态的把握显得不够重视。

1. 无症可辨 在无症可辨（有病而无症）的时候，微观辨证发挥了辨证的主导作用。当患者没有任何临床症状，仅有理化指标等检查结果异常时，微观辨证可以根据患者的既往病史、体质倾向、理化指标与现代中医学微观辨证的研究结果等进行综合分析。

无症状性糖尿病，从四诊来看虽无明显异常，但微观指标发生明显变化，如糖耐量降低、血糖升高、血液流变学异常，运用中医基本理论认识这些微观变化，探讨其辨证规律，充实四诊内容，将进一步丰富辨证论治体系，有助于疗效的提高。如血瘀证与血液流变学及微循环改变的相关性，已从多学科研究和活血化瘀药物疗效的反证得到肯定结论。糖尿病患者在血瘀证尚未显露出明显症状时，血液流变学指标已经发生不同程度的变化，经活血化瘀治疗后可显著改善。中医辨证分型与胰岛素释放试验、胰岛素抵抗指数、儿茶酚胺、尿中表皮细胞生长因子、胰高血糖素、环核苷酸等客观指标的关系也逐渐明朗化。整体、客观、灵活的辨证论治，显示出中医治病的优势，但应予以深化提高。宜结合现代科学方法、手段，更具体、更确切、更深入地认识疾病。对于无症状性糖尿病，可根据其微观变化判断中医"证"的存在，并给予相应治疗，即微观辨证论治，并强调微观辨证整体化。如血液流变学异常，表明血瘀证的存在，给予延胡索、川芎、当归、鸡血藤、水蛭等活血化瘀中药，并佐以少量益气行气之品，如黄芪、山药、枳壳、陈皮等，以促血行。有时可结合血糖、血脂、氧自由基等客观指标变化，选用相应的经临床验证的"有效专药"，如降糖用人参、天花粉、葛根等；降脂用泽泻、山楂等；抗自由基用当归、赤芍、五味子、丹参等；胰岛素抵抗用人参、黄芪、金银花等。宜从病理变化的多个环节选药，但不能抛开中医理法方药体系。须重视药物四气五味、升降浮沉的协调。在中医整体、辨证思想指导下，精心配伍，制寒热水火之偏性，适动静升降之合度，以平为期。

2. 疾病初期　在疾病的初期阶段，有些微观变化尚未显形于外，即所谓的"隐性证"。微观辨证起到"察内知外"的作用，这又恰与中医"有诸内必形诸外"思想相合。如有些糖尿病患者并没有典型的"消渴"症状，但通过测血糖，我们根据血糖升高而按中医"消渴"论治，多能收到较好的疗效。

3. 辨证困难　在证候不太明显（有若干症状而未能构成证）或证候复杂以致辨证困难的情况下，微观辨证又充分显现出其辅助诊断的作用。如有些哮喘患者症状不典型，通过微观辨证发现是由于其轻微的或潜在的肾上腺皮质功能低下，用温肾助阳药则预防了其季节性发作并纠正了其内分泌与免疫功能的紊乱。

（三）体质辨证常规化

体质与证型密切相关，体质因素决定着疾病的发生与证型，决定着疾病的转归和预后。通过体质的把握，在疾病未出现临床症状之前，通过改善体质，可防止疾病进一步发展，并促使其恢复。中医辨证论治实质上包含对因治疗、对症治疗和对体质治疗，由于疾病发展过程的主要矛盾不同，三者应用的侧重点亦不同。肥胖人痰湿体质的发病有其内在规律，与高脂血症、糖尿病、冠心病等病有较为密切的关系。通过认清痰湿、瘀血体质，服用化痰、活血化瘀药物，将痰湿、瘀血消除，以期将体质调整至相对和调状态，可预防疾病的发生和传变，以减少冠心病、高血压、脑卒中等与血瘀关系密切的疾病的发生。

对于无"症"可辨者，体质辨证尤为重要。无症状性糖尿病多为从滞质、晦涩质、燥热质等，根据其体质可知其病理性质、证型之大概。所谓治体，就是着眼于整体，从改善患者的体质入手，或补其阴，或益其气，或祛其邪，以恢复其阴阳平衡。如患者为腻滞质，治当运脾化湿、祛痰化浊，药用苍术、半夏、陈皮、藿香、茯苓、荷叶、山楂等，祛湿化痰药与健脾助运、理气行滞药相伍，一则治其生痰湿之源而求其本，二则治已生之痰湿，促进湿化痰祛而治其标。晦涩质常用当归、川芎、丹参、郁金、水蛭、枳壳、黄芪、檀香等，活血药与益气、行气药相伍，取其"气行则血行""祛瘀而不伤正"之意。燥热质则滋阴清热，给予生地黄、麦冬、沙参、石斛、天花粉、枇杷叶、知母，少佐行气醒脾开胃之品，如陈皮、砂仁、山楂等，养阴而不腻滞，滋补而不碍胃。体质不同，用药禁忌也不同。如腻滞质忌养阴药，晦涩质忌凉血、涩血药，燥热质忌辛燥药。

辨体辨病在冠心病辨证论治中具有重要的指导性。辨体质是辨病、辨证的基础，辨病是与辨证紧密联系的环节，辨体、辨证决定选方用药的关键，以病统证，病证结合，辨证辨体，使中医药在冠心病临床中发挥未病先防、既病防变的作用。

下一步应对异病同证者及同病异证者的宏观症状和微观指标进行循证医学研究，最终寻求宏观整体指标与微观整体指标的结合，从而使微观辨证升华到微观层次上的整体化水平。

三、中西药有机结合

中西医结合不是随意选用中药加西药，而是根据病情，将二者进行有机的结合，充分发挥中、西医药互补性来提高疗效。例如，西药治疗冠心病心绞痛的优势是单一靶向作用较强、起效迅速，如硝酸酯类药能很快扩张血管缓解心绞痛、肝素有显著的抗凝血作用等。但西药不良反应较多，容易产生耐药性，对全身伴随症状的改善也不如中药。中药的临床应用是按照中医辨证论治原则，重视不同患者的个体差异，在治疗心脏局部症状的同时，调节整体气血阴阳的平衡。药理研究证明中药大都有多靶向作用，可作用于导致心绞痛的多个病理环节，起效虽然相对较慢，但作用全面，不良反应少，适合持续用药。中医活血化瘀理论和药物已取得初步成果，实践表明，在冠心病心绞痛的治疗上，中药所起到的提高人体整体生理功能、改善血液循环的作用是西药所难以替代的。因此，针对冠心病心绞痛的不同类型，采用互补指导思想，准确恰当地选择中西医综合治疗的方式方法，较之单纯的中药或西药治疗，能够取得更好的疗效。在选用中药时，除依据中药的性味归经之外，在不影响中医辨证论治的前提下，根据患者病情需要结合其药理作用分别选用力宏效专的药物。近年来，中西医结合微观辨证的研究取得了较大的进展，发现了一些微观辨证规律，如血瘀与血流动力学关系、肾虚与下丘脑-垂体-肾上腺轴的关系、心气虚与心功能指标的关系等，并进行了寒热、阴阳实质的研究，证实了中医理论的科学内涵。充分利用这些研究成果，逐步纳入辨证分型体系，可极大地丰富辨证内容。某些情况下，只能辨病用药时，要从疾病病理变化规律的各个方面选药，使辨病整体化。如病毒性心肌炎之心律失常，可从调整免疫功能（黄芪、党参）、抑制病毒（二花、连翘）、保护心肌（丹参、当归）、抗心律失常（延胡索、黄连）等环节组方，并调整寒热补泻，使处方合理化。中药在调整免疫功能、清除氧自由基、菌毒并治等方面有较大的优势，可弥补西药的不足，使治疗更全面、更深入。对中医药治疗方法疗效好、见效快的，或西医药治疗有禁忌证的，以中医药治疗为主。如某些慢性免疫性疾病，或长期反复低热等疾病，西药治疗效果不佳，且常产生不良反应。对于这些疾病以中医药为主，用西医药来解决某些症状或合并症。中医药治疗立足于恢复"正气"，立足于"调节"，常可改善患者症状，提高生活质量。相反，对西医手术或西药治疗见效快、疗效好的，则用西医药治疗为主。中医、西医治疗都有较可靠的疗效，可根据各自疗效的可靠度和不良反应的多少，使用方便的程度、疗法的花费多少，灵活决定。目前，中西医疗法都缺乏整体性治疗效果，可在疾病的某一阶段或某一方面有机结合，力求增强疗效，减少不良反应，缩短疗程。

中西医最重要的结合点是中西药物的合理结合，配合应用，要充分利用西医学理论和技能筛选或研制出对某些疑难病、多发病有独特疗效的药品来。中西药物结合尚应体现在取长补短，优势互补上来，一般西药多起效快，但维持时间短，中药强调复方辨证用药，怎样使二者有机地结合扬长去短是重要课题，如红斑狼疮在急性期有选西药糖皮质激素快速免疫抑制，减少免疫复合物的沉积，急性期过后患者体质消耗，采用养阴益气活血通脉中药以扶正祛邪，逐步撤减激素，直至停用，最后以凉血解毒，益气扶正中药固本，实践证明这种根据疾病发展规律及中西药物作用特点分阶段地结合用药优于单用一类药物的治疗。

中西药结合的形式：①互补式。中医、西医治疗都有较可靠的疗效，可根据各自疗效的可靠度和副作用的多少，使用的方便程度，灵活决定；或目前中西医疗法都缺乏整体性治疗效果，可在疾病的某一阶段或某一方面有机结合，力求增加疗效，减少不良反应，缩短疗程。②先后式。这种方式又包括两类。一是先中后西。如某些患者因全身状况较差，或存在使用西药的禁忌证，胃肠道反应较重而无法耐受西药，可先用中医辨证给予中药改善全身状况或缓解胃肠道反应，为使用西药创造条件；或某些疾病先用中药效果不明显或无效时，加用或改用西药治疗。二是先西后中。此式应用有三种情况：第一，先用西药效果不明显或无效加用或改用中药；第二，所用西药虽已取效，但因其毒副作用而被迫减量（如激素和抗肿瘤药物使用过程中出现的胃肠道反应，或肝、肾功能损害等）或停用（如抗生素诱发的二重感染等），而加用或改用中药治疗；第三，先用西药取效后，再用中药巩固疗效，防止复发，或为防止或减轻西药的不良反应，改用中药替代之。③主辅式。一是以中医药为主，用西医药来解决某些症状或合并症。如用中药治疗一些原发性免疫疾病的患者，可辅以西药抗生素预防和治疗继发性感染；或中药治疗某些疾病如类风湿关节炎，可在晚上或临时用西药来止痛，等等。二是以西医药治疗为主，如某些肿瘤手术后或放、化疗期间，辅以中医药治疗，有利于患者康复和减轻放、化疗的毒副作用，增强疗效。对中医中药治疗方法疗效好、见效快的，或西医西药治疗有禁忌证的，以中医中药治疗为主。如某些慢性免疫性疾病，或长期反复低烧等疾病，西药治疗效果不佳，且常产生不良反应。对于这些疾病中医中药治疗立足于恢复"正气"，立足于"调节"，常可改善症状，提高生活质量，或改善功能，甚至可以恢复正常结构。相反，对西医手术或西药治疗见效快、疗效好的，则用西医药治疗为主。如对于某些急症、重症和一些外科疾病，目前中医尚缺少有效办法，而西医抢救危重症或手术疗法，其疗效多好于中医药治疗。对于低血压或休克患者，纠正低血容量应用多巴胺等升压药效果不佳时，加用参附注射液（红参、附片）后血压可渐趋平稳，参附注射液不仅可增加升压作用，还可降低对升压药的依赖性。

中西药物在冠心病的治疗中，正日益广泛地被联合应用，合理联用中西药具有协同增效，减少药物用量，扩大应用范围，缩短疗程，标本兼顾，减轻毒副反应等益处，如参附注射液用于抗休克，其升压作用稳定而温和，既可加强阿拉明、多巴胺等升高血压的作用，又可减少对升压西药的依赖，中西药联用在强心、升压、改善微循环方面产生了协同作用。

然而，中西药联用不当产生不良反应的例子也是屡见不鲜的。甘草的主要成分甘草酸及其水解后生成的甘草次酸，均具有类糖皮质激素样作用，长期大量应用可引起水、钠潴留和钾排泄增加、血压和血糖升高等副作用。因此，在临床上联用中西药，应权衡利弊，不可盲目，以免产生不良后果。

从药代动力学的角度出发，中西药相互作用能影响药物的吸收。地高辛与番泻叶合用，由于后者使肠蠕动加快，致使地高辛的吸收减少。地高辛与诃子、五倍子、大黄、地榆、虎杖等含鞣质的中药同用时，可形成难溶性的钙酸盐沉淀物而难以吸收。中西药相互作用还能影响药物的代谢，如单胺氧化酶抑制剂优降宁不宜与麻黄同用，因为单胺氧化酶抑制剂可使肾上腺素能神经元内的去甲肾上腺素不被破坏，所以储存增加，而麻黄中的麻黄素能通过促进肾上腺素能神经元储存部位的去甲肾上腺素释放而发挥作用，两药合用可使去甲肾上腺素大量释放，结果血压升高，甚至出现高血压危象。

从药效学的观点出发，中西药联用可改变效应器官对相同剂量药物的敏感性。如在高血压、心功能不全时含钾丰富的中药如五味子、茵陈、牛膝、益母草、昆布等，能引起血钾升高。故在与有保钾作用的巯甲丙脯酸等血管紧张素转换酶抑制剂联用时应注意监测血钾浓度，避免引起高钾血症。

心血管病治疗中的中西药联用应建立在熟悉中西药各自的药理作用、理化性质、毒性反应以及中西药相互作用的药代动力学、药效学的基础上，这样才能预见性地避免或减少联用所带来的毒副反应，增强疗效，更好地从药学理论上总结中西药联用的成功经验，逐步完善中西药联用这一用药方法。

因此在临床实践中，应将中医的辨证治疗与西医的辨病治疗有机地结合起来，所用中药须在药理上与联用西药相协调，同时在辨证论治上也不能与中医证候相悖，以充分发挥中药改善患者症状，调节人体整体机能的优势。

四、药物和非药物治疗相结合

中医外治法是在长期的医疗实践中逐渐总结、丰富和发展起来的，是运用特定的手段对人体相应的体表位置及特定部位产生不同程度的刺激来调整机体功能，恢复生理状态，祛除疾病的方法。近年来应用中医外治法治疗心绞痛越来越受到重视，也取得了较好疗效。在目前以药物、介入等为主流防治冠心病不稳定心绞痛的前提下，中药外治疗法仍然在本病的防治中占一席之地。尤其对于患者身体条件所限，不宜内服药物应用介入等其他疗法时，更加显示其外治法的独特功效。中医治疗法在辨证论治的基础上，通过整体调节，在多方面、多环节发挥效能，具有直达病所、奏效迅捷、多途径给药、使用安全、副作用小等优点。熏洗时药物通过皮肤孔窍、腧穴等部位，深入腠理、脏腑各部位，直接吸收，输布全身，以发挥其药理作用。药物直接接触病灶，能起到清热解毒、消肿止痛、祛风止痒、拔毒祛腐等作用。现代药理学认为，直接作用可通过中药化学成分刺激皮肤感受器，发挥某些化学作用；也可通过药物渗透、吸收和经络传布，达到"以外调内"的作用，起到与内服药同样的效果。

穴位贴敷疗法是传统针灸疗法和药物疗法的有机结合，融经络、穴位、药物为一体的复合性治疗方法，既有药物对穴位的刺激作用，又有药物本身的作用，而且在一般情况下往往是几种治疗因素之间相互影响、相互作用。药物的温热刺激调整局部气血，而温热刺激配合药物外敷必然增强了药物的功效。中药在温热环境中易于吸收，由此增强了药物的作用，药物外敷于穴位上则刺激了穴位本身，激发了经气，调动了经脉的功能，使之更好地发挥行气血、调阴阳的整体作用。直流电药物导入疗法是指使用直流电离子将药物通过皮肤、黏膜导入体内进行治疗的方法，导入药物在局部形成的"离子堆"，组织内停留时间长，再缓慢通过血液、淋巴循环分布全身，更充分地发挥药物的治疗作用。

通过罨包的热蒸汽使局部的毛细血管扩张，血液循环加速，又可通过热蒸汽促使罨包内中药内离子渗透到患者病痛所在，达到温经通络、调和气血、祛湿驱寒的目的。腧穴作为脏腑气血汇聚之处，有其独特的生理功能。每个腧穴都具有其特殊性，并有双向调节作用，且对药物的理化作用有相当的敏感性，能使药物理化作用较长时间地停留在腧穴或释放到全身而产生整体调节作用。中药热罨包穴位热敷通过刺激穴位和药物吸收相互激发、相互协调而产生整体效应，达到治疗冠心病的目的。

不健康生活方式主要有吸烟、酗酒、缺乏体力活动、不平衡膳食（高热量、低营养素）和过高的精神压力等。大量干预研究结果都显示，改善生活方式不仅可在一定程度上降低血压和血胆固醇水平，降低血糖和增加胰岛素敏感性，还可减少药物的使用量，最大限度地发挥药物的效果，减少药物治疗所带来的不良反应，从而提高患者服药的顺从性。因此，生活方式干预是冠心病危险因素防治的基础。合理膳食、适量运动、戒烟限酒及心理健康为人类心脏健康的四大基石，非药物措施为预防和控制高血压等心血管病的基础。非药物治疗在中医方面还包括气功、针灸、理疗、推拿等，应将非药物治疗作为基础或辅助治疗。

目前介入治疗已成为冠心病最基本的治疗方法之一，但存在血运重建后心肌组织无复流、心室重构、支架内再狭窄、心肌损伤、心肌顿抑和缺血再灌注损伤等局限性。术后应用中医药从整体上调整阴阳和气血，使"阴平阳秘""气血调和"，正好可以弥补介入治疗的不足。将辨证论治和辨病治疗结合起来，以患者的病因病机为根本出发点，将支架植入术等心脏介入治疗手段融入辨证论治的过程中，充分发挥中医整体治疗的优势和西医介入治疗迅速缓解症状的特点，将二者有机地结合，以充分提高临床疗效。

<h1 style="text-align:center">第二节　中西药合理应用</h1>

中西药联用能取得单独使用中药或西药所不能取得的疗效，两者取长补短，增效减毒，标本兼治，可有效提高疗效，扩大适应证范围，减少用药量，缩短疗程，降低毒副作用，降低复发率，改善远期预后。因此，获得理想治疗效果的有效途径必然是中西药联用。随着中西医结合的深入发展，中西药联用遍及临床各个学科，成为我国临床用药的优势与特色。

一、中西药联用的优势

1. 协同增效　西药大多成分单一，针对性强、力专效宏、药效迅速；中药大多成分复杂，能宏观调节，疗效稳定持久。二者结合能显示出各自的优越性，而且能标本兼顾、增强疗效。

2. 降低毒副作用　有些化学药品虽具有明显的治疗作用，但同时也表现出较大的毒副作用。中西药联用往往能克服这一缺点，使药物充分发挥其治疗作用。

3. 减少西药服用剂量　地西泮有嗜睡的不良反应，若与苓桂术甘汤合用，地西泮可减少至常规用量的 1/3，同时嗜睡等不良反应也因并用中药而消除。

综上所述，中西药联用有利也有弊，二者联用必须遵循各自的理论，充分了解药物各自的药理作用及相互作用，不能简单地相加，应正视中西药物合用的潜在风险，规避和预防中西药物之间的配伍禁忌，以保证患者安全、合理地用药。

二、中西药物联用的相互作用机制

大部分中药无论以何种形式使用，在体内均以化合物形式发挥其药理作用，在代谢过程中，均可能与西药发生作用，从而改变药物的药理学特性，产生中西药物相互作用。当然，绝大多数情况下，这种相互作用是协同增加药效的，但是小部分不良反应仍不容忽视。

在影响药物代谢与分布过程中，肝药酶 CYP450 酶系与近来研究颇热的转运体占据了主导地位。如银杏对硝苯地平的主要代谢酶 CYP3A4 产生了抑制效应，导致后者在体内的代谢减慢，血药浓度增加，从而对硝苯地平发挥了增效的作用。银杏增加 CYP2B1/2、CYP3A1/2 以及 CYP1A1 的蛋白、基因表达，当它和经这些酶代谢的化学药物联用时，可能导致化学药物在体内代谢加快，药物疗效降低。在上述可能产生不良反应的中西药物联用中，前几类均能通过对药物理化性质的分析加以规避。而对于肝药酶或转运体的中西药物相互作用研究尚处于起步阶段，常常容易被忽略而发生潜在的不良反应。

中药和西药联用时不可避免地存在药物代谢性相互作用，且多与细胞色素 P450 酶系相关。中药可以通过对 CYP450 酶的活性产生抑制/诱导效应，使相应的 CYP450 代谢酶的底物（化学药物）或其活性产物在体内血药浓度升高，导致化学药物的疗效增强。但是，中药升高西药血药浓度的同时，也可能导致治疗窗狭窄和药物体内蓄积，从而引发或加重化学药物毒副反应。此外，中药也可能通过对 CYP450 的影响使西药活性物质代谢速率增快或减少母体向活性产物转化，导致药物效价降低。以心血管科常用中成药及中药制剂为例，对 CYP450 酶系均有不同程度的作用，在与西药联用时可能发生潜在的相互作用，使用时须提高警惕。

药物的临床效应不仅受到 CYP450 酶系代谢的影响，还受到转运体的影响。近年来的研究提示，膜转运体在药物代谢、药物分布过程中占据非常重要的作用。介导细胞对药物摄入的转运体有：有机阴离子转运蛋白（organic anion transporter，OAT）、有机阴离子转运多肽（organic anion transporting polypeptides，OATP）、有机阳离子转运蛋白（organic cation transporter，OCT）、新型有机阳离子转运蛋白（organic cation carnitine transporters，OCTN）等。介导细胞对药物外排的转运体包括：多药耐药蛋白（multidrug resistance protein，MDR），其中 MDR1 又称为 P 糖蛋白（P-glycoprotein，P-gp）；多药耐药相关蛋白（multi-drug resistance associated protein，MRP）；乳腺癌耐药蛋白（breast cancer resistance protein，BCRP）；胆酸盐外排转运蛋白（bilesalt export pump，BSEP）等。其中，OATP1B1 作为 OATP 的亚型，参与了绝大多数他汀类药物的转运。研究发现，瑞舒伐他汀的血药浓度在应用黄芩苷后显著降低，表明黄芩苷对人体 OATP1B1 转运体活性有显著的诱导作用，并且该效应与 OATP 的基因多态性相关。P-gp 主要以极性方式分布在具有分泌、排泄作用的内皮细胞的表面，如肝脏胆小管、肾脏近端肾小管、小肠、结肠黏膜柱状细胞等，对药物的分布、代谢和排泄产生重要的影响。抑制 P-gp 可使胆汁排泄的小檗碱量减少；使用 P-gp 的诱导剂可降低地高辛、华法林等的血药浓度。因此，P-gp 作为安全屏障维持着人体正常生理环境，调控 P-gp 有助于改善药物的安全性、有效性及生物利用度。芍药甘草汤及其组成芍药、甘草能非竞争性地抑制 P 糖蛋白，从而造成维拉帕米血清药物浓度降低。

药物代谢酶研究对于解析"十八反""十九畏"中药的配伍禁忌也具有一定的意义。如对苦参与藜芦的研究发现，藜芦单用可诱导大鼠肝微粒体 CYP2C11 的表达，与苦参合用后却使 CYP2C11 的表达下降；苦参单用可诱导 CYP2B1 基因的表达，而苦参-藜芦配伍后却显示了微弱的抑制作用。

总之，中西药物相互作用的临床药理学研究有待进一步深化，只有做到真正意义的中西医结合，而不是形式上的简单结合，中西医结合临床治疗学才可能真正出现长足的发展。

三、中西药物的拮抗作用

1. 吸收上的拮抗作用　中西药联用会因胃肠道酸碱度变化、胃肠蠕动改变、螯合物、络合物、沉淀物形成以及吸附作用而影响中西药在胃肠道的吸收，降低药效。①胃肠道酸碱度变化。抗酸中药乌贼骨与弱酸性西药阿司匹林、巴比妥、双香豆素等联用，因会提高胃肠道 pH 值而导致弱酸性西药解离度升高，解离型成分增多，吸收减少。碱性中药硼砂与弱碱性西药四环素、土霉素、强力霉素等联用，因使抗生素溶解度降低而导致吸收减少，疗效下降。②胃肠蠕动改变。大黄、巴豆、番泻叶、承气汤、麻子仁丸等泻药与难溶性药物地高辛联用，因使胃肠蠕动增强，胃排空加快，而使后者的溶解吸收减少。但颠茄类中药抑胃肠蠕动，延缓胃排空，与在碱性条件下作用最强的红霉素联用时，会使后者在胃中停留时间延长，破坏增加，疗效降低。③络合物、螯合物、沉淀物形成。含钙、镁、铝、铁、铋等金属离子的中药（石膏、瓦楞子、海螵蛸、珍珠母、明矾）与四环素类抗生素（四环素、土霉素、强力霉素）联用会使后者药效降低，因后者分子中含有酰胺基与多个酚羟基，可与金属离子生成不易吸收的络合物而致吸收减少，血药浓度下降；若与喹诺酮类抗生素（诺氟沙星、环丙沙星、氧氟沙星）联用，可与后者结构中的羰基螯合，而使其抗菌作用减弱。含鞣质的中药（五倍子、诃子、金樱子、石榴皮、地榆、虎杖、大黄、四季青、萹蓄、侧柏）与四环素类抗生素、氨苄青霉素、氯霉素、林可霉素、红霉素、制霉菌素、利福平等联用会生成鞣酸盐沉淀物而不易吸收，降低各自生物利用度；若与钙剂（葡萄糖酸钙、氯化钙、乳酸钙）、铁剂（硫酸亚铁、枸橼酸铁胺、人造补血药）、钴剂（维生素 B_{12}）等联用也会在胃肠道结合生成难以吸收的鞣酸盐沉淀物；若与生物碱类药物（奎宁、利血平、阿托品）联用，由于鞣质是生物碱沉淀剂，会生成鞣酸盐沉淀而不易吸收；若与苷类药物（如洋地黄类强心苷）联用也会产生难溶性鞣酸盐沉淀而影响吸收。含皂苷的中药（人参、三七、远志、桔梗）、碱性中药（硼砂、瓦楞子、海螵蛸）与含金属盐类的药物（硫酸亚铁、次碳酸铋）联用，因会产生沉淀而影响疗效。含生物碱的黄连、附子、川乌与西药酶制剂（胃蛋白酶、胰酶）联用，会产生不溶性沉淀而抑制酶的活性。含斛皮素的中药（柴胡、槐花、旋覆花、侧柏叶、山楂）与碳酸钙、硫酸亚铁、氢氧化铝、硫酸镁等西药联用可形成螯合物而降低各自疗效。另外，甘草及其制剂甘草酸易与多元环碱性较强的生物碱（奎宁、利血平）生成沉淀而使其吸收减少，疗效降低。④吸附作用。中药炭（血余炭、蒲黄炭、炮姜炭）、十灰散、煅瓦楞子、牡蛎具有大量的活性炭，与胃蛋白酶、地高辛、抗生素（林可霉素、利福平）或磺胺联用时会产生吸附而降低西药的疗效。含鞣质较多的中药与酶制剂（胃蛋白酶、胰酶）联用，会因吸附而降低后者的消化作用。

2. 分布上的拮抗作用　中西药联用时可能会由于具有相同的转运机制而造成在靶器官、靶细胞和受体分布上的拮抗，致使疗效降低。如麻黄中的麻黄碱可直接兴奋 α、β 受体，发挥拟肾上腺素作用，又能促使肾上腺素能神经末梢释放递质，间接地发挥拟肾上腺素作用，从而升高血压。麻黄与降压药利血平联用时，由于麻黄碱与利血平竞争胺泵而阻止利血平进入肾上腺素能神经元，甚至将其从作用部位解离下来，致使利血平在肾上腺素能神经元分布减少，药效降低。

3. 代谢上的拮抗作用　多数药物在体内经过一系列代谢过程，降解为无活性的产物。在这一系列代谢过程中，肝药酶起了重要作用，任何诱导肝药酶活性增强的药物都能加速药物代谢，使药物半衰期缩短，疗效降低。甘草和中药酒剂中的乙醇便是两种肝药酶诱导剂，能提高肝匀浆细胞色素 P450 的合成量，若与巴比妥、苯妥英钠、降糖灵、胰岛素、安定等联用会加速这些西药的代谢，使其半衰期缩短，疗效降低。另外，含酸性成分较多的中药（乌梅、山楂、五味子、山茱萸）与磺胺联用能加速磺胺在酸性条件下的乙酰化，使之失去抗菌活性。

4. 排泄上的拮抗作用　体内药物多数通过肾脏排泄，而肾小管把未完全代谢失活的药物重吸收入体内，任何使肾小管对其他药物重吸收减少的药物，都能加速其他药物的排泄，从而使疗效减弱。碱性中药（硼砂、槟榔、延胡索、马钱子、石决明）可碱化尿液，与酸性西药（对氨基水杨酸、阿司匹林、消炎痛、磺胺、青霉素、先锋霉素、苯巴比妥、苯妥英钠）联用时，能使这些西药离子化程度增加，肾小管重吸收减少，排泄加快，从而降低药效。同样，酸性中药（乌梅、五味子、山楂、山茱萸）与氨基糖苷类抗生素、利血平等碱性西药联用时也使肾小管对西药的重吸收减少，药效降低。

5. 药效学方面　中西药联用在药效学方面的拮抗主要表现在中西药正反功效的抵消或作用机制的相制相克。如刺五加有兴奋中枢作用，与巴比妥类中枢神经系统抑制药联用时会产生拮抗。甘草、鹿茸含有糖皮质激素样物质，能促进糖原异生，升高血糖，与降糖药（胰岛素、优降糖、降糖灵）联用，会使后者药效降低。甘草流浸膏中的甘草次酸有去氧皮质酮样作用，可引起水肿、升高血压、拮抗利血平的降压作用。丹参、姜黄能增强纤溶活性，可拮抗止血芳酸的抗纤溶作用，使其止血疗效降低。强心苷类药物，治疗的安全范围小，治疗量和中毒量之间差距较小，一般治疗量已接近中毒量，此时如中西药合并使用，则使强心苷类药的剂量更难以准确掌握，这样也就更易招致毒副作用的发生，如洋地黄类药物联用下列中药。①含钙离子的中药及其制剂，如石膏、石决明、龙骨、牡蛎、海螵蛸、瓦楞子、防风通圣丸、牛黄上清丸、羚翘解毒丸、白虎汤等，因它们含钙，可以增强洋地黄类药物的作用和毒性反应。②阿胶及其制剂，如驻车丸、炙甘草汤、大定风珠等，因其所含甘氨酸能促进钙的吸收，增加血钙浓度。③含麻黄的中药如气管炎丸、哮喘冲剂、定喘膏、半夏露、保金丸、定喘丸、大活络丹、人参再造丸等，因其含麻黄碱能兴奋 β 受体，加强心肌收缩力，增强强心药的作用，易引起心律失常。④甘草、鹿茸及其制剂，如六一散、麻杏石甘汤、玄参甘桔冲剂等，因其具有去氧皮质酮样作用，能保钠、排钾，使体内钾离子减少，导致心脏对强心苷的敏感性增高而发生中毒反应。⑤含蟾酥的中药，如六神丸、牛黄解毒丸、金蟾丸等，因其基本结构与强心苷类相似，具有洋地黄类的强心作用，且易致心律失常，故两者并用，易致中毒反应。黄花夹竹桃、铃兰、羊角拗、罗布麻、杠柳皮、福寿草、万年青（根），因含有强心苷，具有洋地黄样强心作用，并用易致洋地黄过量而发生中毒反应。⑥含乌头碱的中药及其制剂，如四逆汤、小活络丹等，因含毛茛科乌头属的植物，如川乌、草乌、雪上一枝蒿及附子的主要成分乌头碱，具有强心作用，且能增强洋地黄的毒性作用，致心律紊乱。附子尚含有去甲乌头碱，能兴奋 β 受体而显示强心作用。枳实及其制剂含对羟福林及 N-甲基酪胺，可兴奋 α 及 β 受体，使心肌收缩力增强，心输出量增加。另外，可使血管收缩，外周阻力增加，从而加重心脏后负荷。升麻及其制剂如清胃散、补中益气丸，因其药理作用与洋地黄相反，对心脏有抑制作用。⑦含莨菪类生物碱的中药，如洋金花、莨菪、颠茄、藏茄、天仙子、华山参等，含有多种莨菪类生物碱，包括莨菪碱、山莨菪碱、颠茄碱、樟柳碱和阿托品，能抑制胃肠蠕动，延缓胃排空，使洋地黄吸收增加，易致洋地黄中毒。人参能兴奋垂体-肾上腺系统，地黄含有促皮质样物质，长期服用有导致药源性低血钾可能，易致洋地黄中毒。⑧含生物碱的中药及其制剂，如黄连、黄芩、黄柏、附子、乌头、麻黄、延胡索、三颗针、十大功劳、苦参、黄连上清丸、清胃黄连丸、葛根芩连片、牛黄清心丸、三妙丸、香连丸等。因这些药在胃肠道中具有强的抑菌作用，使肠道内菌群改变，部分洋地黄类强心苷被细菌代谢后减少，血中强心苷浓度增高。罗布麻含有罗布麻苷和毒毛旋花子苷元，具有强心苷样作用，两者并用则可增加强心苷的危险性。⑨煅炭类中药，如煅龙骨、煅牡蛎、煅蛤壳、侧柏炭、血余炭、蒲黄炭、十灰散等，因具有强的吸附作用，能减少洋地黄类强心苷在消化道的吸收，从而降低其作用和药效；含鞣质较多的中药，如大黄、虎杖、四季青、石榴皮、老鹳草、黄连上清丸等，当并用时，在胃肠道生成鞣酸盐沉淀，难以吸收，故可降低生物利用度和药效。

6. 理化反应方面　中西药联用时，可出现酸碱中和、氧化、水解等理化反应而产生拮抗，使中西药疗效均降低。含有机酸的中药（乌梅、五味子、山茱萸、山楂、女贞子）与碱性西药（氨茶碱、氢氧化铝片、碳酸氢钠、乳酸钠）联用时，由于发生酸碱中和反应而使中西药疗效降低。同理，碱性较强的中药（硼砂、瓦楞子、海螵蛸）与酸性西药（阿司匹林、对氨基水杨酸、胃蛋白酶合剂）联用时，也会因酸碱中和而产生拮抗。含有机酸的中药与红霉素联用，还会破坏后者的化学结构，明显降低其杀菌能力。含皂苷类中药（人参、三七、远志、桔梗）与酸性西药联用，皂苷易水解而失效。含蒽醌类中药（大黄、虎杖、何首乌）与碱性西药联用，蒽醌苷易氧化而失效。另外，硼砂与左旋多巴联用时，可使后者迅速降解，含鞣质的中药与碳酸氢钠联用时，可使后者分解而失效。大剂量丹参注射液与细胞色素 C 同瓶静脉滴注时，会产生混浊、变色、变质等理化反应而失效。

中药与化学药物合用时，若配伍合理则可产生协同作用，表现为药效增强，若配伍不当不仅出现拮抗作用，降低药效，甚至可产生严重的不良反应。正确、深入地认识中西药的药动、药效、理化性质和拮抗机制必将有助于临床更加合理地中西药联用。

第三节　膏方在心脏康复中的应用

　　膏方，又叫膏剂，以其剂型为名，属于中医丸、散、膏、丹、酒、露、汤、锭八种剂型之一，是为方便使用、长期服用、改善口感、提高疗效而创制的一种剂型。它是在大型复方汤剂的基础上，根据人的不同体质、不同临床表现而确立不同处方，经浓煎后掺入某些辅料而制成的一种稠厚状半流质或冻状剂型。

一、膏方分类

　　根据制作过程是否加入蜂蜜将膏方分为清膏和蜜膏，中药煎煮浓缩后直接收膏者为清膏，收膏时加入蜂蜜称为蜜膏（又称"膏滋"），后者尤其适合年老体弱、有慢性病者。根据膏方中是否含有动物胶或胎盘、鹿鞭等动物药，可将其分为素膏和荤膏，素膏由中草药组成，不易发霉，四季均可服用；荤膏中则含有动物胶（药），多属温补之剂，且不易久存，一般冬季服用。

二、膏方组方原则

膏方一般由20味左右的中药组成，属大方、复方范畴，且服用时间较长，因此，制定膏方更应注重针对性。所谓针对性，是指应该针对患者的疾病性质和体质类型，经辨证后配方制膏，一人一方，量体用药。

1. 辨证立法 膏方不仅是滋补强壮的药品，更是心脏康复的最佳剂型，所以膏方的制定，首当重视辨证论治。

2. 注重体质差异，量体用药 体质因年龄、性别、生活境遇、先天禀赋、后天调养等不同而各有差异，故选方用药也因人而异。如老年人脏气衰退，气血运行迟缓，膏方中多佐行气活血之品；妇女以肝为先天，易于肝气郁滞，故宜辅以疏肝解郁之药。除此以外，又有诸多个体差异，均需详细分析，根据具体情况，制订不同的治疗计划。

3. 调畅气血阴阳，以平为期 利用药物的偏胜之性，来纠正人体阴阳气血的不平衡，以求"阴平阳秘，精神乃治"，是中医养生和治病的基本思想，也是制定膏方的主要原则。膏方用药，既要考虑"形不足者，温之以气""精不足者，补之以味"，又应根据病者的症状，针对瘀血等病理产物，适当加以行气、活血之品，疏其血气，令其条达，而致阴阳平衡。

4. 斡旋脾胃升降，以喜为补 口服膏方后，胃中舒服，能消化吸收，方可达到补益的目的，故制定膏方，总宜佐以运脾健胃之品，或取檀香拌炒麦芽，以醒脾开胃；或用桔梗、枳壳，以升降相因；或配伍陈皮、楂曲以消食化积；尤其是苍术一味，气味辛香，为运脾要药，加入众多滋腻补品中，则能消除补药黏腻之性，以资脾运之功。中医习惯在服用膏方进补前，服一些开路药，或祛除外邪，或消除宿滞，或运脾健胃，处处照顾脾胃的运化功能，确具至理。

5. 通补相兼，动静结合 用膏方进补期间，既不能一味呆补，又不宜孟浪攻泻，而常取通补兼施、动静相合、并行不悖的方法。补品为"静药"，必须配合辛香走窜之"动药"，动静结合，才能补而不滞。春天多风邪为患，须在方中加入祛风药，如荆芥、薄荷、菊花、桑叶之类；夏天有病多热疾，须加适量的寒凉药，如黄连、黄芩、石膏、知母之类；秋天有病多燥邪，宜加入温润气分药，如杏仁、紫苏叶、桔梗、沙参之类；冬天有病多寒邪，宜加入一些温热药，如附子、干姜之属。注意用药与四时相应，以适应温、热、寒、凉、升、降、沉、浮的规律，不绝生化之源。

6. 确保用药安全 膏方一料少则服用半个月、一个月，多则一冬，其服用时间长，安全有效是其基本原则，也是适合慢性病调理的优势。

三、膏方用药特点

按照药物的性质可分为三部分，即饮片、胶类及糖类。饮片是起主要治疗作用的中药，一般需辨证论治，根据个人情况而不同；胶类一方面供制作过程中收膏用，另一方面具有滋补作用，如阿胶养血止血、滋阴润肺，鹿角胶可温肾助阳、生精补髓、活血散结等；糖类主要为了改善口感，另外可补中缓急。按照膏方中药物的作用可分为滋补药、对症药、健脾药和辅料四部分。滋补药有益气、补血、养阴或温阳等功能，常用的有人参、黄芪、熟地黄、麦冬、冬虫夏草、胎盘等，同时配合使用理气化湿、清热、祛瘀等之剂，以增强滋补的效果；对症药是针对患者当时主要病症的药物，兼顾祛病和滋补；膏方内的滋补药多属黏腻呆滞之品，久服多影响脾胃运化，并易闭门留寇，故一般需加用陈皮、砂仁、焦山楂、炒麦芽、白术等健脾药，加强吸收，达到补而不滞的功效；辅料主要包括调味的糖类以及收膏的胶类等。

膏方辨证遣方用药原则上与汤剂无明显差异，但需要考虑到调治的目标及膏方加工的需要，既保证疗效，又避免药不成膏，还要兼顾脾胃，只有脾胃运化正常，药物才有可能发挥很好的治疗与保健作用。血瘀常用丹参、川芎、当归、红花、鸡血藤、三七、桃仁等，虫类药如水蛭、地龙，但异味较大。气虚常选平和的益气药物，如黄芪、玉竹、红参、大枣、小麦等。痰浊可选用姜半夏、陈皮、瓜蒌皮、胆南星等。阳虚常用桂枝、干姜，温肾阳则可以盐附子与肉桂合用，补肾阳则宜用锁阳、肉苁蓉、巴戟天、鹿角胶，可以黄酒为佐使。心阴（血）虚常用玉竹、麦冬、元参。肝阴虚常用白芍、沙苑子、生地黄、石斛。肾阴虚则宜选二至丸、何首乌、麦冬、熟地黄、山药等。阳亢可用黄芩、夏枯草、草决明、白蒺藜、生龙骨、生牡蛎、白芍等。水饮常用车前子、冬瓜皮、南五加皮、陈皮等。顾护脾胃：常选陈皮、生山楂、鸡内金、炒三仙健运化食；荷叶、砂仁、白豆蔻以芳香醒脾，防止滋腻碍胃；枳壳、香橼皮、佛手柑、香附调理气机，不使气机壅滞，充分发挥膏方调治的作用。各医家运用药味及剂量有不同习惯，但一般每剂汤方在 100 g 左右，膏方在此有效处方上，增大 10~15 倍以上，形成有效的膏方剂量。由此形成一料膏方的重量当在 1000 g 以上，过少不宜制作。另外加糖或蜂蜜 1000 g，共熬出膏滋约 1400 g，可服用一个半月。

四、膏方在心脏康复中的优势

膏方在心脏康复中具有一定优势，适合心脏康复长期性、阶段性、个体化的要求。

1. 加工精细，利于药物发挥作用　膏方加工有浸泡、煎煮、浓缩、收膏几个主要环节，在每个环节都可以根据药物的不同特性采取相应的加工方法，既有群药共煎，也有单煎兑入或研粉冲入，群药久煎特别适宜以根茎为主的药方，长久煎煮的物理化学过程，可以更有效地煎出有效成分。

2. 使用方便，满足长期治疗需要　膏方每次可以加工较大药量，现代化的高温包装可以长时间保存，便于需要长期治疗的患者用药。由于膏方组方灵活，特别是在方中加入芳香醒脾和胃的砂仁、陈皮等，有助于长期用药患者保护脾胃；且加工后能改善口感，利于患者长期坚持用药，符合虚弱身体进行缓慢康复的原则。

第十章　中医导引技术

第一节　中医导引技术内涵与源流

中医导引术是建立在中国传统文化哲学和生命科学理论基础之上，以主动性肢体运动、呼吸调节、心理调养为基本手段，旨在改善身心协调程度，激发人体自身抗病能力，维护和提升健康状态的养生技法体系。其内容包括了传统气功、健身气功，以及以太极拳为代表的有养生作用的传统武术项目等。

对于"导引"内涵的理解，我国第一部病因症候学专著《诸病源候论》中记载了隋太医令巢元方的观点："……令身囊之中满其气，引之者，引此归身内恶邪伏气，随引而出，故名导引。"将"导引"解释为具有引邪气外出功效的呼吸运动。唐代名医王冰在注解《黄帝内经·素问》时说："导引，谓摇筋骨，动支（通'肢'）节。"把"导引"界定为动摇筋骨、活利关节的肢体运动。在呼吸调节和肢体活动两个主要方面的基础上，历代医家、养生家将更多的内容纳入"导引"的范畴，极大丰富了其内涵。唐代高僧释慧琳认为"导引"除了肢体的屈伸活动之外，还包括自我的摩运推拿，他在《一切经音义》中写道："凡人自摩自捏，伸缩手足，除劳去烦，名为导引。"东晋葛洪在《抱朴子·别旨》曰："夫导引不在于立名，象物粉绘，表形著图，但无名状也，或屈伸，或俯仰，或行卧，或倚立，或踯躅，或徐步，或吟，或息，皆导引也。不必每晨为之，但觉身有不理则行之，皆当闭气。闭气，节其气冲以通也。亦不待立息数，待气以极，则先以鼻少引入，然后口吐出也。缘气闭既久则冲喉，若不更引而便以口吐，则气不一，粗而伤肺矣。如此但疾愈则已，不可使身汗，有汗则受风，以摇动故也。凡人导引，官（通'关'）节有声，如不引则声大，小引则声小，则筋缓气通也。"认为"导引"可以不囿于特定的名称、形状等形式，它其实渗透到了生活之中，日常的行走坐卧呼吸等皆为"导引"，是人们日用而不觉的保健祛疾之法。晋代李颐为《庄子·刻意》作注时提炼八个字："导气令和，引体令柔。"这个阐释高度概括了导引术的本质特点，将"导引"定义为调整呼吸，使脏腑经络之气和顺条达，引伸肢体，使身体灵活柔和的运动，明确了其两个基本要素：其一，疏通宣导气机，即调整呼吸；其二，拉伸舒展身体，即引伸肢体。唐代成玄英《南华真经注疏》："吹冷呼而吐故，呴暖吸而纳新，如熊攀树而自悬，类鸟飞空而伸脚。斯皆导引神气以养形魂，延年之道，驻形之术。"可见，从先秦至当代，关于"导引"观点的记载丰富多样，综合归纳起来可以表述为：第一，"导引"的本质属性是一种主动性的锻炼手段、养生方法；第二，"导引"的运动形式包含了三大要素——呼吸控制（即导气）、肢体运动（即引体）、心神调养（即养魂）；第三，"导引"的功能价值是通过伸展形骸、宣导气血，从而祛病健体、益寿延年。

从严格意义上讲，中华导引术有广义和狭义之分。在广义的层面上，只要是符合"内导外引，内外合一"的中国的主动锻炼理论和方法皆应被涵盖于内，其外延就包括了吐纳、引体、按摩、丹道、坐禅、存想等。这些内容按照从古代沿袭下来的习惯分类方法，可以归为"导引"和"行气"两大类别。虽然"导引"和"行气"均以精、气、神的炼养为核心精髓，但对三个要素的要求程度却各有侧重。行气术，以呼吸锻炼为主，辅以形体和意念的训练，是后世所谓"静功"之肇基；而导引术，则以形体锻炼为主，辅以呼吸和意念的训练，是后世所谓"动功"的先导，也就是狭义的中华导引术。

导引术是中华民族养生文化的重要组成部分，早在先秦时期就已经产生，是行气、养生文化的源头，后发展分化出许多流派，形成了今天我们所能了解到的源远流长的导引文化。东汉名医华佗所创的仿生导引术五禽戏，经过历代养生家的传承和改进，到了明清时期表现出新的特点。由明代著名医家周履靖所编撰的《夷门广牍·赤凤髓》中收录了"五禽图"，使五禽戏首次以图像的形式得以生动呈现；明代罗洪先和清代曹无极编纂的《万寿仙书》中，亦对五禽戏进行了记载，与周氏《夷门广牍·赤凤髓》中所录内容基本相同，被称为"明本五禽戏"。与陶弘景《养性延命录》所记载的"旧本五禽戏"相对比，"明本五禽戏"有了较大的改变：一方面，从术式外形上看，动作更加简单化，方便人们记忆掌握，且全部采用站立姿势；另一方面，从术式内涵上看，在肢体运动的基础上加入了呼吸调节和意念调节，从而加强了锻炼的功效，并且在对动物的模仿上从对"形似"的追求上升到了对"神似"的追求。八段锦，作为中华导引术的一个重要组成部分，在宋元时期就形成了"文""武"两个流派，"文八段"采取坐势，以集神、叩齿、漱津配合上半身的简单肢体动作，动静结合；"武八段"采取立势，以全身各部分的肢体运动为主，即狭义的八段锦。两个流派在明清时期都极为流行，分别在宋元成就的基础上有所发展和改进，逐渐走向成熟、定型。明代高濂的《遵生八笺》是记载"文八段"的最早著作。高濂不但记录了"文八段"的歌诀，还以图文并茂的形式，结合图像，对每个术式进行了详细的注解。据此，学界普遍认为"文八段"由此基本定型。"武八段"在宋代已形成了较为完备的体系，在明清时期广为传习，并在此过程中得到了一定程度的改进，最终于清代光绪年间基本定型，1898年出版的《新出保身图说》中刊载了这种导引术的歌诀和图像。八段锦（特指"武八段"）在明清时期已经相当成熟，到清代光绪年间以《新出保身图说》为标志基本定型。

六字诀，是明清时期非常盛行的一种侧重于呼吸吐纳锻炼的导引方法。其名字与八段锦一样，来源于晋代葛洪的《神仙传》，被称为"六字气"，在中国历史发展的长河中，深为历朝历代医家、养生家们所重视，如陶弘景的《养性延命录》、孙思邈的《千金要方》、胡愔的《黄庭内景五脏六腑补泻图》、曾慥的《道枢》均对其进行了记载，并结合当时的医疗发展情况进行了补充发挥。然而宋代及其之前的六字气、六字诀仅是单纯的呼吸吐纳方法，几乎没有肢体的动作。这一情况在明清时期发生了重大的改变，肢体导引的动作被加入其中，与呼吸运动有机配合，使锻炼效果大为改善，六字诀体系更加完备。这个时期的六字诀已不是单纯的吐纳练习，同时加入了擎手、叉手、抱膝等肢体的运动，将"导气"与"引体"有机结合，形成了六字诀沿袭至今的基本模式：在一定肢体动作的配合下，以鼻深吸，根据治疗和保养的需要，选择嘘、呬、呵、吹、呼、嘻的口型，以细、均、深、长的方式由口缓慢吐气。该时期的医家、养生家对六字诀极为推崇，纷纷将其辑入著作，除高濂的《遵生八笺》之外，还有龚居中的《红炉点雪》、周履靖的《夷门广牍》、胡文焕的《类修要诀》、罗洪先和曹无极的《万寿仙书》、徐文弼的《寿世传真》等，足见其流行之广。六字诀在明清时期逐渐在丰富、完善中走向了定型，不但被人们作为一种单独的导引功法习练，还被作为一种练气的有效手段纳入其他健身锻炼和武术训练之中，其影响范围进一步扩大。

易筋经十二式，是于明清时期出现的一种重要导引锻炼方法，来源于一部名为《易筋经》的著作。这部专著最初以手抄本的形式出现于明朝，至清朝道光年间乃有刻印本。易筋经十二式是《易筋经》中流传最为广泛的一种导引术，顾名思义，是一套改变筋骨肌肉的锻炼方法。整个套路由十二个术式组成，在每一式的图示后都附有歌诀加以解释，动作以抻筋拔骨、脊柱拧转为主，特点鲜明，在导引养生领域独树一帜。

五禽戏，通过模仿动物的动作，以期获得动物长于人类的某些特质和技能，从而提高人体对外界的适应能力，作用以强身健体、养生延年为主，代表了"仿生"类导引；八段锦，每一式动作都明确有针对性，具有治疗某种疾病或调理某一脏腑的功能，作用以调身扶正、防病治病为主，代表了"疗病"类导引；六字诀，通过呼吸吐纳发音，调理相应脏腑的气机，作用以调理呼吸、行气理气为主，代表了"吐纳"类导引；易筋经，动作多抻筋拔骨、活利关节，既是强身保健的养生导引术，又可用于武术内功训练，作用以强壮体魄、增长劲力为主，代表了"壮力"类导引。四种导引功法的成型，使得中华导引术技术发展的脉络清晰地显现出来。中华导引术作为中医学、中医养生学在疗病和养生方面的具体实践，其动作编创和习练要领同样要注重整体观的指导作用。背离这一主旨，便不能很好地达到其养生保健的疗效。

中医导引术以"形气神"三位一体生命观为基础，在具体的实践中最重要的表现为"调身、调息、调心"的三调合一。"三调合一"是导引术的本质属性，是导引术区别于其他运动的根本特点。"调身""调息"和"调心"，从外部表现上，看似三个相互独立的状态，但实际上讲究的恰恰是三者的融合与统一，是一个统一的整体，而这一点恰恰是导引术区别于一般体育运动的根本。其根源在于东西方在对人自身的认识上，西方哲学对人体有明确的"灵魂"与"肉体"的二元区分，而中国的哲学、中医学、中医养生学则体现为人体的整体合一，是一个统一的整体。东方文化对人体有着独特的理解，它首先打破了"人"与"物"的分割和对立，是"身心一元"的理念，表现为：人的身体并不仅仅是物理意义上的身体或肉体，而且还和人的精神意志以及自然等密切相关，所以中国古代便有"天人合一""身心一统""内外兼修"等感悟和理解。正是在这样的认识基础上，中华导引术的修炼过程首先便体现在"三调合一"的探索和实践上。所谓"调身"，外部表现为调节人体的肢体活动，但本质上却和"调息""调心"活动密切相关。"调身",表现为练功时的姿势,在练习功法时具有重要的作用,尤其表现在对"意"与"气"的相互作用上。所谓导引术炼养的三个要点:一是"形正",二是"气顺",三是"意宁",息息相关,"牵一发而动全身"。在导引术习练过程中,最基本的要求首先是"呼吸平稳""精神放松""意识平静",要求意念随形体动作的变化而变化,在功法练习中,通过肢体动作的变化,来引导气的运行,做到意随形走,意气相随,从而起到健体养生的作用。在新编健身气功——五禽戏的整套技术动作中,"虎、鹿、熊、猿、鸟"每一式动作的练功结束都伴有肢体动作的运行来达到调息的功用。在练功过程中,则通过模仿动物的姿势,根据升降开合的肢体动作,以形导气,以内在的"意""神"为主宰,指导形显示于外,外形中既要仿效五种动物的动作,又要体现出它们的神韵,做到意气相随,形神兼备,内外合一。例如,五禽戏"熊运"的功法作用是通过练习过程中腰腹的连绵不断的转动,来引导内气的运行,从而可以达到加强脾胃之运化的功效。为了达到锻炼效果和目的,要求在练习中既要注重憨态可掬的外部动作形态,又要讲究以意领气的气息运行,从而达到养生功效。倘若在习练中,仅仅是注重"调身"而忽视"调息"和"调心"的环节,则将失去其功效,甚至适得其反。"调息",是指调节呼吸活动,或者是对呼吸的锻炼,就是有意识地通过运用身体调节和动作变化进行调整和掌握呼吸方法。呼吸活动包括呼气和吸气,是生物机体和外界进行气体交换的活动。人的呼吸过程包括三个互相联系的环节:外呼吸(包括肺通气和肺换气);气体在血液中的运输;内呼吸(指组织细胞与血液间的气体交换)。人在各种不同条件下其呼吸运动形式可以不同,以肋骨运动为主者称之为"胸式呼吸";以膈和腹壁肌肉运动为主者称为"腹式呼吸"。

中医学对于呼吸的理解,与"气"密切相关。气,在古代哲学中,指存在于宇宙之中的不断运动且无形可见的极细微物质,是宇宙万物的共同构成本源。中医学和传统体育养生认为,人体的气是一种充养人体并维持人体生命活动的精微物质。所谓"气者,人之根本也"。人体内的各种生命信息,皆可通过体内升降出入运行的气来感应和传递,从而形成人体之内各脏腑经络组织器官之间的联系,外在的信息感应和传递于内在的脏腑,内在脏腑的各种信息反映于体表。如"心气通于舌""肝气通于目""脾气通于口""肺气通于鼻""肾气通于耳"。传统体育养生自古就重视人体气的炼养,古代的养生方法则通过导引、行气等方法来进行激发和培育人体的气化功能。导引术非常重视养生炼气,通过导引行气,使全身之气充沛,流行于全身,机体则健旺。正是由于对"气"的独特理解和阐释,才使得导引术独具特色,调息也成为导引术习练中不容忽视的重要环节。在导引术的习练中,通常通过肢体动作的运动来达到调息的目的,换言之,调息也并非孤立的,而是和调身、调心相互结合的。导引术调息的意义在于通过调控呼吸而孕育和引导内气。呼吸和内气直接相关,尤其以呼气与内气更为密切,所以许多功法都注重调控呼气,如内丹术。目前,现代科学研究已经证明,调息可以调节自主神经系统中交感神经和副交感神经的张力,从而调整相应的内脏组织器官的功能。调息的内容既包括呼吸形式的调控,也包括出入气息的调控。"调心",是调节心理活动,也称之为炼神、炼己。调心的目的和意义在于改变日常意识活动的内容和方式,使机体进入练功所需要的意识状态。调心的状态包括意念调控和境界调整两个方面，意念调控是有意的、主动性操作；境界调控是无意的、伴随性操作。二者之间的关系是稳定的意念有助于形成境界，而特定的境界往往会产生其相应的意念。意念调控是指"练功中有意引导、形成或消除特定意识内容的操作"，其中包括意守、存想和入静。意守，是主观上将意识移置于某一现实事物的心理操作活动，意守的目的在于排除杂念，一念代万念。如意守丹田，即要求感觉到意识自身移位；存想是想象特定的景物至身临其境的状态。如八段锦中的"双手托天理三焦"、易筋经中的"倒拽九牛尾"、五禽戏虎举下拉中的"手拉重物""手按浮球"等都属于存想的范畴；入静便是逐渐消除一切思维活动的心理过程。入静并不意味着意识的空白，而是要求达到恬淡虚无的境界，体现"如动不动""寂而常照"的状态。境界调控则是伴随性的，不是主动引导的过程，而是顺其自然的过程，如水到渠成。三调（调身、调息、调心）是导引术的本质特征和基本操作内容，习练者从"学练三调"到"三调合一"虽然是一个不断感悟和体会的过程，在学练的初级阶段会"三调分离"抑或是"三调协同"的状态，即学练之初首先逐一学习三调的内容，通常是先调身、再调息、最后把握特定的意念和境界，是按照从外到内、逐渐深化的训练过程。但本质上导引术在修炼过程中调心、调息、调身是一个统一的有机整体，三调中的每一调都与其他两调相联系，每一调都并非独立存在。调身可以影响调心，练功时身体缓慢柔和节律性的运动与平静的意念活动相适应，而剧烈的运动往往伴随着精神的紧张状态，因此导引术习练力求"寓静于动"。调心与调息更为显而易见，心平方能气和。由此可见，调身、调息和调心是一个有机的统一整体。三调合一的整体观是习练导引养生功法的关键所在，是导引术疗病养生的难点和重点，更是导引术发展的本质特征。

第二节　中医导引技术在心脏康复的作用

易筋经、五禽戏、八段锦、太极拳等对心脏的益处已有较多的研究证实。八段锦在提高冠心病患者生活质量尤其在缓解心绞痛症状方面，似有一定的优势，但尚需要更多的试验数据佐证。与西医单纯运动处方相比，八段锦又兼具调神、调心的特点，在一定程度上可以改善睡眠、缓解不良情绪，这一系列特征决定了八段锦适合作为冠心病患者心脏康复的一种方式。五禽戏是一种外动内静、动中求静的功法，分别对应五脏。太极拳动作强度低，轻微柔和，是适合冠心病患者心脏康复的有氧运动。易筋经功法是推拿导引技术中的基本功法之一，是一种静中求动、改变筋肉、强身健体的功法。推拿导引技术所练习的易筋经包括十二式。根据具体情况，可以选用其中一式或几式，并应注意顺其自然、循序渐进。这些功法可以单独或组合运用，也可以选用属于导引技术的其他功法，以及根据现代运动医学原理创制的医疗体操，如放松功、内养功等，视具体情况辨证施功。体质过度虚弱者禁忌。

一、五禽戏

五禽戏是华佗根据古代导引、吐纳之术，研究了虎、鹿、熊、猿、鸟的活动特点，并结合人体脏腑、经络和气血的功能所编成的健身气功功法。健身气功五禽戏功法的调心、调气、调形的原理符合藏象学说，表现在手型的多变性上，虎爪、鹿角、熊掌、猿钩、鸟翅握固等的运用，能不同程度地加强手三阴阳经的气血运行。五禽戏通过运动各个关节肌肉，达到疏通全身经脉气血的作用；通过动作的升降开合，配合特定的呼吸方式，加之意念天阳和地阴的运用，达到平衡人体阴阳的作用；通过模仿五禽的动作变化，意会各禽的神韵内涵，起到调整脏腑机能的功效。

根据中医学的脏腑学说分析：虎戏主肝，能疏肝理气，舒筋活络，使周身肌腱、骨骼、腰髋关节功能加强，精力旺盛。熊戏主脾，能调理脾胃，充实两肢。鹿戏主肾，能益气补肾，引伸筋脉，益腰肾，增进行走能力。猿戏主心，能养心补脑，开窍益智，与中医脏腑学说观点相符。鸟戏主肺，能补肺宽胸，调畅气机，加强呼吸功能，提高平衡能力。

五禽戏是在挖掘和整理、继承和发扬的基础上，根据五禽的活动特点，结合中医理论阴阳学说、经络理论等中国传统文化理论为指导思想编创的，锻炼时对人们起到调心、调身、调息作用，最终达到祛病强身、延年益寿的目的。

1. 对人体心血管系统影响　有关研究证实，五禽戏属于中等运动强度运动量，练习者最大平均心率在 131 次/min 左右，非常适宜于中老年练习，对异常心电图的 ST-T 改变和 PR 间期延长、窦性心动过缓的影响较明显；五禽戏锻炼对安静时心率和每搏输出量的影响达到显著性水平（$P<0.05$），对最大吸氧量（VO_{2max}）也有一定程度改善。说明健身气功五禽戏属中等强度有氧运动项目，长期五禽戏锻炼改善血脂水平；对 2 型糖尿病患者血液的流变性具有良好的影响，对提高机体胰岛素敏感性有较好的辅助治疗作用。

2. 对人体免疫系统的影响　研究方面，研究者围绕对身体免疫力起重要作用的免疫细胞如 NK 细胞、T 淋巴细胞等展开，提示五禽戏锻炼对中老年人免疫机能都有良好改善作用，能调节机体免疫平衡。

3. 对人体肌肉骨骼系统影响　长期进行华佗五禽戏锻炼能够有效地提高人体的骨密度水平。五禽戏组锻炼后提高骨的机械应力效应，加强骨的血液循环，促进骨代谢效应，又可使肌肉力量增大，肌肉收缩所产生的应力可以有效地防止骨量的丢失，从而增强骨密度。

4. 对人体中枢神经系统影响　研究认为，能够提高患者肢体力量，平衡协调能力，降低肌张力，使其控制能力加强，减轻异常姿势和运动模式，促进中枢神经系统的修复和正常运动功能的形成。

5. 对人体呼吸系统影响　五禽戏能有效改善稳定期 COPD 患者的肺功能和呼吸困难症状，增强运动能力，调整高 BMI 患者的营养状况，缓解或阻止肺功能下降，提高患者生活质量，达到 COPD 稳定期的防治目标。

6. 对心理健康影响　心理健康研究方面，五禽戏功法具有提高练习者注意力，改善心理健康水平作用。能很好促进人心境变化，改善人的抑郁和焦虑，增强人的社会交往能力。

二、八段锦

八段锦是我国经典的健身导引术，起源于北宋，其"八"字，不光单指段、节和八个动作，更是表示其功法有多种要素，相互制约、相互联系和循环运转，因其功法术式编排精致，动作如丝锦般连绵不断、柔和优美，是一套独立且完整的健身功法，故称为"锦"。其运动强度和动作编排次序符合运动学和生理等规律，属于有氧运动，简单易学，安全可靠；且锻炼不受环境场地限制，特别适应现代生活节奏快、无暇专门抽出锻炼时间的人群。

八段锦术式柔和缓慢，圆活连贯；松紧结合，动静相兼；神与形合，气寓其中。其术势名称为：两手托天理三焦、左右开弓似射雕、调理脾胃须单举、五劳七伤往后瞧、摇头摆尾祛心火、两手攀足固肾腰、攒拳怒目增气力、背后七颠百病消。可见八段锦每一式都与预防疾病、调理脏腑相联系。

八段锦通过"调身""调息"和"调心"，在生理上疏通人体经络，保证人体气血畅通，具有保精、养气、存神的作用；精、气、神是人体生命中的三宝，也是免疫活动的物质基础；同时，在心理上还调节改善人们的不良心理状态。由于以上作用，使神经、内分泌、免疫三大系统间相互作用，相互制约，对防病治病、延年益寿起到积极的效果。

对心理方面的影响：许多研究表明有规律地运动有助于心理健康，主要表现为能够减少消极反应（如焦虑和抑郁等）和增加积极反应（如自我效能、精力充沛和身心健康等），而且锻炼活动具有平衡效益，可产生"情绪改善"现象。

八段锦属于中小强度的有氧运动，以躯体四肢的运动，与调心、调息相结合，具有调理经络脏腑气血的作用，有利于提高人们的柔韧性，疏泄肝气，从而改善练习者的柔韧性，达到引体令柔的目的。八段锦可使心脏血管机能得到改善，具体表现为以下几个方面：①使肢端皮肤温度升高；②迟延时间缩短；③血氧含量增加；④心肌的舒缩增强，心脏泵血能力增强；⑤血管弹性顺应性增强，工作节律得到优化。实验结果表明，八段锦可以改善心脏的应激能力和顺应性；可以有效防治高脂血症及预防冠心病的发生，是适合中老年的有氧运动健身方式。

三、太极拳

太极拳运动对冠心病患者的心脏康复有其独特优势，不仅可以调节情志、呼吸，疏通经络气血，改善脏腑功能，其作为低强度的有氧运动，正适合冠心病患者的预后康复。

太极拳在其发展及流传的过程中，演变出许多流派，以陈氏、杨氏、吴氏、孙氏、武式为太极拳五大派系，其中陈式太极拳最为古老。陈式太极拳刚柔相济，快慢相兼；杨式太极拳匀缓柔和，舒展大方；吴氏太极拳小巧灵活，柔和紧凑；孙氏太极拳小巧圆活，柔和舒缓；武式太极拳身法严谨，步法轻灵。

太极拳以阴阳学说为基础，拳式动作中"刚柔并济""变化虚实""静中触动""屈伸开合"等，正是阴阳运动变化的体现。太极拳可以通过阴阳变化调节人体的阴阳运动，达到阴平阳秘的状态。因此，在疾病的治疗中，可以通过改变太极拳的动作组合方式来针对人体不同的阴阳失衡状态，制定出个性化的运动处方，调节人体阴阳平衡。经络内属于脏腑，外络于肢节，是运行气血、沟通人体上下内外的通道。太极拳为内功拳，其本质是练气，以意领气，以气导行，使气运于周身而循环不息。其松静柔和的运动方式，有利于经络畅通，气血充盈，营养脏腑，维持人体机能。其次，太极拳运动中身体的扭转、四肢的屈伸等动作，可以对全身经络的各个穴位进行按摩刺激，促进人体经气的感应传导，起到调节脏腑机能状态、调整疾病虚实的作用。

1. 太极拳对情志的作用　太极拳十三式行功心解："以心行气，务令沉着……以气运身，务令顺随……发劲须沉着松静，专注一方。立身须中正安舒，支撑八面。"即要求习练者心境平和，松静自然，做到心中一物无所着，进入一种无念的沉静状态。

2. 对心肺功能的影响　长期太极拳运动可以降低心率，增加每搏输出量，增强心脏射血功能，改善肺通气功能和肺换气功能，提高心肺功能。

3. 对生存质量的影响　研究认为，太极拳运动能降低患者 NT-pro BNP 浓度，减缓心室重构，改善生存质量。长期从事太极拳运动可以改善老年男子肺活量水平、力量及平衡素质，提高老年人日常体力活动水平，从而改善生存质量。

4. 对冠心病主要危险因素的影响　长期坚持太极拳运动可以通过降低肾上腺素及去甲肾上腺素水平，提高血清中 NO 水平，降低血内皮素水平，抑制血清 TNF-α 和 IL-6 水平，改善血液流变性，控制血压；通过调节脂类及脂蛋白代谢降低血脂水平；通过抑制炎症因子改善胰岛素抵抗，提高胰岛素的敏感性，延缓糖尿病疾病进展。太极拳运动对血压、血脂、血糖有明显的改善作用。

中篇

实用技术篇

第十一章　心脏康复复合评估法

第一节　康复评估程序

心脏康复的评估目的在于协助制订康复方案，判断康复治疗的风险，确定疗效和鉴定残疾程度。心脏康复评估分别在康复前（初始评估）和出院前进行。其评估方法通常包括分级心电运动试验、气体代谢运动试验、简易运动能力评估、代谢当量评估、生活质量评估和职业评估等。

一、康复前评估

对患者在康复过程中再次发生严重心血管事件的危险程度进行评估与危险分层，掌握总体健康状况和生活质量。

二、出院前评估及治疗调整

评估患者何时适合出院、出院后的生活自理能力及能否进入相关的社区保健服务，结合患者的需求，与心脏专家、全科医生和（或）基层医疗保健人员联系，明确下一次随访的时间。职业评估通过体力评估、运动试验、心率（脉搏）测定、自感劳累强度进行。工作回归前要评价的心理状况包括智力、解决问题能力、性格、情绪、复工的动力、工作人际关系、对工作负荷的自我感受及心理调节能力。在检测工作心理负荷（包括心理测验）时可监测心电图、心率、血压等心血管反应，判断工作心理负荷对心脏的影响。也可在工作锻炼（试用）期进行动态心电图、动态血压检测，实际测定工作心理负荷的影响。

第二节　评估内容

一、一般医学评估

1. 病史采集　了解患者的心血管疾病病史和其他脏器病史；是否规范使用二级预防药物，包括：抗血小板药物、他汀类、β受体阻滞剂和 RAS 抑制剂；是否服用其他脏器疾病治疗药物，了解服药依从性和药物不良反应，了解未坚持服药的具体原因；通过问诊了解日常运动习惯，检查患者是否有限制运动的因素，如肌肉骨骼系统疾病，检测有无贫血、电解质紊乱以及血糖水平等限制运动能力的因素。

2. 客观检查　测量患者的血压、心率以及血糖、血脂、肝功、肾功等生化指标，了解患者是否治疗达标及药物的副作用。

二、体适能评估

1. 身体成分评估　身高、体重、体脂、体液（水）、体重指标、体重指数（BMI）、腰围、臀围和腰臀比。

2. 心肺适能评定　见下一节。

3. 肌肉适能评定

（1）最大力量（1-RM）测试及X-RM测试：1-RM表示人体尽最大努力，在动作标准的情况下仅能完成一次的负荷重量。该测试可反映全身各肌群肌力，常用于健康人或低危心血管疾病患者的肌力评定。具体测试方法为：在成功抵抗某一阻力后，酌情增加1~5 kg重量，直至无法举起，每次测试间休息1~5 min。X-RM测试表示人体尽最大努力，在动作标准的情况下仅能完成X次的负荷重量，因测试强度较小、安全性较高，常用于心血管疾病患者，X通常为10~15次。

（2）徒手肌肉适能评定方法：徒手肌肉适能评定方法利用自身重量或简单工具进行，主要用于评估康复治疗效果。主要方法包括但不限于俯卧撑、30 s手臂屈曲试验、30 s椅子站立试验、1 min仰卧起坐试验、2.4 m起身行走试验、爬楼梯试验等。

4. 柔韧性适能评定　包括评估下肢、下背部柔韧性的坐椅式前伸试验，评估肩关节柔韧性的抓背试验，评估躯干核心肌群柔韧性的改良的转体试验等。

5. 平衡适能评定　主要分为仪器评定法和徒手评定法，遵循难度递增原则：睁眼→闭眼，大支撑面→小支撑面，坚硬表面→柔软表面，静态→动态。

平衡、柔韧性测试量表（见表11-1）。

表11-1　平衡、柔韧性测试量表

平衡、柔韧性测试量表

姓名：＿＿＿＿　性别：＿＿＿　年龄：＿＿＿　病案号：＿＿＿＿　测试时间：＿＿＿＿

1. 多方向伸展试验（上肢）：前伸＿＿＿＿cm；后伸＿＿＿＿cm；

　　　　　　　　　　　右屈＿＿＿＿cm；左屈＿＿＿＿cm；

2. 抓背实验：　　　　　左＿＿＿＿cm；右＿＿＿＿cm

3. 坐位前伸试验：　　　左＿＿＿＿cm；右＿＿＿＿cm

4. 转体试验：　　　　　左＿＿＿＿cm；右＿＿＿＿cm

5. 5次坐-站测试（双手交叉置于胸前）：＿＿＿＿s

6. 计时起立-行走测试＿＿＿＿s

7. 睁眼单足站立（双手交叉置于胸前）：＿＿＿＿s

　　闭眼单足站立（双手交叉置于胸前）：＿＿＿＿s

8. 四方格迈步测试（2-3-4-1-4-3-2-1）：＿＿＿＿s

三、日常生活活动（ADL）评估

ADL 评估通常分为躯体的或基本的 ADL（BADL）和工具性 ADL（IADL）。ADL 评定方法包括直接观察法（在实际生活环境中进行）和间接评定法（询问患者或家属，用于某些不便完成或不易完成的动作）。

BADL 是指每日生活中与穿衣、进食、保持个人卫生等自理活动和坐、站、行走等身体活动有关的基本活动。IADL 是指人们在社区中独立生活所需的关键性的较高级的技能，如家务管理、处理个人事务、照顾他人或宠物等，常常需借助各类工具方可进行。

基本的 ADL 评定方法。常用方法有 Barthel 指数（见表 11-2）、功能独立性评定、Katz 指数、改良 PULSES 评定量表以及修订的 Kenny 自理评定等。

工具性 ADL 评定方法：常用量表包括工具性日常生活活动能力量表（见表 11-3）、Frenchay 活动指数、功能活动问卷（FAQ）、快速残疾评定量表（RDRS）等。

四、认知功能的评估

简易精神状态量表（MMSE 表）见表 11-4，是认知检查最常用的一个量表。

表 11-2　Barthel 指数评定量表

项目	评定内容	标准	得分
进食	可独立进食	10	
	需部分帮助	5	
	需极大帮助或完全依赖他人	0	
洗澡	准备好洗澡水后，可自己独立完成	5	
	在洗澡过程中需他人帮助	0	
修饰	可自己独立完成	5	
	需他人帮助	0	
穿衣	可独立完成	10	
	需部分帮助（能自己穿或脱，但需他人帮助整理衣物、系扣子、拉拉链、系鞋带等）	5	
	需极大帮助或完全依赖他人	0	
控制大便	可控制大便	10	
	偶尔失控	5	
	完全失控	0	

续表

项目	评定内容	标准	得分
控制 小便	可控制小便	10	
	偶尔失控	5	
	完全失控	0	
如厕	可独立完成	10	
	需部分帮助（需他人搀扶，需他人帮忙冲水或整理衣裤等）	5	
	需极大帮助或完全依赖他人	0	
床椅 转移	可独立完成	15	
	需部分帮助（需他人搀扶或使用拐杖）	10	
	需极大帮助（较大程度上依赖他人搀扶和帮助）	5	
	完全依赖他人	0	
平地 行走	可独立在平地上行走 45 m	15	
	需部分帮助（需他人搀扶，或使用拐杖、助行器等辅助用具）	10	
	需极大帮助（行走时较大程度上依赖他人搀扶，或坐在轮椅上自行在平地上移动）	5	
	完全依赖他人	0	
上下 楼梯	可独立上下楼梯	10	
	部分帮助（需扶楼梯、他人搀扶，或使用拐杖等）	5	
	需极大帮助或完全依赖他人	0	

评定者：	评定日期：	总分：

重度依赖　0~40 分　　完全不能自理，全部需要他人照护（一级护理）

中度依赖　59~41 分　　部分不能自理，大部分需他人照护（二级护理）

轻度依赖　60~99 分　　极少部分不能自理，部分需他人照护（三级护理）

无须依赖　100 分　　完全自理，无须他人照护（三级护理）

表 11-3　工具性日常生活活动量表

(Instrumental Activities of Daily Living Scale)

项目	分数	情况描述
使用电话	3	□独立使用电话，含查电话簿、拨号等
	2	□仅可拨熟悉的电话号码
	1	□仅会接电话，不会拨电话
	0	□完全不会使用电话或不使用
上街购物	3	□独立完成所有购物需求
	2	□独立购买日常生活用品
	1	□每次上街购物都需有别人陪同
	0	□完全不会上街购物
食物烹调	3	□能独立计划、烹煮和摆设一顿适当的饭菜
	2	□如果准备好一切佐料，会做一顿适当的饭菜
	1	□会将已做好的饭菜加热
	0	□需别人把饭菜煮好、摆好
家务维持	4	□能做较繁重的家务或偶尔家务需协助（如搬动沙发、擦地板、擦窗户）
	3	□能做较简单的家务，如洗碗、铺床、叠被
	2	□能做家务，但不能达到可被接受的整洁程度
	1	□所有的家务都需要别人的协助
	0	□完全不会做家务
洗衣服	2	□自己清洗所有衣物
	1	□只清洗小件衣物
	0	□完全仰赖他人洗衣服
外出	4	□能够自己搭乘大众运输工具或自己开车、骑车
	3	□可搭计程车或大众运输工具
	2	□能够自行搭乘计程车但不会搭乘大众运输工具
	1	□当有人陪同可搭乘计程车或大众运输工具
	0	□完全不能出门
服用药物	3	□能自己负责在正确的时间用正确的药物
	2	□需要提醒或少许协助
	1	□如果事先准备好服用的药物分量，可自行服用
	0	□不能自己服用药物
处理财务的能力	2	□可独立处理财务
	1	□可以处理日常的购买，但需要别人的协助与银行往来或大宗买卖
	0	□不能处理钱财
总分		

表 11-4 简易精神状态量表（MMSE 表）

题号	检查内容	计分
1	现在是哪一年	
2	现在是什么季节	
3	现在是几月份	
4	今天是几号	
5	今天是星期几	
6	我们现在是在哪个国家	
7	我们现在是在哪个城市（省）	
8	我们现在是在哪个城区（市）	
9	这里是哪个医院（胡同）	
10	这里是第几层楼（门牌号是多少）	
11	复述："树"	
12	复述："钟"	
13	复述："汽车"	
14	100-7＝？	
15	（出示铅笔）这个东西叫什么	
16	（出示手表）这个东西叫什么	
17	请你念念这句话，并按上面的意思去做。"闭上你的眼睛"（卡片）	
18	我给你一张纸，请你按我说的去做。"用右手拿着这张纸"	
19	"用两只手将它对折起来"	
20	"放在你的左腿上"	
21	请你给我说一个完整的句子	
22	93-7＝？	
23	86-7＝？	
24	79-7＝？	
25	72-7＝？	
26	回忆刚才的三个词 "树"	
27	回忆刚才的三个词 "钟"	
28	回忆刚才的三个词 "汽车"	
29	请你跟我说 "如果、并且、但是用得太多"	
30	（出示图案）请你按这个样子把它画下来	

评分标准：答对 1 分，答错 0 分。文盲<17 分，小学<20 分，中学以上<24 分为痴呆。

有关您个人的情况

五、生命质量的评估

生活质量评估包括综合健康、机体功能、病状与毒副作用、认知功能、情感功能、心理安康、角色功能、性功能、社会安康及功能、精神/信仰等维度。

常用的普适量表包括世界卫生组织生活质量量表简表（WHOQOL-BREF）（见表 11-5）、36 条目健康调查简表和 EQ-5D。

常用的心血管病患者专用生活质量量表包括西雅图心绞痛量表（SAQ）（表 11-6）和中国心血管患者生活质量评定问卷。临床中推荐选择一个普适量表和一个专用量表评估患者的生活质量。

六、精神心理状态的评估

推荐心血管科采用患者健康问卷-9 项（PHQ-9）（表 11-7）、广泛焦虑问卷 7 项（GAD-7）（表 11-8）、综合医院焦虑抑郁量表（HADs）、躯体化症状自评量表（表 11-9）。自律神经测定仪和心理量表软件可作为补充工具。评估结果提示为重度焦虑抑郁的患者，需请精神专科会诊，轻度或中度患者，可给予对症治疗。

个性特征和感情情绪特征的评估：如 A 型性格评估。年龄<60 岁、男性、脑力劳动、高中以上文化程度、独身、吸烟是 A 型性格冠心病患者的危险因素，A 型性格患者更易发生心血管不良事件。可使用中国版的 A 型行为类型量表进行评估。敌意、愤怒、攻击性的评估：症状自评量表（SCL-90）（见表 11-10）是常用量表。

睡眠质量的评估：通过问诊了解患者对自身睡眠质量的评价；采用匹兹堡睡眠质量评定量表（见表 11-11）客观评价患者的睡眠质量，对高度怀疑有睡眠呼吸暂停的患者采用多导睡眠监测仪或便携式睡眠呼吸暂停测定仪了解患者夜间缺氧程度、睡眠呼吸暂停时间及次数。中度和重度睡眠呼吸暂停的患者需要治疗。

七、营养状态评估

营养状态评估可以使用食物频率问卷，也可以通过问诊，了解患者一日蔬菜、水果用量，肉类、蛋白、油盐的用量，饮酒量以及家庭饮食习惯、外出就餐次数。

八、戒烟评估

采用尼古丁依赖量表（见表 11-12）。

表 11-5　世界卫生组织生存质量测定量表简表（WHOQOL-BREF）

有关您个人的情况		
您的性别	男　　　　女	
您的年龄		
您的出生日期		

续表

有关您个人的情况	
您的最高学历	小学 初中 高中或中专 大专 大学本科 研究生
您的婚姻状况	未婚 已婚 同居 分居 离异 丧偶
现在您正生病吗	是 否
目前您有什么健康问题	
您的职业是	工人 农民 行政工作者 服务行业 知识分子

填表说明：

这份问卷是要了解您对自己的生存质量、健康情况以及日常活动的感觉如何，请您一定回答所有问题。如果某个问题您不能肯定如何回答，就选择最接近您自己真实感觉的那个答案。

所有问题都请您按照自己的标准、愿望或者自己的感觉来回答。注意所有问题都只是您最近两周内的情况。

请阅读每一个问题，根据您的感觉，选择最适合您情况的答案

1. 您怎样评价您的生存质量？	很差	差	不好也不差	好	很好
2. 您对自己的健康状况满意吗？	很差	差	不好也不差	好	很好
下面的问题是关于您两周来经历某些事情的感觉					
3. 您觉得疼痛妨碍您去做自己需要做的事情吗？	根本不妨碍	很少妨碍	有妨碍（一般）	比较妨碍	极妨碍
4. 您需要依靠医疗的帮助进行日常生活吗？	根本不需要	很少需要	需要（一般）	比较需要	极需要

5. 您觉得生活有乐趣吗?	根本没乐趣	很少有乐趣	有乐趣（一般）	比较有乐趣	极有乐趣
6. 您觉得自己的生活有意义吗?	根本没意义	很少有意义	有意义（一般）	比较有意义	极有意义
7. 您能集中注意力吗?	根本不能	很少能	能（一般）	比较能	极能
8. 日常生活中您感觉安全吗?	根本不安全	很少安全	安全（一般）	比较安全	极安全
9. 您的生活环境对健康好吗?	根本不好	很少好	好（一般）	比较好	极好
下面的问题是关于两周来您做某些事情的能力					
10. 您有充沛的精力去应付日常生活吗?	根本没精力	很少有精力	有精力（一般）	多数有精力	完全有精力
11. 您认为自己的外形过得去吗?	根本过不去	很少过得去	过得去（一般）	多数过得去	完全过得去
12. 您的钱够用吗?	根本不够用	很少够用	够用（一般）	多数够用	完全够用
13. 在日常生活中您需要的信息都齐备吗?	根本不齐备	很少齐备	齐备（一般）		
14. 您有机会进行休闲活动吗?	根本没机会	很少有机会	有机会（一般）		
下面的问题是关于两周来您对自己日常生活各个方面的满意程度					
15. 您行动的能力如何?	很差	差	不好也不差	好	很好
16. 您对自己的睡眠情况满意吗?	很不满意	不满意	既非满意也非不满意	满意	很满意
17. 您对自己做日常生活事情的能力满意吗?	很不满意	不满意	既非满意也非不满意	满意	很满意
18. 您对自己的工作能力满意吗?	很不满意	不满意	既非满意也非不满意	满意	很满意
19. 您对自己满意吗?	很不满意	不满意	既非满意也非不满意	满意	很满意
20. 您对自己的人际关系满意吗?	很不满意	不满意	既非满意也非不满意	满意	很满意
21. 您对自己的性生活满意吗?	很不满意	不满意	既非满意也非不满意	满意	很满意
22. 您对自己从朋友那里得到的支持满意吗?	很不满意	不满意	既非满意也非不满意	满意	很满意
23. 您对自己居住地的条件满意吗?	很不满意	不满意	既非满意也非不满意	满意	很满意

续表

24. 您对得到卫生保健服务的方便程度满意吗?	很不满意	不满意	既非满意也非不满意	满意	很满意
25. 您对自己的交通情况满意吗?	很不满意	不满意	既非满意也非不满意	满意	很满意

下面的问题是关于两周来您经历某些事情的频繁程度

26. 您有消极感受吗?(如情绪低落、绝望、焦虑、忧郁)	没有	偶尔有	时有时无	经常有	总是有
27. 家庭摩擦影响您的生活吗?	根本不影响	很少影响	影响(一般)	有比较大影响	有极大影响
28. 您的食欲怎么样?	很差	差	不好也不差	好	很好

29. 如果让您综合以上各方面(生理健康、心理健康、社会关系和周围环境等方面)给自己的生存质量打一个总分,您打多少分?(满分为 100 分)　_____分

30. 您是在别人的帮助下填完这份调查表的吗?　　　是　　否

31. 您花了多长时间来填完这份调查表?(　　　　　)分钟

32. 您对本问卷有何建议:

表 11-6　西雅图心绞痛量表

　　SAQ(Seattle Angina Questionnaire):分为 5 大项 19 个条目,分别是:躯体活动受限程度(问题 1)、心绞痛稳定状态(问题 2)、心绞痛发作情况(问题 3、4)、治疗满意程度(问题 5~8)、疾病认识程度(问题 9~11),评分越高患者生活质量及机体功能状态越好。参考 SAQ 量表设计者 Spertus 提供的方法,每大项分别按以下公式计算标准分:标准分=(实际评分-最低可能)/(最高可能-最低可能)×100。

　　请选择下列各项中的□填入"×"

　　1. 过去 4 周内,由于胸痛、胸部紧榨感和心绞痛所致下列各项受限程度:

	重度受限	中度受限	轻度受限	稍受限	不受限	因其他原因受限
自行穿衣	□	□	□	□	□	□
室内散步	□	□	□	□	□	□
淋浴	□	□	□	□	□	□
爬小山或上一段楼梯(不停)	□	□	□	□	□	□
户外活动或提携杂物	□	□	□	□	□	□
轻快步行一条街	□	□	□	□	□	□

续表

	重度受限	中度受限	轻度受限	稍受限	不受限	因其他原因受限
慢跑	☐	☐	☐	☐	☐	☐
提起或移动重物	☐	☐	☐	☐	☐	☐
剧烈运动（如游泳和打网球）	☐	☐	☐	☐	☐	☐

2. 与 4 周前比较，做最大强度的活动时，胸痛、胸部紧榨感和心绞痛的发作情况：

明显增加	轻微增加	相同	轻微减少	明显减少
☐	☐	☐	☐	☐

3. 过去 4 周内，胸痛、胸部紧榨感和心绞痛的平均发作次数：

≥4 次/d	1~3 次/d	≥3 次/周	1~2 次/周	<1 次/周	无发作
☐	☐	☐	☐	☐	☐

4. 过去 4 周内，因胸痛、胸部紧榨感和心绞痛服用硝基药物（如硝酸甘油）平均次数：

≥4 次/d	1~3 次/d	≥3 次/周	1~2 次/周	<1 次/周	未使用
☐	☐	☐	☐	☐	☐

5. 因胸痛、胸部紧榨感和心绞痛遵守医嘱服药带来的烦恼：

严重	中度	轻微	极少	无	医生未给药
☐	☐	☐	☐	☐	☐

6. 对治疗胸痛、胸部紧榨感和心绞痛的各种措施的满意程度：

不满意	大部分不满意	部分满意	大部分满意	高度满意
☐	☐	☐	☐	☐

7. 对医生就胸痛、胸部紧榨感和心绞痛的解释满意程度：

不满意	大部分不满意	部分满意	大部分满意	高度满意
☐	☐	☐	☐	☐

8. 总的来说，对目前胸痛、胸部紧榨感和心绞痛的治疗满意程度：

不满意	大部分不满意	部分满意	大部分满意	高度满意
☐	☐	☐	☐	☐

9. 过去 4 周内，因胸痛、胸部紧榨感和心绞痛影响生活乐趣的程度：

严重	中度	轻微	极少	无影响
☐	☐	☐	☐	☐

10. 在您的未来生活中如果还有胸痛、胸部紧榨感和心绞痛，您会感觉怎样：

不满意	大部分不满意	部分满意	大部分满意	高度满意
☐	☐	☐	☐	☐

11. 心脏病发作和突然死亡的担心程度：

一直担心	经常担心	有时担心	很少担心	绝不担心
□	□	□	□	□

每大项分别按以下公式计算标准分：标准分＝（实际评分－最低可能）／（最高可能－最低可能）×100。

躯体活动受限程度（问题1）：□□□分　　心绞痛稳定状态（问题2）：□□□分

心绞痛发作情况（问题3、4）：□□□分　　治疗满意程度（问题5～8）：□□□分

疾病认识程度（问题9～11）：□□□分

表 11-7　PHQ 评估量表

问题	完全不会	几天	一半以上时间	几乎每天
1. 做什么事都没兴趣，没意思	0	1	2	3
2. 感到心情低落，抑郁，没希望	0	1	2	3
3. 入睡困难，总是醒着，或睡得太多、嗜睡	0	1	2	3
4. 常感到很疲倦，没劲	0	1	2	3
5. 口味不好，或吃得太多	0	1	2	3
6. 自己对自己不满，觉得自己是个失败者，或让家人丢脸了	0	1	2	3
7. 无法集中精力，即便是读报纸或看电视时，记忆力下降	0	1	2	3
8. 行动或说话缓慢到引起人们的注意，或刚好相反，坐卧不安，烦躁易怒，到处走动	0	1	2	3
9. 有不如一死了之的念头，或想怎样伤害自己一下	0	1	2	3

0～4分没有抑郁症　　（注意自我保重）

5～9分可能有轻微抑郁症　　（建议咨询心理医生或心理医学工作者）

10～14分可能有中度抑郁症　　（最好咨询心理医生或心理医学工作者）

15～19分可能有中重度抑郁症　　（建议咨询心理医生或精神科医生）

20～27分可能有重度抑郁症　　（一定要看心理医生或精神科医生）

表 11-8　GAD 评估量表

问题	完全不会	几天	一半以上时间	几乎每天
1. 感到不安、担心及烦躁	0	1	2	3
2. 不能停止或无法控制担心	0	1	2	3
3. 对各种各样的事情担忧过多	0	1	2	3
4. 很紧张，很难放松下来	0	1	2	3
5. 非常焦躁，以致无法静坐	0	1	2	3

问题	完全不会	几天	一半以上时间	几乎每天
6. 变得容易烦恼或易被激怒	0	1	2	3
7. 感到好像有什么可怕的事会发生	0	1	2	3

0~4 分没有焦虑症　（注意自我保重）

5~9 分可能有轻微焦虑症　（建议咨询心理医生或心理医学工作者）

10~13 分可能有中度焦虑症　（最好咨询心理医生或心理医学工作者）

14~18 分可能有中重度焦虑症　（建议咨询心理医生或精神科医生）

19~21 分可能有重度焦虑症　（一定要看心理医生或精神科医生）

表 11-9　躯体化症状自评量表（SSS）

姓名_____性别_____年龄_____评定日期_____电话_____

受教育程度_____职业_____病程_____所用药物_____

您发病过程中可能存在下列各种症状，如果医生能确切了解您的这些疾病症状，就能给您更多的帮助，对您的治疗有积极影响。请您阅读以下各栏后，根据您发病过程中的实际情况选择对应的分值。

◆没有：发病或不舒服时，没有出现该症状；

◆轻度：发病或不舒服时，有该症状但不影响日常生活；

◆中度：发病或不舒服时，有该症状且希望减轻或治愈；

◆重度：发病或不舒服时，有该症状且严重影响日常生活。

发病时存在的症状	没有	轻度	中度	重度
头晕、头痛	1	2	3	4
睡眠障碍（入睡困难、多梦、易惊醒、早醒、失眠）	1	2	3	4
易疲劳乏力	1	2	3	4
情绪不佳、兴趣减退	1	2	3	4
心血管症状（心慌、胸闷、胸痛、气短）	1	2	3	4
易紧张不安或担忧害怕	1	2	3	4
易产生消极想法、多思多虑	1	2	3	4
记忆力减退、注意力下降	1	2	3	4
胃肠道症状（腹胀、腹痛、食欲减退、便秘、腹泻、口干、恶心）	1	2	3	4
肌肉酸痛（颈部、肩部、腰部、背部）	1	2	3	4
易伤心哭泣	1	2	3	4
手脚或身体某部发麻、刺痛、抽搐	1	2	3	4
视物模糊	1	2	3	4
易激动烦躁、对声音过敏	1	2	3	4
强迫感（强迫思维、强迫行为）	1	2	3	4

发病时存在的症状	没有	轻度	中度	重度
肢体易出汗颤抖或忽冷忽热	1	2	3	4
经常会担心自己生病	1	2	3	4
呼吸困难、喜大叹气	1	2	3	4
咽部不适、喉咙有阻塞感	1	2	3	4
易尿频、尿急	1	2	3	4

得分：_____

表 11-10　症状自评量表（SCL-90）

姓名_____　性别_____　年龄_____　病室_____　研究编号_____
院号_____　评定日期_____　　　　　　第__ 次评定

注意：以下表格中列出了有些人可能会有的问题，请仔细阅读每一条，然后根据最近一个星期内下述情况影响您的实际感觉，在 5 个方格中选择一格，画一个"√"。

	没有	很轻	中等	偏重	严重
	1	2	3	4	5
1. 头痛	☐	☐	☐	☐	☐
2. 神经过敏，心中不踏实	☐	☐	☐	☐	☐
3. 头脑中有不必要的想法或字句盘旋	☐	☐	☐	☐	☐
4. 头昏或昏倒	☐	☐	☐	☐	☐
5. 对异性的兴趣减退	☐	☐	☐	☐	☐
6. 对旁人责备求全	☐	☐	☐	☐	☐
7. 感到别人能控制您的思想	☐	☐	☐	☐	☐
8. 责怪别人制造麻烦	☐	☐	☐	☐	☐
9. 记忆力减退	☐	☐	☐	☐	☐
10. 担心自己的衣饰整齐及仪态的端正	☐	☐	☐	☐	☐
11. 容易烦恼和激动	☐	☐	☐	☐	☐
12. 胸痛	☐	☐	☐	☐	☐
13. 害怕空旷的场所或街道	☐	☐	☐	☐	☐
14. 感到自己的精力下降，活动减慢	☐	☐	☐	☐	☐
15. 想结束自己的生命	☐	☐	☐	☐	☐
16. 听到旁人听不到的声音	☐	☐	☐	☐	☐
17. 发抖	☐	☐	☐	☐	☐
18. 感到大多数人都不可信任	☐	☐	☐	☐	☐

续表

	没有	很轻	中等	偏重	严重
19. 胃口不好	□	□	□	□	□
20. 容易哭泣	□	□	□	□	□
21. 同异性相处时感到害羞不自在	□	□	□	□	□
22. 感到受骗、中了圈套或有人想抓住您	□	□	□	□	□
23. 无缘无故地突然感到害怕	□	□	□	□	□
24. 自己不能控制地大发脾气	□	□	□	□	□
25. 怕单独出门	□	□	□	□	□
26. 经常责怪自己	□	□	□	□	□
27. 腰痛	□	□	□	□	□
28. 感到难以完成任务	□	□	□	□	□
29. 感到孤独	□	□	□	□	□
30. 感到苦闷	□	□	□	□	□
31. 过分担忧	□	□	□	□	□
32. 对事物不感兴趣	□	□	□	□	□
33. 感到害怕	□	□	□	□	□
34. 您的感情容易受到伤害	□	□	□	□	□
35. 旁人能知道您的想法	□	□	□	□	□
36. 感到别人不理解您、不同情您	□	□	□	□	□
37. 感到人们对您不友好，不喜欢您	□	□	□	□	□
38. 做事必须做得很慢以保证做得正确	□	□	□	□	□
39. 心跳得很厉害	□	□	□	□	□
40. 恶心或胃部不舒服	□	□	□	□	□
41. 感到比不上他人	□	□	□	□	□
42. 肌肉酸痛	□	□	□	□	□
43. 感到有人在监视您、谈论您	□	□	□	□	□
44. 难以入睡	□	□	□	□	□
45. 做事必须反复检查	□	□	□	□	□
46. 难以做出决定	□	□	□	□	□
47. 怕乘电车、公共汽车、地铁或火车	□	□	□	□	□
48. 呼吸有困难	□	□	□	□	□
49. 一阵阵发冷或发热	□	□	□	□	□

	没有	很轻	中等	偏重	严重
50. 因为感到害怕而避开某些东西、场合或活动	□	□	□	□	□
51. 脑子变空了	□	□	□	□	□
52. 身体发麻或刺痛	□	□	□	□	□
53. 喉咙有梗塞感	□	□	□	□	□
54. 感到前途没有希望	□	□	□	□	□
55. 不能集中注意	□	□	□	□	□
56. 感到身体的某一部分软弱无力	□	□	□	□	□
57. 感到紧张或容易紧张	□	□	□	□	□
58. 感到手或脚发重	□	□	□	□	□
59. 想到死亡的事	□	□	□	□	□
60. 吃得太多	□	□	□	□	□
61. 当别人看着您或谈论您时感到不自在	□	□	□	□	□
62. 有一些不属于您自己的想法	□	□	□	□	□
63. 有想打人或伤害他人的冲动	□	□	□	□	□
64. 醒得太早	□	□	□	□	□
65. 点数目或触摸某些东西后，必须反复洗手，	□	□	□	□	□
66. 睡得不稳不深	□	□	□	□	□
67. 有想摔坏或破坏东西的冲动	□	□	□	□	□
68. 有一些别人没有的想法或念头	□	□	□	□	□
69. 感到对别人神经过敏	□	□	□	□	□
70. 在商店或电影院等人多的地方感到不自在	□	□	□	□	□
71. 感到任何事情都很困难	□	□	□	□	□
72. 一阵阵恐惧或惊恐	⊡	□	□	□	□
73. 感到在公共场合吃东西很不舒服	□	□	□	□	□
74. 经常与人争论	□	□	□	□	□
75. 单独一人时神经很紧张	□	□	□	□	□
76. 别人对您的成绩没有做出恰当的评价	□	□	□	□	□
77. 即使和别人在一起也感到孤单	□	□	□	□	□
78. 感到坐立不安、心神不定	□	□	□	□	□
79. 感到自己没有什么价值	□	□	□	□	□
80. 感到熟悉的东西变成陌生或不像是真的	□	□	□	□	□

	没有	很轻	中等	偏重	严重
81. 大叫或摔东西	☐	☐	☐	☐	☐
82. 害怕会在公共场合昏倒	☐	☐	☐	☐	☐
83. 感到别人想占您的便宜	☐	☐	☐	☐	☐
84. 为一些有关"性"的想法而苦恼	☐	☐	☐	☐	☐
85. 您认为应该因为自己的过错而受到惩罚	☐	☐	☐	☐	☐
86. 感到要赶快把事情做完	☐	☐	☐	☐	☐
87. 感到自己的身体有严重问题	☐	☐	☐	☐	☐
88. 从未感到和其他人很亲近	☐	☐	☐	☐	☐
89. 感到自己有罪	☐	☐	☐	☐	☐
90. 感到自己的脑子有毛病	☐	☐	☐	☐	☐

表 11-11　匹兹堡睡眠质量评定量表（PSQI）

姓名：_____　性别：_____　年龄：_____　病案号：_____

文化程度：_____　职业：_____　评定日期：_____　临床诊断：_____

下面一些问题是关于您最近 1 个月的睡眠情况，请选择填写最符合您近 1 个月实际情况的答案，请回答下列问题：

1. 近 1 个月，晚上上床睡觉通常是_____点钟。

2. 近 1 个月，每晚入睡通常需_____分钟。

3. 近 1 个月，通常早上_____点起床。

4. 近 1 个月，每夜通常实际睡眠_____小时（不等于卧床时间）。

对下列问题请用数字在每个问题后面写出最合适的答案：

5. 近 1 个月，因下列情况影响睡眠而烦恼：

a. 入睡困难（30 min 内不能入睡）（1）无（2）<1 次/周（3）1~2 次/周（4）≥3 次/周

b. 夜间易醒或早醒　　　　　　　（1）无（2）<1 次/周（3）1~2 次/周（4）≥3 次/周

c. 夜间去厕所　　　　　　　　　（1）无（2）<1 次/周（3）1~2 次/周（4）≥3 次/周

d. 呼吸不畅　　　　　　　　　　（1）无（2）<1 次/周（3）1~2 次/周（4）≥3 次/周

e. 咳嗽或鼾声高　　　　　　　　（1）无（2）<1 次/周（3）1~2 次/周（4）≥3 次/周

f. 感觉冷　　　　　　　　　　　（1）无（2）<1 次/周（3）1~2 次/周（4）≥3 次/周

g. 感觉热　　　　　　　　　　　（1）无（2）<1 次/周（3）1~2 次/周（4）≥3 次/周

h. 做噩梦　　　　　　　　　　　（1）无（2）<1 次/周（3）1~2 次/周（4）≥3 次/周

i. 疼痛不适　　　　　　　　　　（1）无（2）<1 次/周（3）1~2 次/周（4）≥3 次/周

j. 其他影响睡眠的事情　　　　　（1）无（2）<1 次/周（3）1~2 次/周（4）≥3 次/周

如有，请说明：_____

6. 近 1 个月，总的来说，您认为自己的睡眠质量（1）很好（2）较好（3）较差（4）很差

7. 近 1 个月，您用催眠药的情况　　（1）无（2）<1 次/周（3）1~2 次/周（4）≥3 次/周

8. 近 1 个月，您常感觉到困倦吗？　（1）无（2）<1 次/周（3）1~2 次/周（4）≥3 次/周

9. 近 1 个月，您做事情精力不足吗？（1）没有（2）偶尔有（3）有时有（4）经常有

10. 你是与人同睡一床（睡觉同伴，包括配偶）或有室友？

患者签字：＿＿＿＿＿＿＿＿＿

PSQI 计分说明

成分Ⅰ：主观睡眠质量　　问题#6

应答/计分：很好/0，较好/1，较差/2，很差/3　　成分Ⅰ计分＿＿＿

成分Ⅱ：入睡时间

1. 问题#2　应答/计分：≤15 min/0，16~30 min/1，31~60 min/2，>60 min/3　　　　　　　　问题#2 计分＿＿＿

2. 问题#5a　应答/计分：没有/0，少于 1 次每周/1，1~2 次每周/2，≥3 次每周/3　　　　　　　　问题#5a 计分＿＿＿

3. 问题#2 和问题#5a 之和　　问题#2 计分+问题#5a 计分＿＿＿

4. 成分Ⅱ计分方法：问题#2 和问题#5a 之和/计分：

0/0，1~2/1，3~4/2，5~6/3　　　　　　　　成分Ⅱ计分＿＿＿

成分Ⅲ：睡眠时间　问题#4　应答/计分：

>7 h/0，6~7 h/1，5~6 h/2，< 5 h/3　成分Ⅲ计分＿＿＿

成分Ⅳ：习惯睡眠效应

1. 睡眠小时数（问题#4）＿＿＿＿＿＿＿＿

2. 计算在床上度过的小时数＿＿＿＿＿＿＿＿

起床时间：（问题#3）＿＿＿＿＿＿＿＿

上床时间：（问题#1）＿＿＿＿＿＿＿＿

3. 计算习惯性睡眠效率：睡眠小时数/床上度过小时数×100% = ＿＿＿＿ %

4. 成分Ⅳ计分方法：睡眠效率/计分

>85%/0，75%~84%/1，65%~74%/2，< 65%/3　　　　　成分Ⅳ计分＿＿＿

成分Ⅴ：累加问题#5b-5j 各问题计分＿＿＿＿＿＿

5b-5j 总分/计分　0/0，1~9/1，10~18/2，19~27/3　成分Ⅴ计分＿＿＿

成分Ⅵ：催眠药物　问题#7 应答/计分：

没有/0，≤1 次/周/1，1~2 次/周/2，≥3 次/周/3 成分Ⅵ计分＿＿＿

成分Ⅶ：日间功能（问题#8，问题#9）

1. 问题#8　应答/计分：

没有/0，≤1 次每周/1，1~2 次每周/2，≥3 次每周/3　问题#8 计分＿＿＿

2. 问题#9　应答/计分：

没有/0，偶尔/1，有时有/2，经常有/3　　　　　　　问题#9 计分＿＿＿

3. 计算问题#8 和问题#9 之和：问题#8 计分+问题#9 计分＿＿＿＿＿

4. 成分Ⅶ计分方法：问题#8 和问题#9 之和/计分

0/0，1~2/1，3~4/2，5~6/3　　　　　　　　成分Ⅶ计分＿＿＿

PSQI 总分（成分Ⅰ+成分Ⅱ+成分Ⅲ+成分Ⅳ+成分Ⅴ+成分Ⅵ+成分Ⅶ）= ＿＿＿＿＿＿＿＿

表 11-12　尼古丁依赖量表

姓名：_____　性别：_____　年龄：_____
病案号：_____　测评日期：_____　分值：_____

问题	答案	分值	备注
1. 早晨您醒来后多久吸第一支烟？	□5 min 内	3	
	□6~30 min 内	2	
	□60 min 内	1	
	□否	0	
2. 您是否在许多的禁烟场所很难控制吸烟的冲动？	□是	1	
	□否	0	
3. 您最不愿放弃哪一支烟？	□早晨第一支烟	1	
	□其他	0	
4. 您每天吸多少支烟？	□10 支或以下	0	
	□11~20 支	1	
	□21~30 支	2	
	□31 支或更多	3	
5. 您卧病在床时仍吸烟吗？	□是	1	
	□否	0	
6. 您早上醒来后第一个小时是否比其他时间吸烟多？	□是	1	
	□否	0	
7. 吸烟史？	□有　　　　年		
	□无		
8. 被动吸烟环境？	□是		
	□否		
9. 吸烟原因？	□想吸		
	□被动吸		
10. 是否曾有戒烟史？	□是　　时间：		电话：
	□否		

九、职业评估

体力评价通过运动试验、心率（脉搏）测定、自感劳累强度等进行。根据代谢当量确定职业、活动项目。

1. 体力评价　通过运动试验、心率（脉搏）测定、自感劳累强度等进行。心脏病患者一般工作量消耗见表 11-13。

表 11-13　心脏病患者一般工作量消耗表

平均	1.0~1.2；峰值 1.2~1.3
	服务员；办事员；电工；领班；库房管理员；油漆工、画家；监工
平均	1.3~1.6；峰值 1.6~3.3
	麻醉师；外科医师；商业人员，法官；职员；检查员；监工；领班；仓库管理员；守卫；工厂工人；制盒工；装配工；磨工；钻机工人；控制仪器操作员；机器操作员；机器维修人员。
平均	1.6~2.0；峰值 1.8~2.4
	家务（轻）；检查员；机器操作员（如车床工人、钻机工等）；安装
平均	2.0~2.5；峰值 2.5~5.4
	司炉工；领班；熔炉工人；看门人；焊工、维修工、监工

注：引自 Hellerstein HK。

2. 心理评价　包括智力、解决问题能力、性格、情绪、复工的动力、工作人际关系、对工作负荷的自我感受及心理调节能力。在检测工作心理负荷（包括心理测验）时可监测心电图、心率、血压等心血管反应，判断工作心理负荷对心脏的影响。也可在工作锻炼（试用）期进行动态心电图、动态血压检测，实际测定工作心理负荷的影响。

3. 回归工作的评估

（1）繁重工作。能胜任这个级别工作的心脏病患者，其功能储量要>7 METs，等于或超过年龄相当的健康者的功能储量，其心功能要相当于 NYHA 心功能正常级别。这一级别的工作有司炉工、石工等工作。

（2）中度工作。能胜任这个级别工作的功能储量>5 METs，相当于 NYHA 心功能 I 级。他们一般活动没有限制，可担任工作平均耗氧量<2 METs，工作峰值耗氧量<4 METs 的工作，如做家务（轻）、机器操作、维修工、监工等工作。

（3）轻度工作。功能储量为 3~4 METs、NYHA 心功能 II 级的心脏病患者。一般体力活动有轻度限制。

工作评价还包括模拟试验在内。虽然考虑了多方面因素，但毕竟还是间接的，无论是患者的体力还是工作强度、时间、环境因素影响等和工作实际情况仍有差距。为胜任回归的工作，可在原来单位现实环境中试行工作。可进行必要的心电图、血压、脉率、RPE 等监测，以达到最佳效果。

各种活动能量消耗水平见附录。

十、中医体质测评

中医体质分类与判定自测表，见表 11-14。

表 11-14 中医体质分类与判定自测表

（中华中医药学会标准）

阳虚质

请根据近一年的体验和感觉，回答以下问题	没有（根本不）	很少（有一点）	有时（有些）	经常（相当）	总是（非常）
（1）您手脚发凉吗？	1	2	3	4	5
（2）您胃脘部、背部或腰膝部怕冷吗？	1	2	3	4	5
（3）您感到怕冷、衣服比别人穿得多吗？	1	2	3	4	5
（4）您比一般人耐受不了寒冷（冬天的寒冷，夏天的冷空调、电扇等）吗？	1	2	3	4	5
（5）您比别人容易患感冒吗？	1	2	3	4	5
（6）您吃（喝）凉的东西会感到不舒服或者怕吃（喝）凉东西吗？	1	2	3	4	5
（7）您受凉或吃（喝）凉的东西后，容易腹泻（拉肚子）吗？	1	2	3	4	5

判断结果：□是　　□倾向是　　□否

阴虚质

请根据近一年的体验和感觉，回答以下问题	没有（根本不）	很少（有一点）	有时（有些）	经常（相当）	总是（非常）
（1）您感到手脚心发热吗？	1	2	3	4	5
（2）您感觉身体、脸上发热吗？	1	2	3	4	5
（3）您皮肤或口唇干吗？	1	2	3	4	5
（4）您口唇的颜色比一般人红吗？	1	2	3	4	5
（5）您容易便秘或大便干燥吗？	1	2	3	4	5
（6）您面部两颧潮红或偏红吗？	1	2	3	4	5
（7）您感到眼睛干涩吗？	1	2	3	4	5
（8）您感到口干咽燥、总想喝水吗？	1	2	3	4	5

判断结果：□是　　□倾向是　　□否

气虚质

请根据近一年的体验和感觉，回答以下问题	没有（根本不）	很少（有一点）	有时（有些）	经常（相当）	总是（非常）
（1）您容易疲乏吗？	1	2	3	4	5
（2）您容易气短（呼吸短促，接不上气）吗？	1	2	3	4	5
（3）您容易心慌吗？	1	2	3	4	5
（4）您容易头晕或站起时晕眩吗？	1	2	3	4	5

续表

	没有 （根本不）	很少 （有一点）	有时 （有些）	经常 （相当）	总是 （非常）
（5）您比别人容易患感冒吗？	1	2	3	4	5
（6）您喜欢安静、懒得说话吗？	1	2	3	4	5
（7）您说话声音低弱无力吗？	1	2	3	4	5
（8）您活动量大时容易出虚汗吗？	1	2	3	4	5

判断结果：□是　　　□倾向是　　　□否

痰湿质

请根据近一年的体验和感觉，回答以下问题	没有 （根本不）	很少 （有一点）	有时 （有些）	经常 （相当）	总是 （非常）
（1）您感到胸闷或腹部胀满吗？	1	2	3	4	5
（2）您感到身体沉重不轻松或不爽快吗？	1	2	3	4	5
（3）您腹部肥满松软吗？	1	2	3	4	5
（4）您有额部油脂分泌多的现象吗？	1	2	3	4	5
（5）您上眼睑比别人肿（上眼睑有轻微隆起现象）吗？	1	2	3	4	5
（6）您嘴里有黏黏的感觉吗？	1	2	3	4	5
（7）您平时痰多，特别咽喉部总感到有痰堵着吗？	1	2	3	4	5
（8）您活动量稍大容易出虚汗吗？	1	2	3	4	5

判断结果：□是　　　□倾向是　　　□否

湿热质

请根据近一年的体验和感觉，回答以下问题	没有 （根本不）	很少 （有一点）	有时 （有些）	经常 （相当）	总是 （非常）
（1）您面部或鼻部有油腻感或者油亮发光吗？	1	2	3	4	5
（2）您容易生痤疮或疮疖吗？	1	2	3	4	5
（3）您感到口苦或嘴里有异味吗？	1	2	3	4	5
（4）您大便黏滞不爽、有解不尽的感觉吗？	1	2	3	4	5
（5）您小便尿道有发热感、尿色浓（深）吗？	1	2	3	4	5
（6）您带下色黄（白带颜色发黄）吗？（限女性回答）	1	2	3	4	5
（7）您的阴囊部位潮湿吗？（限男性回答）	1	2	3	4	5

判断结果：□是　　　□倾向是　　　□否

续表

血瘀质

请根据近一年的体验和感觉，回答以下问题	没有 （根本不）	很少 （有一点）	有时 （有些）	经常 （相当）	总是 （非常）
（1）您的皮肤在不知不觉中会出现青紫瘀斑（皮下出血）吗？	1	2	3	4	5
（2）您两颧部有细微红丝吗？	1	2	3	4	5
（3）您身体哪里疼痛吗？	1	2	3	4	5
（4）您面色晦黯或容易出现褐斑吗？	1	2	3	4	5
（5）您容易有黑眼圈吗？	1	2	3	4	5
（6）您容易忘事（健忘）吗？	1	2	3	4	5
（7）您口唇颜色偏黯吗？	1	2	3	4	5

判断结果：□是　　　□倾向是　　　□否

特禀质

请根据近一年的体验和感觉，回答以下问题	没有 （根本不）	很少 （有一点）	有时 （有些）	经常 （相当）	总是 （非常）
（1）您没有感冒时也会打喷嚏吗？	1	2	3	4	5
（2）您没有感冒时也会鼻塞、流鼻涕吗？	1	2	3	4	5
（3）您有因季节变化、温度变化或异味等原因而咳喘的现象吗？	1	2	3	4	5
（4）您容易过敏（对药物、食物、气味、花粉或在季节交替、气候变化时）吗？	1	2	3	4	5
（5）您的皮肤容易起荨麻疹（风团、风疹块、风疙瘩）吗？	1	2	3	4	5
（6）您的皮肤因过敏出现过紫癜（紫红色瘀点、瘀斑）吗？	1	2	3	4	5
（7）您的皮肤一抓就红，并出现抓痕吗？	1	2	3	4	5

判断结果：□是　　　□倾向是　　　□否

气郁质

请根据近一年的体验和感觉，回答以下问题	没有 （根本不）	很少 （有一点）	有时 （有些）	经常 （相当）	总是 （非常）
（1）您感到闷闷不乐、情绪低沉吗？	1	2	3	4	5
（2）您容易精神紧张、焦虑不安吗？	1	2	3	4	5
（3）您多愁善感、感情脆弱吗？	1	2	3	4	5
（4）您容易感到害怕或受到惊吓吗？	1	2	3	4	5
（5）您胁肋部或乳房胀痛吗？	1	2	3	4	5
（6）您无缘无故叹气吗？	1	2	3	4	5

续表

| (7) 您咽喉部有异物感，且吐之不出、咽之不下吗？ | 1 | 2 | 3 | 4 | 5 |

判断结果：□是　　　□倾向是　　　□否

平和质

请根据近一年的体验和感觉，回答以下问题	没有（根本不）	很少（有一点）	有时（有些）	经常（相当）	总是（非常）
(1) 您精力充沛吗？	1	2	3	4	5
(2) 您容易疲乏吗？ *	1	2	3	4	5
(3) 您说话声音低弱无力吗？ *	1	2	3	4	5
(4) 您感到闷闷不乐、情绪低沉吗？ *	1	2	3	4	5
(5) 您比一般人耐受不了寒冷（冬天的寒冷，夏天的冷空调、电扇等）吗？ *	1	2	3	4	5
(6) 您能适应外界自然和社会环境的变化吗？	1	2	3	4	5
(7) 您容易失眠吗？ *	1	2	3	4	5
(8) 您容易忘事（健忘）吗？ *					

判断结果：□是　　　□倾向是　　　□否

注：标有 * 的条目需先逆向计分，即 1→5，2→4，3→3，4→2，5→1，再用公式转化分

判定方法：原始分＝各个条目的分数相加。

转化分数＝［（原始分−条目数）／（条目数×4）］×100

平和质：

(1) 是

1) 转化分≥60 分

2) 其他 8 种体质转化分均＜30 分

(2) 基本是

1) 转化分≥60 分

2) 其他 8 种体质转化分均＜40 分

(3) 否——不满足上述条件者

偏颇体质：①是——转化分≥40 分；②倾向是——转化分＝30～39 分；③否——转化分＜30 分。

第三节　心肺运动风险评估

心脏康复不同于普通肢体康复，心肺储备功能的精确评估对于了解病情、指导治疗、评价疗效及估测预后均有十分重要的意义。心肺运动风险评估是安全、有效、可

持续地开展心脏康复的重要环节。

一、心脏康复的危险分层

1. 低危（每一项都存在时）

（1）运动或恢复期无症状，包括无心绞痛的症状或心肌缺血的表现。

（2）无休息或运动引起的严重复杂心律失常。

（3）急性心肌梗死（AMI）、经皮冠脉介入治疗（PCI）或心脏搭桥手术（CABG）术后无并发症。

（4）运动或恢复期血流动力学正常。

（5）心肌肌钙蛋白在正常范围。

（6）心脏功能储备≥7 METs。

（7）左室功能正常（LVEF≥50%）。

（8）无严重心理障碍（抑郁、焦虑等）。

2. 中危（不符合典型高危或低危者）

（1）中度运动（5~6.9 METs）或恢复期出现包括心绞痛症状或心电图 ST 段呈水平型或下斜型压低≥2 mm。

（2）冠状动脉核素心肌灌注显像异常为可逆性的，有不稳定型心绞痛发作。

（3）心脏功能储备 5~7 METs。

（4）左室功能轻、中度受损（LVEF40%~49%）。

（5）无严重室性心律失常。

3. 高危（存在任何一项时）

（1）低水平运动（<5 METs）或恢复期出现心绞痛的症状或心电图缺血性改变。

（2）休息或运动时出现严重复杂心律失常。

（3）AMI、PCI 或 CABG 术后并发心源性休克或心力衰竭。

（4）猝死或心搏骤停的恢复者。

（5）运动时血流动力学异常（特别是运动负荷增加时收缩压不升或下降，或心率不升）。

（6）心脏功能储备<5 METs。

（7）休息时 LVEF<40%。

（8）心肌肌钙蛋白升高。

（9）上述任何一项伴严重心理障碍（抑郁或焦虑）。

（注：低危患者可以在无监护条件下锻炼，而中、高危患者须延迟运动或在医学监护下进行锻炼）。

影响冠心病心脏康复危险性的因素：

（1）心肌缺血发作的程度、持续时间和对治疗的反应。发作程度重，持续时间长，对内科治疗反应差者，危险度更高。

（2）陈旧性心肌梗死患者其危险度更大，若发生心绞痛是由非梗死区缺血所致时，应视为高危组。

（3）心肌梗死溶栓治疗血管再通是影响预后最重要的因素，溶栓血管再通可降低心肌梗死患者的危险。

（4）年龄：>70 岁者危险性更大。

（5）心肌酶：①肌钙蛋白 T（cTnT）含量>0.1 μg/L 与患者近期（30 d）心脏事件发生率和病死率呈线性关系；肌钙蛋白 I（cTnI）对于不稳定型心绞痛或心肌梗死的预测与 cTnT 敏感性相当，但特异性更好。②CK（磷酸肌酸激酶）及其同工酶（CK-MB）峰值超过正常值上限 2 倍为异常。CK-MB 升高程度可作为预测未来心脏事件危险性的指标，其敏感性较 cTnT 差。

（6）冠状动脉病变部位和范围。左冠状动脉主干病变最具危险性，冠状动脉 3 支病变的危险性大于双支或单支病变，前降支病变的危险性大于回旋支和右冠状动脉病变，近端病变的危险性大于远端病变。

（7）合并其他器质性疾病。合并高血压病、未控制的糖尿病、慢性阻塞性肺病、肾功能衰竭等也明显影响患者的近、远期预后，使危险度上升。

（8）轻中度左室功能不全、缓慢性心律失常列为中危，出现 QT 延长时为高危。

（9）应用有可能引起低血钾的排钾、排镁类药物合并应用抗抑郁药或抗精神病药时应列为中危，出现低血钾时为高危。

（10）其他实验室指标。①纤维蛋白原：是一个能预测未来缺血发作的独立指标，如纤维蛋白原与 cTnI 或 cTnT 水平均升高，则预后更差。②C 反应蛋白（CRP）：也是一种反映不稳定斑块破裂的独立危险因素，如其含量>30 mg/L（正常<10 mg/L）则预示未来发生心脏事件的危险性增高。

二、心肺运动试验

心肺运动试验（CPET）被认为是评估心肺运动耐力的最佳方式，是心血管康复风险评估的重要手段，是心肺储备功能检测的"金标准"。

（一）对医生的要求

心肺运动试验的测试需要在受过运动生理基础知识培训的医生指导下进行，并要求医务工作人员参加心血管急症处理培训学习，操作技师和医生均要熟悉心肺运动过程中的正常和异常反应，并能够处理测试中出现的突发事件，最好是掌握运动生理学的心内科医生操作。

进行操作的医生需要知道患者有关的临床信息，特别关注用药情况、吸烟和保健药品的情况，常规活动水平，心绞痛或其他运动诱发的症状。医生应该对患者运动申请、临床评估、近期 ECG 和其他结果及其他特殊情况考虑决定运动试验类型和方案。

运动试验需填写书面知情同意书，并告知其做最大努力（对大多数试验来说），但也可随时停下运动。须提醒患者与运动有关的潜在不适和风险、所期望获得的信息及这些信息对患者的用处。最后，鼓励患者在同意运动试验前提出相关问题并进行答疑解惑，消除患者的恐惧和不安，更好地配合测试。

（二）实验室准备

实验室温度要求在 21~23 ℃，采光通风良好，勿在潮湿、拥挤的空间中进行。实验室房间要配备一个温度计和一个湿度计，患者的实测心率会根据环境温度的升高和环境湿度的增加（高于60%以上）而相应地加快。一般来说，环境温度在22℃的时候适合测试的开展，即使环境温度短期达到26℃，也可以在良好的通气环境中进行测试。此外，尚需配置的心肺复苏设备包括常规抢救用药；静脉注射装置；氧气筒和抽吸装置；气管内插管和喉镜；除颤器。

（三）受试者准备

（1）试验应在餐后2h进行，禁烟，运动前12h不进行过分的体力活动。

（2）受试者着轻便舒适衣物和运动鞋，轻松、平和的心情，勿紧张。

（3）确定受试者病情属运动适应证范畴，排除运动禁忌证。

（4）暂时停用干扰运动反应药物，如β受体阻滞剂、钙离子拮抗剂等。

（5）向患者简要介绍运动试验，详细说明运动中的注意事项和如何运动，并告知患者运动所需时间和医生的期望。

（6）签署知情同意书。

（四）临床适用范围

心肺运动试验作为人体整体生理学客观定量功能测定的唯一方法，适用于所有正常人和各种疾病患者。

（1）人体整体生理学功能评估用于健康、亚健康及疾病的区分和人体健康管理。

（2）客观评估心血管、呼吸和代谢病变为主的各主要系统整体功能受限程度。

（3）通过整体病理生理学分析对原因不明的"心慌气短（呼吸困难）"患者提供鉴别诊断方向。

（4）客观评估心血管、呼吸和代谢疾患治疗（包括药物、仪器等）效果。

（5）客观评估麻醉和围手术期危险性和预后。

（6）客观评估重要脏器病变的整体功能受损、生存潜能和预后预测，而作为脏器移植（心、肺或者心肺联合等）、心衰仪器治疗（心脏辅助装置、CRT-ICD等）患者选择的客观标准。

（7）心肺疾病康复治疗个体化运动康复处方方案制订的客观依据。

（8）运动医学、高原医学、运动训练方案、运动计划等制订的客观依据。

（9）劳动能力评估与劳动能力丧失的客观评估。

（10）某些以氧气需供失衡为特征的疾病（如缺血性心脏病）通过极限运动氧代谢直接测定可以达到"早"早期诊断。

（11）对于某些高危疾患严密监测运动可以将高危现象发现，继而提出预防措施，以减少患者工作和居家猝死可能。

（五）心肺运动试验的临床使用禁忌证

心肺运动试验的禁忌证根据临床可分为绝对禁忌证和相对禁忌证。

绝对禁忌证可见：

（1）急性心肌梗死（<2d）。

（2）高危不稳定型心绞痛。

（3）导致血流动力学不稳定的心律失常。

（4）急性心内膜炎。

（5）严重主动脉缩窄。

（6）失代偿的心力衰竭。

（7）急性肺动脉血栓形成或肺栓塞。

（8）近期发生非心脏原因可影响运动能力的疾病或可因运动而加剧病情（如感染、肾衰竭、甲状腺毒症）。

（9）残疾人或不能合作者。

（10）未获得知情同意者。

相对禁忌证可见：

（1）左冠状动脉主干狭窄。

（2）中度狭窄的瓣膜心脏疾病。

（3）电解质紊乱。

（4）心动过速或心动过缓。

（5）心室率未控制的心房颤动。

（6）肥厚型心肌病。

（7）不能合作的脑认知障碍者。

（8）高度房室传导阻滞。

（六）心肺运动试验终止运动指征

为了患者的安全，在其尚未达到症状限制前，若出现下列危险征象中的一种或者多种时可以考虑提前终止心肺运动试验，终止运动的指征同样可以分为绝对指征和相对指征。

终止绝对指征：

（1）达到目标心率。

（2）发生急性心肌梗死或怀疑心肌梗死。

（3）发作严重心绞痛。

（4）随功率递增，血压下降>10 mmHg（1 mmHg=0.133 kPa），或持续低于基线血压。此外，收缩压>220 mmHg，舒张压>115 mmHg。

（5）发生严重心律失常，如Ⅱ～Ⅲ度房室传导阻滞、持续室性心动过速、频发室性早搏、快速心房颤动等。

（6）出现面色苍白、皮肤湿冷及明显气促、呼吸困难。

（7）出现中枢神经系统症状，如眩晕、视觉障碍、共济失调、感觉异常、步态异常、意识障碍。

（8）患者要求停止运动。

终止相对指征：

（1）心电图 ST 段水平压低或下斜型压低>2 mm，或 ST 段抬高>2 mm。

（2）胸痛进行性加重。

（3）出现严重疲乏、气促、喘鸣音。

（4）出现下肢痉挛或间歇跛行。

（5）出现不太严重的心律失常，如室上性心动过速。

（6）运动诱发束支传导阻滞未能与室性心动过速鉴别。

需要注意的是，因安全原因提前停止的运动试验不能称作"最大"，所有使用最大或者峰值氧耗量指标分析的项目都要排除。当然，亚极限指标如无氧阈值、摄氧效率峰值平台、二氧化碳通气有效性最低值和二氧化碳通气效率斜率等已达到该指标的评测标准，也可以分析使用。

（七）操作方法

1. 操作前准备　了解患者的诊断、用药情况以及试验理由。受试者试验前 2 h 禁食，衣服要宽松、舒适，鞋要安全。严格掌握禁忌证。告知受试者气体交换的咬口器可引起口腔黏膜干燥及有抵抗的感觉，如不能耐受咬口器，可改用面罩。受试者应清楚地知道，只要本人提出请求，试验将会中止，但亦应明白足量的试验反应及恰当的资料分析是非常关键的。在放置电极之前备皮，然后用酒精清洁皮肤，再用细砂纸或薄纱布轻轻打磨表皮，使皮肤阻抗 $<5000\ \Omega$。

2. 静息资料　包括血压、坐位、立位和休息时的心率应记录下来。理想的 VO_2 基线至少稳定 2 min。

3. 运动试验方案　患者的气体交换试验可在运动平板或踏车试验上进行。选择方案常根据患者的功能状态及限制运动试验的其他情况选择。方案包括每 2~3 min 显示一次 VO_2 的增加值，直到每一步都能获得一个稳定的状态，并可以逐步显示所增加的 VO_2。坡度方案为每分钟或 30 s 改变一次工作量（做功量）并可得到一个更平滑的 VO_2 曲线。坡度方案同样可以针对患者试验时的能力，这对于患者选择方案可能更重要，不要仅仅依赖 1~2 种在低工作量时、没有充足时间的方案去观察整个检查。Bruce 方案是运动试验室中的常用方案。对于心力衰竭的患者，可应用改良的 Naughton 方案。运动试验方案应提供大量的资料并高度准确地、可再现性地正确评价患者的极量或接近极量运动功能。运动时要精确监测血压、心率及运动心电图。

最小的运动试验应包括完成无氧阈。通气阈的重复试验必须在稳定的临床状态下进行。应努力去鼓励受试者连续保持 RER 在 1.0 ms 以上，并确信达到 VT。

6. 仪器操作步骤（以意大利科时迈运动心肺测试系统为例）

（1）打开功率车（或跑台）、血氧饱和度仪、外置血压仪、12 导联心电监测仪及外部设备电源，再打开电脑主机和心肺功能仪器主机。

（2）仪器定标：流量计的校准对于保证运动心肺测试仪在测试状态下测定的精确性和可重复性是非常必要的。为确保运动心肺测试数据的精准，仪器在使用之前须经过三步定标，分别是流量传感器定标、室内空气定标、气体定标。①流量传感器定标：将流量传感器与打气筒连接，分别以慢、中、快速度均匀抽吸，约 12 次，点击"OK"界面结束。如果定标通过，在定标结果界面不显示红色字体。②室内空气定标：据界面定标提示，点击"Air"定标，自动完成定标过程，显示定标结果。如果定标通过，在定标结果界面不显示红色。③气体定标：打开标准气体阀门，确认气体压力在正常范围，读取标准气出厂标签气体浓度数值，将气体采样管插入气体主机设备前端的定标器采样口内。打开气体定标程序，点击"Ergo-RMR"开始定标，待程序自动结束并显示定标结果，确认定标数据在正常范围内，保存定标结果并退出程序。如果定标通过，在定标结果界面不显示红色。

（3）测试开始，在患者数据库程序中查找或新建患者基本信息，其中包含：ID 编号、姓名、性别、出生日期、身高（cm）、体重（kg）等。

（4）医师评估及人员准备：详细询问受试者基本病情资料并记录，包括：病情诊断、一般资料（生化检查、心脏彩超、双源 CT 或造影结果等）、既往运动习惯等。告知受试者测试基本流程，明确运动注意事项，告知受试者测试目的及运动中可能会出现的不适和风险、所期望获得的信息及这些信息对受试者的临床意义和用处，并告知其须做最大的努力，但也可随时停下。最后受试者佩戴 12 导联心电图、血压袖带、血氧饱和度探头、测试面罩或咬口器，并连接流量传感器和气体采样器，调整最佳座椅高度，当脚踏处于最低点时双腿能接近于完全伸直。

（5）根据患者病情、一般病情资料及运动习惯选择合适运动方案，如年老体弱、冠心病 PCI 术后、慢性心力衰竭或既往无运动习惯的受试者人群，推荐使用 Ramp10 方案，为的是患者在运动期 2~8 min 达到负荷测试。

（6）预实验（静态肺通气功能测定）：受试者和仪器准备完毕后，因最后报告中需用到流量的数据，所以需测定受试者肺活量（VC）、吸气容量（IC）、1 s 用力呼气容积（FEV1）、最大通气量（MVV）。对于阻塞性呼吸道疾病稳定期的患者，近期的流量数据可以使用。测定包含三步：用力肺活量测定、慢肺活量测定、肺最大通气量测定，得出以上流量数据。需准备物品：一次性使用咬口器、一次性除菌过滤器、鼻夹等。①受试者取站立位，口含咬口器，通过流量传感器连接肺功能仪，夹上鼻夹，平静呼吸，使其习惯自然呼吸。②用力肺活量测定：平静呼吸数次后在呼气末做最大吸气，吸足后屏气约 1 s，令受试者做最大力量、最快速度呼气，直至呼尽，持续 6 s，吸气后结束测试。③慢肺活量测定：平静呼吸数次后在呼气末做最大吸气，吸足后屏气约 1 s，令受试者缓慢、匀速、均匀呼气，直至呼尽，吸气后结束测试。④最大肺通气量测定：受试者以最快速度、最深呼吸进行深大呼吸，持续 12 s。

备注：以上 3 次测试均可以进行重复测定，首次测定后受试者可在休息 1~2 min 后进行下一次测定，以选择能够获得最大值的一次计算结束，必要时充分休息后重复测定。

（7）仪器和人员准备完毕后，打开"运动心肺测试系统"程序进入运动心肺试验测试。在启动界面右侧确认受试者摄氧量、二氧化碳排出量、呼吸商（RER）、代谢当量、通气量、实时心率、最大心率预计值、血压、心电图图形无误后点击"start"开始测试。

（8）整个测试过程分为 4 个阶段，分别是静息期 3 min、无负荷踏车热身期 3 min、负荷递增运动期和恢复期（通常 5 min）。在负荷运动期检查者应密切关注患者心电图、血压以及代谢指标相关参数的波形曲线变化，询问受试者主观感受。如有异常，及时终止试验以确保受试者安全。

（9）恢复期检查者应继续密切观察患者体征及相关参数变化，同时询问受试者主观感受，待受试者已基本恢复正常状态，且不会出现危险的情况下结束整个运动心肺测试流程。

（10）摘下受试者面罩或咬口器，去除心电导联、血压袖带和血氧探头等。

（11）测试完全结束后，分析测试结果，确定无氧阈值，生成报告。

（12）检查时如果出现如下情况时，应立即终止心肺运动试验：①出现急性损害情况如面色苍白、大汗、恐惧、头晕。②严重呼吸困难或出现新的发绀。③复杂的室性心律失常、室上性心动过速、显著的心动过缓。④出现心前区疼痛伴缺血性 ST 改变>2 mm。⑤严重高血压（240/140 mmHg）。⑥收缩压下降>10 mmHg 时。⑦严重疲劳、严重腿痛或间歇跛行不能踏板者。

（13）初步的报告应即刻完成。整个试验过程应进行分析，包括血压、心率、运动心电图和气体交换情况的说明。

（八）分析方法

1. 心电图　心肌缺血是由于心肌做功增加时没有足够的氧气供应给心肌细胞以满足其所需的供氧量所致。当心肌收缩时没有充足的氧气供应，乳酸产量增加，心肌细胞离子通道通透性改变，在心肌缺血区域的复极过程中，膜电位恢复至原有水平的速率下降，使得运动中的心肌做功增加的需氧量超过了供氧量，因此 T 波和 ST 段出现急剧的改变，因此我们在受试者运动过程中通过心电图 T 波和 ST 段的异常改变及异常出现的心律失常事件发生，可以给出缺血性心脏病的诊断。

2. 最大摄氧量（VO_{2max}）和峰值摄氧量（Peak VO_2）　VO_{2max} 是指受试者进行功率逐渐增加试验中将达到机体疲惫时不能再正常随功率增加相应上升 [<10 mL/（min·W）] 的 VO_2。然而在进行递增运动试验中，接近峰值 VO_2 时，经常观察不到 VO_2 功率平台期的出现，那么此时的 VO_2 成为峰值摄氧量。因此，VO_{2max} 代表了在一定形式的运动试验中，当 VO_2 不再随着功率增加而增加时，获得的最高 VO_2，平均历时 20~30 s。峰值 VO_2 是指假设受试者最大用力时在持续增量功率试验中达到的历时 20~30 s 的最大 VO_2。研究发现在递增功率试验达到精疲力竭时产生的 VO_2 非常接近 VO_{2max}，即使未能证实有 VO_2 平台的出现。Peak VO_2 是最重要的测定指标参数，它可以确立受试者允许的最大有氧代谢功能的正常生理反应，是否达到了其自身的预计 Peak VO_2，正常参考范围是>84% VO_{2max} 预计值。其正常意味着受试者运动耐量正常或处于疾病早期，反之，则需要积极寻找运动受限因素和病因。

3. 摄氧量和功率　通过检测口中呼吸气体来测定 VO_2，VO_2 的增长反映了肌细胞运动做功时的用氧情况。VO_2-功率关系图描述了运动个体对外做功时相应的 VO_2。提供了从外呼吸到内呼吸的重要信息。VO_2-功率关系之斜率（$\Delta VO_2/\Delta WR$）：VO_2 作为功率的函数，斜率很重要，因此测定有氧代谢做功的斜率，表示 VO_2 增加与功率增加的关系。若其减低，理论上反映送氧能力的减退，即氧运输至四肢的量受到减损，若结合氧脉搏、AT 减低，更有助于心血管异常的诊断。

4. 代谢当量（MET）　是以安静且坐位时的能量消耗为基础，表达各种活动时相对能量代谢水平的常用指标。即 1MET 相当于 VO_2 3.5 mL/（kg·min），也可以通过心肺运动试验直接测得。

5. 无氧阈、乳酸阈和乳酸性酸中毒阈（AT）　AT 是指运动中 VO_2 水平。超过此水平，由无氧代谢机制补充有氧代谢产生能量，同时反映乳酸盐水平，乳酸盐/丙酮酸比率在肌肉及动脉血中增加。主要理论取决于无氧糖酵解产生，导致乳酸产量净增加。乳酸盐增加开始出现的早晚与 VO_2 的大小反映了健康体质有氧做功水平，出现得越晚，有氧工作能力越强。AT 作为一界限，运动中超过此点，VO_2 动力学变缓，不再是稳态进行。功率越过 AT 后 VE 增加主要靠呼吸频率增加来维持。VO_{2max} 和 AT 可以识别疾病的严重程度，预测最大心排出血量，客观评价患者功能容量，可以此标志心功能损害程度。对慢性心肺功能不全的患者而言 AT 更有意义，更能反映心功能状况。反映组织灌注的变化 AT 较 VO_{2max} 敏感，且与相对用力无关。VO_{2max} 同时受心血管储备功能及肌肉利用氧能力的影响，代表循环系统输送氧的能力，而运动耐力较多取决于肌肉线粒体利用氧的能力，与 AT 关系较密切。正常人 AT 时摄氧量>40%预计值。

VO_{2max} 和 AT 最重要的一个方面是可根据数值确定受试者的心功能状态，不同于 NYHA 心功能分级。根据 Weber KT 标准，按 VO_{2max}/kg 和 AT 分级（见表 11-15）。

表 11-15　心功能分级

心功能分级	VO_{2max}/kg [mL/ (kg·min)]	AT [mL/ (kg·min)]
A 级	>20	>14
B 级	16~20	11~14
C 级	10~16	8~11
D 级	<10	<8

6. 氧脉（VO_2/HR）　氧脉是指 VO_2 除以同步测定心率计算而得出的。其取决于周围组织摄取的氧量和每一心跳期间肺血接纳的氧量，是心血管效率的指标，此代谢指标以每搏摄氧量表示，同时反映心脏每搏输氧的能力。按年龄、身高、性别计算的预计值，最大运动时，氧脉低于 20%预计值为异常。

7. 心率-摄氧量关系曲线和心率储备（HRR）　在功率增长试验中，正常情况下心排血量和心率都随着 VO_2 线性增长，而多种心血管疾病都会出现由于每搏量降低，心率随着 VO_2 更快地增长。此外，冠心病患者心肌缺血时，VO_2 通常随功率增长的速度减慢，心率-摄氧量曲线更陡地上升而偏离了较低功率时的直线位置，这就意味着搏出量减低，心排血量不能满足对氧气的需求，提示左心室做功功能的严重衰退。

HRR 通过最大心率预计值和峰值 VO_2 时测定的心率值之差可估测得出。正常情况下<15 次/min，心肌缺血、心瓣膜病和呼吸循环障碍无症状患者的心率储备通常也可正常，异常增长的相关病态见于以下：①腿脚不便限制运动；②心绞痛限制运动；③病态窦房结综合征；④β 受体阻滞剂的使用；⑤合并通气机制受损的肺疾病；⑥未尽力运动。

8. 呼吸储备　呼吸储备可用最大通气量（MVV）与最大运动通气量的差值或者二者之差/MVV 来描述。除了非常健康的个体可获得较高水平的 VE 以外，正常男性的呼吸储备应≥11L/min，或为 MVV 的 10%~40%。低呼吸储备是原发性通气受限肺疾病患者的特征性体现，当心血管或其他疾病限制运动时呼吸储备较高。

9. 氧通气当量（VE/VO₂）和二氧化碳通气当量（VE/VCO₂） 通气当量反映呼吸效率，与瞬间摄氧量和二氧化碳排出量相关。运动开始前，静息状态下，氧通气当量（VE/VO₂）和二氧化碳通气当量（VE/VCO₂）为 30~60 可能与咬口器或面罩导致过度通气有关。

VE/VO_2 是指摄入或消耗 1L 氧量所需要的通气量，反映氧的摄取效率，其倒数为氧吸收量，指每升通气量中吸收的氧量。VE/VO_2 最低点反映无氧阈的位置，是确定无氧阈最敏感的指标。AT 点增大，表明氧吸收量减低，换气功能降低。运动情况下新陈代谢增加，心肺功能有严重损害者其代偿功能减退，氧吸收量及氧吸收率均减低，可出现缺氧现象。VE/VO_2 最低点正常值为 22~27，随年龄增加可达 30。

VE/VCO_2 是无效腔通气的指标之一。显示排出 1 L 二氧化碳所需要的通气量，反映通气效率。VE/VCO_2 最低点正常值为 26~30，随年龄增加，肺内生理无效腔可达 33。

10. 呼吸交换率（R 或 RER） 是指肺内每分钟二氧化碳排出量与每分钟摄氧量之比值，也就是 V-Slope 法确定 AT 点的依据。RER<1 时，表示有氧运动，RER>1 时，表示无氧运动。

Wasserman K 9 组图评价各系统功能。

用心肺运动试验的 10 s 平均数据选择最重要的指标按新 9 图展示，以便于对各指标运动中的反应方式进行直观的判读。具体各个图所示具体内容见表 11-16 和图 11-1。

表 11-16　9 组图评价各系统功能

图	参数		关联
1	VE vs WR（或 T）		通气反应
2	HR vs WR（或 T）	VO₂/HR vs WR（或 T）	心血管反应
3	VO₂ vs WR（或 T）	VCO₂ vs WR（或 T）	代谢反应
4	VE vs VCO₂		通气代偿点
5	HR vs VO₂	VCO₂ vs VO₂	心血管反应/代谢反应
6	VE/VO₂ vs WR（或 T）	VE/VCO₂ vs WR（或 T）	气体交换
7	VT vs VE		通气反应
8	R vs WR（或 T）		气体交换
9	PETCO₂ vs WR（或 T）	PETO₂ vs WR（或 T）	气体交换

注：WR（功率），T（时间）

（九）心肺运动测试报告

通过静态肺功能测试、运动心肺测试的代谢指标、气体交换指标、心电指标及血压数值，我们可以客观地对受试者的心肺储备功能、运动耐力下降原因等做出精准判读。通常心肺运动测试的报告应包含以下内容：①相关临床资料及用药的简短摘要；②与运动相关的特殊主诉；③肺功能测试结果；④测试方法及测试过程的简要介绍；

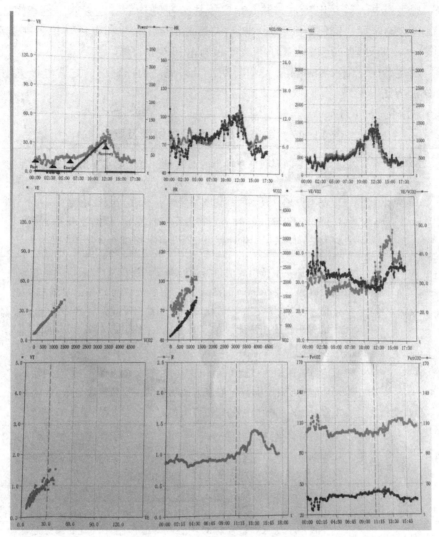

图 11-1　9 组图评价各系统功能

⑤主要气体交换变量的表格和叙述性的分析和解释。

三、运动心排

1. 临床应用　①血流动力学角度评估静息及运动心功能、明确病因。②与运动平板合用，组成二代运动平板实验，监测心肌缺血，提高冠心病诊断率。③指导用药和体液管理。④调节高血压用药及指导治疗。⑤优化起搏器间期。⑥明确心力衰竭类型：收缩性、舒张性。⑦明确休克类型。⑧用于心脏康复中对心功能的监测与心肺运动试验联合应用，运动指导时实时监测心功能。

2. 操作规程

（1）打开电脑主机，软件。

（2）选择新建—输入患者信息。

（3）患者准备，连接电极片，共 6 个电极片，左侧耳朵后连着放白色和黑色电极，红色放在胸骨柄位置，橙色放在 V5，平剑突处后背连着绿色和黑色（患者在运动状态进行测试），皮肤处理一定得认真仔细，务必酒精和砂片打磨。

（4）确定开始之后，添加标志各个时期，及时更新血压标记，之后电极关闭测试。

3. 分析方法

分析方法见表 11-17。

表 11-17　动态心排检测参数解读及意义

SV	每搏输出量	1. 每次心动周期左室排出的血流量，是定量左室射血功能的重要指标 2. 基本原理：改良后强化欧姆定律（电阻=电压/电流） 3. 通过 TEB 技术（胸部生物电阻抗技术），依据心脏射血时所产生的胸阻抗变化计算出心排量和其他血流动力学数值	mL/B
CO	心输出量	1. 每分钟左室排出的血量，为心搏量×心率（次/min），是心脏泵血的主要指标。正常人卧位比立位时的心输出量增加，而心衰患者相反，卧位时比立位时心输出量减少 2. 心输出量的正常值为 4~7 L/min，平均值为 4~6.5 L/min 3. 心输出量降低，说明患者心功能不良，有低心排综合征	L/min
CI	心指数	单位体表面积的心输出量，即 CO/BSA（体表面积），反映心泵功能的变化，是评定心脏射血功能的主要和客观指标	
CTI	心收缩指数	左室射血时主动脉内的血流最大速度	
HR	心率	心脏每分钟的跳动次数	次/分
LVET	左室射血时间	从主动脉瓣开启左心室血液射入主动脉，至主动脉瓣关闭的时间。心力衰竭的过程常出现 LVET 的缩短	ms
EF	射血分数	心搏量/左心舒张末期容积，是衡量左心室排空能力的重要参数	%
SVR	外周阻力	主要是指小动脉和微动脉对左心收缩时体循环血流的每分总外周阻力	
SVRI	外周阻力指数	是指小动脉和微动脉对左心缩时体循环血流的每搏总外周阻力	
LCWI	左心做功指数	衡量心肌耗氧量的指标，当心脏收缩能力下降，LCWI 则降低	
EDV	左室舒张末期容积	左心室在心动周期舒张末期的最大容血量	mL

四、心电图运动负荷试验

（一）临床应用

1. 适应证

（1）冠心病的辅助诊断检查，对不典型胸痛或可疑冠心病患者进行鉴别诊断。

（2）冠心病患者危险分层，估计冠状动脉狭窄的严重程度（如运动中出现广泛前壁 ST 段改变，可提示左前室间支近端狭窄），筛选高危患者以便做 PTCA 或进行手术治疗。

（3）评定心功能，测定冠心病患者心脏功能和运动耐量，以便合理地安排患者的生活和劳动强度，为康复训练提供依据。

（4）冠心病患者药物或介入手术治疗效果前后对比。

（5）心肌梗死患者出院前做运动负荷试验有助于预后判断：阳性提示多支病变，运动中出现恶性心律失常为猝死的预测因素之一。

（6）评价某些心律失常的性质。

（7）评价各种症状，胸痛、眩晕、昏厥发作的病因。

（8）体育疗法，心脏病康复的运动处方根据。

（9）其他：如进行冠心病易患人群流行病学筛查。

2. 绝对禁忌证

（1）5d 内的急性心肌梗死。

（2）药物治疗未控制的不稳定型心绞痛。

（3）引起症状或血流动力学障碍的未控制的心律失常（快速房性或室性心律失常，严重房室阻滞等）。

（4）有症状的严重主动脉瓣狭窄。

（5）未控制的有症状的心力衰竭。

（6）急性肺栓塞或肺梗死。

（7）急性心肌炎、心内膜炎或心包炎。

（8）急性主动脉夹层。

（9）严重的高血压（收缩压>200 mmHg 及/或舒张压>110 mmHg）或低血压。

（10）急性或严重疾病。

（11）严重的运动功能障碍。

（12）患者拒绝检查。

3. 相对禁忌证

（1）冠状动脉左主干狭窄。

（2）中度狭窄的心脏瓣膜病。

（3）电解质紊乱。

（4）肥厚梗阻性心肌病及其他形式的流出道梗阻。

（5）导致不能充分运动的身心障碍：肢体残疾、体弱、高龄及活动不便者。

（6）一般的心律失常（频发多源性室性早搏、缓慢性心律失常等）。

（7）安装了固定频率人工起搏器。

（8）妊娠、贫血、甲状腺功能亢进、肺气肿及患有其他严重疾病者。

（9）酒后、止痛药、镇静药、雌激素等药物作用。

（二）操作规程

（1）复核检查适应证及禁忌证，简单询问病史，必要时体格检查，阅读 12 导联常规心电图和各种临床检查资料。评估运动平板负荷试验风险度。

（2）检查前 1 d 禁酒，检查当日吃早餐，餐后至少 2 h 进行，检查前不得喝浓茶、咖啡，不得吸烟及饮酒，不能剧烈运动。

（3）向患者介绍此项检查的目的、步骤、意义及有可能发生的危险性，以取得患者配合。

（4）准备好心肺复苏设备及急救药品，防止检查过程中意外情况发生。定期检查药品有效期。

（5）检查时应温度适中（18~26 ℃），运动试验采用 12 导联记录，电极放置位置每次要固定一致。用电极片携带的小砂片打磨患者局部皮肤，用乙醇棉球擦拭脱脂。待乙醇挥发皮肤干燥后，再用乙醇擦拭脱脂。

（6）选用银电极片或氯化银电极片。上臂电极置于锁骨下窝的最外侧，下肢电极置于髂前上棘上方季肋部下方。胸前导联位置不变。

（7）复核导联位置。将血压感应电极置于肱动脉搏动最强处，绑好袖带，用于运动过程中测量血压。

（8）告知患者运动过程中若有不适，如胸痛、头晕等及时告知医生，指导患者学会运动方法。

（9）确定运动试验的方案。采用适合心脏病和老年人的改良 Bruce 方案。

（10）运动试验中监测心电图、血压，注意观察患者的一般情况，如呼吸、意识、神态、面色、步态等。出现运动试验的终止指征，要立即终止运动，防止发生意外。

（11）运动试验后连续监测心电图、血压，继续观察至心电图、血压恢复运动前状态。

（12）检查完毕，进行结果分析应包括运动量、临床表现、血流动力学以及心电图反应 4 个方面。

（三）分析方法

1. 主要指标

（1）出现心绞痛时间。运动中询问患者，如出现典型胸痛、胸闷等伴有 ST 段压低则强烈提示心绞痛。应注意区别典型胸痛与非典型胸痛。

（2）总运动时间。

（3）最大运动代谢当量（METs）。

（4）运动出现 ST 段压低 1.0 mm 时间 ST 段测量应以 PR 段为基线，由 J 点起始。如 ST 段为水平或下斜型压低，应以 J 点后 80 ms 测量。ST 段水平或下斜型降低≥0.1 mV，持续 2 min 为标准。J 点后 ST 段快速上斜型降低（>1 mV/s）<1.5 mm 应视为正常。J 点后 80 ms ST 段缓慢上斜型降低以≥1.5 mm 为标准。

（5）最大 ST 段压低幅度。

（6）平板运动试验评分（Duke 评分）。

Duke 评分＝运动持续时间−（5×ST 段偏移）−（4×平板运动心绞痛指数）。

平板运动心绞痛指数判定：无心绞痛为"0"；运动过程中出现典型心绞痛为"1"；因心绞痛而停止运动为"2"。

运动诱发的 ST 段偏移是同一导联上的最大 ST 段净偏移。注意 ST 段偏移水平可以在

J 点之后 80 ms 测得，如运动诱发的 ST 段压低<1 mm，则计算中 ST 偏移水平计分为 0。

2. 运动试验阳性标准

运动中或运动恢复期出现下列条件之一者为运动试验阳性。

（1）典型心绞痛。

（2）心电图改变：①以 R 波为主的任一导联出现连续>3 个心动周期的 ST 段水平或下斜型（缺血型）下移，在 J 点后 80 ms 处较运动前下移≥0.1 mV，持续时间≥2 min。J 点后 ST 段快速上斜型降低（>1 mV/s）≥1.5 mm 为异常标准。②除 aVR 导联外，各导联出现 ST 段弓背型上移，≥0.1 mV。③U 波倒置。安静心电图无 U 波倒置者，运动诱发 U 波倒置。

（3）血压异常：运动负荷增加时，收缩压反而下降>20 mmHg。

3. 可疑阳性标准

（1）运动中或运动后心电图以 R 波为主的导联 J 点后 80 ms 处 ST 段下斜型或水平型较运动前下移增加 0.05~0.1 mV，持续时间大于 2 min。

（2）出现严重心律失常。

（3）T 波变为双向或倒置。

（4）运动负荷增加出现血压及心率降低，收缩压较基础血压下降超过 10 mmHg。

4. 终止运动试验的指征

（1）达到阳性标准或达到目标心率。

（2）随运动负荷的增加收缩压较基线水平下降>10 mmHg。

（3）ST 段或 QRS 波的变化，如 ST 段过度压低（水平或下斜型 ST 段压低>2 mm）或运动诱发明显的电轴偏移。

（4）严重心律失常如持续性室性心动过速、多形室性早搏、短阵室性心动过速、室上性心动过速、心脏传导阻滞或心动过缓。

（5）无病理性 Q 波的导联出现 ST 段抬高达到 1 mm 以上。

（6）出现束支阻滞或不能与室速相鉴别的室内阻滞。

（7）高血压反应（收缩压>220 mmHg 及/或舒张压>115 mmHg）。

（8）受试者拒绝继续运动。

五、六分钟步行试验

1. 临床应用　六分钟步行试验是一项简单易行、安全、方便的试验，是用以评定慢性心衰患者运动耐力的方法。

（1）适应证　主要适用于测量中重度心脏或肺疾病患者对医疗干预的反应，也可用于患者功能状态以及预测发病率和死亡率。其用于心血管疾病方面的适应证为：心力衰竭和肺动脉高压患者治疗前后比较；心力衰竭和血管病患者功能状态评价；心力衰竭和肺动脉高压患者心血管事件发生和死亡风险的预测。

（2）绝对禁忌证　近 1 个月出现过不稳定型心绞痛或心肌梗死。相对禁忌证：静息心率大于 120 次/min，收缩压>180 mmHg，舒张压>100 mmHg。测试过程中下列情况应该终止测试：①胸痛；②难以忍受的呼吸困难；③下肢痉挛；④步履蹒跚；⑤冒虚汗；⑥面色苍白；⑦患者无法耐受。

2. 操作规程 在平坦的地面画出一段长达 30.5 m 的直线距离，两端各置一椅作为标志。患者在期间往返运动，速度由自己决定，在旁的检测人员每 2 min 报时一次，并记录患者可能发生的不适（气促、胸闷、胸痛）。如患者不能坚持可暂停试验或终止试验。6 min 结束后计算其步行距离。

（1）患者在试验前 10 min 到达试验地点，于起点附近放置一把椅子，让患者就座休息。核实患者是否具有试验禁忌证，确认患者穿着适宜的衣服和鞋。测量血压、脉搏、血氧饱和度，填写工作表的第一部分。

（2）让患者站立，应用 Borg 评分对其基础状态下的呼吸困难情况做出评分（见 Borg 评分及其使用说明）。

（3）按如下方式指导患者：

1）这个检查的目的是在 6 min 内尽可能走得远一些，您在这条过道上来回走。六分钟时间走起来很长，所以您要尽自己的全力，但请不要奔跑或慢跑。

2）您可能会喘不过气来，或觉得筋疲力尽。您可放慢行走速度，甚至停下来休息。您可在休息时靠在这面墙上，一旦您觉得体力恢复了，就应尽快继续往前走。

3）您需要绕着这两个圆锥形的路标来回走，绕这两个圆锥形路标时您不要有犹豫。

4）您准备好了吗？我们会记录您走过几个来回，您每次转身经过这条起点线时，我都会记录一次。请您牢记，试验需要您在 6 min 内走出尽可能远的距离，是现在开始，还是等您准备好之后咱们再开始？

（4）将患者带领至起点处。测试过程中，操作者始终站在起点线附近。不要跟随患者一同行走。当患者开始出发时，开始计时。

（5）患者每次返回到起点线时，在工作表中标记出折返次数，要让患者看到这些行动。动作可稍微夸张一些，就像短跑冲刺终点线上的裁判按下秒表一样。用平和的语调对患者讲话：

1）1 min 后，对患者说（语调平和）："您做得不错。您还要走 5 分钟。"

2）剩余 4 min 时，对患者说："不错，坚持下去，您还要走 4 分钟。"

3）剩余 3 min 时，对患者说："您做得很好，您已经走完一半了。"

4）剩余 2 min 时，对患者说："不错，再坚持一会儿，只剩下 2 分钟了。"

5）只剩余 1 min 时，告诉患者："您做得不错，只剩 1 分钟了。"

6）不要用其他言语鼓励患者，避免做出暗示患者加快步行速度的肢体语言。

7）距测试结束只剩下 15 s 时，对患者说："过一会儿我会让您停下来，当我喊停时，您就停在原地，我会走到您那儿。"

8）计时 6 min 时，对患者说："停下！"走到患者处。如果患者显得很劳累，推上轮椅。在他们停止的位置做好标记，比如放置一个物体或画上标记。

9）如果患者在试验过程中停了下来并要求休息，对患者说："如果您愿意，可以靠在这面墙上；当您觉得休息好了就尽快接着往前走。"不要中止计时器计时。如果患者未能走满 6 min 就止步不前，并且拒绝继续测试（或操作者认为不宜再继续进行测试），将轮椅推至患者面前让其就座，终止其步行，将其步行的距离、终止时间以及未能完成实验的原因记录在工作表上。

（6）试验结束后：向患者做出的努力表示祝贺，并给他一杯水。记录患者行走之后的 Borg 呼吸困难及疲劳程度评分，并询问患者："您觉得是什么原因使您不能走得更远一些？都有哪些不舒服？"测定 SpO_2、脉搏、血压，并记录。

（7）记录下患者最后一个来回中走过的距离，计算患者走过的总路程，数值四舍五入，以米为单位计算，并将计算结果记录到工作表上。

3. 分析方法　6 min 步行距离。1 级：小于 300 m；2 级：300～374.9 m；3 级：375～449.5 m；4 级：大于 450 m。（3~4 级接近正常或达到正常）

6 min 步行距离<150 m，表明为重度心功能不全；150～425 m 为中度心功能不全；426～550 m 为轻度心功能不全。

本试验除用以评价心脏的储备功能外，常用以评价心衰治疗的疗效。六分钟步行试验测试的结果可作为心血管病患者步行有氧训练的强度依据。一般情况下，对危险程度较高的患者，可建议步行训练开始的强度为六分钟步行测试平均速度的 60%，而危险程度较低的患者训练的开始强度为六分钟步行测试平均速度的 80%。

六、超声心动图

1. 适应证　判定心脏位置以及心脏与其他内脏的位置关系；检出心脏结构异常；判定各房室腔大小，室间隔和室壁厚度，室壁整体和节段性运动，间隔连续性，瓣膜功能，流出道，大动脉，体（肺）静脉，心肌病变，心内异常回声（肿瘤、赘生物、血栓）及周围血管病变；检出心脏结构关系的异常；判定心房排列关系，心房与心室、心室与大动脉的连接关系，体静脉回流，肺静脉回流以及冠状动脉发育和起源异常；评价心脏血流动力学变化。

2. 检查内容　常规测量各瓣口流速和压差，判定异常血流部位和起源，定量或半定量分流、狭窄和反流血流的流速、压差及流量；检出心包疾患（心包积液、缩窄性心包炎、心包填塞、心包肿瘤）定位和半定量心包积液，指导心包积液穿刺，评价药物疗效；评价心脏手术及介入治疗后心脏结构的恢复情况和血流动力学的转归；评价心功能。

3. 常规用二维和/或 M 型超声测量收缩功能　心脏超声常规检查切面和可能检查切面见表 11-18、表 11-19。超声心动图检查报告包括 M 型和 2DE 对心脏结构的描述、多普勒超声对心脏和大血管血流的描述、超声诊断意见。

4. 改良 Simpson 法测量 LVEF 的操作步骤

（1）采集图像。连接心电图，患者完全左侧卧位，平静或呼气末屏气，采集图像，获取心尖四腔心、二腔心切面。

（2）选择四腔心模式。选取一幅心尖四腔心切面，进入 Simpson 法研究模式，选择四腔心模式，选取舒张末期（心电图 R 波顶点）及收缩末期（心电图 T 波结束）图像进行感兴趣区的勾画和调整域值。

1）感兴趣区的勾画：①屏幕上会出现一个十字游标，将其放到室间隔侧的二尖瓣环部位的心内膜面，然后单击 select；②将游标移到另一端放到对侧的二尖瓣环部位的心内膜面，然后单击 select；③把游标移到左室心尖处的心内膜面，然后单击 select。

2）调整域值：根据上图黄线控制点的位置调整，增加或减少，以使其与心内膜面重合，有时还需要调整增益。切记使系统自动产生的黄线与心内膜面重合。

表 11-18　心脏超声常规检查切面

探头位置	标准切面	观察重点
胸骨旁	左心长轴观	RVAW、RVOT、AO、AVD、AV、IVS、LVOT、LV、AP、AMV、PMV、CT、PM、LVPW、LA、CS
	乳头肌水平左室短轴观	RV、IVS、LVW、PM、LV
	二尖瓣水平左室短轴观	RV、IVS、LVW、AMV、PMV、MVO、LV
	主动脉根部左室短轴观	PA、PV
心尖	四腔心观	AP、LVLW、RVRW、IVS、LAW、RAW、IAS、LV、MV、LA、PV、RV、TV、RA
	五腔心观	同上+LVOT、RAV、LAV
	左心长轴观	同胸骨旁左心长轴观
	左心二腔观	A

表 11-19　心脏超声可能检查切面

探头位置	标准切面	观察重点
胸骨上凹	主动脉长轴观	AO、AV、AAO、ARCH、DAO、IA、LCCA、LSA、SVC、RPA、LA、RA、PDA
	主动脉短轴观	ARCH、RPA、LPA
剑突下	四腔心观	HV、IVC、RA、RV、IAS、IVS、AP、LA、LV
胸骨旁	左心长轴观	M 型超声心功能
心尖	四腔心观	二维超声心功能
	左心二腔心观	同上

（3）选择二腔心模式。选取一幅心尖二腔心切面，选择二腔心模式，选取舒张末期（心电图 R 波顶点）及收缩末期（心电图 T 波结束）图像进行感兴趣区的勾画和调整域值。（方法同上）

（4）记录结果：结果会显示在屏幕上。

5. 2DE 检查正常值

见表 11-20。

表 11-20　2DE 检查正常值

LA

　　　　　　胸骨旁左室长轴切面（收缩末期）　　30±3 mm（23~33 mm）

　　LA/AO1.1

　　AOR

　　　　　　胸骨旁左室长轴切面（舒张末期）

　　　　　　　　AVD（S）19±2 mm（17~26 mm）

　　　　　　　　AO　28±3 mm（高限 33~35 mm）

　　　　　　　　AAO 26±3 mm（高限 30~33 mm）

　　LV、RV

　　　　　　胸骨旁左室长轴切面（舒张末期）

　　　　　　　　LVEDD　47±4 mm（高限 M51 mm，F48 mm）

　　　　　　　　LVESD　33±5 mm

　　　　　　　　IVS/LVPW 高限 12/11 mm

　　　　　　　　RV 17±4 mm（高限 21~23 mm）

　　　　　　　　LVOT ≥20 mm

　　PA、RVOT

　　　　　　胸骨旁大动脉短轴切面（舒张末期）

　　　　　　　　RVOT 25±4 mm（高限 30~33 mm）

　　　　　　　　MPA　18±3 mm（高限 23~25 mm）

　　　　　　　　PVD　16±2 mm（14~22 mm）

　　　　　　　　RPA　12±2 mm

　　　　　　　　LPA　11±2 mm

　　RA、RV

　　　　　　心尖四腔心切面（收缩末期）

　　RA　　上下径 36±4 mm（高限 42 mm）

　　　　　　　左右径　　　31±4 mm（高限 36 mm）

　　　　　　　TVD（D）　23±3 mm（20~30 mm）

　　　　　　　RV 左右径 25±4 mm（高限 30 mm）

　　　　　　　MVD（D）25±3 mm（22~30 mm）

　　AO

　　　　　　AAO 远端 26±3 mm（高限 30 mm）

　　　　　　ARCH　25±3 mm（高限 28 mm）

　　　　　　DAO 近端 25±3 mm（高限 28 mm）

　　　　　　膈肌平面 DAO 25±3 mm（高限 28 mm）

　　　　　　AdAO　20±3 mm（高限 25 mm）

　　VEIN

　　　　　　SVC　13±3 mm（高限 18 mm）

　　　　　　IVC　15±3 mm（高限 20 mm）

　　　　　　CS　　　　≤5 mm

　　　　　　HV　5±3 mm（高限 10 mm）

　　　　　　IV　5±3 mm（高限 10 mm）

6. 二维斑点追踪技术的操作步骤

（1）图像采集：受检者取左侧卧位，嘱平静呼吸，连接肢体心电图导联同步记录心电图。图像帧频 60~70 帧/s，采集胸骨旁左心室短轴切面（二尖瓣口水平、乳头肌水平、心尖水平）及标准的心尖四腔、三腔、两腔心的高帧频二维灰阶图像，记录并存储心率稳定的连续 3 个心动周期的动态图像。

（2）图像处理与数据测量：进入 QLAB 8.1 工作站，选择 CMQ 定量分析软件，测量左室壁 17 节段的应变值及达峰时间、左室整体应变值。

1）用于标准的心尖四腔、三腔、两腔心切面测量左室壁 17 节段纵向应变及达峰时间、左室整体纵向应变等。

选择四腔心模式　选择一幅心尖四腔心切面图像，进入程序后，图像自动停帧于舒张末（即 R 波起始）。点击"CMQ"按键，再点击"ROI"按键，选择"AP4"模式后，描记兴趣区，追踪斑点运动，并测量数据。

描记兴趣区及追踪斑点运动

a. 屏幕上的鼠标指针指向超声图像时会变成一个十字形光标，单击左键将其置于二尖瓣前叶瓣环的左室内膜侧。

b. 移动鼠标可以看到屏幕上出现第二个十字形光标，单击左键将其置于二尖瓣后叶瓣环的左室内膜侧。

c. 继续移动鼠标，会有第三个十字标记，将其置于心尖部心内膜侧。此时便会出现三条实线沿心肌走行，呈"马蹄状"（AP4），实线有 7 种不同颜色，并被彩色短实线分隔为 7 个彩色条框（即 7 个心肌节段：室间隔基底段、中间段及心尖段，左室心尖，左室侧壁基底段、中间段及心尖段），外侧还有相应节段的英文标注。

d. 调整中心线、内线及外线，以及每一个心肌节段的分界点，使 ROI 的面积刚好覆盖在左室心肌上。

e. 调整好 ROI 后，点击"Compute"按键，软件便自动逐帧追踪感兴趣区内的心肌运动，此时屏幕右下方出现计算饼图。饼图计算完毕后，屏幕下方会出现上述 7 个心肌节段随心动周期变化的纵向应变–时间曲线（与相应心肌节段颜色相同）。

f. 接下来可以单击键盘空格键使图像及应变–时间曲线动态播放，以便更好地观察追踪结果的准确性。为了数据的精确性，可以点击"Edit"按键以做进一步的调整，再重新计算一遍；或者从第一步开始重新进行"ROI"的描记。

数据测量　各节段曲线上黄色圆点处即为该节段的纵向收缩期峰值应变（LS_p），点击"RESULTS"按键，便出现含有上述节段应变值及达峰时间的表格。在该界面上点击"Next Loop"按键（可同时启动多个分析图像）后，可进入下一个动态图像的斑点追踪分析。

选择三腔心模式　选择一幅心尖三腔心切面图像，选择"AP3"模式后，描记兴趣区，追踪斑点运动，并测量数据（方法同上）。

选择两腔心模式　选择一幅心尖两腔心切面图像，选择"AP2"模式后，描记兴趣区，追踪斑点运动，并测量数据（方法同上）。

点击"RESULTS"按键，便出现左室壁全部 17 节段应变值及达峰时间、左室整体纵向收缩期峰值应变（GLS）的表格。

2）用于胸骨旁左室短轴切面（二尖瓣口水平、乳头肌水平及心尖水平）计算左室整体环向收缩期峰值应变（GCS）、整体径向收缩期峰值应变（GRS）。

选择左室短轴二尖瓣口水平模式　选择一幅左室短轴切面二尖瓣口水平图像，进入程序后，图像自动停帧于舒张末（即 R 波起始）。点击"CMQ"按键，再点击"ROI"按键，选择"SAX B"模式后，描记兴趣区，追踪斑点运动，并测量数据。

描记兴趣区及追踪斑点运动

a. 选择"SAX B"模式后，屏幕上会出现以左室中心为圆心的三个同心圆，由 6 种不同颜色的彩色扇环（即 6 个心肌节段：前间隔、左室前壁、侧壁、后壁、下壁、后间隔的基底段）组成，外侧还有相应节段的英文标注。

b. 调整圆心、中圆、内圆、外圆，以及每一个心肌节段的分界点，使 ROI 的面积刚好覆盖在左室心肌上。

c. 调整好 ROI 后，点击"Compute"按键，软件便自动逐帧追踪感兴趣区内的心肌运动，此时屏幕右下方出现计算饼图。饼图计算完毕后，屏幕下方会出现上述 6 个心肌节段随心动周期变化的环向应变-时间曲线及径向应变-时间曲线（与相应心肌节段颜色相同）。

余操作及数据测量等同"AP4"模式。

选择左室短轴乳头肌水平模式　选择一幅左室短轴切面乳头肌水平图像，进入程序后，图像自动停帧于舒张末（即 R 波起始）。点击"CMQ"按键，再点击"ROI"按键，选择"SAX M"模式后，描记兴趣区，追踪斑点运动，并测量数据（方法同上）。

选择左室短轴心尖水平模式　选择一幅左室短轴切面心尖水平图像，进入程序后，图像自动停帧于舒张末（即 R 波起始）。点击"CMQ"按键，再点击"ROI"按键，选择"SAX A"模式后，描记兴趣区，追踪斑点运动，并测量数据。

点击"RESULTS"按键，便出现左室壁全部心肌节段环向收缩期峰值应变值（CS_p）、径向收缩期峰值应变值（RS_p）及达峰时间，左室整体环向收缩期峰值应变（GCS）、左室整体径向收缩期峰值应变（GRS）。

7. 3D 全容积的操作步骤

（1）图像采集：使用经胸实时三维探头采集图像，保证心电图信号连接良好，于心尖切面得到良好的四腔观左室图像后，触按右侧触摸屏"Full Volume"按键，将"3D Opt"按键旋转至"4Beat"位置，嘱患者屏气，按压操作面板上"Acquire"按键，获得全容积信息。

（2）图像处理与数据测量：

进入 QLAB 8.1 工作站　选择进行分析的全容积 3D 立体图，双击进入 3DQA 插件进行分析。

调整平面　确认当前图像为舒张末期（ED），一般机器以 R 波为起点，默认第一帧为 ED。①屏幕会显示 3 个切面图和一个三维图，默认在第一帧图像（舒张末期）三个切面图的外框分别为红、绿、蓝色，对应为三维图上的红、绿、蓝切面。②调整红绿蓝切面使在心脏舒张末期或收缩末期的切面图上（两个关键帧），A 图为正四腔心切面，B 图为两腔心切面的镜像切面，C 图为可以看到完整室间隔切面。③在 C 图上用鼠标点击黄色小箭头，拉向室间隔中部，使其分割室间隔为前间隔与后间隔两部分。

添加参考点　在左上角工具栏上点击"ED Ref Points"，在四腔切面中，将十字游标（S）放在间隔侧的二尖瓣环部位的心内膜面，将十字游标（L）放在对侧的二尖瓣环部位的心内膜面；在两腔切面中，将十字游标（A）放在前壁侧（左侧）的二尖瓣环部位的心内膜面，将十字游标（I）放在下壁侧（右侧）的二尖瓣环部位的心内膜面；在四腔或者两腔切面中，将十字游标（Ap）放在左心室的解剖顶点内膜面（A-pex）。

生成舒张末期3D模型　ED参考点放置完成后，会即刻生成ED 3D模型。可以点击"Add Ref Points"进行修改内膜边界，然后"Update"并"Finish"，3D模型以及测量结果（EDV）也会随之改变。

生成收缩末期3D模型　在最下边的缩略图上选择到收缩末期（根据心电图T波后，以及心腔大小和瓣膜启闭情况），左上角点击"ES Ref Points"，然后重复ED步骤，EDV、ESV、SV及EF（射血分数）即出现在屏幕右侧结果区。

生成整体容积壳　左上角点击"Sequence Analysis"，软件会探测整个心动周期中的心内膜边界并形成连续的容积壳图像。此时仍然可以对心内膜边界进行编辑以及平滑处理，点击左上角对应按键即可。

生成曲线数据并测量记录　此时点击"显示节段"，可以在容积壳上显示各个节段，每个节段在下方分别对应一条容积—时间变化曲线，从这些曲线中可以得到最值及达到此最值的时间，进而得到Report中的相应结果。①一个心动周期内整体左室容积变化曲线，红色小三角为到达收缩末最小容积值所在曲线位置，记录该时间及容积。②17个局部心肌节段在一个心动周期中分布的左室容积变化曲线，红色小三角为到达收缩末最小容积值所在曲线位置，记录各节段最小容积值及时间。③17个局部心肌节段在一个心动周期中分布的左室容积变化曲线，再除以左室EDV做矫正后的曲线，红色小三角为到达收缩末最小容积值所在曲线位置，记录各节段EDV%及时间。

查看报告并测量记录数据　左侧点击"Show Report Page"，报告分四页：①左心室整体功能报告：EDV est.、ESV est.、SV est.、EF est.。②左心局部节段功能报告〔Regional（msec）〕：Tmsv 16 SD（ms）、Tmsv 12 SD（ms）、Tmsv 6 SD（ms）、Tmsv 16-Dif（ms）、Tmsv 12-Dif（ms）、Tmsv 6-Dif（ms）、Tmsv 3-6（ms）、Tmsv 3-5（ms）、Tmsv Sel-SD（ms）、Tmsv Sel-Dif（ms）。③左心局部节段功能报告〔Regional（%R-R）〕：Tmsv 16 SD（%）、Tmsv 12 SD（%）、Tmsv 6 SD（%）、Tmsv 16-Dif（%）、Tmsv 12-Dif（%）、Tmsv 6-Dif（%）、Tmsv 3-6（%）、Tmsv 3-5（%）、Tmsv Sel-SD（%）、Tmsv Sel-Dif（%）。④左心整体功能报告：Excursion Avg、Excursion SD、Excursion Max、Excursion Min。

第十二章 动静结合康复运动疗法

第一节 运动处方的制定

运动处方的内容应包括运动种类、运动强度、运动时间、运动频率、运动进度及注意事项等。

一、有氧运动

1. 运动种类 有氧运动的项目有步行、慢跑、走跑交替、上下楼梯、游泳、骑自行车、骑功率自行车、骑步行车、跑台运动、跳绳、划船、滑冰、滑雪、球类运动等。力量性运动根据其特点可分为：电刺激疗法（通过电刺激，增强肌力，改善肌肉的神经控制）、被动运动、助力运动、免负荷运动（即在减除肢体重力负荷的情况下进行主动运动，如在水中运动）、主动运动、抗阻运动等。抗阻运动包括：等张练习、等长练习、等速练习和短促最大练习（即等长练习与等张练习结合的训练方法）等。伸展运动及健身操的项目主要有：太极拳、保健气功、五禽戏、广播体操、医疗体操、矫正体操等。

2. 运动强度 运动强度是指单位时间内的运动量，即运动强度=运动量/运动时间。常用的确定运动强度的方法有：无氧阈法、代谢当量、心率储备法、目标心率法、主观用力分级法等。①无氧阈法：无氧阈水平相当于最大摄氧量的 60%左右，是冠心病患者最佳运动强度，此参数需通过心肺运动试验获得。②心率储备法：该方法需要掌握心率计算公式，即（运动最大心率-静息心率）×（0.3~0.6）+静息心率为患者合适运动强度。③靶心率法：该方法不需计算公式，在静息心率的基础上增加 20~30 次/min 即可认为是患者合适运动强度；靶心率也可用公式推算法和耗氧量推算法。靶心率=（220-年龄）×65%（或85%）。年龄在 50 岁以上，有慢性病史的，可用：靶心率=170-年龄；经常参加体育锻炼的人可用：靶心率=180-年龄。④自我感知劳累程度分级法：多采用 Borg 评分表（6~20 分），通常建议患者在 12~16 分范围内运动（即轻松~稍有疲劳感）。后两种方法虽然简单方便，但欠精确，不作为首选方法，在患者体力不能耐受运动测试或没有运动测试设备时采用。

六分钟步行试验测试的结果可作为心血管病患者步行有氧训练的强度依据。一般情况下，对危险程度较高的患者，可建议步行训练开始的强度为六分钟步行测试平均速度的 60%，而危险程度较低的患者训练的开始强度为六分钟步行测试平均速度的80%。

3. 运动时间 美国运动医学会建议运动持续时间应在15~60 min，其中达到靶心率时间应有5~15 min以上，持续时间20~30 min效果更好。在计算间歇性运动的持续时间时，应扣除间歇时间。运动处方结合主观运动强度来决定运动时间，以"稍感费力"11~13为度，每周3次，20~40 min/次为佳。对于身体素质差者进行间歇性运动，少量多次。力量性运动的运动时间主要是指每个练习动作的持续时间，如等长练习中肌肉收缩的维持时间一般认为6 s以上较好。最大练习是负重伸膝后再维持5~10 s。成套的伸展运动和健身操的运动时间一般较固定，而不成套的伸展运动和健身操的运动时间有较大差异，如24式太极拳的运动时间约为4 min；42式太极拳的运动时间约为6 min；伸展运动或健身操的总运动时间由一套或一段伸展运动或健身操的运动时间、伸展运动或健身操的套数或节数来决定。

4. 运动频率 美国运动医学会建议每周进行3~5次的运动。最低的运动频率为每周锻炼2次。运动频率更高时，锻炼的效率增加并不多，而有增加运动损伤的倾向。心脏功能能力（FC）小于3 METs的患者能从日常的短时间的多次运动受益；每天1~2次对于FC在3~5的个体是最适宜的；对于FC大于5的个体，推荐每周进行3~5次的运动。

5. 运动进度 在运动处方中，运动的形式、强度和时间可有多种变化，如耐力和力量性运动。一次运动可分为准备、练习、结束三部分。准备部分用小强度的活动调节生理功能以适应练习部分，避免大强度运动后发生运动损伤；练习部分为治疗的主要部分，运动心率需达到靶心率至少维持在20~30 min；结束部分属放松活动，防止血液积聚肢体，导致回心血量减少而出现临床症状。运动处方的耐力运动可划分为3个阶段：初级阶段、进展阶段和保持阶段。经典的运动程序包括三个步骤：第一步：准备活动，即热身运动。多采用低水平有氧运动，持续5~10 min。第二步：训练阶段，包含有氧运动、阻抗运动、柔韧性运动、平衡功能等各种运动方式训练。其中有氧运动是基础，抗阻运动和柔韧性运动是补充。第三步：放松运动，据病情轻重持续5~10 min，病情越重，时间宜越长。

二、抗阻运动处方

每组肌肉群的训练负荷不尽相同，需通过测定后量化。阻抗运动的形式多为循环阻抗力量训练，即一系列中等负荷、持续、缓慢、大肌群、多次重复的抗阻力量训练，常用方法有利用自身体质量（如俯卧撑）、哑铃或杠铃、运动器械以及弹力带训练。其中弹力带具有易于携带、不受场地及天气的影响、能模仿日常动作等优点，特别适合基层应用。每次训练8~16组肌群，躯体上部和下部肌群可交替训练，每周2~3次或隔天1次，初始推荐强度为：上肢为1-RM的30%~40%，下肢为50%~60%，Borg评分11~13分。

三、柔韧性训练处方

柔韧性训练宜每天进行，训练前应进行不少于5 min的有氧热身训练。训练应以缓慢、可控方式进行，并逐渐加大活动范围，每次训练 8~10 个主要肌群。训练方法：每一部位拉伸时间 6~15 s，逐渐增加到 30 s，如可耐受可增加到 90 s，期间正常呼吸，强度为有牵拉感觉同时不感觉疼痛，每个动作重复 3~5 次，总时间 10 min 左右，每周重复 3~5 次。

平衡功能与协调性训练处方原则：双足至单足、睁眼至闭眼、静态至动态，强度由易至难，运动频率为 5~10 min/次、3~5 组/d、2~3 d/周。

四、注意事项

（1）运动前充分评估与危险分层。
（2）注意运动三部曲热身期、运动期和放松期。
（3）运动过程中严密观察。
（4）避免运动损伤。
（5）循序渐进，逐渐增量。

第二节　慢性稳定型冠心病康复运动

慢性稳定型冠心病包括明确诊断的无心绞痛症状冠心病患者和稳定型心绞痛患者。稳定型心绞痛需要满足以下标准：近 60 d 内心绞痛发作的频率、持续时间、诱因或缓解方式没有变化；无近期心肌损伤的证据。明确诊断的冠心病指有明确的心肌梗死病史、经皮冠状动脉介入治疗和冠状动脉旁路移植术后患者及冠状动脉造影或无创检查证实有冠状动脉粥样硬化或有确切心肌缺血证据的患者。

一、适应证

（1）慢性稳定型冠心病。
（2）欧洲心脏病学会：欧洲心脏病学会制定的新指南扩大了稳定型冠心病的人群范畴，不仅包括慢性稳定型劳累型心绞痛患者，同时也包括以往已有冠心病或新近发生休息时心绞痛但经治疗后症状消失、需定期随访的稳定患者（低危不稳定型心绞痛、变异型心绞痛、微血管性心绞痛）以及可疑的无症状缺血性心脏病患者（有"缺血相当"症状，如气急、左心室功能不全）。

二、禁忌证

严重心绞痛；失代偿性心力衰竭；未控制的心律失常；运动试验期间出现严重缺血、左室功能障碍或心律失常；未控制的中重度高血压；运动试验有运动高血压或低血压；中重度主动脉狭窄；中重度肥厚性梗阻型心肌病；不稳定的伴随疾病（急性感染、急性脑卒中、明显肝肾功能不全）；未控制的房性或室性心律失常；未控制的心动过速（心率>100 次/min）；未植入起搏器的Ⅲ度房屋传导阻滞；急性心包炎或心肌炎；未控制的糖尿病；近期血栓栓塞的患者；影响运动的骨与关节疾病如中风后严重残疾、骨折、关节炎、关节外伤等。

三、康复运动

康复运动应按个体化的有氧运动处方进行，运动强度控制在无氧阈值范围内；运动时间上应逐渐达到 15~20 min；运动频率应逐步达到 3~5 次/周。在这个阶段，心脏储备功能逐步改善。

对于低危患者，可以通过自我监护稳步提高运动量；但对于中、高危患者或在运动中出现较明显异常者，则应在监护下进行康复运动训练。如果患者可以达到 6~7 METs，或预期的靶心率，则可以恢复一般的体力活动和职业活动，也可以恢复性生活。中期继续进行耐力训练和危险因素的修正，此期心电监护仅在康复治疗出现症状时进行。维持期康复时患者的运动耐力已进入平台期，其危险因素的管理已基本达标或稳定，维持期康复是否实施可根据个体结果和医疗需要决定。

康复运动在改善 AT 的基础上进行有氧运动训练。目前的研究表明：低于极限量甚至次极限量的中等强度的康复训练（达到最大耗氧量 50%~80% 或最大年龄预期心率的60%~85%，持续时间 15~20 min），只要长期坚持，也可以取得较好的功能恢复效果。经过较长时间高水平的康复，大部分患者的心脏功能可望超过病前水平。这是因为大多数患者病前没有进行系统训练，甚至很少参加体力或运动性活动。系统的康复训练不仅改善心脏和冠状动脉本身的状态，而且提高了整个身体的健康水平。该期要求患者及其家属终生控制危险因素，改变不良生活习惯，保持良好的生活方式，积极地预防心脏危险因素的再出现。运动治疗需根据患者个体化的心肺储备功能结果，制定运动处方。

运动要严格按运动处方进行，既不"保守"也不"激进"。同时，要循序渐进，持之以恒。活动前要做好准备活动。活动后应通过整理活动充分放松，避免运动突然开始或突然停止。如果在运动中出现胸闷、胸痛、憋气、头晕等不适症状，应立即停止活动，并及时到医院就诊。应随身携带硝酸甘油等急救药品，出现心绞痛等症状时可及时服用。不要进行爆发性或过于剧烈的运动，尤其是不要参加竞争性强的比赛或运动。饭前、饭后不要立即运动。阴天、闷热或寒冷天气时，应减少活动量或暂停活动。运动后不要立即洗热水浴，应休息 20 min 后进行温水淋浴。体育运动不能完全取代药物治疗，因此不要自行变更心脏病药物的使用剂量或方法。要改变不良的生活方式，养成有益于心脏病康复的生活方式，包括戒烟酒、饮食清淡、生活规律、情绪稳定等。病情严重的冠心病患者，在住院期间，除了做一些必要的检查和药物治疗外，可开始适当的康复运动。由于此时患者病情较重，康复运动应在专科医生的监督下进行。病情相对稳定出院后，在继续治疗同时，康复运动也不应中断。刚出院时，患者应维持住院时的运动水平，不可盲目增加活动量。如果病情有变化，应随时到医院就诊。即使病情没有变化，前 3 个月内也应每隔 1~2 个星期找专科医生复诊。如果在住院期间没有进行康复运动，出院后想要进行活动，必须由专科医生制定运动处方。

严重的冠心病患者应选择较为缓和的运动方式，运动强度宜小。进度要相对慢些。每次活动持续时间宜短，可在 1 d 内分几次活动。若患者因病情需要使用抗凝血药物，在运动中更应该小心，避免磕碰伤，以防出血。

相比年轻患者，老年患者在生理、生化、组织、形态等方面都发生退行性变化，心肺机能系统的功能储备能力下降，适应能力减弱，抵抗力降低，身体素质和运动能力下降。老年患者关节及肌腱韧带等软组织协调配合能力下降，跌跤摔伤的危险随之增加。同时，肌肉功能衰退，支撑能力、平衡能力和稳定性下降。因生理年龄增加而疏于运动，身体能力下降，易出现抑郁、压抑和孤独感，对事物兴趣低落，最终不能坚持心脏康复。因此，老年心血管疾病心脏康复运动应注意以下几个方面：

（1）从较低的运动强度（40%～60%最大心率）开始，慢慢增加，循序渐进，并用自感疲劳评分（RPE）、心率和身体的症状评估。

（2）注意利尿药和血管扩张剂会增加运动后低血压的风险。

（3）有氧运动采用较短的活动节拍（每次运动3～6节，每节3～5 min），适合的强度；并注意受伤的可能性较大。

（4）阻力运动在老年患者的心脏康复中极其重要，可以借此提高其日常生活工作能力。

（5）对老年患者的运动处方的调整应该强调增加运动时间而并非增加强度。

（6）合并有认知功能障碍或痴呆的老年患者可能需要重复进行运动指导，如有需要，应在熟悉的环境中进行康复运动。

（7）老年心血管疾病患者有其自身的特点，在实施心脏康复程序时必须对每个老年患者做好详尽的评估，切实体现心脏康复的个体化康复原则。

四、慢性稳定型冠心病康复流程

见表12-1。

表12-1　慢性稳定型冠心病中西医结合康复流程

	康复运动	中医外治	心理、康复教育	辨证施膳
零阶段第1 d	心脏康复的危险分层、功能评估（运动负荷试验、内皮功能测定）、生活质量评估、徒手柔韧性、平衡性测评，制定运动处方	中医体质测评中医外治疗法（推拿疗法、穴位敷贴、冠心病超声治疗、经穴体外反搏疗法、沐足疗法等）	心理咨询评估，制定生活方式；指导处方、心理处方、戒烟处方康复教育教程1	制定1周辨证施膳处方
一阶段第2 d	热身运动和放松运动（包括柔韧性运动）各5 min，运动训练30 min/次，上肢肌群抗阻运动训练	中医外治疗法1.2	心理干预情志疗法	辨证施膳处方1
第3 d	热身运动和放松运动（包括柔韧性运动）各5 min，运动器械（或步行）进行有氧运动30 min	中医外治疗法1.2	康复教育教程2冠心病危险因素患者调查表	辨证施膳处方2

	康复运动	中医外治	心理、康复教育	辨证施膳
第4 d	热身运动和放松运动（包括柔韧性运动）各5 min，运动器械（或步行）进行有氧运动30 min，核心肌群抗阻运动训练	中医外治疗法1.2	情志疗法	辨证施膳处方3
第5 d	热身运动和放松运动（包括柔韧性运动）各5 min，运动器械（或步行）进行有氧运动30 min	中医外治疗法1.2	康复教育教程3	辨证施膳处方4
第6 d	热身运动和放松运动（包括柔韧性运动）各5 min，运动器械（或步行）进行有氧运动30 min，下肢肌群抗阻运动训练	中医外治疗法1.2	情志疗法	辨证施膳处方5
第7 d	效果评估	中医外治法1.2 调整中医外治法	康复教育教程4	辨证施膳处方6 调整第二周施膳处方
二阶段第8 d	热身运动和放松运动（包括柔韧性运动）各5 min，运动器械（或步行）进行有氧运动35 min，上肢肌群抗阻运动训练	中医外治法3.4	康复教育教程6	第二周施膳处方1
第9 d	热身运动和放松运动（包括柔韧性运动）各5 min，运动器械（或步行）进行有氧运动35 min	中医外治法3.4		第二周施膳处方2
第10 d	热身运动和放松运动（包括柔韧性运动）各5 min，运动器械（或步行）进行有氧运动35 min，核心肌群抗阻运动训练	中医外治法3.4	康复教育教程7	第二周施膳处方3
三阶段第11 d	效果评价	中医外治法3.4		第二周施膳处方4
第12 d	热身运动和放松运动（包括柔韧性运动）各5 min，运动器械（或步行）进行有氧运动40 min，下肢肌群抗阻运动训练	中医外治法3.4	康复教育教程8	第二周施膳处方5

续表

	康复运动	中医外治	心理、康复教育	辨证施膳
第13 d	热身运动和放松运动（包括柔韧性运动）各5 min，运动器械（或步行）进行有氧运动40 min	中医外治法3.4		第二周施膳处方6
第14 d	功能评估（分级心电运动试验、气体代谢运动试验、简易运动能力评估、代谢当量评估、生活质量评估和职业评估等）	中医外治法3.4	随访计划	第二周施膳处方7

在经皮冠状动脉介入治疗后至少3周，且应在连续2周有医学监护的有氧训练之后进行；心肌梗死或冠状动脉旁路移植术后至少5周，且应在连续4周有医学监护的有氧训练之后进行；冠状动脉旁路移植术后3个月内不应进行中到高强度上肢力量训练，以免影响胸骨的稳定性和胸骨伤口的愈合。

第三节　急性冠状动脉综合征康复运动

急性冠状动脉综合征是由于冠状动脉发生急性狭窄或闭塞所致的临床综合征。病理生理机制很复杂，主要是在有或无严重冠状动脉狭窄或梗阻病变的基础上，由于斑块破裂继发血栓形成堵塞血管所致。包括不稳定型心绞痛、ST段抬高型急性心肌梗死、非ST段抬高型急性心肌梗死及心源性猝死。

一、住院期（Ⅰ期）康复运动

本期为早期心脏康复，分为3个阶段。此期的康复目标是早下床、早出院、回归家庭。①监护室阶段为低强度运动。一般1~2 METs，包括被动的关节活动（Range of Motion，ROM），上肢的ROM约1.7 METs，下肢的ROM约2 METs。心率不超过安静心率15~20 次/min，无症状及心律失常出现，血压轻度增加，血压降低小于10~15 mmHg，ST无变化。应避免等长收缩运动（可增加心率）、Valsalva运动（促进心律失常）、抬高下肢的动作（可增加心脏前负荷）。②病房阶段运动强度渐增至2~3 MTEs，有节律的低强度运动，除步行和上下楼梯外，还可进行按MTEs值设计的运动强度递增的体操运动方案和踏车运动。③出院前阶段为出院后在家中进行日常生活活动做准备，并根据患者康复运动水平选择出院前的评定方法。

1. 开始运动的指征　患者必须病情稳定后方能开始康复活动。病情"稳定"的指征是：①在8 h内无新的/反复的胸痛；②无非代偿心力衰竭的新征象（休息时的呼吸困难，伴有啰音）；③在过去的8 h内无新的严重的心律失常。

2. 适应证　①无严重先天缺陷和身体残疾。②无严重心律失常、心力衰竭、梗死后心绞痛发作及心源性休克等心脏并发症。③左心室射血分数（EF）>35%。④虽有以上心脏并发症，经常规治疗后并发症可得到控制且病情稳定。⑤不合并严重高血压（血压≥180/105 mmHg），严重肺部疾病，神经及运动系统疾病。⑥年龄≤70岁。近年 AMI 康复对象已由无并发症发展到有并发症，同样获得满意的疗效而危险性并没有增加，只是要强调并发症的控制，加强康复过程中监测以及康复程序的个体化原则。对老年心肌梗死患者早期康复治疗也有了较多的研究，结果证明是安全有效而且可行的，对急性心肌梗死静脉溶栓后 24 h 开始活动，可以获得比非溶栓组更好的疗效，并发症少，体力恢复快，比非溶栓组的平均住院日少 7~14 d。因此如有条件应在溶栓后即进行康复治疗。

3. 康复运动 以循序渐进地增加活动量为原则，生命体征一旦稳定，无合并症时即可开始。基本原则是根据患者的自我感觉，尽量进行可以耐受的日常活动。住院期 4 步早期运动计划见表 12-2。

（1）床上活动：活动一般从床上的肢体活动开始，包括呼吸训练。肢体活动一般从远端肢体的小关节活动开始，从不抗地心引力的活动开始，强调活动时呼吸自然、平稳。没有任何憋气和用力的现象。然后可以逐步开始抗阻活动。抗阻活动可以采用捏气球、皮球，或拉皮筋等，一般不需要专用器械。徒手体操十分有效。吃饭、洗脸、刷牙、穿衣等日常生活活动可以早期进行。

表 12-2　住院期 4 步早期运动及日常生活指导计划表

步骤	代谢当量（METs）	活动类型	心率反应适合水平（与静息心率比较）
第 1 步	1.0~	被动运动 缓慢翻身、坐起 床边椅子坐立 床边坐便	增加 5~15 次/min
第 2 步	2.0~	床边坐位热身 床旁行走	增加 10~15 次/min
第 3 步	3.0~	床旁站立热身 大厅走动 5~10 min， 2~3 次/d	增加 10~20 次/min
第 4 步	3.0~4.0	站立热身 大厅走动 5~10 min， 3~4 次/d 上 1 层楼梯或固定踏 车训练 坐位淋浴	增加 15~25 次/min

（2）呼吸训练：主要指腹式呼吸。腹式呼吸的要点是在吸气时腹部浮起，让膈肌尽量下降；呼气时腹部收缩，把肺的气体尽量排出。呼气与吸气之间要均匀连贯，可

以比较缓慢，但是不可憋气。

（3）坐位训练：坐位是重要的康复起始点，应该从第一天就开始。开始坐时可以有依托，如把枕头或被子放在背后，或将床头抬高。有依托坐的能量消耗与卧位相同，但是上身直立体位使回心血量减少，同时射血阻力降低，心脏负荷实际上低于卧位。在有依托坐适应之后，患者可以逐步过渡到无依托独立坐。

（4）步行训练：从床边站立开始，先克服体位性低血压。在站立无问题之后，开始床边步行（1.5~2.0 METs），以便在疲劳或不适时能够及时上床休息。此阶段开始时最好进行若干次心电监护活动。此阶段患者的活动范围明显增大，因此监护需要加强。要特别注意避免上肢高于心脏水平的活动，如患者自己手举盐水瓶上厕所。此类活动的心脏负荷增加很大，常是诱发意外的原因。卧位大便时由于臀部位置提高，回心血量增加，使心脏负荷增加，同时由于排便时必须克服体位所造成的重力，所以需要额外的用力（4 METs）。因此卧位大便对患者不利。而在床边放置简易的坐便器，让患者坐位大便，其心脏负荷和能量消耗均小于卧床大便（3.6 METs），也比较容易排便，因此应该尽早让患者坐位大便。

（5）上楼：上下楼的活动是保证患者出院后在家庭活动安全的重要环节。下楼的运动负荷不大，而上楼的运动负荷主要取决于上楼的速度，必须保持非常缓慢的上楼速度，一般每上一级台阶可以稍事休息，以保证没有任何症状。

4. 康复方案调整与监护 如果患者在训练过程中没有不良反应，运动或活动时心率增加<10次/min，次日训练可以进入下一阶段。运动中心率增加在20次/min左右，则需要继续同一级别的运动。心率增加超过20次/min，或出现任何不良反应，则应该退回到前一阶段运动，甚至暂时停止运动训练。为了保证活动的安全性，可以在医学或心电监护下开始所有的新活动。在无任何异常的情况下，重复性的活动不一定要连续监护。

5. 暂停康复活动指征 ①活动引起心前区不适、疼痛、气短，或心悸。②心率>休息心率30次/min，或>130次/min。③活动后收缩压较休息水平上升>30 mmHg（一般步行上升<10 mmHg）或下降>10 mmHg或血压明显上升（>200/110 mmHg）。④活动后出现眩晕、头昏等脑缺血症状，或胸痛、呼吸困难等运动不能耐受的征象。⑤心电图ST段缺血型下移>0.2 mV，或较安静时下移>0.1 mV或ST段上移>0.2 mV。⑥出现严重房、室心律失常，Ⅰ、Ⅱ度房室传导阻滞。⑦运动后6~8 min呼吸、心率不能恢复到运动前状态，或引起失眠、长时间疲劳、体质量迅速增加（水肿），说明运动强度过大，应降低运动强度，或暂时停止运动。

6. 出院前评估及治疗策略 当患者顺利达到训练目标后，可以进行症状限制性或亚极量心电运动试验，或在心电监护下步行。如果确认患者可连续步行200 m无症状和无心电图异常，可以安排出院。患者出现合并症或运动试验异常者则需要进一步检查，并适当延长住院时间。

二、恢复期（Ⅱ期）

本期开始于出院后2周以内，一般持续至病程的第12周，特点是要对患者进行密切的监护。出院后开始几周是教育、监护、心理调整的最重要时期，因为这时病情较重，心肌梗死病变没有完全痊愈，使用较多的药品，需要密切监护；患者仍存在焦虑、忧郁、悲观等情绪，需要加强教育，进行心理调整。这一期康复训练通常在医院的设施内进行。该设施配有医疗监护设备，有医生、专业人员指导。此期的康复目的是通过教育增进患者对疾病、危险因素的了解，调整心理平衡，逐渐改变不合理的生活方式；通过运动训练，增加功能储量，提高生活质量。有运动禁忌证者不应参加运动训练，终止运动指征同住院期（Ⅰ期）。

1. 运动类型　这时期患者的心肌梗死病变及其合并症没有完全痊愈，或痊愈时间不长，不宜进行比较剧烈、竞争性比较强的运动，可进行关节运动，以及体操、活动平板、踏车、臂功率计等运动。运动类型可以是单一的，也可以是综合的，即在一次运动中，采取2种以上的运动。走路是心脏康复最简单、最广泛、最主要应用的运动类型。

2. 运动强度　出院时确定的靶心率（通常为立位休息心率 + 30 次/min）通常可用于出院后的前 3~6 周和功能储量≤5 METs 者。以后根据患者的病情及对运动的适应情况逐渐、缓慢地增加运动量，以不出现胸痛、呼吸困难等症状，监护指标无异常和心率于 6 min 内恢复为原则。在出院后 3~6 周进行运动试验以后，按照运动试验结果制定或修改先前的运动强度。

不管确定靶心率的方法如何，心率仅是运动强度的一种指标，运动强度的衡量还需要结合其他运动强度指标，如自感劳累分级法（RPE）等。

在第二期的早期（出院后 3~6 周），推荐的 RPE 范围是 11~13 级（或 10 级法的 4~6 级）。在出院 3~6 周以后，或进行运动试验以后，推荐的 RPE 是 11（稍累）~15（累）级。如果以耗氧量为运动强度指标，这时期应以 40%~60% $VO_{2\,max}$，或更低水平为宜。

3. 运动频率和持续时间　第二期的运动频率一般是一周 3 次有监护的运动和 4 次（无监护的）家庭运动（每周共有 7 次）。如果患者病情不稳定，用药尚在调整过程中，或危险等级未确定时，不要进行家庭运动，因为没有医护人员监护，容易发生意外。

Ⅱ期的早期（出院后 3~6 周）运动的持续时间 15~20 min。经过锻炼后，可每周增加持续时间 5 min，直至达到 45 min。在达到运动持续时间 45 min 以后，运动频率减少，或维持在每周 3 次。

4. 热身和恢复期运动　此期的热身、恢复期运动时间为 10~15 min。心肌梗死患者大多为老年前期或老年人，所以以热身、恢复期运动特别重要。运动刚结束时，血浆儿茶酚胺浓度明显上升。这在高危患者可引起严重的心律失常。许多心血管事件发生在运动结束后的前几分钟，因此，运动后的前 15 min 还要严密监护。

5. 运动进展的速度　Ⅱ期的早期患者运动强度仍然是低水平的（<40%~60% $VO_{2\,max}$）。此时增加运动量，首先是通过增加运动频率和维持时间，然后才增加运动强度。在第 6 周或完成运动试验以后，根据运动试验的结果确定运动强度，低、中度危险的患者，运动强度可逐渐增加至 60% $VO_{2\,max}$（相当于 70 % HR_{max}）。每一次运动的热量消耗逐渐增加到或接近改善功能储量所需的最少量（250~300 kcal）。

6. 日常生活　为增加体力（运动储量），除进行一定的运动外，还要尽可能改变坐位生活方式，从事一定的体力活动也有助于巩固和增强体力。几种日常活动的耗氧量如下：①沐浴。一般需 3~4 METs 的耗氧量，对心脏负担不大，但洗发、洗澡时要注意。②旅行。乘车和乘有气压调节的飞机仅需 1~2 METs。只是旅行乘车不要拥挤，活动日程不要紧张，要保持心情松弛、愉快。一般讲，AMI 后 2 个月旅行没有问题。③性生活。性高潮时耗氧量为 5~6 METs。活动平板运动试验 Bruce 2 级没有胸痛和呼吸困难者就可过性生活。AMI 后 2 周内属于性活动的高危期，不宜进行性活动。AMI 6~8 周后如果没有缺血征象（心绞痛、心电图 ST 改变）为性活动的低危期，如果运动储量达到 5~6 METs 可以恢复性活动。

三、持续发展维持期（监护阶段Ⅲ期）

将患者依临床情况分低危、中危、高危 3 个组别，其中，中、高度危险组列为必须监护和防止在康复过程中发生意外的重点对象，本期为持续病程的 8~12 个月。

1. 运动类型　以动态运动为主。有走步、慢跑（原地或移动）、脚踏车、游泳等。静态运动，或称为等长运动，如重量训练（实际上是等张、等长运动的结合），传统上不用于心脏病患者的体力训练。过去，认为它可引起血压升高，对患者不利。近年研究认为适当的重量训练对于有选择的患者是安全的。它能改善肌肉的力量和耐久性，对于适应日常生活和社会活动有意义。

2. 运动强度　起始水平宜低，应用较低的运动强度，延长运动时间以满足运动量的需要。自感劳累分级法为 12~16 级。

3. 运动时间　热身期 5~20 min。病重、体力差者热身期时间 15~20 min，体力好者时间 5~15 min。运动持续时间以 20~40 min 为宜，病情较重者可多采取间歇运动方法。间歇运动是在一次运动课的锻炼中，将运动锻炼和休息时间交替，二者的比例，开始大约为 1：1，每一次运动/休息时间要长于 2 min。院外恢复初期（Ⅱ期）结束时患者运动热量消耗目标是达到每次 250~300 kcal，本期热量消耗达到 300~400 kcal 时，就不必再增大运动量。

运动量可以热卡计算。热量消耗（kcal）＝［（METs × 3.5 × kg 体重×分钟）÷1000］× 5

4. 运动频率　每周 3~5 次。运动频率和运动量大小成反比。如运动持续时间短（每次 20 min 以下），或运动强度低（60% HR_{max}）则运动频率以 5 次/周为宜。

5. 阻力训练（resistance training）　日常生活中总是存在抗阻力运动，譬如携重、持物就是抗阻力运动。抗阻力运动可增强肌力和运动耐力。是患者回归家庭、职业活动程序的一个重要组成部分。阻力训练的能量效应和改善危险因素的效果不如有氧运动训练，但阻力训练可以增强骨骼肌力量和耐受力，对安全地重返日常生活和职业性活动极其重要，尤其对身体虚弱者和老年患者，可以通过阻力训练减少跌倒，改善独立生活能力。

（1）阻力训练的评估：心脏康复阻力训练开始前，应对患者进行适当评估。心肌梗死患者应等待 2~3 个星期后，开始阻力训练；胸骨手术后的患者 4 周内禁忌阻力训练；4 周后应听从手术医生的建议，是否开始阻力训练，其基本目标是确保患者不会影响胸骨的愈合。心脏手术患者，将延迟 2~3 个月的时间恢复到传统的上肢阻力训练。而且阻力训练应从最小的梯度开始，建议心脏康复最初的重点在耐力训练方面（重量更轻和更多的重复）。

（2）阻力训练禁忌证：不稳定型心绞痛、急性心肌梗死 1 周内、未控制的心力衰竭、未控制的心律失常（包括窦性心动过速）、严重肺动脉高压、重度主动脉瓣狭窄和有症状的主动脉瓣狭窄、急性心肌炎、心内膜炎或心包炎、急性全身性疾病或发热、未控制的高血压（180/110mmHg）、体位性低血压、主动脉夹层、马凡综合征、近期有血栓发生史、血栓性静脉炎等患者。

（3）特殊情况：①无并发症心脏搭桥术后的患者可一到两星期后开始有氧训练，4 周后开始阻力训练，但阻力训练，胸骨处接受负荷应在术后两至三个月内避免。②术后伤口感染的患者不宜参加阻力训练，直到抗生素治疗一周，包括伤口的活动应在伤口完全愈合后开始。③术后血栓性静脉炎的患者应有效抗凝至少两个星期后开始运动训练。④血管损伤的血管成形术或支架植入的患者应避免运动训练，直到手术切口愈合，期间应避免伤口活动。⑤植入除颤器或起搏器的患者，如举重，可能会导致起搏导线断裂和移位，开始上身阻力训练前应取得医生的同意。

（4）阻力训练处方：对所有参加阻力训练的患者均需完成肌力测试，并据此制定阻力训练处方、辅助评价主客观反应。阻力训练处方包括训练强度、频率、持续时间和方式。

1）阻力训练强度：阻力训练强度主要由肌力评定，包括：①一次最大反复（one repetition maximum，1RM）：在保持正确手法且没有疲劳感情况下，一个人一次能举起（仅一次重复）的最大重量；②修正的 1RM（最大反复的 90%）：逐渐增加负荷，每次间隔 2 min，找到保持正确的手法且没有疲劳感情况下，个体恰能举起 2 次（不是 3 次）的最大负荷重量；③等速测试：确定在不同肌肉收缩速度下肌肉产生的力量，使用等速测力。

2）具体方法：初始负重量应能舒适地重复 12~15 次且无不适后，增加 5% 的负荷量；1 组 6~8 次（主要肌群）训练，每周 2~3 d。要求患者缓慢、有控制地举起重物；抬举时强调充分伸展肢体；避免过度用力导致损伤；举重过程中在用力时呼气；避免持续、用力紧握，因为这样有可能激起血压对抬举的过度反应；尽量缩短两组练习间的休息期，以获得最大的肌肉耐力；如出现头晕眼花、心律失常、明显气促或心绞痛时应停止训练，一般以 RPE 分级 11~13 级作为运动强度的主观指导；如果使用 1RM 负荷预试验，初始上肢负荷应为 1RM 的 30%~40%，腿和臀部应为 1RM 的 50%~60%。分层属低危、良好培训的患者可以根据项目目标逐步提到相对较高的负荷量。

使用患者的 1RM 来判定适当的重量，每次训练患者举起一定比例的 1RM。起初，重量应该是约 30% 上肢的 1RM，和 50%~60% 下肢的 1RM 的重量，以确保每次训练的正确实施，以避免肌肉骨骼伤害的可能性。如果执行不恰当的 1RM 的比例，少于 12 周胸骨术后的患者可能会出现多种合并症，应选择患者可以轻松提升 8~10 次的重量作为患者的训练强度。当患者可以舒适地 12~15 次重复做 2~3 组训练后，再逐渐增加重量，并随访患者的完成情况。

3）阻力训练的频率：美国的指南建议，每周提供2~3组阻力训练。患者每组训练之间建议休息最少48 h以便让肌肉恢复。

4）阻力训练方式：阻力训练可以使用各种设备包括自由举重、哑铃、踝部重量袋、松紧带、滑轮和力量训练机。应教育患者正确的方法（即通过全方位的移动缓慢控制运动），不屏气或无Valsalva动作，一次训练一个主要肌肉群。主要有推胸练习、肩上推举、三头肌伸展、肱二头肌屈曲、下背部伸展训练、背阔肌下拉、腹部紧缩、股四头肌伸展、腿（腿筋）屈曲、小腿提高。初次每组训练重复8~10次，让患者适应训练并减少关节和肌肉的压力，以便患者下一次训练可重复所需的8~15次。

5）阻力训练的持续时间：起初，每次训练仅推荐一到两组，建议每组休息30~120 s。如果阻力不大，每组重复的实际肌肉收缩的时间短，对心血管系统的压力负荷可维持在一个安全水平。完成一组训练包括8~10次练习，通常需要20~25 min。

6）阻力训练的进展：患者增加阻力或重量前，应增加每一组完成的重复数量，和每次完成的肌肉群的组数（最多三组）进行重复。当患者能够轻松地完成三组并重复10~15次，重量可以增加约5%，重复次数可以相应减少。最终增加到强度为80%的1RM。

与有氧训练一样，主观运动强度量表，可以用来监测阻力训练的劳累程度。患者的劳累程度应在11~14（从"相当轻"到"有点累"和"累"）。患者还应进行症状的监测，如头晕、心悸或呼吸急促是否出现，如果发生任何以上的症状，应停止运动。

7）注意事项：①举重时呼气，降下时吸气，避免Valsalva动作，过度升高血压。②举重时，动作要缓慢，有控制地进行，要求举重时肢体完全伸直。③先运动锻炼大肌肉群，然后运动小肌肉群。④握拳时尽可能轻松，握拳太紧可引起举重时血压过度升高。⑤运动间只休息片刻（如0.5~2 min），以获得最大肌肉耐力和有氧训练效益。⑥尽可能监护每个心血管患者的运动（心率、症状等），并予以记录、指导。⑦出现警告性症状体征如眩晕、呼吸短促、心绞痛、心律失常时停止运动。

四、维持期（Ⅳ期）心脏康复

当患者恢复期训练取得稳定效果，不需要监护时，患者已掌握冠心病的有关知识，合理生活方式特点，自测运动强度、自我监护的必要知识，即进入维持期。一般在运动程序的8~12个月进入维持期。维持期康复训练的目标是维持已达到的功能储量、负荷水平。运动强度、运动频率及持续时间和Ⅲ期的后期相同。运动锻炼一般在公共体育设施内进行，不做监护。只需定期对运动效果、运动反应进行包括运动试验在内的检查。这时期运动应该是患者感兴趣的、持之以恒的。矫正冠心病危险因素，形成合理的生活方式，维持终生。

五、康复程序

见表12-3。

表 12-3　急性心肌梗死 2 周康复流程

	康复运动 （溶栓和择期 PTCA）	康复运动 （急诊 PTCA）	中医外治	康复教育	辨证施膳
一阶段 第 1 d	卧床休息，被动肢体活动 5 min，2 次（1~2 METs）	卧床休息，穿刺部位加压包扎 6 h，被动活动关节、大肌群（1~2 METs）	中医体质测评。选择中医外治疗法 1 种（推拿疗法、穴位敷贴、冠心病超声治疗等）	心理咨询评估，制定生活方式指导处方、心理处方 康复教育教程 1	制定 1 周辨证施膳处方
第 2 d	被动肢体活动，5 min，2 次（1~2 METs）	床上坐起，活动肢体 10 min/次，2 次/d（1~2 METs）。对于股动脉穿刺者要代之以上肢运动，1 周内应避免穿刺部位关节下肢的大幅度运动	选择中医外治疗法 2 种（推拿疗法、穴位敷贴、冠心病超声治疗等）	心理干预 情志疗法	辨证施膳处方 1
二阶段 第 3 d	取仰卧位，双腿分别做直腿抬高运动，抬腿高度为 30°；双臂向头侧抬高深吸气，放下慢呼气；5 组/次。下午床边静坐，10 min	可在床上坐 1~3 h，可下床站立走到病房内走动 25~50 m（2~3 METs）	中医外治疗法 1.2	康复教育教程 2 冠心病危险因素患者调查表	辨证施膳处方 2
第 4 d	床上坐起，活动肢体 10 min，下午取床旁坐位和站立 5 min	允许在走廊内慢行 75~100 m（3~4 METs）	中医外治疗法 1.2	情志疗法	辨证施膳处方 3
三阶段 第 5 d	床上坐起，活动肢体 10 min，下午取床旁坐位和站立 5 min	慢走 200~350 m，下午可上下一层楼（4~5 METs）	中医外治疗法 1.2	康复教育教程 3	辨证施膳处方 4
四阶段 第 6 d	上午在床旁站立 5 min；下午在床旁行走 5 min	步行 400~500 m，每日 2 次，可上下两层楼	中医外治疗法 1.2	情志疗法	辨证施膳处方 5
第 7 d	在床旁行走 10 min/次，2 次/d	步行 400~500 m，每日 2 次，可上下两层楼（5~7 METs）	中医外治疗法 1.2 调整下周中医外治法	康复教育教程 4	辨证施膳处方 6。调整第二周施膳处方

续表

	康复运动 (溶栓和择期 PTCA)	康复运动 (急诊 PTCA)	中医外治	康复教育	辨证施膳
第 8 d	在病室内活动，10 min/次，2 次/d	功能评估、运动风险评估	中医外治法 3.4		第二周施膳处方 1
第 9 d	在病室内活动，10 min/次，2 次/d	步行 400~500 m，每日 2 次，可上下两层楼（5~7 METs）或踏车	中医外治法 3.4	康复教育教程 5	第二周施膳处方 2
第 10 d	冠状动脉造影并据情形相关处理 桡动脉穿刺者术后可以即时下床站立及慢步行走	步行 400~500 m，每日 2 次，可上下两层楼（5~7 METs）	中医外治法 3.4		第二周施膳处方 3
第 11 d	步行 50~200 m，2 次/d，上、下一层楼	步行 400~500 m，每日 2 次，可上下两层楼（5~7 METs）	中医外治法 3.4	康复教育教程 6	第二周施膳处方 4
五阶段第 12 d	步行 500 m，2 次/d，可上、下两三层楼	步行 400~500 m，每日 2 次，可上下 3 层楼（5~7 METs），	中医外治法 3.4		第二周施膳处方 5
第 13 d	步行 500 m，每日 2 次，可上下 3 层楼（5~7 METs）	步行 500 m，每日 2 次，可上下 3 层楼（5~7 METs）	中医外治法 3.4	康复教育教程 7	第二周施膳处方 6
第 14 d	功能评估（分级心电运动试验、气体代谢运动试验、简易运动能力评估、代谢当量评估、生活质量评估和职业评估等）	功能评估（分级心电运动试验、气体代谢运动试验、简易运动能力评估、代谢当量评估、生活质量评估和职业评估等）	中医外治法 3.4	随访计划	第二周施膳处方 6

　　本程序应个体化，根据患者对程序活动的反应决定下一步的程序安排，本程序的步行距离适用于桡动脉穿刺者，而对于股动脉穿刺者要代之以上肢运动，因一周内应避免穿刺部位关节（下肢）的大幅度运动。

第四节　血运重建术后康复运动

一、冠状动脉介入术后康复运动

冠状动脉介入治疗术后康复运动可显著增加运动储量、降低血脂水平、显著改善心功能、减少心肌耗氧量和冠状动脉再狭窄。

康复运动分院内期和院外期，应根据患者的心率、心脏分级运动试验、心脏承受能力、年龄、手术效果等区别对待，制定运动处方并进行有序的训练。该期根据穿刺部位不同，患者手术部位的制动相应发生变化。经桡动脉介入的患者，拔除鞘管后即刻局部加压包扎，每2h逐步松解压力，观察出血情况，如无出血，6h后解除压迫带，不限制肢体活动。经股动脉介入的患者，拔除鞘管后局部压迫止血，加压包扎，术侧下肢制动4~12h（根据是否使用缝合器决定）。

常见运动方式包括有氧训练、力量练习、平衡和柔韧度练习、作业练习等。在开运动处方的过程中首先要确定患者的心脏功能，为其进行一定量的心脏分级运动试验。运动训练肢体活动的原则是：被动到主动、远端到近端、肢体到躯干、平卧坐位到站位、省力到费力以及保持省力的姿势到费力的身体姿势，逐步增加活动时间等。运动类型有走步、跑步、坐位踏车、登梯、阻力训练等。最初训练时要在专人指导下进行，监测其运动强度、频率、持续时间等。后期要强调冠心病危险因素的矫正和耐力训练。要坚持康复运动原则：个体化、循序渐进、长期坚持、兴趣性、全面性。

急诊PTCA和择期PTCA康复运动程序见表12-4，表12-5。

表12-4　急诊PTCA康复运动程序

	第一阶段	第二阶段	第三阶段	第四阶段	第五阶段	第六阶段
时间	第1d	第2d	第3d	第4d	第5d	第6~7d
能时消耗	1~2METs	1~2METs	2~3METs	3~4METs	4~5METs	5~7METs
生活料理	绝对卧床，在护理人员帮助下进食	在床上自己进食，在护理人员协助下洗脸、修指甲、梳头、擦浴、刷牙	可在床上坐1~3h，在床边擦洗	椅上自己进餐，可在椅上坐1~3h，在他人帮助下擦身，穿、脱衣服	可在椅子上坐2~4h，自己擦身，穿、脱衣服	继续前述活动，可稍强于原来强度的活动
步行活动与锻炼	穿刺部位加压包扎12h，被动活动关节、大肌群	主动活动对侧肢体，制动12h后可床边用马桶	可下床站立，走到盥洗室，病房内走动25~50m	允许在走廊内慢行75~100m	慢走200~350m后改踏车50~75W（上午），下午可上、下一层楼	步行400~500m，每日2次，可上、下两层楼

续表

	第一阶段	第二阶段	第三阶段	第四阶段	第五阶段	第六阶段
时间	第 1 d	第 2 d	第 3 d	第 4 d	第 5 d	第 6~7 d
能时消耗	1~2METs	1~2METs	2~3METs	3~4METs	4~5METs	5~7METs
娱乐	病情稳定后允许听收音机	允许看报	允许会客、谈话	允许看书、报、杂志	允许看电视	
宣传教育	介绍 CCU,解除顾虑	介绍心肌梗死及心脏康复程序	介绍心脏解剖及冠心病发病机制	介绍冠心病易患因素(高血压、吸烟等)	讲解药物、饮食、运动与监测、性生活等事项	讲解随访事项,心理咨询及注意事项
其他	4~6 h拔除鞘管,下肢制动 12 h	开始脱离CCU监护	有条件应做心电遥测监护	教会患者做脉率自测	亚极量运动试验	
注意事项	多饮水	每次活动后应休息 15~30 min	每次活动后应休息 15~30 min	各种活动都要在可耐受的情况下进行	各种活动的时间应控制在 15~30 min	准备出院

注：本程序适用于冠心病急性心肌梗死急诊 PCI 后：(1) 本程序应个体化,根据患者对程序活动的反应决定下一步的程序安排：住院时间可缩短或延长；(2) 活动须在监护下进行,应密切观察活动指标的变化；(3) 本程序第 4 天起的步行距离适用于桡动脉穿刺者；而对于股动脉穿刺者要代之以上肢运动,如体操等,因一周内应避免穿刺部位 (下肢) 的大幅度运动；(4) 暂停活动指标：活动中遇有下列情况应立即停止,然后视情况延长活动程序：①心率≥110 次/min；②出现心绞痛、胸闷、气短、心悸、晕厥、面色苍白、大汗等表现；③活动时 ST 段下移≥0.1 mV,或上移≥0.2 mV；④收缩压上升 200 mmHg,或反而下降≥10 mmHg；⑤出现严重心律失常；⑥运动试验可早在 PCI 后一周进行,但更常见的是在 PCI 后 2~5 周进行,而且要在术后 3~6 个月至少再做一次,评价是否发生了再狭窄,对于评价体力,制定运动处方也有作用。

表 12-6　择期 PTCA 康复运动程序

时间	第 1 d	第 2 d	第 3 d
能量消耗	2~3 METs	3~5 METs	6~7 METs
生活料理	股动脉穿刺大约需卧床 12 h,桡动脉穿刺术后可以即时下床站立及慢步行走	可生活自理,自己进食,进行洗漱、擦身等活动	
步行活动与锻炼	身刺部位加压包扎 12 h	股动脉穿刺者下床站立及慢步行走；桡动脉穿刺可慢走 50~200 m或更多,上、下一层楼	可慢走 200~500 m或更多,上、下两三层楼

时间	第 1 d	第 2 d	第 3 d
能量消耗	2~3 METs	3~5 METs	6~7 METs
娱乐	病情稳定后允许听收音机	允许会客、谈话，看书报，看电视	
宣传教育	介绍 CCU，解除顾虑	介绍冠心病易患因素（高血压、吸烟等）及不良生活方式的矫正	出院前教育，包括随访事项、脉率等简易运动指标的自测，用药注意事项等
其他注意事项	多饮水	运动时间以 10~30 min 为宜，运动强度在 RPE 11（稍轻）~13（稍累）级，靶心率以休息心率+（20~30）次为宜	准备出院

注：RPE（自感劳累分级法）：由于穿口尚未痊愈，一周内应避免穿刺部位关节的大幅度运动，故本程序第 2、3 天的步行距离仅适用于桡动脉穿刺者，对于股动脉穿刺者不宜下肢大的运动，应代之以上肢运动，如体操等。

二、冠脉搭桥术后运动康复

（1）术前与患者沟通康复流程，评估患者既往活动水平、社会支持及相关个人因素，可帮助患者快速建立术后康复的主动性。

（2）CABG 术前即可启动康复治疗。对存在中度及以上肺通气功能障碍和/或伴有 COPD、长期吸烟史、脑卒中后遗症的患者更需加强术前呼吸功能训练。但是，心肌梗死急性期、不稳定型心绞痛、左主干病变患者不宜进行康复锻炼。

（3）CABG 术后应尽早期开始康复治疗。在 ICU 内即可帮助患者床上/床边坐起，同时进行呼吸、咳嗽、排痰等训练，帮助患者廓清气道、复张肺部。出 ICU 后，鼓励患者尽早坐起、站立及短距离行走，同时强调深呼吸及咳嗽的重要性。根据患者日常活动所需和主客观表现给予个体化指导。

（4）针对 CABG 术后出现的切口疼痛及并发症，如肺部、神经系统、下肢肿胀等，可通过不同的康复治疗手段减轻症状、改善功能、提高生活质量。必要者转入康复专科继续治疗。

（5）CABG 术后的运动康复非常重要。术后 ICU 和普通病房的住院期为心脏康复的第一阶段，称为急性阶段，时间为 10~14 d，甚至更短。患者出院或转入康复机构后，需评估其心肺功能状况，制定个体化的运动处方。出院时患者可以平地行走和上下一层楼梯，运动能力达 3~5 METs。出院后继续进行运动训练，以提高体力和活动能力，直到恢复工作，此为第二阶段，称恢复期，时间为 8~12 周，运动能力达 4~8 METs；对于大多数术后患者，建议每周 3~5 次中等强度运动，每次持续 30~90 min，运动的形式包括：有氧运动、抗阻运动及柔韧性运动等。低危患者可无须医学监护；中危患者可间断医学监护；高危患者则需严格连续心电、心率监护。同时警惕不适宜而应暂缓运动康复的情形，如不稳定型心绞痛、心功能Ⅳ级、未控制的严重心律失常和严重高血压。第三阶段称为巩固期，持续终生，继续各项康复措施。

此外，患者的营养状态对 CABG 的预后起重要作用。围手术期的营养不良可预测术后的不良转归。但过高能量的饮食（每日 >92.05 kJ/kg）也会增加术后并发症。同时，推荐根据患者个体情况，采取低盐、低脂、低嘌呤或糖尿病饮食。CABG 术后最常见的精神心理健康问题是认知功能障碍和精神抑郁。认知功能障碍通常是轻微的，并于术后 3 个月内恢复。精神抑郁严重影响患者预后，建议与精神心理专科医师合作，主动筛选并加以干预。目前被广泛认可的有效治疗方法包括：认知行为治疗、药物治疗以及压力管理等。

表 12-6 临床不同情况的训练建议

临床情况	建议/共识	证据级别
ACS 及直接 PCI 术后	·对所有患者建议进行运动训练（中高危患者需医学监督或监护下运动），内容需包括：有氧运动至少 30 min/d，5 d/周 ·运动强度为 70%~85% 最大心率，或 70%~85% 缺血出现时心率（对于无症状的运动诱发心肌缺血，定义为 ST 段下移 ≥ 1 mm 时的心率），运动开始时可预防性应用硝酸甘油 ·对于左室功能受损、冠状动脉病变严重，有并发症和高龄危重患者而言，建议运动强度为 50% 最大心率 ·阻力运动	Ⅰ（B） ⅡB（C）
稳定型冠心病及择期 PCI 术后	·对具有多重危险因素和中高危（如近期发作心力衰竭）的患者，建议初始和培养长期依从性时进行医学监督下的运动训练 ·扩展活动能力以进行阻力运动 ·其余见 ACS 及直接 PCI 术后相关内容	Ⅰ（B） ⅡB（C）
心脏外科术后	·住院早期即可开始运动训练 ·心脏康复程序对于住院患者需持续 2~4 周，对门诊患者需持续至 12 周 ·胸骨伤口稳定时上身训练即可开始 ·运动训练需根据临床情况、基础运动耐量、心脏功能和不同的瓣膜手术等情况个体化定制（比如二尖瓣置换术后患者的运动耐量明显低于主动脉瓣置换术后者，尤其是仍残留有肺动脉高压的患者） ·其余见 ACS 及直接 PCI 术后相关内容（包括阻力运动）	ⅡB（C） Ⅰ（B）
慢性心力衰竭	·对稳定患者进行有氧运动训练 ·初始阶段（第 1~2 周）：对于 NYHA 心功能Ⅲ级患者，运动强度应保持在低水平（50% 峰值 VO_2），根据自感症状和临床状态调整持续时间为 20~30 min ·进展阶段：主要目标是逐渐增加强度（如能耐受，自 60% 递增至 70%~80% 峰值 VO_2），次要目标是延长运动时间 ·可建议基于医院（住院或门诊）的监督下康复程序，尤其初始阶段，以确定个体化反应和耐受性以及临床稳定性，并迅速确认需要调整或终止程序的症状或体征 ·阻力训练	Ⅰ（A）

续表

临床情况	建议/共识	证据级别
心脏移植后	·术后早期就开始训练程序与长期进行同样有益 ·建议在出院前进行呼吸运动治疗，以及上下肢的主动和系统运动 ·出院后可于移植术后第 2~3 周开始有氧运动，但应于类固醇激素冲击治疗时停止。应根据峰值 VO$_2$（50% 或低于无氧阈值 10%）或峰值工作负荷（50%）来确定低水平有氧训练 ·可于胸骨伤口稳定后增加阻力运动	
糖尿病	·有氧训练：参见"ACS 及直接 PCI 术后"相关内容 ·建议对全部主要肌群进行阻力训练 2~3 次/周	I（A）
周围血管病	·初始进行基于医院或诊所的监督下运动训练程序，以确保患者在安全环境下接受了指导和有效的运动刺激 ·每次训练 60 min，由间断休息的短板步行组成，3 次/周 ·平板运动似乎更为有效：初始负荷设定为可在 3~5 min 诱发跛行症状的速度和坡度，要求患者继续以此负荷步行直至跛行进展为中等程度，此后简短休息以缓解症状。在监护的 1 h 内重复这一运动—休息—运动循环数次 ·通常建议进行适当的耐力和阻力训练	I（A）

注：ACS，急性冠脉综合征；PCI，经皮冠状动脉介入治疗

第五节　中医导引技术

导引技术是以少林内功、易筋经、五禽戏、八段锦、太极拳、六字诀等传统功法为主要手段指导患者进行主动训练的推拿医疗技术，以指导患者进行功法训练为主，也可以在功法训练的同时进行手法治疗。

一、八段锦

八段锦 8 节正功，其中每一个动作均重复做 6~8 次。完整练习一遍八段锦的时间应该不少于 15 min。

1. 第一节　两手托天理三焦

调身

（1）两足分开与肩同宽，舌抵上腭，气沉丹田，两手由小腹向前伸臂，手心向下向外划弧，顺势转手向上，双手十指交叉于小腹前（见图 12-1）。

（2）缓缓屈肘沿任脉上托，当两臂抬至肩、肘、腕相平时，翻掌上托于头顶，双臂伸直，仰头目视手背，稍停片刻（见图 12-2）。

（3）松开交叉的双手，自体侧向下划弧慢慢落于小腹前，仍十指交叉，掌心向上，恢复如起势（见图 12-3）。稍停片刻，再如前反复 6~8 次。

调息

两手上托时采用逆腹式呼吸法。

（1）动作1~2吸气。

（2）动作2~3间屏息。

（3）动作3呼气。

调心

动作2想象清气从丹田沿任脉向上贯通上、中、下三焦，脑清目明。

操作提示：当两臂沿任脉上托至与肩相平时不要耸肩，手臂至头顶上方时稍用力上托，使三焦得以牵拉。

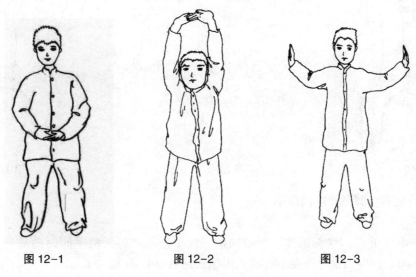

图12-1　　　　　　图12-2　　　　　　图12-3

2. 第二节　左右开弓似射雕

调身

（1）两足分开与肩同宽，左足向左横跨一步，双腿屈膝下蹲成马步站桩，两膝做内扣劲，两足做下蹬劲，臀髋呈下坐劲，如骑马背上，两手空握拳，屈肘放于两侧髋部，距髋约一拳许。

（2）两手向前抬起平胸，左臂弯曲为弓手，向左拉至极点，开弓如满月，同时，右手向右伸出为"箭手"，手指作剑诀（见图12-4），顺势转头向右，通过剑指凝视远方，意如弓箭伺机待发，稍停片刻（见图12-5）。

（3）将两腿伸直，顺势将两手向下划弧，收回于胸前，再向上向两侧划弧缓缓下落两髋外侧，同时收回左腿，还原为站式；再换右足向右横跨，重复如上动作（见图12-6），如此左右交替6~8次。

调息

（1）动作1~2吸气。

（2）动作2~3间屏息。

（3）动作3呼气。

调心

动作 2 想象气机沿督脉上行至颠顶，转从前向下，向头转同侧的手臂运行，颈椎、胸椎和腰椎牵拉转动；头转向方的肩臂、颈部和胸肋部的肌肉、骨骼、韧带牵拉，同时对心肺进行有节律的按摩。

操作提示：两臂自体侧抬起平胸时身体易出现前后晃动和耸肩，纠正方法是两足抓地，气沉丹田，沉肩坠肘。

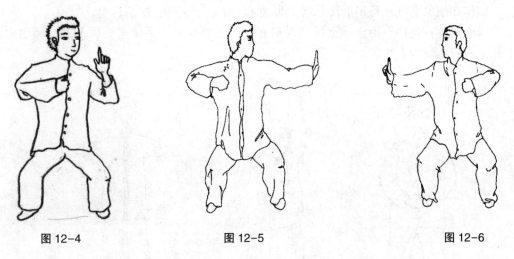

图 12-4　　　　　　　　　　　图 12-5　　　　　　　　　　　图 12-6

3. 第三节　调理脾胃须单举

调身

（1）两臂下垂，掌心下按，手指向前，成下按式站桩，两手同时向前向内划弧，顺势翻掌向上，指尖相对，在小腹前如提抱式站桩（见图 12-7）。

（2）翻掌，掌心向下，左手自左前方缓缓上举，手心上托，指尖同右，至头上左方将臂伸直，同时右手下按，手心向下，指尖向前，上下两手做争力劲（见图 12-8）。

（3）还原如起势（见图 12-7）。

（4）左手自左上方缓缓下落，右手顺势向上，双手翻掌，手心向上（见图 12-9），相接于小腹前。

（5）还原如起势（见图 12-7），如此左右交换，反复做 6~8 次。

调息

（1）动作 1 屏息。

（2）动作 2 吸气。

（3）动作 3 呼气。

（4）动作 4 吸气。

（5）动作 5 呼气。

调心

动作 2、4 想象气机以中焦为中心两臂上下对拔争力，贯通两侧的肝经、胆经、脾经、胃经，并使其受到牵引。

操作提示：两臂上下争力时易出现上下用力不均，躯干倾斜等现象，所以操作时尽量用力均匀，保持立身中正。

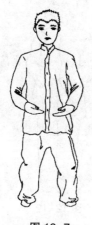
图 12-7

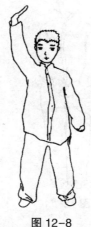
图 12-8

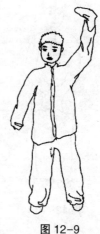
图 12-9

4. 第四节　五劳七伤往后瞧

调身

（1）松静站立，两足分开与肩同宽，先将左手劳宫穴贴在小腹下丹田处，右手贴左手背上（见图 12-10）。

（2）转头向左肩背后望去（见图 12-11）。

（3）稍停片刻，同时将头转向正面（见图 12-10）。

（4）再转头向右肩背后望去（见图 12-12）。

（5）还原如起势（见图 12-10），此交替 6~8 次。

调息

（1）动作 1 配合顺腹式呼吸，吸气使小腹充满。

（2）动作 2 吸气。

（3）动作 3 呼气。

（4）动作 4 吸气。

（5）动作 5 呼气。

调心

（1）动作 2 想象内视左足心涌泉穴，以意领气至左足心。

（2）动作 3 以意领气，从足心经大腿后面上升到尾闾，再到命门穴。

操作提示：头向左右转动时幅度要一致，与肩齐平，避免脊柱跟着转动。

5. 第五节　摇头摆尾去心火

调身

（1）松静站立同前，左足向左横开一步成马步，两手反按膝上部，手指向内，臂肘做外撑劲（见图 12-13）。

（2）意领气由下丹田至足心。

（3）同时腰为轴，将躯干摇转至左前方，头与左膝呈一垂线，臀部向右下方作撑劲，目视右足尖，右臂绷直，左臂弯曲，以助腰摆（见图 12-14）。

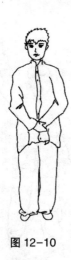

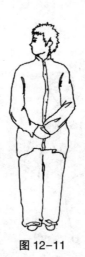

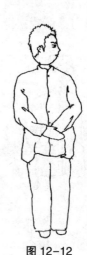

图 12-10　　　　　　图 12-11　　　　　　图 12-12

（4）稍停片刻，如此左右腰摆 6~8 次（见图 12-15）。

调息

（1）动作 1 吸气使小腹充满。

（2）动作 2 屏息。

（3）动作 3 呼气。

（4）动作 4 屏息。

调心

动作 2 以意领气由下丹田至足心。

操作提示：此势操作时易出现躬腰低头太过，转身角度太过或不及。纠正方法为转动角度头与左右足尖垂直为度，屈膝左右转动幅度，大约 90°，腰部要伸展。

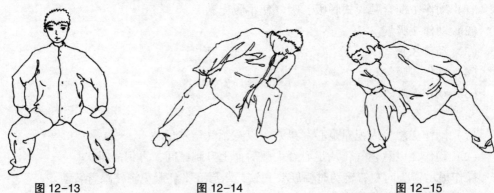

图 12-13　　　　　　图 12-14　　　　　　图 12-15

6. 第六节　两手攀足固肾腰

调身

（1）松静站立同前，两腿绷直，两手叉腰，四指向后拖肾俞穴（见图 12-16）。

（2）上身后仰（见图 12-17）。

（3）上体前俯，两手顺势沿膀胱经下至足跟，再向前攀足尖（见图 12-18）。

（4）稍停后，缓缓直腰，手提至腰两侧叉腰（见图 12-16），如此反复 6~8 次。

调息

（1）动作 1~2 吸气。

（2）动作 3 呼气。

（3）动作 4 屏息后吸气。

调心

（1）动作 3 意守涌泉穴。

（2）动作 4 以意引气至腰，意守命门穴。

操作提示：操作此式时易出现身体后仰太过，弯腰屈膝现象。纠正方法身体后仰以保持平衡稳固为度，上体前俯时两膝要伸直，向下弯腰的力度可量力而行。

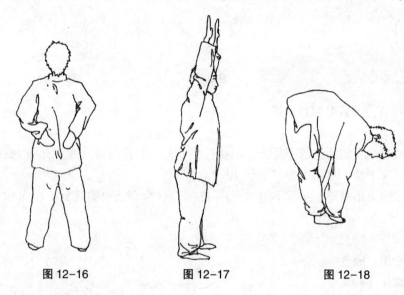

图 12-16　　　　　　图 12-17　　　　　　图 12-18

7. 第七节　攒拳怒目增气力

调身

（1）松静站立如前，左足横出变马步，两手提至腰间半握拳，拳心向上，两拳相距三拳左右，两手环抱如半月状（见图 12-19）。

（2）将左拳向左前击出，顺势头稍向左转，过左拳瞪虎目视远方，右拳同时向后拉，使左右臂争力（见图 12-20）。

（3）稍停片刻，两拳同时收回原位，松开虚拳，向上划弧经两侧缓缓下落（见图 12-21），收回左足还原为站式。如此左右交替 6~8 次。

调息

（1）动作 1 吸气。

（2）动作 2 呼气后屏息

（3）动作 2~3 间屏息后吸气

（4）动作 3 呼气。

调心

动作 1 意守丹田或命门穴。

操作提示：操作此式时易出现耸肩、塌腰、闭目等现象。纠正方法松腰沉胯，沉肩坠肘，气沉丹田，脊柱正直，怒目圆睁。

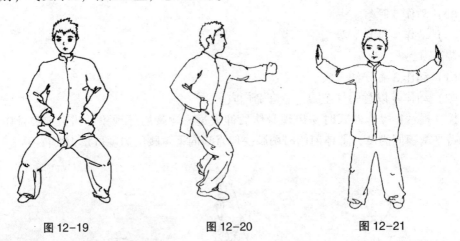

图 12-19　　　　　　　　图 12-20　　　　　　　　图 12-21

8. 第八节　背后七颠百病消

调身

（1）松静站立如前，膝直足开，两臂自然下垂，肘臂稍做外撑（见图 12-22）。

（2）平掌下按，足跟上提（见图 12-23）。

（3）足跟下落着地，手掌下垂（见图 12-22），全身放松如此反复 6~8 次。

调息

（1）动作 1 屏息。

（2）动作 2 吸气。

（3）动作 3 呼气。

调心

（1）动作 1 意守丹田。

（2）动作 2 意念头向上虚顶，气贴于背。

操作提示：足跟提起时注意保持身体平衡，十个脚趾稍分开着地。百会上顶，两手下按，使脊柱尽量得以拔伸。患有脊柱病变者足跟下落要轻，不可用力过重。

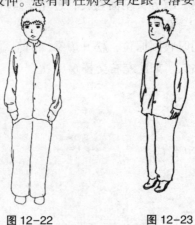

图 12-22　　　　　　　　图 12-23

二、五禽戏

五禽戏是一套动功保健疗法，通过模仿动物的动作和神态，达强身防病的目的。

1. 虎戏　手足着地，身躯前纵后退各3次，接着上肢向前，下肢向后引腰。然后面部仰天，恢复起始动作，再如虎行般前进后退各7次。锻炼法如图示：做虎戏时，手脚均着地，模仿老虎的形象（图12-24）身体前后振荡，向前3次，向后3次，即前后、前后、前后（图12-25）做毕，两手向前移，伸展腰部，同时抬头仰脸（图12-26），面部仰天后，立即缩回，还原（图12-27）。按照以上方法继续做7遍。

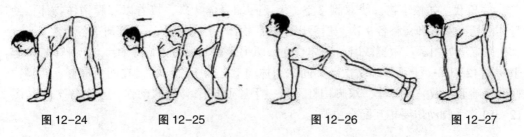

图12-24　　　　图12-25　　　　　　图12-26　　　　　　图12-27

2. 鹿戏　手足着地，头向两侧后视，左三右二。然后伸左脚3次，伸右脚2次。

锻炼法如图示：做鹿戏时，手脚仍着地，伸着脖子往后看，向左后方看3次，向右后方看2次，即左后右后、左后右后、左后（图12-28）；继而脚左右交替伸缩，也是左3次，右2次（图12-29）。

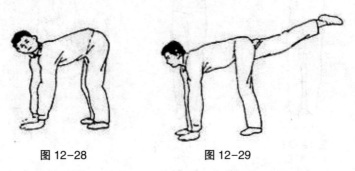

图12-28　　　　　　图12-29

3. 熊戏　仰卧，两手抱膝下，举头，左右侧分别着地各7次。然后蹲地，双手交替按地。

锻炼法如图示：做熊戏时，身体仰卧，两手抱着小腿（图12-30）抬头，身体先向左侧滚着地，再向右侧滚着地，左右滚转各7次（图12-31）。然后屈膝深蹲在地上，两手在身旁按地，上体晃动，左右各7次（图12-32）。

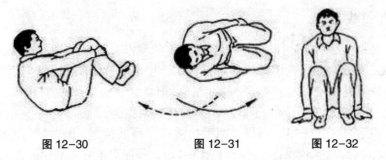

图 12-30   图 12-31   图 12-32

4. 猿戏　如猿攀物，使双脚悬空，上下伸缩身体 7 次，接着以双脚钩住物体，使身体倒悬，左右脚交替各 7 次。然后以手钩住物体，引体倒悬，头部向下各 7 次。

锻炼法如图示：做猿戏时，身体直立，两手攀物（最好是高单杠），把身体悬吊起来（图 12-33），上下伸缩 7 次，如同"引体向上"（图 12-34）。在两手握杠、两脚钩杠的基础上，做一手握杠、双脚钩杠，另一手屈肘按摩头颈的动作，左右各 7 次（图 12-35）。手脚动作要相互配合协调。

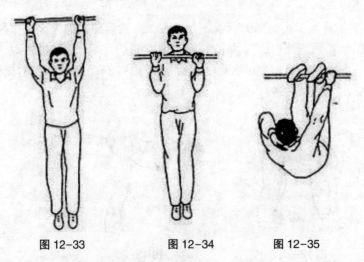

图 12-33   图 12-34   图 12-35

5. 鸟戏　一足立地，另一足翘起，扬眉鼓力，两臂张开如欲飞状，两足交替各 7 次。然后坐下伸一脚，用手挽另一脚，左右交替各 7 次，再伸缩两臂各 7 次。

锻炼法如图示：做鸟戏时，双手臂向上竖直，一脚翘起，同时伸展两臂，扬眉鼓劲，模仿鸟的飞翔（图 12-36、图 12-37）。坐在地上，伸直两腿，两手攀足底，伸展和收缩两腿与两臂，各做 7 遍（图 12-38）。

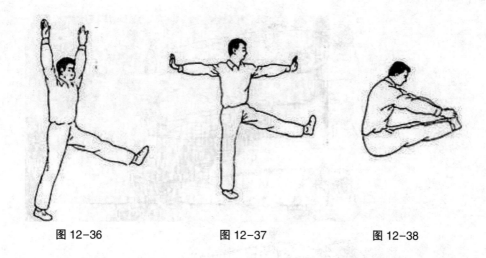

图 12-36　　　　　　　　　图 12-37　　　　　　　　　图 12-38

三、卧式六字诀

1. 嘘字功养肝　发音嘘（xū）字，两手由急脉穴起，手背相对向上提，经章门、期门上升入肺经之中府、云门，向上翼两臂如鸟张，向左右展开，手心向上；同时足跟下蹬，足尖翘起，两眼随呼气之势尽力瞪圆，呼气尽吸气时，两臂划弧徐徐下落，两手重叠于丹田之上，气沉丹田，小腹逐渐隆起，两足放松，恢复原状。

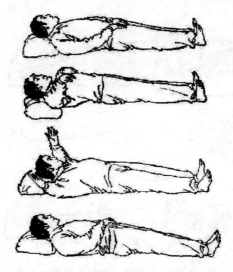

图 12-39　坐卧式六字诀的嘘字功姿势

2. 呵字功养心　发音"呵"（kē）读科。两手由体侧经腹前提至胸前，掌心向上，呼气念呵字，两手如捧物状由冲门穴处起。经腹胸渐向上抬，至膻中穴处两掌向内翻转至手心向下，大拇指对准腋下之极泉穴，翻掌向上托至目外眦，同时足跟下蹬，足尖翘起。呼气尽吸气时，两手翻转掌心向里，经面前、胸前、腹前徐徐下落于身侧，气沉丹田，小腹隆起，两足放松，恢复原状。

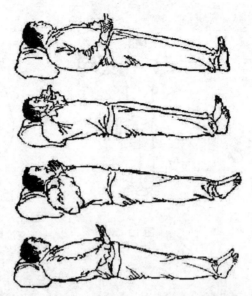

图 12-40　坐卧式六字诀的呵字功姿势

3. 呼字功健脾　发音呼（hū）字。足跟下蹬，足尖上翘，两手如捧物状，由身侧经腹胸上抬至膻中穴处，左手外旋上托至头顶，右手内旋下按至冲门穴处。呼气尽吸气时，两足放松，左右手同时翻转手心向里，左手向下，右手向上，在胸前膻中穴处相交，翻掌下按，恢复原状。

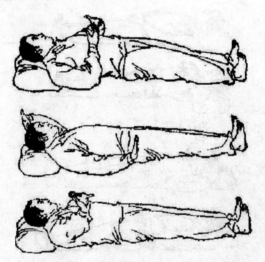

图 12-41　坐卧式六字诀的呼字功姿势

4. 呬字功润肺　发音呬（sī）字，两手如捧物状由身侧向上抬至膻中穴处，两手外旋变立掌，沉肩坠肘，念呬字，随呼气之势，两臂向左右展开，掌心向外，足跟下蹬。足尖翘起。呼气尽吸气时，两臂由体侧徐徐下落，小腹隆起，气沉丹田，两足放松，恢复原状。

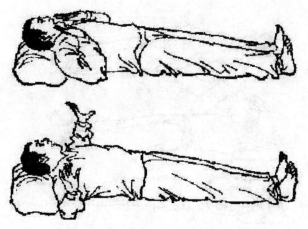

图 12-42　坐卧式六字诀的呬字功姿势

5. 吹字功强肾　发音吹（chuī），坐床上，两腿自然弯曲，两手置于风市穴处。念吹字，两臂后拉，手心向外，经长强、肾俞划弧向前经胸前俞府，两臂撑圆，俯身前屈，腿渐伸直，双手从足趾端摸涌泉穴。呼气尽吸气时，徐徐直身，脚腿放松，恢复原状。

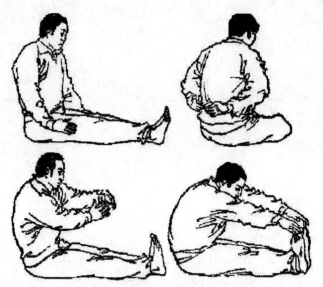

图 12-43　坐卧式六字诀的吹字功姿势

6. 嘻字功理三焦　发音嘻（xī），呼气念嘻字，两手如捧物状由体侧抬起，经腹至胸部膻中穴处，外旋上托至头部；同时足跟下蹬，足尖翘起。呼气尽吸气时，两手心转向面部，沿胆经之路线抚摩下落，气沉丹田，小腹隆起，两足放松，恢复原状。

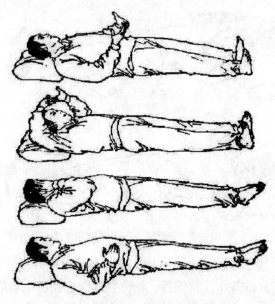

图 12-44　坐卧式六字诀的嘻字功姿势

第十三章　中医外治疗法

中医外治疗法是在辨证论治的基础上，通过整体调节，在多环节发挥效能，具有疗效确切、使用安全、不良反应小等优点，适用于心脏康复Ⅰ～Ⅲ期。中医外治的方法分为整体治疗、皮肤官窍黏膜治疗、经络腧穴治疗等。

第一节　皮肤官窍黏膜外治疗法

皮肤官窍黏膜外治疗法是指药物通过皮肤、官窍黏膜吸收进入局部或者机体循环系统起治疗作用的方法，如敷贴疗法、熏洗疗法等。

一、熏洗疗法

熏洗疗法是以中医药基本理论为指导，将药物煎煮后，先用蒸汽熏蒸，再用药液在全身或局部进行敷洗的治疗方法。该疗法借助于热力与药力，达到疏通腠理、散风除湿、透达筋骨、活血理气的作用。

1. 操作方法

（1）器具：中药熏蒸仪（治疗胸痹应用中药局部熏蒸仪）。

（2）方法：通过数字智能化控制恒温，将辨证配制的中药药液加温为中药蒸汽，利用中药蒸汽中产生的药物离子，对皮肤或患部进行直接熏蒸。

2. 推荐中药配方　①血瘀偏寒证：桂枝6g，川芎6g，羌活6g，冰片1g。②血瘀偏热证：葛根6g，郁金6g，薄荷6g，徐长卿6g。③血瘀痰湿证：瓜蒌6g，厚朴6g，乳香6g，没药6g。④水湿泛滥证：茯苓6g，槟榔6g，泽泻6g，桂枝6g。

3. 临床应用　可用于冠心病、心律失常、慢性心力衰竭、高血压病等多种心脏疾病患者，根据患者体质，辨证组方治疗，并选择不同的透皮促进剂。

二、沐足疗法

沐足疗法是根据中医辨证论治理论，将药物煎煮成液或制成浸液后，通过浸泡双足、按摩足部穴位等方法刺激神经末梢，改善血液循环，从而达到防病治病、强身健体作用的治疗方法。

1. 操作方法

（1）器具：沐足治疗盆或其他类似设备。

（2）方法：应用电动足浴盆，加入中药方配制的药液，调节适宜温度，以 35～45 ℃为宜。浸泡并按摩足趾足心和足部常用穴位，或电动按摩足部反射区，每日 1 次，每次 30 min。

2. 推荐中药配方 桂枝 10g、鸡血藤 20g、凤仙草 30g、食盐 20g，常用于治疗冠心病、心力衰竭。夏枯草 30g、钩藤 20g、桑叶 15g、菊花 20g，常用于治疗高血压。

3. 临床应用 可用于治疗冠心病、心律失常、心力衰竭、高血压病等多种心脏疾病患者，根据患者体质及合并病、兼夹症状（如失眠、肢体疼痛麻木）等辨证组方治疗。忌空腹及餐后立即沐足。

三、湿化瓶鼻吸疗法

鼻吸疗法是将一定的药物制成粉末吸入鼻内，使药末直接作用于鼻黏膜，以治疗疾病的方法。药物经鼻黏膜吸收后可直接进入体循环，避免了胃肠道消化液对药物的破坏作用和肝脏对药物的首过效应，因此药物吸收迅速，给药后起效快、作用强，患者易于接受。

1. 操作方法 吸氧湿化瓶的氧气经过输运管道（测温 37 ℃左右），接普通鼻导管（单侧）持续供氧。湿化瓶中加入中药颗粒剂（菖蒲 15 g、檀香 6 g），每日 2 次，每次 30 min，12 d 为 1 个疗程。

2. 推荐药物中药颗粒剂 菖蒲 15 g、檀香 6 g。

3. 注意事项 西医学研究发现，鼻黏膜血管丰富，药物经鼻黏膜吸收后能够较快经血液循环到达心脏，从而发挥最大效应。吸嗅剂所选药物均具有芳香挥发特性，经呼吸道进入肺循环到达心脏，避免了药物对肝脏的破坏，使到达心脏的药物能保持较高的浓度，较好发挥治疗作用。鼻为肺之所属，清阳交合之处，又为一身血脉之所经，该药通过鼻腔，循经络直达病所。檀香等芳香温通类药物对呼吸道黏膜神经末梢，特别是冷觉感受器有选择性兴奋作用，对冠状动脉的调节发生反射性变化，具有解除冠状动脉痉挛，增加冠状动脉血流量作用。

鼻腔给药对药物本身也有要求，若药物有效成分是溶于溶剂的，则要求分子不能太大，同时药物分子中不应有强的极性基团，否则不利于透过脂质膜；若药液成分是不溶性，如混悬剂则要求应尽量使其粒度达到最小，以利于吸收。塞鼻剂的药物也要求应尽量将其粉碎到最细的粉末。气雾剂和喷雾剂则应控制喷出药粒的大小，因为喷出的药粒较大在前庭区即被阻隔沉积，太小的粒子却会随呼吸进入肺部。鼻腔给药与口服给药、皮下给药等给药途径相比，具有生物利用度高、药物吸收快等特点。

凡刺激性较强的药物，不宜直接接触鼻腔黏膜，以免造成损伤。塞鼻后局部出现刺激反应者，立即把塞鼻剂取出。该疗法，一般只应用于一侧鼻腔，或左右更替，以保证通气功能不受影响。

第二节　经络腧穴外治疗法

经络腧穴外治疗法是指药物、手法、器械从外施于经络、腧穴起效的治疗方法，如推拿、艾灸疗法等。

一、经穴体外反搏疗法

体外反搏是一种无创的辅助循环疗法。从 2002 年的 ACC/AHA 治疗指南开始，国内外把体外反搏疗法纳入冠心病、心绞痛、心力衰竭治疗指南。经穴体外反搏疗法是以中医经络理论为指导，将中药颗粒（或替代品）置于丰隆、足三里等穴位，借助体外反搏袖套气囊，通过心电反馈，对穴位进行有效刺激和机械舒缩，以达到舒通气血、化瘀通络目的的一种内病外治疗法。研究表明，经穴体外反搏应用于冠心病稳定型心绞痛，显示进一步的效益。

1. 操作方法　将中药颗粒（或利用橡胶球、电极片、电磁产品等替代品）固定在所选穴位上，然后外缚体外反搏袖套气囊行体外反搏治疗，气囊压力大小根据患者耐受程度因人而异，既不影响体外反搏治疗效果，又起到穴位刺激作用。每日 1 次，每次 30 min，疗程 10 d。

2. 推荐穴位　常用丰隆、足三里等。

3. 临床应用　体外反搏的作用机制与运动训练有相似之处，且其适应证较有氧运动更为宽泛，除了发挥辅助循环，增加冠状动脉血流、促进侧支循环形成的作用外，还可改善血管内皮功能及降低血管僵硬度，改善左室功能，提高运动耐量。可用于治疗冠心病、慢性心力衰竭等。经穴体外反搏疗法是将经络理论应用于体外反搏，集运动和血流动力学效应、穴位刺激、经络感传作用为一体的综合治疗。其非单纯经络刺激和体外反搏功能的简单叠加，而是通过心电反馈，产生与心脏跳动、经络循行和气血津液循行相一致的穴位刺激和机械舒缩，达到舒通气血、化瘀通络的作用。通过改善血管内皮功能，阻抑动脉粥样硬化，减轻心肌缺血达到治疗冠心病、心绞痛的目的。也可作为运动训练的替代方式，对于存在运动禁忌的患者，如不稳定型心绞痛、体位性低血压、静息心电图显示严重心肌缺血改变，合并肢体活动障碍（偏瘫等），可先行此法治疗，待情况好转无运动禁忌时再开始运动训练。急性心肌梗死、中至重度的主动脉瓣关闭不全者禁用，血压 170/110 mmHg 以上者，应预先将血压控制在 140/90 mmHg 以下；伴充血性心力衰竭者行反搏治疗前，病情应得到基本控制，体质量稳定，下肢无明显水肿，反搏治疗期间应密切监护心率、心律和血氧饱和度（SpO_2）等生理指标；心率>120 次/min 者，应控制其在理想范围内（<100 次/min）。

二、耳压疗法

耳压疗法是将药籽贴敷耳穴上，给予适度的揉、按、捏、压，使其产生酸、麻、胀、痛等刺激效应，以达到治疗保健作用的治疗办法。

1. 操作方法　将医用胶布剪成 0.5 cm×0.5 cm，逐个取王不留行籽粘在胶布中央。用玻璃棒探针在耳相应穴位探查反应点，选择压痛点取穴。找准穴位后，用镊子夹取贴附药籽的小方块胶布，先将胶布一角固定在穴位的一边，然后将药籽对准穴位，用左手手指均匀按压胶布，直至平整。取 3~4 穴，每次取一侧耳穴，两耳交替施治，每日按压 4~5 次，发作时亦可按压刺激。隔 2~3 d 换贴一次，10 d 为 1 个疗程。

2. 推荐穴位

（1）冠心病：主穴为心、皮质下、神门、交感。配穴选用内分泌、肾、胃。

（2）高脂血症：脾、胃、内分泌等穴，或取敏感点。临症加减如肠燥便秘者加肺、大肠，脾虚湿盛加肾、三焦。

（3）高血压：降压沟、肝、心、交感、肾上腺、神门、肾。

（4）心力衰竭：心、肺、脾、肾、三焦、小肠、内分泌、交感等。

（5）心律失常：心、神门、交感、皮质下、内分泌、胸、小肠等。

3. 临床应用　耳穴疗法操作简单易行，较安全，一般无不良反应和绝对禁忌证。耳部分布有面神经、耳颞神经、耳大神经、枕大神经等，刺激不同的耳穴，其相关的神经核调节中枢神经系统，对交感、副交感神经进行调节。对改善心绞痛、负性情绪、睡眠等有一定作用。

三、中药穴位贴敷疗法

中药穴位贴敷疗法是将中药或中药提取物与适当基质和（或）透皮吸收促进剂混合后，制成敷贴剂，贴敷于人体腧穴上，利用其药物对穴位的刺激作用和中药的药理作用治疗疾病的无创穴位刺激疗法。

1. 操作方法　用75%乙醇或0.5%~1%碘伏棉球或棉签在穴位部位消毒，进行贴、敷等。①贴法：将已制备好的药物直接贴压于穴位上，然后外覆医用胶布固定；或先将药物置于医用胶布粘面正中，再对准穴位粘贴。硬膏剂可直接或温化后将其中心对准穴位贴牢。②敷法：将已制备好的药物直接涂搽于穴位上，外覆医用防渗水敷料贴，再以医用胶布固定。使用膜剂者可将膜剂固定于穴位上或直接涂于穴位上成膜。使用水（酒）浸渍剂时，可用棉垫或纱布浸蘸，然后敷于穴位上，外覆医用防渗水敷料贴，再以医用胶布固定。③熨贴：将熨贴剂加热，趁热外敷于穴位。或先将熨贴剂贴敷穴位上，再用艾火或其他热源在药物上温熨。

2. 推荐穴位及中药配方

（1）推荐穴位：心俞、膻中、内关、厥阴俞、至阳、通里、巨阙、足三里、三阴交、脾俞、肺俞、关元等。根据患者的辨证或病位辨证取穴。

（2）推荐中药配方：根据病情辨证选用活血化瘀、芳香开窍等药。推荐药物：①三七、蒲黄、乳香、没药各2份，冰片1份，焙干研末。②黄芪30 g，川乌、川芎、桂枝、红花、瓜蒌各15 g，细辛、荜茇、丁香、延胡索各10 g，冰片、三七各6 g，焙干研末。③吴茱萸2份，肉桂1份，焙干研末。④以白芥子、延胡索、甘遂、细辛等作为基本处方，粉碎研末后加姜汁调匀敷在专用贴敷膜上。⑤将冰片、血竭、人工牛黄、郁金、细辛、生大黄、赤芍、生地黄及当归烘干制成粉剂，再加入二甲基亚砜制成软膏剂。

3. 临床应用　穴位贴敷能明显减少心绞痛发作次数，减轻疼痛程度，缩短心绞痛持续时间，减少硝酸甘油用量，改善患者的临床症状，且疗效确切、安全无不良反应。用于冠心病、心律失常、心力衰竭、高血压等多种心脏疾病患者，也可根据患者体质及合并病、兼夹症状，辨证选药组方治疗。同一穴位敷贴时间为2~6 h，每日或隔日1

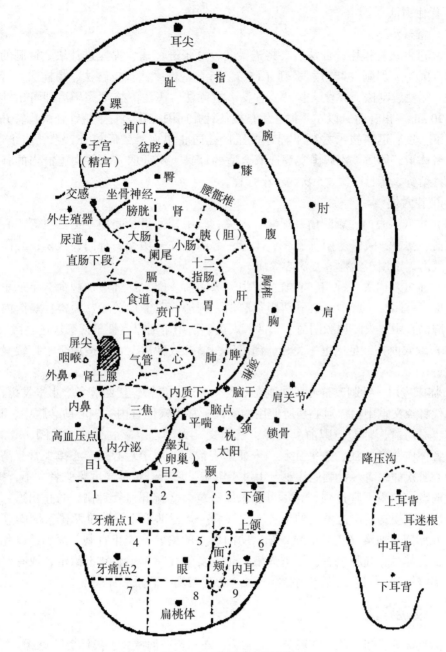

图 13-1 常用耳穴示意图

次。敷贴过程中注意观察病情变化，询问患者有无不适，敷药后若出现红疹、瘙痒、水疱等现象应暂停使用。对药物或敷料成分过敏者或贴敷部位有创伤、溃疡者禁用。

四、针刺疗法

针刺疗法是一种利用针刺进行治疗的方法。

1. 操作方法

（1）常规消毒。

（2）进针法有指切进针法、夹持进针法、舒张进针法、提捏进针法。针刺的角度有直刺（90°）、斜刺（45°）、平刺（15°）。行针基本手法：捻转法、提插法。行针辅助手法：循法、刮法、弹法、搓法、捏法、震颤法、飞法。施术完毕后即可出针或酌留10~20 min。出针时，以左手拇、示指按住针孔周围皮肤，右手持针轻微捻转并慢慢提至皮下，然后迅速拔出并用干棉球按压针孔防止出血，最后检查针数，防止遗漏。根据患者体形、体质、疾病虚实等选取合适的针具，辨证取穴，并实施恰当的补泻手法，得气留针。每日1次，5次为1个疗程。

2. 推荐穴位

（1）主穴：心俞、厥阴俞。配穴：内关、膻中、通里、间使、足三里等。心血瘀阻加膈俞、阴郄；痰瘀痹阻加膻中、丰隆；心阴虚加三阴交、神门、太溪；心阳虚加关元、气海。适用于治疗冠心病心绞痛。

（2）主穴：内关、神门、心俞、膻中、厥阴俞。配穴：气虚加脾俞、足三里、气海；阴虚加三阴交、肾俞；心脉痹阻加膈俞、列缺；阳虚加关元、大椎；痰湿内蕴加丰隆、脾俞；阴虚火旺加厥阴俞、太冲、太溪。适用于治疗室性早搏等快速心律失常。

（3）取穴内关、足三里、关元、郄门等，温针或针后艾灸。适用于治疗缓慢性心律失常。

3. 临床应用　针刺改善心肌缺血在基因、转录、蛋白、代谢等多个水平发挥作用。归纳现代针灸文献中治疗冠心病所使用的腧穴，常用穴位有内关、心俞、膻中、膈俞、足三里、厥阴俞、肾俞、脾俞、太冲、三阴交、太溪、丰隆、关元、巨阙、气海等，根据患者体质及合并症、兼夹症状，辨证选穴治疗。用于冠心病、心律失常、高血压等多种心脏疾病患者。针刺应注意：①过于饥饿、疲劳、精神高度紧张者，不行针刺。体质虚弱者，刺激不宜过强，并尽可能采取卧位。②避开血管针刺，防止出血；常有自发性出血或损伤后出血不止的患者不宜针刺。③背部第十一胸椎两侧，侧胸（胸中线）第八肋间，前胸（锁骨中线）第六肋间以上的腧穴，禁止直刺、深刺，以免刺伤心、肺，尤其对肺气肿患者，更需谨慎，防止发生气胸。④病情不稳定者或有严重并发症，不宜针刺，如急性冠状动脉综合征、心力衰竭、严重心律失常等。

五、艾灸疗法

包括直接灸、间接灸、艾条灸、温和灸、雀啄灸、回旋灸、温针灸及灸器灸等。

1. 操作方法

（1）直接灸：把艾绒直接放在皮肤穴位上施灸，每穴3~5粒。

（2）间接灸：对于心脏病气虚阳虚轻症或痰阻血瘀证可选隔姜灸，阳虚重症选用隔盐灸或隔附子饼灸。

隔姜灸：选取整块新鲜生姜，纵切成2~3 mm厚度的姜片，在其上用针点刺小孔若干。施灸时，将一底面直径约10 mm、高约15 mm的圆锥形艾炷放置姜片上，从顶端点燃艾炷，待快燃烧尽时在旁边接续一个艾炷。灰烬过多时及时清理。注意艾灸过程中要不断地移动姜片，以局部出现大片红晕潮湿，患者觉热为度。常用于治疗呕吐、泻痢、腹痛、肾虚遗精、风寒湿痹、面瘫、麻木酸痛、肢体痿软无力等病症。

隔蒜灸：取独头大蒜切成 2~3 mm 的蒜片，在其上用针点刺小孔若干。施灸时，将一底面直径约 10 mm、高约 15 mm 的圆锥形艾炷放置蒜片上，从顶端点燃艾炷，待快燃烧尽时在旁边接续一个艾炷。灰烬过多时及时清理。注意艾灸过程中要不断地移动蒜片，以局部出现大片红晕潮湿，患者觉热为度。常用于治疗阴疽流注、疮色发白，不红不痛，不化脓者。对疔疮疖毒、乳痈等急性炎症，未溃者也可灸之。也可用于治疗虫、蛇咬伤和蜂蝎蛰伤或无名肿毒。

隔盐灸：一般用于神阙穴灸，用食盐填平脐孔，上放底面直径约 10 mm、高约 15 mm 的圆锥形艾炷，从顶端点燃艾炷，待快燃烧尽时再接续一个艾炷。灰烬过多时及时清理。腹腔觉热为度。常用于霍乱吐泻致肢冷脉伏者，以及寒证腹痛、虚寒性痢疾、中风脱证的四肢厥冷及虚脱休克等，可有救急之效。

隔附子饼灸：用附子研成细粉，加白芨粉或面粉少许，再用水调和捏成薄饼，底面直径约 20 mm，厚度为 2~5 mm，待稍干，用针刺小孔若干。施灸时，将一底面直径约 10 mm、高约 15 mm 的圆锥形艾炷放置药饼上，从顶端点燃艾炷，待快燃烧尽时在旁边接续一个艾炷。灰烬过多时及时清理。一饼灸干再换一饼，以患者觉热为度。常用于虚寒性病症及外科术后疮疡溃后久不收口，可去腐生肌，促使愈合。

（3）艾条灸：穴位点燃后在穴位熏灸，可应用温和灸、雀啄灸、回旋灸法。每次选取 5 穴，每穴灸治 10 min，每日 1~2 次。

温和灸：施灸时，艾卷点燃的一端对准应灸的腧穴或患处，距离皮肤 2~3 cm 进行熏烤，使患者局部有温热感而无灼痛为宜，一般每处灸 10~15 min，至皮肤红晕为度。如果遇到局部知觉减退者或小儿等，医者可将中、示两指分开，置于施灸部位两侧，这样可通过医者手指的感觉来测知患者局部的受热程度，以便随时调节施灸的距离以防止烫伤。

雀啄灸：施灸时，艾卷点燃的一端与施灸部位的皮肤并不固定在一定的距离，而是像鸟雀啄食一样，一上一下地移动施灸，由上而下移动速度较慢，接近皮肤适当距离时短暂停留，在患者感觉灼痛之前迅速提起，如此反复操作。一般每穴 5~10 min，至皮肤红晕为度。此法热感较强，注意防止烫伤。

回旋灸：施灸时，艾卷点燃的一端悬于施灸部位上方约 2 cm 高处反复旋转移动进行灸治，使皮肤感觉温热而不灼痛，一般每处灸 10~15 min，至皮肤红晕为度。

三种操作方法可单独应用，也可相互结合运用。

（4）温针灸：针刺得气后，在针柄上穿置一段长 2~3 cm 的艾条施灸，至艾绒烧完为止。

（5）灸器灸：胸背部穴可用温灸盒或固定式艾条温灸器灸，四肢穴可用圆锥式温灸器灸疗。

2. 推荐穴位 神阙、关元、膻中、肾俞、命门、足三里、厥阴俞、气海、心俞等。根据患者辨证、病位、主症不同辨证取穴。

3. 临床应用 艾灸具有清除自由基，提高免疫功能，调整脂质代谢，改善血液流变性质，调节内分泌等作用。常用于气虚、阳虚、痰湿、血瘀证型的心脏病患者。糖尿病或其他疾病等引起感觉功能减退、皮肤愈合能力差者忌用。

六、推拿疗法

推拿治疗具有扩张血管，增强血液循环，改善心肌供氧，降低血流阻力，促进病变组织血管网的重建，改善心脏和血管功能，并有调整自主神经和镇痛作用。

1. 操作方法

（1）一指禅推法：以拇指端或螺纹面着力于施术部位，通过前臂的往返摆动带动拇指做屈伸运动的手法。肩、肘关节放松，拇指伸直，余指的掌指关节和指间关节自然屈曲，以拇指端或螺纹面着力于体表施术部位上，前臂做主动的横向摆动运动，带动拇指掌指关节或拇指指间关节做有节律的屈伸运动。每分钟操作 120~160 次。动作要求"沉肩、垂肘、悬腕、指实、掌虚"。一指禅推法操作时，往往边推边根据临床需要沿一定的方向移动，要求摆动的频率较快而移动的速度较慢，称为"紧推慢移"。如以指端操作，其接触面最小，易于施力，刺激相对较强；而如以螺纹面操作，则接触面相对较大，刺激亦相对较平和，两者多用于躯干部及四肢部的经络腧穴。一指禅偏锋推法接触面小而窄、轻快柔和，多用于颜面部。

（2）揉法：以一定力按压在施术部位，带动皮下组织做环形运动的手法。

拇指揉法：以拇指螺纹面着力按压在施术部位，带动皮下组织做环形运动的手法。以拇指螺纹面置于施术部位上，余四指置于其相对或合适的位置以助力，腕关节微屈或伸直，拇指主动做环形运动，带动皮肤和皮下组织，每分钟操作 120~160 次。

1）中指揉法：以中指螺纹面着力按压在施术部位，带动皮下组织做环形运动的手法。中指指间关节伸直，掌指关节微屈，以中指螺纹面着力于施术部位上，前臂做主动运动，通过腕关节使中指螺纹面在施术部位上做轻柔灵活的小幅度的环形运动，带动皮肤和皮下组织，每分钟操作 120~160 次。为加强揉动的力量，可以示指螺纹面搭于中指远侧指间关节背侧进行操作，也可用无名指螺纹面搭于中指远侧指尖关节背侧进行操作。

2）鱼际揉法：以鱼际着力按压在施术部位，带动皮下组织做环形运动的手法。肩部放松，屈肘成 120°~140°，肘部外翘，腕关节放松，呈微屈或水平状，以手的鱼际部着力于施术部位上，前臂做主动的摆动，使鱼际部环形运动，带动皮肤和皮下组织，每分钟操作 120~160 次。

3）掌根揉法：以手掌掌面掌根部位着力按压在施术部位，带动皮下组织做环形运动的手法。肘关节微屈，腕关节放松并略背伸，手指自然弯曲，以掌根部附着于施术部位上，前臂做主动运动，带动腕掌做小幅度的环形运动，使掌根部在施术部位上环形运动，带动皮肤和皮下组织，每分钟操作 120~160 次。

在临床治疗的实际运用中，上述这些基本操作方法可以单独或复合运用，也可以选用属于经穴推拿技术的其他手法，比如按法、点法、弹拨法、叩击法、拿法、掐法等，视具体情况而定。

以一指禅推法或指按揉法在穴位处操作，每穴约 3 min，按揉同时，嘱患者配合深呼吸；横擦前胸部或背部，以透热为度。

2. 推荐部位和穴位 胸部、背部；心俞、膈俞、厥阴俞、内关、间使、三阴交、心前区阿是穴。

3. 临床应用 循经络按摩能够疏通经络，减少冠心病心绞痛发作，提高生活质量。用于冠心病、心绞痛等，心血瘀阻者操作时用力宜稍重，由肺俞至膈俞重推背部膀胱经，以泻为主。气滞血瘀，寒邪壅盛者，揉心俞、厥阴俞，横擦屋翳，使热透胸背。痰涎壅盛，痹阻脉络者，摩腹，擦督脉胸段。心肾阳虚者操作时用力宜轻，轻摩心俞、厥阴俞 10 min 左右，以补为主。

七、平衡火罐疗法

拔罐技术是以罐为工具，利用燃烧、抽吸、蒸汽等方法造成罐内负压，使罐吸附于腧穴或相应体表部位，使局部皮肤充血或瘀血，以达到防治疾病的外治方法。平衡火罐疗法是以中医基本理论为基础，以西医学的神经反射为治疗途径，以自我修复、自我调节、自我完善为治疗核心，以不同的火罐手法为治疗手段的非药物的自然疗法。

1. 操作方法

（1）闪火法：以持针器或止血钳夹住 95% 的乙醇棉球，一手持点火工具，一手持罐，罐口朝下，点燃后将火迅速深入罐内旋转一周退出，迅速将罐扣在选定部位。嘱患者保持体位相对固定；保证罐口光滑无破损；拔罐时要防止点燃后乙醇下滴烫伤皮肤；点燃乙醇棉球后，切勿较长时间停留于罐口及罐内，以免将火罐烧热烫伤皮肤。

（2）走罐：又称推罐，先在罐口或吸拔部位上涂一层润滑剂，将罐吸拔于皮肤上，再以手握住罐底，稍倾斜罐体，向前后推拉，或做环形旋转运动，如此反复数次，至皮肤潮红、深红或起痧点为止。起罐时，右手拇指或示指在罐口旁边轻轻按压，使空气进入罐内，顺势将罐取下。不可硬行上提或旋转提拔。

根据病情选合适的体位，暴露拔罐部位。在背部两侧沿膀胱经闪罐 3 个来回，一个从上到下，一个从下到上。背部涂适量甘油，沿背部两侧膀胱经、督脉循经走罐 3 个来回，沿背部两侧膀胱经摇罐。用小毛巾擦净背部甘油，留罐（根据患者病情留大椎、肺俞、膈俞、脾俞、肾俞）5 min。观察吸附、皮肤情况，起罐。注意行平衡火罐疗法前应评估患者皮肤情况，同时有溃疡、皮肤受损处避免拔罐。

2. 临床应用 可应用于阳虚质、痰湿质、湿热质、血瘀质心脏疾病患者，或疾病过程中兼见上述证型者。根据患者辨证、病位、主症辨证取穴施治。临床应用中要检查火罐口是否光滑，以防损伤患者皮肤。走罐、摇罐时用的力度以患者能耐受为度。要注意观察患者的反应，患者如有不适感应立即取罐；重度心脏病、呼吸衰竭、皮肤局部溃烂或高度过敏、全身消瘦以致皮肤失去弹性、全身高度浮肿者及有出血性疾病者禁用。

八、中药热罨包疗法

中药热罨包疗法是将加热好的中药药包置于身体的患病部位或身体的某一特定位置（如穴位上）。通过罨包的热蒸汽使局部的毛细血管扩张，血液循环加速，达到温经通络、调和气血、祛湿驱寒的一种外治方法。

1. 操作方法

首先评估患者体质及热罨部位皮肤情况。告知治疗过程中局部皮肤出现烧灼、热烫的感觉，应立即停止治疗。患者取舒适位，暴露热罨部位，将药包加热，每次贴敷后红外线照射 30 min，红外线灯应距皮肤 20~30 cm 以免皮肤烧伤，照射后应注意皮肤保暖，避免受凉。

2. 推荐中药配方及穴位

（1）推荐中药配方：①肉桂 3g，补骨脂 15g，吴茱萸 12g，制南星 10 个，姜半夏 10g，白芷 10g。适用于痰阻寒凝证。②厚朴 12g，大腹皮 12g，广木香 12g，佛手 12g，吴茱萸 10g。适用于气滞血瘀证。研粉后白酒或姜汁调为糊状，制成热罨包。

（2）推荐穴位：足三里、膻中、内关、太溪等穴，或阿是穴。

3. 临床应用　可用于治疗冠心病、动脉硬化等，具有一定疗效。胸痛发作期和严重糖尿病、截瘫等感觉神经功能障碍的患者，以及对药物过敏、皮肤溃烂、有出血倾向的患者慎用。

九、中药穴位注射技术

中药穴位注射技术是将小剂量中药注入穴内以治疗疾病的一种操作技术。本技术通过药物在穴位的吸收过程中产生对穴位的刺激，利用药物与腧穴的双重作用来达到治疗疾病的目的。

1. 操作方法　根据所选穴位及用药量的不同选择合适的注射器和针头。局部皮肤常规消毒后，用无痛快速进针法将针刺入皮下组织，然后缓慢推进或上下提插，探得酸胀等"得气"感应后，回抽一下，如无回血，即可将药物推入。

一般疾病用中等速度推入药液；慢性病体弱者用轻刺激，将药液轻轻缓慢推入；急性病体强者可用强刺激，快速将药液推入。如需注入较多药液时，可将注射针由深部逐步提出到浅层，边退边推药，或将注射针更换几个方向注射药液。

根据穴位所在部位与病变的不同要求，决定针刺角度及深度。同一穴位可从不同的角度刺入，也可按病情需要决定注射深浅度，如三叉神经痛于面部有触痛点，可在皮内注射成一"皮丘"；腰肌劳损多在深部，注射时宜适当深刺等。

根据使用药物的剂量大小及针刺的穴位选用不同型号的一次性无菌注射器和针头。常用针头为 4~6 号普通注射针头，牙科用 5 号长针头及封闭用长针头。

2. 推荐穴位和药物　推荐穴位根据疾病选取：如眩晕取风池、颈部华佗夹脊穴，胸痹选阿是穴，局部循经取穴等。

推荐药物根据临床需要通常使用以下几类药物：①中草药注射剂：如复方当归注射液、丹参注射液等中药注射液。②维生素注射剂：如维生素 B_1、维生素 B_6、维生素 B_{12} 注射液等。③其他常用药物：如葡萄糖注射液、生理盐水、盐酸利多卡因注射液、注射用水等。多数供肌肉注射用的药物可考虑小剂量穴位注射。

穴位注射的用药剂量决定于注射部位及药物的性质和浓度。头面部和耳穴等处用药量较小，每个穴位一次注入药量为 0.1~0.5 mL，四肢及腰背部肌肉丰厚处用药量较大，每个穴位一次注入药量为 1~5 mL；刺激性较小的药物，如葡萄糖、生理盐水等用量较大，如软组织劳损时，局部注射葡萄糖液可用 10~20 mL 以上，而刺激性较大的药物（如乙醇）以及特异性药物（如阿托品、抗生素）一般用量较小，即所谓小剂量穴位注射，每次用量多为常规用量的 1/10~1/3。中药注射液的常用量为 1~2 mL。

每日或隔日注射一次，反应强烈者亦可隔 2~3 d 一次，穴位可左右交替使用。疗程根据病情确定，一般 10 次为 1 个疗程，疗程之间宜间隔 5~7 d。

3. 临床应用　严格遵守无菌操作、防止感染，最好每注射一个穴位换一个针头，如因消毒不严而引起局部反应、发热等，应及时处理。治疗前应对患者说明治疗特点和注射后的正常反应，以消除患者顾虑。操作前应熟悉药物的性能、药理作用、使用剂量、配伍禁忌、不良反应和过敏反应等。不良反应较严重的药物，不宜采用。刺激作用较强的药物，应谨慎使用。切勿将药物注入关节腔、脊髓腔和血管内。注射时如回抽有血，必须避开血管后再注射。在神经干旁注射时，必须避开神经干，或浅刺以不达神经干所在的深度。如神经干较浅，可超过神经干之深度，以避开神经干。如针尖触到神经干，患者有触电感，就须退针，改换角度，避开神经干后再注射，以免损伤神经，带来不良后果。颈项、胸背部注射时，不宜过深，防止刺伤内脏。儿童、老人注射部位不宜过多，用药剂量可酌情减少，以免晕针。孕妇的下腹、腰骶部和三阴交、合谷等孕妇禁针穴位，一般不宜穴位注射。下腹部腧穴进行穴位注射前，应先令患者排尿以免刺伤膀胱。需要多次注射时，穴位应轮流使用，一般每穴连续注射不超过 3 次。

十、其他疗法

直流电药物离子导入是指使用直流电将药物离子通过皮肤、黏膜导入体内进行治疗的方法，称为直流电药物导入疗法。可用于冠心病、心律失常、心力衰竭、高血压等多种心脏疾病患者，也可根据患者体质及合并病、兼夹症状，辨证选穴治疗。

多功能艾灸仪是根据传统的针灸原理，采用现代的计算机电子技术、磁疗方法，在保持传统艾灸所需要艾绒的基础上，消除了艾灸燃烧冒烟，污染环境、操作不便、效率低等弊端。通过电子加热和磁疗作用，充分利用艾草的有机成分，可同时对多个穴位施灸。

第三节　整体外治疗法

整体外治疗法是指以人整体为对象进行治疗，主要有导引、体育疗法、音乐疗法等。

一、导引技术

导引技术是以少林内功、易筋经、五禽戏、八段锦、太极拳、六字诀等传统功法为主要手段指导患者进行主动训练的推拿医疗技术，以指导患者进行功法训练为主，也可以在功法训练的同时进行手法治疗。导引技术具有扶助正气、强身健体的作用，可以与其他推拿技术配合使用。

二、中医五音疗法

中医五音疗法是根据古代的宫、商、角、徵、羽5种调式音乐的特性与五脏五行的属性关系来选择曲目，进行调养治疗。五音分属五行木、火、金、土、水，通肝、心、肺、脾、肾五脏。

（1）宫调式乐曲特点：风格悠扬沉静、淳厚庄重，有如"土"般宽厚结实，可入脾。可调节消化系统功能，对神经系统、精神的调节也有一定的作用。宫调式乐曲，如《春江花月夜》《月儿高》《月光奏鸣曲》等。

（2）商调式乐曲特点：风格高亢悲壮、铿锵雄伟，具有"金"之特性，可入肺；可调节呼吸系统功能，对神经系统、内分泌系统有一定的影响。商调式乐曲，如《第三交响曲》《嘎达梅林》《悲怆》。

（3）角调式乐曲特点：构成了大地回春、万物萌生、生机盎然的旋律，曲调亲切爽朗，生气蓬勃，清澈馨香，如暖流温心，清风入梦，具有"木"之特性，可入肝；主要调节神经系统，对内分泌系统、消化系统也有调节作用。角调式乐曲，如《春之声圆舞曲》《蓝色多瑙河》《江南丝竹》《春风得意》《江南好》。

（4）徵调式乐曲特点：旋律热烈欢快、活泼轻松，构成层次分明、情绪欢畅的感染气氛，具有"火"之特性，可入心；主要调节循环系统，对神经系统与精神系统疾病也有调节作用。徵调式乐曲，如《步步高》《狂欢》《解放军进行曲》《卡门序曲》等。

（5）羽调式乐曲特点：风格清纯，凄切哀怨，苍凉柔润，如天垂晶幕，行云流水，具有"水"之特性，可入肾。主要对泌尿与生殖系统有调节作用。羽调式乐曲，如小提琴协奏曲《梁祝》《二泉映月》《汉宫秋月》等。

具体应用时应该在全面分析病情的基础上，针对病症发生的脏腑、经络，结合阴阳五行之间的相生相克关系，选择相应的音乐对患者进行治疗。对于失眠、神经衰弱可选择一些亲切、柔和，曲调低吟、节奏徐缓慢而平稳的音乐，如《平沙落雁》《烛影摇红》。对于原发性高血压、冠心病等引起的心悸、头晕，可选择情调悠然、节奏徐缓的古典音乐与轻音乐。如《春江花月夜》《平湖秋月》。对于忧郁症可选用格调欢乐、兴奋、舒畅、节奏明快活泼的曲目。如《喜洋洋》《步步高》等。对于消化不良胃肠功能紊乱者，可选用节奏平缓舒心悦耳之曲，以促进食欲，调节胃肠功能。如《花好月圆》《北国之春》。

中医学在漫长的发展过程中，经过历代医家的发展和完善，由简单到复杂，创造了多种多样的康复方法，各种方法均具有不同的治疗范围和优势。宜加强循证医学研究，进一步优化、规范化，及时吸收康复技术新观念、新成果、新手段，应用遥控技术、穿戴式设备技术和互联网技术，使中医心脏康复医学自身内容不断丰富，也使中医康复医学更好地为人们的健康提供保障。

第十四章　心理康复疗法

第一节　心理康复流程

心理康复是运用系统的心理学理论与方法，从生物-心理-社会角度出发，对心脏病进行心理干预，以提高患者的心理健康水平。心理康复流程如下：

（1）详细询问病史。梳理各种症状与情绪波动有无相关性，对帮助患者认识某些躯体症状与情绪的关系有帮助。

（2）做必要的相关心血管病检查，向患者讲清楚诊断的理由和依据，非常有助于患者接受医生的诊断和建议。

（3）如果患者存在睡眠障碍和情绪低落或容易担心，或发现其他心理问题线索，可有针对性进行躯体症状自评量表或 PHQ-9 及 GAD-7 或 HAD 量表评估。

（4）如果精神症状存在已较长时间（1 个月以上）或症状明显造成生活紊乱，在认知行为治疗和征得患者认同的情况下，及时给予抗抑郁焦虑药物治疗。用于心血管病患者的抗抑郁焦虑药物包括以下 3 种：选择性 5-羟色胺（5-HT）再摄取抑制剂、氟哌噻吨美利曲辛、苯二氮䓬类药物。

（5）治疗过程中可以采用量表评分，根据量表分值变化观察药物治疗是否有效，是否需加药或换药。

第二节　心理康复方法

目前针对冠心病患者的心理干预较为常用的方法包括行为疗法、认知疗法和放松训练等。行为疗法又称行为治疗，是基于现代行为科学的一种非常通用的新型心理治疗方法。认知疗法是根据人的认知过程影响其情绪和行为的理论假设，通过认知和行为技术来改变求治者的不良认知，从而矫正并适应不良行为的心理治疗方法。

心理调节方法有：①说理疏导法；②暗示疗法；③认知疗法；④松弛疗法；⑤音乐疗法；⑥疏泄疗法；⑦移情疗法；⑧系统脱敏法；⑨爆破疗法；⑩厌恶疗法。其他还有行为矫正法、行为塑造法、生物反馈疗法、气功疗法、药物疗法等。

一、中医认知疗法

1. 开导劝慰法 是根据患者的心理状态和情感障碍等，通过言语交谈来消除其致病原因，纠正其不良情绪和情感活动的一种心理治疗。

2. 抑情顺理法 指顺从患者的意念、情绪，满足患者的心身需求，以改善其不良情感状态的一种心理治疗方法。

二、中医行为疗法

1. 习见习闻法 采取反复练习的方式提高患者的耐受程度，使受惊敏感的患者习惯所受的刺激并进而恢复常态的心理治疗方法。与现代行为治疗中的系统脱敏疗法类似。

2. 厌恶疗法 是指把可以令患者产生厌恶情绪的感受刺激与其病态行为紧密结合起来，使其产生强烈的躲避倾向及明显的身体不适感，从而矫正其病态行为的方法。

3. 心理转移法 是指通过言语和行为来转移或分散患者的注意力，改变患者心理活动的指向性，从而治疗由情志所引起的疾病的一种心理疗法。类似于现代心理治疗的反应预防法。

4. 课业疗法 是让患者参加有医疗意义的活动来治疗心理疾病的方法。

5. 模仿法 是指通过特定行为有意对患者施加影响，使患者也趋向于采取同样的行为方式而放弃先前的不良行为方式，与现代行为疗法中的模仿法基本相同。

6. 冲击疗法 是指让患者持续暴露在所害怕的事物面前，使其不能采取任何措施来缓解恐惧，直至其恐惧感觉减轻甚至消失的治疗方法。

三、中医情志疗法

1. 五脏情志制约法 是利用情志以及情志与五脏之间的相互制约关系，通过一种正常情志活动来调节另一种不正常情志活动，使其恢复正常，治疗情志与躯体疾病的方法。常用的有怒胜思、思胜恐、恐胜喜、喜胜悲、悲胜怒等。

2. 阴阳情志制约法 是通过辨别病态情志的阴阳属性，并设法使患者产生相反属性的情志以制约病态情志的治疗方法。

四、中医养生疗法

1. 消愁愉悦法 是通过从事一些赏心悦目的活动，帮助患者调节消极情绪、恢复心理健康的方法，如音乐疗法、画疗法等。

2. 气功 是一种自我有意识地松弛机体，宁静思想，调整呼吸，达到自我调整生理、心理活动，防治心身疾病的方法。

3. 体操健身 包括做操、日光浴等。

五、针灸

针灸以解郁安神为治则，选内关、膻中、心俞、百会、神门、三阴交为主穴，内关穴是八脉交会穴之一，为手厥阴心包经的络穴，通阴维脉，具有养心安神之效。膻中在胸部，为心脏所在之处，为八会穴的气穴，是宗气积聚之处，善治心胸疾病，调节支配心肌收缩神经，可治胸痛、心悸等症。心俞穴是心经经气输注之处，具有较强的补益心气、通络止痛之功。百会为督脉之要穴，可调节督脉经气。神门为心之原穴，具有养心安神定志之功。三阴交为肝脾肾三经交汇之处，具有疏肝、健脾、补肾作用。上述穴位合用以起到安神定志之功，临床根据病情不同，可辨证选穴。

六、行为训练

行为训练将行为科学理论中与健康和疾病有关的知识和技术，应用于疾病治疗和康复训练。

七、药物康复

通过合理应用抗焦虑及抗抑郁药物干预治疗，可以使冠心病患者抑郁、焦虑症状以及胸痛、心力衰竭、心律失常等心血管征象均明显好转，心血管疾病的再发率明显降低。药物治疗精神心理问题需要遵从 7 条药物治疗原则：

（1）诊断要确切。

（2）全面考虑患者的症状特点、年龄、躯体状况、药物的耐受性、有无合并症，个体化用药。

（3）剂量逐步递增，采用最低有效量，使不良反应降到最低，提高治疗的依从性。

（4）一般药物治疗在 2 周左右开始起效，治疗的有效率与时间呈线性关系，如果足量治疗 6~8 周无效，考虑换药。

（5）治疗持续时间一般在 3 个月以上，根据病情决定用药时间。

（6）如第一种药物治疗无效，可考虑换药，换用同类另一种药物或者作用机制不同的另一类药物。

（7）与患者有效地沟通治疗的方法，向患者及其家属介绍药物的性质、作用、可能的不良反应及对策，增加患者治疗的依从性。

抗抑郁焦虑药物按作用机制包括如下 8 类：单胺氧化酶抑制药，三环类抗抑郁药和四环类抗抑郁剂，五羟色胺再摄取抑制剂（SSRI），5-HT 受体拮抗和再摄取抑制剂（SARI），5-HT 和去甲肾上腺素再摄取抑制剂（SNRI），NaSSA，多巴胺和去甲肾上腺素再摄取抑制剂，氟哌噻吨美利曲辛复合制剂。

（1）SSRI：是当今治疗焦虑、抑郁障碍的一线用药，由于一般 2 周以上起效，适用于达到适应障碍或更慢性的焦虑和抑郁情况。适应证：各种类型和各种不同程度的抑郁障碍：焦虑症、疑病症、恐惧症、强迫症、惊恐障碍、创伤后应激障碍等。常用氟西汀、帕罗西汀、舍曲林、西酞普兰等。

（2）苯二氮䓬类：用于焦虑症和失眠的治疗。常用的长半衰期药物有：地西泮、艾司唑仑、氯硝西泮等；常用的短半衰期药物有：劳拉西泮、阿普唑仑、咪达唑仑、奥沙西泮等。唑吡坦和佐匹克隆是在苯二氮䓬类基础上开发的新型助眠药物。

（3）氟哌噻吨美利曲辛：该药是一个复合制剂，含有神经松弛剂（氟哌噻吨）和抗抑郁剂（美利曲辛）。适应证：轻中度焦虑抑郁、神经衰弱、心因性抑郁、抑郁性神经官能症、隐匿性抑郁、心身疾病伴焦虑和情感淡漠、围绝经期抑郁、嗜酒及药瘾者的焦躁不安及抑郁。禁忌证：心肌梗死急性期、循环衰竭、房室传导阻滞、未经治疗的闭角型青光眼，急性酒精、巴比妥类药物及鸦片中毒。禁与单胺氧化酶抑制剂同服。用法：成人通常每日 2 片，早晨及中午各 1 片；严重病例早晨剂量可加至 2 片。老年患者早晨服 1 片即可。维持量：通常每日 1 片，早晨口服。对失眠或严重不安的患者，建议在急性期加服镇静剂。老人或此前未接受过精神科治疗的患者，有时半片也能达到效果。

（4）其他：SARI 代表药物曲唑酮，主要用于有轻中度抑郁或焦虑合并失眠的患者。SNRI 类药物文拉法辛、度洛西汀和 NaSSA 类药物米氮平。单胺氧化酶抑制剂临床很少用。多巴胺和去甲肾上腺素再摄取抑制剂丁螺环酮、坦度螺酮，具有抗焦虑作用，可作为高血压伴焦虑患者的用药，对其他心血管疾病的安全性不明确。三环类和四环类抗抑郁药：因不良反应多，药物相互作用复杂，目前已不作为抗抑郁和抗焦虑的一线用药。但小剂量用药，有一定优势，如小剂量氯米帕明（每晚 50 mg），对不典型疼痛有效（不依赖其抗焦虑作用）；小剂量阿米替林或多虑平夜间用，有催眠作用，而没有肌松作用或剂量耐受性。该类药物有导致 QT 间期延长和恶性心律失常风险，不建议用于心血管病患者，禁用于心肌梗死急性期、有严重房室传导阻滞和心电节律不稳定的患者。

另外，运动训练、教育督导、电话随访及家庭自助康复也是心理康复不可忽视的方法。

第十五章　膳食营养康复疗法

医学营养治疗是心血管病患者综合治疗的重要措施之一。心血管医生除了开药方，还要开营养处方。并通过健康教育和营养咨询，帮助患者学会按膳食营养处方计划合理饮食、修改食谱。

一、膳食营养处方制定步骤

1. 评估　通过膳食回顾法，了解、评估：①每日摄入的总能量、总脂肪、饱和脂肪、钠盐和其他营养素摄入水平；②饮食习惯和行为方式；③身体活动水平和运动功能状态。

2. 制定个体化膳食营养处方　根据评估结果，针对膳食和行为习惯存在的问题，制定个体化膳食营养处方。

3. 膳食指导　根据营养处方和个人饮食习惯，制定食谱和健康膳食选择，指导行为改变，纠正不良饮食行为。

4. 营养教育　对患者及其家庭成员进行营养教育，使其关注自己的膳食目标，并知道如何完成它；了解常见食物中盐、脂类和水分的含量，以及各类食物营养价值、食品营养标签等。应将行为改变模式与贯彻既定膳食方案结合起来。膳食指导和生活方式调整应根据个体的实际情况考虑可行性，针对不同危险因素进行排序，循序渐进，逐步改善。

二、具体办法

1. 了解基本病情　询问现病史，测量血压；与血压相关的其他并发症，血糖、血脂、心功能、肾功能等；了解与营养相关的高血压发生危险因素（如肥胖、精神压力、外出进餐、饮酒、睡眠等）。

2. 了解患者饮食和行为，评估目前膳食营养状况和身体活动水平　内容包括但不限于：①询问饮食习惯和喜好；②每日吃几餐（包括加餐）；③主食摄入量；④蔬菜、水果摄入情况；⑤肉、蛋、奶制品（全脂或脱脂）摄入情况；⑥烹调油脂、坚果类摄入情况；⑦家庭调味品（食盐、酱油、鸡精、味精、腌制品等的摄入情况）；⑧外出进餐的频率；⑨饮酒的习惯，计算每日酒精摄入量（不可忽略的能量摄入），吸烟的时间、年限，是否准备戒烟（对于控制血压的益处）；⑩身体活动情况，目前身体活动水平在什么阶段。

3. 制定膳食营养处方

（1）计算标准体质量：身高（cm）-105。

（2）计算每天能量摄入量：按每天 20~25 kcal/kg 体质量计算每日总能量。

（3）制定膳食处方。

例如：一个冠心病、高血压患者，身高 178 cm，体质量 98 kg。标准体质量：178-105 = 73 kg，实际体质量超出标准体质量 30%，属肥胖。标准体质量 73 kg 每天能量摄入量为 73 ×（20~25）= 1460~1825 kcal。

膳食处方如下：

主食（粮谷类）为每日 225~300 g（生重），其中粗杂粮 50 g 左右。

蔬菜为每日 500 g（叶菜和瓜类为主）。

水果为每日 200 g 左右（低含糖量水果为宜）。

肉类为每日 50 g 瘦肉（鸡鸭类为主，减少畜肉类）。

鱼虾为每日 50 g（海鱼为佳）。

蛋类为每周 3~4 个。

脱脂牛奶为每日 250 mL。

豆类及制品适量，每日 25~30 g，相当于豆腐 100~150 g，或豆腐干 50~60 g，或豆浆 500~600 g。

烹调用植物油每天 20~25 g。

食盐：每日 < 6 g。

（4）生活方式指导：①饮食尽量清淡少盐，肥肉、油炸油煎食品尽量少吃；严格控制猪牛羊肉和火腿等畜肉摄入，可选禽肉，增加鱼类摄入。②严格限制高钠食品的摄入，每天的食盐摄入量不超过 6 g；除了注意食盐和酱油限量外，应特别注意鸡精、味精、饮料、罐头等含钠高的食品；尽量少吃或不吃加工食品。③增加日常蔬菜、水果和奶制品摄入，尤其是绿叶菜，各种水果以及根茎蔬菜（如橘子、甜菜、菠菜、马铃薯和香蕉），低脂乳制品，豆类和坚果类，以增加钾、钙、镁摄入。④戒酒。如果不能戒掉，严格控制饮酒量，白酒一天不超过 50 mL，或葡萄酒 250 mL，或啤酒 750 mL。⑤调整工作压力，生活放松。这有利于睡眠的改善，并协助控制血压。⑥建议戒烟。评估戒断症状和戒断意愿。⑦增加日常身体活动，坚持运动锻炼，每天步行或快走 30~40 min，每周 5~7 d。超重或者肥胖的高血压患者应该力求每天 300~500 kcal，或者每周 1000~2000 kcal 的运动能量消耗，以促进减轻或者控制体质量。在减重后还想进一步维持更低的健康体质量者，可进行每天持续 60~90 min 中等强度运动活动。

（5）营养教育：对患者进行食物营养教育，指导患者改变膳食习惯和生活方式。①评价（assesssment）：对患者日常膳食方式和食物摄入频率进行评价。②询问（ask）：通过询问进一步了解患者的信念、改变不良生活方式的障碍。③劝告（advice）：对患者进行指导，鼓励从小量开始，从成功中树立信心。④随访：为了加强依从性，要定期随访，巩固已获得的成果，并设定下一目标。

三、中医辨证施膳处方

见表 15-1。

表 15-1 中医辨证施膳处方

一、既往饮食习惯和喜好 _____

二、膳食营养处方

每天能量摄入量：(　　　)～(　　　) kcal　　　(身高-105)×(20~25)

种类	每日摄入量（g/d）	食品选择
主食（粮谷类）		□大米　□面粉　□小米 □玉米　□高粱　□其他粗杂粮
瘦肉类		□鸡肉　□鸭肉　□牛肉 □猪肉　□羊肉　□其他
蔬菜（叶菜和瓜类为主）		□绿叶菜类　□红黄色菜类 □紫色菜类　□瓜类
水果		新鲜水果
鱼虾		
蛋类	个	□鸡蛋　□鸭蛋
脱脂牛奶	mL/d	
豆类及制品		□豆腐　□豆腐干　□豆浆
烹调用植物油		
食盐		
中药施膳	中药品种	1. 补气药　□党参　□黄芪　□白术　□山药 2. 补阳药　□桑寄生　□益智仁　□芡实　□胡桃仁 3. 补血药　□当归　□熟地黄　□何首乌　□龙眼肉 4. 滋阴药　□枸杞子　□麦冬　□百合 5. 活血通络药　□葛根　□三七　□川芎　□木瓜 6. 平肝药　□天麻　□白芍 7. 利水消肿药　□茯苓　□泽泻　□薏苡仁 8. 化痰药　□胖大海　□橘皮　□桑叶 9. 行气通便药　□郁李仁　□芦荟 10. 消食药　□山楂　□莱菔子 11. 安神药　□酸枣仁　□莲子
	药膳形式	

四、膳食方案和食谱

见表 15-2。

中西医结合康复心脏病学

表 15-2　高血脂、动脉硬化、冠心病膳食方案

食物类别	摄入量	选择品种	减少、避免的膳食品种
谷类	250~400 g/d	标准粉（米、面）、杂粮	精粉（米、面）、糕点甜食、油炸油煎食品
肉类	75 g/d	瘦猪、牛、羊肉，去皮禽肉，鱼类	肥肉、加工肉制品（肉肠类）、鱼子、虾蟹黄、鱿鱼、动物内脏蛋黄
蛋类	3~4 个/N	鸡蛋、鸭蛋、蛋精	蛋黄
奶类	250 g/d	脱脂/低脂鲜牛奶、酸奶	全脂牛奶、奶粉、乳酪等奶制品
大豆（黄豆）	30~50 g/d	黄豆、豆制品（豆腐150 g，豆腐干45 g）	油豆腐、豆腐泡、素什锦等
新鲜蔬菜	400~500 g/d	深绿叶菜、绿黄色蔬菜、紫色蔬菜	
新鲜水果	200 g/d	各种新鲜水果	加工果汁、加糖果味饮料
食用油	20 g/d（2平勺）	橄榄油、茶油、低芥酸菜籽油、豆油、花生油、葵花籽油、芝麻油、亚麻籽油	棕榈油、椰子油、奶油、黄油、猪油、牛羊油，其他动物油
添加糖类	<10 g/d（平勺）	白砂糖、红糖	
盐	<6 g/d（平勺）	高钾低钠盐	酱类、腐乳、咸菜等腌制品

表 15-3　高血脂、动脉硬化、冠心病食谱举例

	第一步膳食食谱	第二步膳食食谱
早餐	低脂牛奶 250 mL 燕麦片 25 g 煮粥 二面花卷（玉米面 25 g，白面 50 g）	低脂牛奶 250 mL 燕麦片 25 g 煮粥 二面花卷（玉米面 25 g，白面 50 g）
午餐	清蒸鱼 120 g 带骨 香菇油菜 200 g 大米 150 g 油 1.5 汤匙	清蒸鱼 100 g 带骨 香菇油菜 200 g 大米 150 g 油 1.5 汤匙
下午加餐	橘子 2 个	橘子 2 个
晚餐	打卤面（西红柿 150 g，鸡肉 30 g，蛋清 1/2 个，黄花菜、木耳少许，魔芋面条 150 g） 拌芹菜 100 g，香干 50 g，油 1.5 汤匙	打卤面（西红柿 150 g，鸡肉 20 g，蛋清 1 个，黄花菜、木耳少许，魔芋面条 150 g） 拌芹菜 100 g，香干 50 g，油 1.5 汤匙

注：魔芋精粉为可溶性纤维，掺入面粉制成面条

第十六章　睡眠康复疗法

睡眠时间长短及睡眠质量与心血管疾病的发病率、死亡率关系密切。睡眠康复是心脏康复的重要内容。

一、睡眠康复临床评估

睡眠状况资料获取的具体内容包括失眠表现形式、作息规律、与睡眠相关的症状以及失眠对日间功能的影响等。可以通过自评量表工具、家庭睡眠记录、症状筛查表、精神筛查测试以及家庭成员陈述等多种手段收集病史资料。评估是结合问诊筛查睡眠呼吸紊乱及其他睡眠障碍。

1. 病史采集

（1）系统回顾，排查躯体疾病。

（2）通过问诊明确患者是否存在心境障碍、焦虑障碍、记忆障碍，以及其他精神障碍。

（3）回顾药物或物质应用史。

（4）回顾过去2~4周总体睡眠状况。

（5）进行睡眠质量评估，可借助于匹兹堡睡眠质量指数（PSQI）问卷等量表工具，推荐使用体动睡眠检测仪进行7 d一个周期的睡眠评估，用指脉血氧监测仪监测夜间血氧。

（6）通过问诊或借助于量表工具对日间功能进行评估，排除其他损害日间功能的疾病。

（7）针对日间思睡患者进行，结合问诊筛查睡眠呼吸紊乱及其他睡眠障碍。

（8）2周的睡眠日记。

睡眠效率，即实际睡眠时间/卧床时间×100%。

（1）~（7）项为必要评估项目，（8）项为建议评估项目。

2. 量表测评

量表测评包括自评与他评失眠相关测评量表：

（1）Epworth思睡量表（Epworth Sleepiness Scale，ESS）。

（2）失眠严重程度指数（Insomnia Severity Index，ISI）。

（3）匹兹堡睡眠质量指数（Pittsburgh Sleep Quality Index，PSQI）。

（4）Beck抑郁量表。

（5）状态特质焦虑问卷（State Trait Anxiety Inventory，STAI）。

（6）疲劳严重程度量表（Fatigue Severity Scale，FSS）。

（7）生活质量问卷（SF-36）。

（8）睡眠信念和态度量表（Dysfunctional Beliefs and Attitudes about Sleep Questionnaire）。

（9）情绪测评量表：Beck；抑郁量表；状态特质焦虑问卷。

（10）韦氏记忆量表。

3. 客观评估　①睡眠监测整夜多导睡眠图（PSG）主要用于睡眠障碍的评估和鉴别诊断。多次睡眠潜伏期试验用于发作性睡病和日间睡眠过度等疾病的诊断与鉴别诊断。体动记录仪评估患者夜间总睡眠时间和睡眠模式。②边缘系统稳定性检查事件相关诱发电位检查是可以为情绪和认知功能障碍诊断提供客观指标。神经功能影像学为失眠的诊断和鉴别诊断开拓崭新的领域，囿于设备昂贵，在临床实践中尚无法推广。

二、心理行为治疗

1. 睡眠卫生教育　通过改变患者的生活方式和生活环境来改善其睡眠质量。

2. 松弛疗法　是治疗失眠最常用的非药物疗法，其目的是降低卧床时的警觉性及减少夜间觉醒。减少觉醒和促进夜间睡眠的技巧训练包括渐进性肌肉放松、指导性想象和腹式呼吸训练。

3. 刺激控制疗法　刺激控制疗法是一套改善睡眠环境与睡眠倾向（睡意）之间相互作用的行为干预措施，恢复卧床作为诱导睡眠信号的功能，使患者易于入睡，重建睡眠-觉醒生物节律。刺激控制疗法可作为独立的干预措施应用。具体内容：

（1）只有在有睡意时才上床。

（2）如果卧床20 min不能入睡，应起床离开卧室，可从事一些简单活动，等有睡意时再返回卧室睡觉。

（3）不要在床上做与睡眠无关的活动，如进食、看电视、听收音机及思考复杂问题等。

（4）不管前晚睡眠时间有多长，保持规律的起床时间。

（5）日间避免小睡。

4. 睡眠限制疗法　睡眠限制疗法通过缩短卧床清醒时间，增加入睡的驱动能力以提高睡眠效率。具体内容如下：①减少卧床时间以使其和实际睡眠时间相符，并且只有在1周的睡眠效率超过85%的情况下才可增加15~20 min的卧床时间；②当睡眠效率低于80%时则减少15~20 min的卧床时间，睡眠效率在80%~85%则保持卧床时间不变；③避免日间小睡，并且保持起床时间规律。

5. 反意向控制法　适合入睡困难的患者。目的是消除可能影响入睡的操纵性焦虑，上床后，努力保持觉醒而不睡去。可以关掉卧室的灯，并尽可能地在睁开眼睛的过程中，不做任何影响睡眠的事情，如听音乐、看电视或报纸。

6. 认知行为疗法　认知疗法常与刺激控制疗法和睡眠限制疗法联合使用。认知行为疗法的基本内容：

（1）保持合理的睡眠期望。

（2）不要把所有的问题都归咎于失眠。

（3）保持自然入睡，避免过度主观的入睡意图（强行要求自己入睡）。

（4）不要过分关注睡眠。

（5）不要因为一晚没睡好就产生挫败感。

（6）培养对失眠影响的耐受性。

三、辨证膳食

远志枣仁粥（远志、炒酸枣仁、粳米）、双仁粥（酸枣仁、柏子仁、红枣）、五味子蜜饮（五味子、蜂蜜）有一定效果。

四、外治疗法

1. 针灸、推拿按摩治疗 针灸取穴：主穴，百会、四神聪、神门、三阴交、安眠。随症配穴。推拿按摩取穴：主穴，心俞、肝俞、脾俞、胃俞、肾俞、胆俞、印堂、膻中、神门、内关。配穴：命门、天枢、足三里、三阴交、气海、关元等。

2. 耳穴疗法 取穴：神门、心、脾、肾、皮质下，配穴取枕、交感、内分泌、神经衰弱点。主穴配穴合用，随症加减。操作：治疗前先用耳穴探测棒在耳穴上寻找阳性点，用75%酒精消毒耳郭后用耳针或将粘有王不留行籽的胶布对准选定的耳穴贴紧并加压，使患者有酸麻胀痛或发热感。失眠伴头晕头痛，急躁易怒者用重手法，年老体弱、倦怠纳差者用轻手法，嘱患者每天自行按压 2~3 次，每次每穴 30 s。上述治疗隔日进行 1 次，5 次为 1 个疗程。

3. 穴位贴敷 用夜交藤 15 g，白芷 12 g，败酱草 10 g 等。将上药粉碎，加入辅料，制成丸状。夜晚睡前，用医用胶布贴敷于太阳穴、神门、涌泉穴。

4. 足浴疗法 远志、红花、酸枣仁、磁石、龙骨、桃仁等，进行沐足疗法。

5. 药枕疗法 是将药物装入枕中，睡时枕之，是治疗疾病的一种民间疗法。治疗失眠的药枕，最早见于晋代葛洪《肘后备急方》，用蒸大豆装枕治失眠；宋代有人用草决明装枕治失眠；民间还有取灯芯、琥珀宁心安神作用，制成"灯芯枕""琥珀枕"，用来息梦安眠；用黑豆、磁石粉装的枕头也有防治失眠多梦的作用。

6. 脑电生物反馈治疗 通过特别非侵入电磁治疗头，输出特定规律的、频率可达 50 Hz 的交变电磁场效应，直接透过颅骨达到脑内深组织及神经，直接作用于脑部病灶区生物组织及血管组织，可促进脑微循环，增加脑血流量。作用于大脑皮层使 5-羟色胺、多巴胺等多种神经递质得以释放，同时可使 β 波得到提升，对失眠、抑郁、脑供血不足疗效明显。

7. 脑反射治疗 两组对等仿生中频电磁脉冲波，通过耳后乳突穴颅外刺激，克服了颅骨屏障，能量释放作用于小脑顶核特殊敏感区，并上行投射到丘脑、下丘脑，引起该区神经元兴奋，调节睡眠觉醒，以改善和增强自我的睡眠与觉醒节律的调节，从而达到治疗失眠的目的。

8. 脑电治疗 应用超慢波和特殊编制的 500 Hz 以下的低频声音，低频红光信号低频脉冲分别作用于人的耳、眼，利用超慢波和声光信号频率的变化，影响和调节脑电活动水平及兴奋抑制水平，从而调节情绪，改善睡眠。

9. 体外反搏疗法　见相关章节。

五、其他

根据康复运动处方进行主动动静结合运动、康复教育、音乐疗法等。

第十七章 戒烟法

戒烟看似简单的一件事，其实涉及很多的问题，更多的是行为心理学方面的。戒烟需要有科学正确的戒烟方法，没有正确的戒烟方法，戒烟必定难以成功。

一、戒烟步骤

（1）首先耐心询问和了解患者的吸烟史，进行尼古丁依赖评分，询问患者是否有戒烟的意向。积极劝说吸烟者戒烟，宣传吸烟的危害，强化患者的戒烟意识，明确提出个性化的戒烟建议。

（2）评估每位吸烟者的戒烟动机和意愿，戒烟只有在吸烟者确实想戒烟的前提下才能够成功。通过询问戒烟的兴趣和意愿对戒烟动机做定性判定是较简便易行的方法。

（3）对于有戒烟意愿的患者应提供戒烟帮助。重点放在帮助制订戒烟计划、处理出现的戒断症状。有些吸烟者戒烟后可能出现体重增加。要明确告诉戒烟者，由于戒烟后尼古丁对胃肠功能和人体代谢的影响消失，食欲增加，消耗热量减少，体重可能会增加 2~3 kg。

（4）对于没有戒烟意愿的患者，要采用 SR 法进行干预：

1）相关疏导（Relevance）：对吸烟者提供相关教育、劝导，要切中每位吸烟者所关心的问题。

2）认识危害（Risk）：引导吸烟者分析吸烟的短期、长期危害及被动吸烟的危害。

3）强调益处（Reward）：帮助吸烟者充分认识戒烟带来的切身益处，强调那些最可能与吸烟者相关的益处。

4）扫清障碍（Roadblock）：医师应引导吸烟者了解戒烟过程中可能遇到的各种障碍，并教授处理技巧。

5）加强重复（Repetition）：在每次接触时重复戒烟建议，不断鼓励吸烟者积极尝试戒烟。

二、心理支持治疗和行为指导

干预过程中医生应更多采用正面而乐观的语言，帮助患者寻找有说服力的戒烟理由，并在每次门诊时反复强化，比如戒烟对患者自身健康的益处或对家人健康的益处等。给予患者戒烟建议，告知吸烟的危害和戒烟的益处，促使患者进入戒烟思考期和准备期，帮助患者选择一个合适的开始戒烟日，帮助患者寻找社会支持，教给患者处理戒断症状的技巧，提供给患者戒烟药物资料和戒烟自助资料。在患者开始戒烟时，要提醒患者注意控制饮食，增加运动量，尽可能避免用食物取代对烟草的渴望。

三、治疗生理依赖

应用戒烟药物减轻戒断症状。一线戒烟药物包括尼古丁替代治疗（NRT）相关制剂、安非他酮和伐尼克兰。

四、外治疗法

1. 耳压法　在双侧耳穴，即神门、肺、内分泌及口穴，先用酒精棉球常规消毒，然后在各穴区用探针选取最痛点，粘贴橡皮膏固定。每当想吸烟时，以示指或拇指按揉各穴，从上至下，先神门、肺、口穴，后内分泌穴，每穴按揉 1 min 左右，双侧同时进行。按揉时用力至该穴稍痛为宜。5 d 更换一次，15 d 为 1 个疗程。

2. 体针　主穴：烟三针（戒烟穴、阳溪、列缺）、四神针（百会穴前、后、左、右各 1.5 寸）为主。加减：胸闷、心慌、失眠加手智针（内关、神门、劳宫）。食欲改变加胃三针（足三里、内关、中脘），咳嗽痰多加背三针（大杼、风门、肺俞）或肺十针。针刺可隔天一次，每次留针 20~30 min。

第十八章　心脏康复中西医结合药物疗法

第一节　无症状性心肌缺血

无症状性心肌缺血（Silent myocardial ischemia，SMI）是指患者无心绞痛或心肌缺血相关症状，而经检查发现有客观证据的一过性心肌缺血，即隐匿型冠心病。无症状性心肌缺血同样可引起猝死和心肌梗死，因此应予以积极治疗。

一、中药治疗

（一）辨证施治

1. 气阴两虚

主症：胸闷，心悸，气短，乏力，烦躁失眠，舌质淡红少津，脉沉细无力。

治则：益气养阴，宽胸通络。

方药：生脉散加减（太子参 15 g，麦冬 12 g，五味子 15 g，砂仁 12 g，丹参 30 g，延胡索 12 g，生黄芪 12 g，甘草 12 g）。

2. 气滞血瘀

主症：胸痛彻背，固定或走窜，胸闷憋气，口唇紫暗，舌质暗红或瘀血斑点，脉弦细数而涩或促、结、代、弦。

治则：养血化瘀，理气止痛。

方药：血府逐瘀汤加丹参饮加减（当归 12 g，生黄芪 12 g，赤芍 12 g，丹参 30 g，郁金 12 g，延胡索 12 g，檀香 6 g，柏子仁、酸枣仁各 12 g，远志 12 g，菖蒲 12 g，砂仁 12 g，甘草 6 g）。

3. 痰湿阻滞

主症：胸痞闷痛，气短倦怠，咳嗽吐痰，腹胀纳差，呕恶便溏，舌质淡，舌体胖大，舌苔腻滑，脉滑或濡或结代。

治则：益气健脾，宽胸化痰。

方药：参苓白术散合温胆汤加减（党参 15 g，焦白术 12 g，茯苓 15 g，山药 15 g，陈皮 12 g，姜半夏 12 g，枳实 12 g，竹茹 12 g，丹参 30 g，白蔻仁 12 g，桂枝 12 g，甘草 6 g）。

4. 阳气虚弱

主症：头晕神疲，畏寒肢冷，心悸汗出，面色少华，舌质淡，脉沉细无力。

治则：养心温肾，固阳救逆。

方药：生脉保元汤合参附汤加减（人参 10 g，麦冬 12 g，五味子 15 g，肉桂 3 g，制附子 6 g，黄芪 12 g，干姜 12 g，桂枝 12 g，白蔻仁 12 g，枳实 12 g，甘草 6 g）。

加减：①若失眠烦躁，加炒酸枣仁、合欢皮、生龙骨、生牡蛎。②大便秘结者，加大黄、首乌、火麻仁、郁李仁，或加番泻叶。③饮食欠佳，呕恶便溏，加山楂炭、藿香，红炉渣水为引。④若气喘，咳嗽，痰多，加南北沙参、贝母、炙枇杷叶、地龙。

（二）辨证使用中成药

气阴两虚型：黄芪生脉饮，益心舒胶囊；气滞血瘀型用复方丹参滴丸，血府逐瘀口服液；痰湿阻滞型用冠心苏合香丸、丹蒌片；阳气虚脱型用参桂胶囊。

二、西药治疗

1. 控制冠心病的各种危险因素　①阿司匹林（Aspilin）。如无禁忌，开始并长期服用阿司匹林每日 75～100 mg，如有禁忌可使用氯吡格雷每日 75 mg。②血管紧张素转换酶抑制剂（ACEI）。早期用于高危患者（前壁心肌梗死、既往心肌梗死、心功能 Killip Ⅱ 级）。③β 受体阻滞剂。所有心肌梗死后或急性缺血综合征患者需要长期用药。④血压控制。目标<140/90 mmHg，糖尿病患者降到 130/85 mmHg 以下，伴有肾脏损害或有蛋白尿的患者（24 h 尿蛋白>1 000 mg）应控制到 125/75 mmHg。⑤调脂治疗：他汀类药物治疗，LDL-C 的目标值<2.60 mmol/L（100 mg/dL）。

2. 抗心肌缺血药物治疗　①硝酸酯类：适用于器质性冠状动脉狭窄为主、器质性冠状动脉狭窄兼功能性冠状动脉痉挛所致的无症状心肌缺血发作。如硝酸异山梨酯 10 mg，每日 3 次或单硝酸异山梨酯 20～50 mg，每日 1～2 次。②β 受体阻滞剂：适用于单纯器质性冠状动脉狭窄所致无症状心肌缺血发作患者，禁用于有潜在心功能不全患者，亦不宜单独用于冠状动脉痉挛者，常用美托洛尔 25～100 mg，每日 2 次，或氨酰心安 25～50 mg，每日 2 次。③钙拮抗剂：适用于功能性冠状动脉痉挛为主、器质性冠状动脉狭窄兼功能性冠状动脉痉挛所致无症状心肌缺血发作者。常用地尔硫䓬 30～60 mg，每日 3 次，或用氨氯地平 5～10 mg，每日 1 次，或硝苯地平缓释剂或控释剂。

三、中西医结合实践

1. 根据病因病性辨治　无症状性心肌缺血在临床较为多见，从四诊看似正常，但由于医患重视不够，具有更大的危害。无症状性心肌缺血属中医学"胸痹"范畴，病机繁杂，但追其本溯其源，为气虚血瘀所致。故其论治，当以益气化瘀为要。此外，从疾病发展规律来看，潜证会发展为显证。在显证未出现之前，根据其病因、病机、病位、病势的发展转化规律，相机运用益气化瘀法则，可使病势得以遏制。

2. 微观辨证，整体施治　无症状性心肌缺血从四诊来看虽无明显异常，但微观指标已发生明显变化，如血液流变学异常等，运用中医基本理论认识这些微观变化，探讨其辨证规律，以充实四诊内容，将进一步丰富辨证论治体系，有助于疗效的提高。如血瘀证与血液流变学及微循环改变的相关性，已从多学科研究和活血化瘀药物疗效的反证得到肯定结论。无症状性心肌缺血在血瘀证尚未显露出明显症状时，血液流变学在浓、黏、凝、集四个方面已经发生不同程度的变化，经活血化瘀治疗后可显著改善。整体、客观、灵活的辨证论治，显示出中医治病的优势，但应予以深化提高。宜结合现代科学方法、手段，更具体、更确切、更深入地认识疾病。对于无症状性心肌缺血，可根据其微观变化判断中医"证"的存在，并给予相应治疗，即微观辨证施治，并强调微观辨证整体化。如血液流变学异常，表明血瘀证的存在，给予延胡索、川芎、当归、鸡血藤、水蛭等活血化瘀中药，并佐以少量益气行气之品，如黄芪、山药、枳壳、陈皮等，以促血行。宜从病理变化的多个环节选药，但不能抛开中医理法方药体系。须重视药物四气五味、升降浮沉的协调。在中医整体、辨证思想指导下，精心配伍，制寒热水火之偏性，适动静升降之合度，以平为期。

3. 体质辨证，重视治体 体质与证型密切相关，体质因素决定着疾病的发生与证型，决定着疾病的转归和预后。通过体质的把握，在疾病未出现临床症状之前，通过改善体质，可防止疾病进一步发展，并促使其恢复。中医辨证施治实质上包含对因治疗、对症治疗和对体质治疗，由于疾病发展过程的主要矛盾不同，三者应用的侧重点亦不同。对于无"症"可辨者，体质辨证尤为重要。

第二节 慢性稳定型心绞痛

慢性稳定型心绞痛是指心绞痛发作的程度、频度、性质及诱发因素在数周内无显著变化的患者。应根据年龄、性别、心血管危险因素、疼痛的特点来估计冠心病的可能性，并依据病史、体格检查、相关的无创检查及有创检查结果做出诊断及分层危险的评价。

一、中药治疗

1. 心气亏虚，血脉瘀滞

主症：胸部刺痛，多因劳累诱发，乏力气短，心悸不宁，舌体胖大，或有齿痕，舌质紫暗，舌苔腻，脉沉细。

治法：益气活血，化瘀宽胸。

方药：保元汤合丹参饮加减［人参 10 g，黄芪 30 g，肉桂 2 g（冲服），丹参 10 g，砂仁 10 g，檀香 6 g，白术 15 g，茯苓 15 g，川芎 12 g，当归 12 g，延胡索 12 g，郁金 10 g，甘草 6 g］。失眠多梦，加炒酸枣仁 15 g、炒远志 10 g、合欢皮 20 g；闷痛明显，胸痛彻背，加瓜蒌薤白桂枝汤温通胸阳；头晕耳鸣，加菊花 10 g、桑叶 10 g、夏枯草 15 g；兼痰浊者加陈皮 10 g、半夏 9 g。

2. 气阴两虚，心血瘀阻

主症：胸闷隐痛，时作时止，口干，心悸气短，倦怠懒言，面色少华，头晕目眩，遇劳则甚，舌偏红，脉沉弱或结代。

治法：益气养阴，活血通脉。

方药：生脉饮合桃红四物汤加减（人参 10 g，麦冬 10 g，五味子 10 g，桃仁 10 g，红花 10 g，当归 10 g，生地黄 15 g，川芎 10 g，赤芍 10 g，黄芪 30 g，丹参 12 g，牡丹皮 10 g，甘草 6 g）。口干欲饮，阴虚明显者可加葛根 15 g、天花粉 15 g；舌苔黄腻，大便秘结，痰热较盛者可加大黄 6 g、枳实 10 g；头晕耳鸣，头痛头胀，肝阳上亢者可加菊花 10 g、珍珠母 20 g；失眠多梦，心烦急躁，心神不宁者，加炒酸枣仁 15 g，合欢皮 20 g，夜交藤 30 g，生龙骨、生牡蛎各 15 g。

3. 肝气郁结，心血瘀阻

主症：胸部胀痛，多因情绪变化发作，善叹息，舌质紫暗，脉弦。

治法：疏肝理气，活血通脉。

方药：柴胡疏肝散合血府逐瘀汤加减 [柴胡 10 g，枳壳 10 g，赤白芍各 15 g，香附子 12 g，川芎 10 g，桃仁 12 g，红花 12 g，当归 12 g，川牛膝 12 g，桔梗 6 g，甘草 6 g，郁金 10 g，茯苓 15 g，三七粉（冲服）3 g]。嗳气频频，腹胀呃逆，加刀豆子 15 g、竹茹 15 g、炒麦芽 30 g；胁痛明显，加川楝子 9 g、延胡索 12 g；食欲不振，纳差，加焦三仙各 15 g、陈皮 10 g、鸡内金 10 g；兼痰浊者加陈皮 10 g、半夏 9 g。

4. 痰浊壅盛，心脉痹阻

主症：胸闷如窒而痛，或痛引肩背，形体肥胖，动则气短喘促，或见咳嗽痰多，大便不实，舌苔厚腻，脉滑。

治则：化痰宽胸，宣痹通脉。

方药：温胆汤合丹参饮加减（半夏 9 g，陈皮 10 g，枳实 10 g，竹茹 10 g，茯苓 15 g，檀香 10 g，砂仁 10 g，丹参 10 g，川厚朴 10 g，苍术 10 g，三七粉 3 g，甘草 6 g）。咳嗽痰多，胸闷气短者，加炒杏仁 9 g、紫菀 10 g、款冬花 10 g；腹胀便溏纳差者，加焦白术 10 g、炒山药 30 g、焦三仙各 15 g；舌苔黄，心烦，内有热者，加黄连，即黄连温胆汤；乏力，气短，脉沉细，舌质淡，加黄芪 30 g、党参 12 g、生山药 30 g。

5. 胸阳不振，痰瘀互结

主症：胸闷气短，甚则胸痛彻背，遇寒易发作，心悸汗出，畏寒，肢冷，腰酸乏力，唇淡白或青紫，舌淡白或紫暗，脉沉细。

治法：温阳宽胸，祛瘀通络。

方药：瓜蒌薤白桂枝汤合桃红四物汤加减 [全瓜蒌 10 g，薤白 10 g，桂枝 10 g，桃仁 10 g，红花 10 g，川芎 10 g，当归 10 g，半夏 9 g，枳实 10 g，郁金 12 g，延胡索 12 g，丹参 10 g，三七（冲服）3 g]。胸痛明显，且多在夜间发作，手足欠温，上方去半夏加制附子 6 g、干姜 10 g；舌苔厚腻，有痰者，加石菖蒲 10 g、炒远志 10 g、陈皮 10 g；出汗较多，口干，可合用黄芪、生脉饮等。

（二）辨证使用中成药

（1）生脉口服液，每次 10 mL，每日 2 次，口服。适用于气阴两虚者。

（2）滋心阴口服液，每次 10 mL，每日 2 次，口服。适用于以心阴虚为主者。

（3）补心气口服液，每次 10 mL，每日 2 次，口服。适用于以心气虚为主者。

（4）麝香保心丸，每次两粒，每日 2 次，口服。适用于气（阳）虚血瘀者。

口服制剂：必要时可选用速效救心丸、丹参滴丸、麝香保心丸等。合并糖尿病可选用消渴安胶囊。

（5）介入术后系列方：气虚血瘀（Ⅰ型）者用介入Ⅰ号方（化瘀宽胸、益气活血，适用于微血管病变和术后再狭窄预防，药物组成：黄芪、白术、桃仁、红花、水蛭、血竭等），每日 500 mL，分 2 次口服。气阴两虚（Ⅱ型）者用介入Ⅱ号方（补益气血、养阴通脉，适用于射频和起搏器术后，促进心肌代谢、防治心肌损伤。药物组成：党参、麦冬、五味子、何首乌、桂枝、黄精等），每日 500 mL，分 2 次口服。痰浊痹阻（Ⅲ型）用介入Ⅲ号方，药物组成：姜半夏、陈皮、竹茹、枳实、山楂、泽泻、钩藤等），每日 500 mL，分 2 次口服。

二、西药治疗

（一）发作期治疗

1. 硝酸甘油（nitroglycerin）　可用 0.3~0.6 mg，置于舌下含化，迅速为唾液所溶解而吸收，1~2 min 即开始起作用，约 30 min 后作用消失。对约 92% 的患者有效，其中 76% 在 3 min 内见效。延迟见效或完全无效时提示患者并非患冠心病或为严重的冠心病，也可能所含的药物已失效或未溶解，如属后者可嘱患者轻轻嚼碎后继续含化。因此第一次用药时，患者宜平卧片刻，必要时吸氧。

2. 硝酸异山梨酯（isosorbide dinitrate）　可用 5~10 mg，舌下含化，2~5 min 见效，作用维持 2~3 h。新近还有供喷雾吸入用的制剂。

在应用上述药物的同时，可考虑用镇静剂，必要时应用止痛剂，如吗啡等。

（二）减轻症状、改善缺血的药物

1. β受体阻滞剂　用药后要求静息心率降至 55~60 次/min，严重心绞痛患者如无心动过缓症状，可降至 50 次/min。只要无禁忌证，β受体阻滞剂应作为稳定型心绞痛的初始治疗药物。目前可用于治疗心绞痛的 β受体阻滞剂有很多种，当给予足够剂量时，均能有效预防心绞痛发作。更倾向于使用选择性 $β_1$ 受体阻滞剂，如美托洛尔、阿替洛尔及比索洛尔。同时具有 α 和 β 受体阻滞的药物，在慢性稳定型心绞痛的治疗中也有效。

在有严重心动过缓和高度房室传导阻滞、窦房结功能紊乱、有明显的支气管痉挛或支气管哮喘的患者，禁用 β受体阻滞剂。外周血管疾病及严重抑郁是应用 β受体阻滞剂的相对禁忌证。慢性肺心病的患者可小心使用高度选择性 $β_1$ 受体阻滞剂。没有固定狭窄的冠状动脉痉挛造成的缺血，如变异性心绞痛，不宜使用 β受体阻滞剂，这时钙拮抗剂是首选药物。推荐使用无内在拟交感活性的 β受体阻滞剂。β受体阻滞剂的使用剂量应个体化，从较小剂量开始。

2. 硝酸酯类　治疗慢性稳定型心绞痛基础用药。

临床常用硝酸酯类药物剂量见表 18-1。

表 18-1　常用硝酸酯类药物剂量

药物名称	使用方法/剂型	剂量	用法
硝酸甘油	舌下含服	0.3~0.6 mg	一般连用不超过 3 次，每次相隔 5 min
	喷雾剂	0.4 mg	15 min 内不超过 1.2 mg
	皮肤贴片	5 mg	每日 1 次，注意要定时揭去
二硝酸异山梨酯	普通片	10~30 mg	每日 3~4 次口服
	缓释片或胶囊	20~40 mg	每日 1~2 次口服
单硝酸异山梨酯	普通片	20 mg	每日 2 次口服
	缓释片或胶囊	40~60 mg	每日 1 次口服

3. 钙拮抗剂　对变异性心绞痛或以冠状动脉痉挛为主的心绞痛，钙拮抗剂是一线药物。β 受体阻滞剂和长效钙拮抗剂联合用药比单用一种药物更有效。非二氢吡啶类钙拮抗剂地尔硫䓬或维拉帕米可作为对 β 受体阻滞剂有禁忌的患者的替代治疗。临床常用钙拮抗剂剂量见表 18-2。

表 18-2　临床常用钙拮抗剂剂量

药品名称	常用剂量	服用方法
硝苯地平控释片	30~60 mg	每日 1 次口服
氨氯地平	5~10 mg	每日 1 次口服
非洛地平	5~10 mg	每日 1 次口服
尼卡地平	40 mg	每日 2 次口服
贝尼地平	2~8 mg	每日 1 次口服
地尔硫䓬普通片	30~90 mg	每日 3 次口服
地尔硫䓬缓释片或胶囊	90~180 mg	每日 1 次口服
维拉帕米普通片	40~80 mg	每日 3 次口服
维拉帕米缓释片	120~240 mg	每日 1 次口服

4. 其他治疗药物

代谢性药物曲美他嗪（trimetazidine）通过调节心肌能源底物，抑制脂肪酸氧化，优化心肌能量代谢，能改善心肌缺血及左心功能，缓解心绞痛。可与 β 受体阻滞剂等抗心肌缺血药物联用。常用剂量为每日 60 mg，分 3 次口服。

尼可地尔是具有硝酸盐侧链的烟酰胺衍生物，有独特的双重作用机制：通过激活血管平滑肌细胞的鸟苷酸环化酶，产生类硝酸酯作用。对大的冠状动脉有较强的扩张作用，增加冠状动脉血流量；也能扩张静脉降低心脏前负荷。ATP 敏感的钾离子通道开放作用，使血管平滑肌细胞和心肌线粒体的 KATP（钾 ATP）通道开放，通过细胞膜超极化，抑制电位依赖的钙离子内流，舒张小冠状动脉和阻力血管，增加冠状动脉血流；扩张全身阻力和容量血管，降低心脏前后负荷和心肌耗氧量；还能解除冠状动脉痉挛，增加侧支循环及心内膜下供血。因此，尼可地尔在降低心肌耗氧量的同时增加心肌供氧，双重改善心肌缺血。作为 KATP 通道开放剂还有药物预适应的作用，对缺血心肌和再灌注损伤心肌起到心肌保护作用。口服剂量：5 mg，每日 3 次。症状改善不明显者，每次可增至 10~20 mg，每天 3 次，一般每天不宜超过 60 mg。

雷诺嗪通过抑制脂肪酸 β 氧化，增加丙酮酸脱氢酶（PDH）活性，从而使葡萄糖氧化增加，提高心肌在缺血缺氧时氧的利用率，并通过阻滞钠离子电流（I_{Na}）降低局部缺血心肌的钙超载而起作用。与钙拮抗剂和 β 受体阻滞剂的作用不同，雷诺嗪改善舒张功能的同时并不降低收缩功能。与其他抗缺血药物如阿替洛尔、氨氯地平、地尔硫䓬的标准剂量联合应用时，雷诺嗪进一步改善症状，但是心率和血压影响很小。

伊伐布雷定抑制窦房结 I_f 通道，从而降低心率，但没有负性变力效应，能增加稳定性心绞痛患者运动耐量。对于稳定型心绞痛患者具有明确的治疗效果，推荐用于不能耐受 β 受体阻滞剂或 β 受体阻滞剂有应用禁忌的患者。

其他的新药还有法舒地尔（Fasudil）、吗多明（Molsidomine）等。法舒地尔为细胞内信号分子 rho 酶的抑制剂，能有效抑制血管平滑肌的收缩。吗多明属于血管扩张剂，其分子结构中有多个 NO 基团，因此可扩张冠状动脉和小动脉，改善心肌缺血，增加稳定型心绞痛患者的运动耐量。抗心绞痛药物见表 18-3。

表 18-3　抗心绞痛药物列表

	机制	总运动时间↑	症状发生至 ST 段压低的时间↑	心绞痛发作频率↓	血运重建比率↓	预防心梗	改善预后	其他作用
影响血流动力学的药物								
β 受体阻滞剂	降低耗氧	+	+	+	-	-	-	
钙通道拮抗剂	增加冠脉血供，降低耗氧*	+	+	+	+	-	-	减缓 AS 进展
硝酸酯类	增加冠脉血供	+	+	+	-	-	-	抗血小板活性
奥马曲拉（Omapatrilat）	抑制 ACE 和中性内肽酶	+	+	NA	-	-	-	
影响代谢的药物								
雷诺嗪	I_{Na} 通道抑制剂，改变能量代谢	+	+	+	NA	NA	NA	
曲美他嗪	3-KAT 抑制剂，优化能量代谢	+	+	+	NA	NA	NA	

续表

	机制	总运动时间↑	症状发生至ST段压低的时间↑	心绞痛发作频率↓	血运重建比率↓	预防心梗	改善预后	其他作用
伊伐布雷定	降低心率，抑制 I_f 通道	+	+	+	NA	NA	NA	
尼可地尔	开放钾通道，具有硝酸酯类特性	+	+	+	NA	+	+	改善心肌灌注
法舒地尔	抑制rho酶	−	+	−	NA	NA	NA	

注：ACE：血管紧张素转换酶；AS：动脉粥样硬化。＊非二氢吡啶类

（三）改善预后的药物

1. 抗血小板制剂 ①阿司匹林。随机对照研究证实，慢性稳定型心绞痛患者服用阿司匹林可降低心肌梗死、脑卒中或心血管性死亡危险。除非有禁忌证，每天服用阿司匹林75~150 mg。不能耐受阿司匹林的患者可改用氯吡格雷。阿司匹林的禁忌证包括：阿司匹林过敏；活动性胃肠道出血和需要积极治疗的消化性溃疡病；在过去6周内颅内出血。②氯吡格雷。主要用于支架植入以后及阿司匹林有禁忌证的患者。常用维持剂量为每日75 mg，口服。

2. β受体阻滞剂 使用无内在拟交感活性的β受体阻滞剂。β受体阻滞剂的使用剂量应个体化，从较小剂量开始，逐级增加剂量，以能缓解症状，心率不低于50次/min为宜。常用β受体阻滞剂剂量见表18-4。

表18-4 常用β受体阻滞剂

药品名称	常用剂量	服药方法	选择性
普萘洛尔	10~20 mg	每日2~3次口服	非选择性
美托洛尔	25~100 mg	每日2次口服	β_1选择性
美托洛尔缓释片	50~200 mg	每日1次口服	β_1选择性
阿替洛尔	25~50 mg	每日2次口服	β_1选择性
比索洛尔	5~10 mg	每日1次口服	β_1选择性
阿罗洛尔	5~10 mg	每日2次口服	α、β选择性

3. 调脂药物 所有冠心病稳定型心绞痛患者接受他汀类药物治疗，LDL-C的目标值<2.60 mmol/L（100 mg/dL），对于极高危患者（确诊冠心病合并糖尿病或急性冠状动脉综合征），治疗目标为LDL-C<2.07 mmol/L（80 mg/dL）也是合理的。

临床常用的他汀类药物剂量参见表18-5。

表 18-5　临床常用他汀类药物

药品名称	常用剂量	服用方法
洛伐他汀	25~40 mg	晚上 1 次口服
辛伐他汀	20~40 mg	晚上 1 次口服
阿托伐他汀	10~20 mg	每日 1 次口服
普伐他汀	20~40 mg	晚上 1 次口服
氟伐他汀	40~80 mg	晚上 1 次口服
舒瑞伐他汀	5~10 mg	晚上 1 次口服
血脂康	600 mg	每日 2 次口服

4. 血管紧张素转换酶抑制剂（ACEI）　在稳定型心绞痛患者中，合并糖尿病、心力衰竭或左心室收缩功能不全的高危患者应该使用 ACEI。

临床常用的 ACEI 剂量见表 18-6。

表 18-6　临床常用的 ACEI 剂量

药品名称	常用剂量	服用方法	分类
卡托普利	12.5~50 mg	每日 3 次口服	巯基
伊那普利	5~10 mg	每日 2 次口服	羧基
培哚普利	4~8 mg	每日 1 次口服	羧基
雷米普利	5~10 mg	每日 1 次口服	羧基
贝那普利	10~20 mg	每日 1 次口服	羧基
西那普利	2.5~5 mg	每日 1 次口服	羧基
赖诺普利	10~20 mg	每日 1 次口服	羧基
福辛普利	10~20 mg	每日 1 次口服	磷酸基

综上所述，改善稳定型心绞痛患者预后的药物的适应证和注意事项见表 18-7。

表 18-7　具有血管保护性作用、改善稳定型心绞痛患者预后的药物

药物	适应证	注意事项/注解
阿司匹林	除了阿司匹林过敏或阿司匹林抵抗的所有稳定型心绞痛患者	剂量：每天 75~162 mg；应长期坚持服用
他汀类药物	所有稳定型心绞痛患者，LDL-C 目标值 < 100 mg/dL；高危患者（合并糖尿病、多支血管病变或冠心病的多个危险因素）LDL-C 目标值为 70 mg/dL	LDL-C 难以达到 100 mg/dL 时，可采用药物联合治疗，可联合观察、检测 CRP 或 hs-CRP 水平

续表

药物	适应证	注意事项/注解
受体阻滞剂	所有劳力、情绪相关胸痛的稳定型心绞痛患者；或既往有心梗病史、合并高血压或左室收缩功能下降且无受体阻滞剂应用禁忌的稳定型心绞痛患者	推荐长期应用
氯吡格雷	PCI 术后或有阿司匹林过敏、阿司匹林抵抗的所有稳定型心绞痛患者	治疗时间：PCI 术后至少 1 年；如果不能应用阿司匹林，可选用氯吡格雷替代，但具体使用时间不定
ACEI	高危稳定型心绞痛患者：合并糖尿病、慢性肾病、高血压、既往 MI、左室收缩功能不全或年龄≥55 岁	低危冠心病患者应用 AECI 类药物也有治疗获益

三、中西医结合实践

中西医结合通过"研究、比较、吸收、创建"，宏观微观相结合、辨证辨病相结合、中西药有机结合，在临床许多方面取得了单用中医和西医难以取得的疗效。如何应用中西医结合方法在冠心病心绞痛诊治上取得突破，是心血管工作者的一项重要任务。

1. 中西医结合治疗心绞痛 在治疗冠心病心绞痛的药物上，筛选出的单药、单药中药提取物和单体化合物在临床应用的比例不断提高，并对其作用机制也有了深入研究。活血化瘀法具有抗血小板黏附、聚集，扩张冠状动脉，增加心肌血流量，改善心肌代谢，降低氧耗量，改善微循环等作用。宣痹通阳法可改善脂质代谢，降低血脂，减轻动脉粥样硬化的发生、发展，且对恢复心功能、降低心肌耗氧量、提高心肌细胞的耐缺氧能力亦有效。芳香温通类药物多含有挥发油，经口腔黏膜及呼吸道吸收迅速，具有解除血管痉挛、增加心肌血流量的作用。其中有些药物还有镇静、镇痛作用。补肾药物可通过调节内分泌功能、改善机体的免疫状态、抗氧化和改善冠状动脉循环、增加冠状动脉流量等达到治疗目的。许多中药具有 β 受体阻滞剂样作用、钙离子拮抗剂样作用、调脂作用等。在辨证论治前提下，充分利用现代研究成果，宏观微观相结合，辨证辨病相结合，实现了中医处方的中西医结合。根据病情、病期不同，把冠心病"共性"与"个性"、宏观与微观、辨证与辨病相结合进行系列化治疗，使治法方案化、药物系列化。把传统中医药与现代介入治疗有机结合，应用介入治疗（冠脉支架植入术、射频消融术、起搏器植入术、骨髓干细胞移植等），配合中药，取得了优于单纯西医介入治疗的良好效果，如冠心舒吸嗅剂鼻吸疗法。参照国际上最先进的冠心病抢救模式，成立了胸痛（胸痹）门诊、冠心病绿色通道，可迅速、准确地确定胸痛原因，诊断出不稳定型心绞痛及急性心肌梗死，争分夺秒地给予最有效治疗，如急诊 PTCA 和支架手术、急诊冠脉搭桥术、急救药物治疗，形成了具有中医特色的心脏介入疗法。

2. 中西医结合治疗心绞痛的新思路　中西医结合是在发展中医和西医基础上的结合。从危险因素的调控、发病机制的新认识、治疗的各环节等方面寻找结合点，中西医药物有机结合、内服外治有机结合、药物介入与手术有机结合，将在思路和方法上产生新突破。

动脉内皮的保护、抗氧化及炎症的控制，是冠心病动脉粥样硬化（AS）防治中西医结合研究的一个重要结合点。近年来活血化瘀为主体的多个研究表明，血府逐瘀汤、补阳还五汤、丹参（单味或注射液）、四逆汤等可使冠状动脉内支架植入术后或模拟经皮冠状动脉腔内成形术后动物模型的再狭窄得以改善，并认为其机制可能涉及调控血脂异常，与抑制血管平滑肌细胞（VSMC）增殖、迁移，抑制胶原堆积及病理性血管重塑等有关。血府逐瘀汤可使实验性 AS 家兔动脉内膜斑块面积以及其与中膜面积的比值和冠状动脉病变的发生率明显降低，其作用机制涉及调控血脂异常（降低血清总胆固醇及 LDL-C），抑制血小板黏附，并通过基因的调控而抑制 VSMC 的增殖及迁移等。水蛭和丹参等分别具有抑制 VSMC 增殖、迁移，以及诱导 VSMC 凋亡的效应，也可能具有抗 AS 的前景。中医药在动脉粥样硬化及冠状动脉成形术后再狭窄的防治上具有一定的潜力，需进一步加强研究。

寻找具备治疗性血管新生效应的中药也是一个重要的结合点。参与此过程的有关生长因子及细胞激肽主要包括血管内皮生长因子、纤维母细胞生长因子及血管形成素等。在西医学治疗和基因治疗尚未取得公认疗效的情况下，气血相关、活血化瘀的中医理论与治疗性血管新生具有相关性。众多的临床实践也表明，补气活血、化瘀生肌、行气通络等治疗对冠心病有确切疗效，所以从寻找治疗性血管新生效应的中药具有一定的优势。

心肌缺血损伤是涉及细胞适应、代偿、坏死、凋亡、修复等多种机制的复杂过程，除波及心肌细胞外，还可波及冠状动脉内皮细胞、血管平滑肌细胞和心肌成纤维细胞等，单一保护因素可能无明显效果。目前，直接寻求内源性细胞保护物质是研究热点。由于中药的成分比较复杂，可能针对不同的环节达到保护心肌的作用，与西药相比有其优势和特点，所以可尝试将二者结合用于临床治疗。临床观察中医药疗效，再加以基础研究佐证，这将是一条很好的研究思路，对于推广中药应用、更好地保护缺血心肌均具有重要意义。

心肌细胞保护是指通过一些方法提高心肌细胞的耐受性，主要包括：①提高膜、膜脂质、膜蛋白的稳定性；②改变能量代谢途径，即改变心肌细胞对氧的依赖方式，如将心肌细胞的有氧依赖方式改变为无氧酵解方式；③保护亚细胞器（内质网、线粒体、溶酶体等）。探寻内源性心肌细胞保护物质，包括从古老基因表达产物中寻求内源性保护物质，如应激蛋白；蛋白质组技术和反向生物学研究策略有助于寻找新的内源性细胞保护剂；以损伤因子为靶点的拮抗治疗已取得临床认可（如 β 受体阻滞剂、钙通道阻断剂、ACEI、AT_1 受体阻断剂、醛固酮受体阻断剂等）；以保护因子为靶点的补充治疗。缺血损伤的机制及机体的抗损伤机制，都是多途径、多环节的复杂机制，所以单因素的保护效果有限。损伤与抗损伤是多因素的相互作用，对缺血心肌保护应该争取实现多靶点的整合治疗，而不是"混合"治疗和单因素治疗。

心肌缺血预处理（IPC）是指经受多次短暂缺血发作后，心肌对随后发生的持续性缺血的耐受性增强。探索心肌缺血预处理的存在与规律也是一条重要途径。国内研究表明，重组人内皮生长因子（rhEGF）与心肌细胞共同培养可产生 IPC 效应。实验性缺血大鼠用丹参注射液亦可加强 IPC 保护效应，即具药物模拟性 IPC 效应。缺血预处理对心肌保护是肯定有益的，因为它触发了内源性的心肌保护机制，但在临床应用上确实有其局限性，这就需要寻找内源性的保护物质，通过多途径干预心肌损伤的过程，达到保护心肌的目的。

目前认为不稳定型心绞痛发作时间分布差异可能与下列因素有关：从夜间到凌晨或上午，冠状动脉张力增高或对血管收缩的影响较为敏感，容易痉挛；上午 7：00～12：00 时交感神经活动增强，血中儿茶酚胺水平升高，使血压增高，心率增快，心肌耗氧增加，加重心肌缺血引起心绞痛；上午神经肽 Y 从交感神经末梢释放增加，易引起心绞痛；纤溶系统活性及抗凝血酶Ⅲ水平在清晨前后处于低谷期，组织型纤维蛋白溶酶原激活物（t-PA）及其活性抑制因子（PAL）在纤溶系统浓度中呈相反改变，早晨出现高 PAL 活性及相应的低 t-PA 活性；血小板在清晨时段内聚集性增高；血黏度等血液流变学指标在清晨为峰值。以上因素可共同作用于已严重狭窄的冠状动脉而导致不稳定型心绞痛发作。中医重视综合节律，西医学则重视单一节律，这是两种医学在不同指导思想影响下各自侧重研究的特点。中医时间医学应汲取现代时间医学研究成果，并展开对人体单一节律的认识，重新分析评价综合节律的可靠性和应用性，并不断修正。西医学则应结合中医综合节律的方法与成果，对所研究的单一节律，求其共性，加以综合归纳。掌握冠心病心绞痛发作的昼夜规律，应用中西医结合时间治疗学方法，无疑将有助于疗效的进一步提高。

中医药在免疫调控、抗病毒、治疗感染及炎症反应等方面具有一定的优势。

人类巨细胞病毒、肺炎衣原体（CP）、疱疹病毒和幽门螺杆菌等感染及其炎症与冠心病之间的关系已得到证实。葛根素的体外研究表明，其可抑制缺氧复氧诱导的大鼠乳鼠心肌细胞分泌的肿瘤坏死因子 α 及白介素-6 等炎性因子，这可能是其治疗不稳定型心绞痛的机制之一。大蒜素可抑制中性粒细胞与内皮细胞黏附、游走及各种活性物质释放，减缓冠心病动脉粥样硬化斑块的活动、发展、破裂或出血，从而减轻心肌损伤。

今后应结合流行病学的宏观研究，在细胞、基因、分子等微观层次，充分利用中西医各自优势，取长补短，有机结合，开展多学科协作研究，寻找新的治疗靶点，从而在冠心病心绞痛的诊治上产生突破和飞跃。

第三节　不稳定型心绞痛

不稳定型心绞痛（UA）是介于稳定型心绞痛（SA）和急性心肌梗死（AMI）之间的不稳定的心肌缺血综合征，发病率高，病情变化快，可逆转为稳定型心绞痛，也可能迅速发展为急性心肌梗死，甚或猝死。

一、中药治疗

1. 寒凝心脉

主症：心前区剧痛难忍，濒死感，四肢凉，额出冷汗；心悸，气短，口唇甲青紫。舌质淡青或紫暗，舌体胖大、苔白滑，脉沉迟或沉紧。

治则：温经散寒，活络止痛。

方药：瓜蒌薤白白酒汤加减（瓜蒌 15 g，薤白 10 g，桂枝 10 g，干姜 6 g，川芎 15 g，川牛膝 12 g，丹参 30 g，红花 10 g，檀香 3 g，砂仁 12 g，僵蚕 10g，炙甘草 10 g）。痰郁气滞，胸闷痛而咳唾痰涎，酌加生姜、橘皮、茯苓、杏仁等；阴寒极盛，胸痛彻背，背痛彻心，恶寒肢冷，喘息不能平卧，脉象沉紧，加附子、细辛、荜茇等，可兼服苏合香丸。

辨证使用中成药：

参桂胶囊：每次 2 粒，每日 3 次，口服。

心宝丸：每次 3~6 粒，每日 3 次，1~2 个月为 1 个疗程。

麝香保心丸：每次 2 粒，每日 3 次，吞服。

2. 痰浊壅滞

主症：心前区痞痛不缓解，胀痛彻背，如物塞之，恶心，重则呕吐，脘腹胀满，纳呆，烦闷，头晕。舌体肥大有齿痕，舌质淡或隐青、苔白腻，脉弦滑或沉濡而滑。

治则：温阳涤痰，活血通络止痛。

方药：瓜蒌薤白半夏汤加味（瓜蒌 15 g，薤白 10 g，半夏 10 g，茯苓 20 g，陈皮 15 g，胆南星 10 g，地龙 10 g，石菖蒲 10 g，厚朴 10 g，枳实 10 g，川芎 15 g，川牛膝 12 g）。痰浊化热，痰黄、舌苔黄腻、脉滑数，加黄连、竹茹；胸闷气滞，加苏梗、香附、郁金；胸闷刺痛，舌色紫黯或有瘀点，加丹参、川芎、桃仁、红花等。

辨证使用中成药：

苏冰滴丸：每次 2~4 丸，每日 3 次，口服。

瓜蒌片：每次 3 粒，每日 3 次，口服。

通心络胶囊：每次 2~4 粒，每日 3 次，口服。

3. 心血瘀阻

主症：心前区刺痛难忍，胸痛彻背，气促，口唇爪甲青暗，心悸，胸闷，脘胀，易怒。舌紫暗或有瘀斑、苔少或淡灰而腻，脉多沉涩，或结、代、促，或有雀啄之象。

治则：理气化瘀，通络止痛。

方药：血府逐瘀汤（当归 12 g，桃仁 10 g，红花 10 g，枳壳 10 g，柴胡 10 g，川芎 10 g，桔梗 10 g，牛膝 15 g，甘草 6 g，鸡血藤 30 g，益母草 15 g）。若心痛如刺如绞，痛有定处，伴气短、乏力、自汗，脉细缓或结代，为气虚血瘀之象，当益气活血，用人参养营汤合桃红四物汤加减，重用人参、黄芪等益气之品；若瘀血痹阻严重，胸痛剧烈，可加乳香、没药、郁金、延胡索、丹参等，加强活血理气之功；若血瘀气滞并重，而心胸痛甚者，可加沉香、檀香、荜茇等辛香理气止痛药物，并吞服三七粉；若寒凝血瘀或阳虚血瘀者，伴畏寒肢冷，脉沉细或沉迟，可加细辛、桂枝或肉桂、高良姜等温通散寒之品；日晡热甚者，酌加丹参、胡黄连、银柴胡。

辨证使用中成药：

通心络胶囊：每次 2~4 粒，每日 3 次，口服。

冠脉宁片：每次 3 片，每日 3 次，口服。

心可舒片：每次 4 片，每日 3 次，口服。

步长脑心通：每次 2~4 粒，每日 3 次，口服。

冠心通胶囊：每次 3~5 粒，每日 3 次，口服。

4. 气阴两虚

主症：心前区闷痛，头晕，口干，心烦，五心烦热，少寐，多梦，腰膝酸软。舌质红绛、少苔或无苔，脉细数或促、代。

治则：益气养阴。

方药：生脉饮加味（太子参 15 g，麦冬 12 g，五味子 15 g，茯苓 15 g，当归 10g、川芎 15 g，川牛膝 12 g，酸枣仁 15 g，黄精 12 g，全蝎 6 g，山楂 15 g）。若虚热明显者，可加知母、鳖甲、地骨皮等；头晕目眩，耳鸣如蝉叫者，上方加夏枯草、龙骨、牡蛎等；兼心悸加生地黄、柏子仁以养心安神。

辨证使用中成药：

滋心阴口服液：每次 10 mL，每日 3 次，口服。

冠心通胶囊：每次 3~5 粒，每日 3 次，口服。

通脉养心丸：每次 20 粒，每日 2 次，口服。

5. 气虚血瘀

主症：胸部闷痛，多因劳累诱发，乏力气短，时或心悸不宁。舌体胖大，或有齿痕，舌质紫暗，舌苔腻，脉沉细。

治法：益气活血，化瘀宽胸。

方药：保元汤合丹参饮加减（人参 10 g，黄芪 30 g，丹参 10 g，砂仁 10 g，檀香 6 g，白术 15 g，茯苓 15 g，川芎 12 g，延胡索 12 g，郁金 10 g，砂仁 12 g，佛手 12 g，甘草 6 g）。失眠多梦，加炒酸枣仁 15 g、炒远志 10 g、合欢皮 20 g；闷痛明显，胸痛彻背，加瓜蒌、薤白、桂枝温通胸阳；头晕耳鸣，加菊花 10 g、桑叶 10 g、夏枯草 15 g；兼痰浊者加陈皮 10 g，半夏 9 g。

辨证使用中成药：

心可舒片：每次 3 片，每日 3 次，口服。

芪参益气滴丸：每次 10 丸，每日 3 次，口服。

步长脑心通：每次 2~4 粒，每日 3 次，口服。

冠心通胶囊：每次 3~5 粒，每日 3 次，口服。

二、西医治疗

1. 一般治疗　不稳定型心绞痛急性期卧床休息 1~3 d，吸氧、持续心电监护。对于低危患者，留院观察治疗 24~48 h 后出院。对于中危或高危患者，特别是 cTnT 或

cTnI 升高者，住院时间相对延长，内科治疗也应强化。标准的强化治疗包括：抗缺血治疗、抗血小板和抗凝治疗。

2. 抗缺血治疗　①硝酸酯类药物：主要目的是控制心绞痛的发作。心绞痛发作时应口含硝酸甘油，初次含硝酸甘油的患者以先含 1 片为宜，对于已有含服经验的患者，心绞痛症状严重时也可一次含服 2 片。心绞痛发作时若含 1 片无效，可在 3~5 min 追加一次，若连续含硝酸甘油 3~4 片仍不能控制疼痛症状，需应用强镇痛剂以缓解疼痛，并随即采用硝酸甘油或硝酸异山梨酯静脉滴注，硝酸甘油的剂量以 5 μg/min 开始，以后每 5~10 min 增加 5 μg/min，直至症状缓解或收缩压降低 10 mmHg，最高剂量一般不超过 80~100 μg/min，一旦患者出现头痛或血压降低（SBP<90 mmHg）应迅速减少静脉滴注的剂量。维持静脉滴注的剂量以 10~30 μg/min 为宜。对于中危和高危组的患者，硝酸甘油持续静脉滴注 24~48 h 即可，以免产生耐药性而降低疗效。常用的口服硝酸酯类药物为硝酸异山梨酯（消心痛）和 5-单硝酸异山梨酯。硝酸异山梨酯作用的持续时间为 4~5 h，故以每日 3~4 次口服为妥，对劳力型心绞痛患者应集中在白天给药。5-单硝酸异山梨酯可采用每日 2 次给药。若白天和夜间或清晨均有心绞痛发作者，硝酸异山梨酯可采用每 6 h 给药 1 次，但宜短期治疗以避免耐药性。对于频繁发作的 UA 患者口服硝酸异山梨酯短效药物的疗效常优于服用 5-单硝类的长效药物。硝酸异山梨酯的使用剂量可以从每次 10 mg 开始，当症状控制不满意时可逐渐加大剂量，一般不超过每次 40 mg，只要患者心绞痛发作时口含硝酸甘油有效，即是增加硝酸异山梨酯剂量的指征，若患者反复口含硝酸甘油不能缓解症状，常提示患者有极为严重的冠状动脉阻塞病变，此时即使加大硝酸异山梨酯剂量也不一定能取得良好效果。②β 受体阻滞剂：对 UA 患者控制心绞痛症状以及改善其近、远期预后均有好处，除有禁忌证如肺水肿、未稳定的左心衰竭、支气管哮喘、低血压（BP≤90 mmHg）、严重窦性心动过缓或二、三度房室传导阻滞者，主张常规服用。首选具有心脏选择性的药物，如阿替洛尔、美托洛尔和比索洛尔等。除少数症状严重者可采用静脉推注 β 受体阻滞剂外，一般主张直接口服给药。剂量应个体化，根据症状、心率及血压情况调整剂量。阿替洛尔常用剂量为 12.5~25 mg，每日 2 次，美托洛尔 25~50 mg，每日 2~3 次，比索洛尔 5~10 mg，每日 1 次，不伴有劳力型心绞痛的变异性心绞痛不主张使用。③钙拮抗剂：以控制心肌缺血的发作为主要目的。硝苯地平对缓解冠状动脉痉挛有独到的效果，故为变异性心绞痛的首选用药，一般剂量为 10~20 mg，6 h 一次，若仍不能有效控制变异性心绞痛的发作还可与地尔硫䓬合用，以产生更强的解除冠状动脉痉挛的作用，当病情稳定后可改为缓释和控释制剂。短效二氢吡啶类药物也可用于治疗 UA 合并高血压患者，但应与 β 受体阻滞剂合用，该类药物的不利方面是加重左心功能不全，造成低血压和反射性心率加快，所以使用时需注意了解左心功能情况。另一类钙拮抗剂地尔硫䓬，有减慢心率、降低心肌收缩力的作用，故较硝苯地平更常用于控制心绞痛发作。一般使用剂量为 30~60 mg，每日 3 次。该药可与硝酸酯类合用，亦可与 β 受体阻滞剂合用，但与后者合用时需密切注意心率和心功能变化，对已有窦性心动过缓和左心功能不全的患者，应禁用此药。对于一些心绞痛反复发作，静脉滴注硝酸甘油不能控制的患者，也可试用地尔硫䓬短期静脉滴注，使用方法为 5~15 μg·kg/min，可持续静脉

滴注 24~48 h，在静脉滴注过程中需密切观察心率、血压的变化，如静息心率低于 50 次/min，应减少剂量。

注意事项：①静息性胸痛正在发作的患者，床旁连续心电图监测，以发现缺血和心律失常。②舌下含服或口服硝酸甘油后静脉滴注，以迅速缓解缺血及相关症状。③有发绀或呼吸困难的患者及时吸氧。手指脉搏血氧仪或动脉血气测定动脉血氧饱和度（SaO_2）应>90%。缺氧时需要持续吸氧。④硝酸甘油不能即刻缓解症状或出现急性肺充血时，静脉注射硫酸吗啡。⑤如果有进行性胸痛，并且没有禁忌证，口服 β 受体阻滞剂，必要时静脉注射。⑥频发性心肌缺血并且 β 受体阻滞剂为禁忌时，在没有严重左心室功能受损或其他禁忌时，可以开始非二氢吡啶类钙拮抗剂（如维拉帕米或地尔硫䓬）治疗。⑦血管紧张素转换酶抑制剂（ACEI）用于左心室收缩功能障碍或心力衰竭、高血压患者，以及合并糖尿病的 ACS 患者。⑧没有禁忌证，并且 β 受体阻滞剂和硝酸甘油已使用全量的复发性缺血患者，口服长效钙拮抗剂。⑨药物加强治疗后仍频发或持续缺血者，或冠状动脉造影之前或之后血流动力学不稳定者，使用主动脉内球囊反搏（IABP）治疗严重缺血。

进行性缺血且对初始药物治疗反应差的患者，以及血流动力学不稳定的患者，均应入 CCU 监测和治疗。血氧饱和度（SaO_2）<90%，或有发绀、呼吸困难或其他高危表现患者，给予吸氧，连续监测心电图，以及时发现致死性心律失常和缺血，并予以处理。

表 18-8　UA/NSTENMI 时抗缺血治疗常用药物及使用方法

药物	给药途径	剂量	注意事项
硝酸酯类			
1. 硝酸甘油	舌下含服 喷雾剂 皮肤贴片 静脉制剂	0.5 mg，5~10 min 后可重复 0.5~1.0 mg 2.5~10 mg，每 24 h 一次 5~200 μg/min，根据情况递增	作用持续 1~7 min 作用持续 1~7 min 持续贴用易致耐药性 持续静脉滴注易致耐药性
2. 二硝基异山梨醇	口服片 口服缓释片 静脉制剂	10~30 mg，每日 3~4 次 40 mg，每日 1~2 次 1~2 mg/h 开始，根据个体需要调整剂量，最大剂量不超过 8~10 mg/h	持续静脉滴注易致耐药性
3. 单硝基异山梨酯	口服片 口服控释/缓释片/胶囊	20 mg，每日 2 次 40~60 mg，每日 1 次	

续表

药物	给药途径	剂量	注意事项
β受体阻滞剂			
1. 普萘洛尔	口服片	10~80 mg，每日2次	非选择性β受体阻滞
2. 美托洛尔	口服片	25~100 mg，每日2次	β_1选择性
3. 阿替洛尔	口服片	25~50 mg，每日2次	β_1选择性
4. 比索洛尔	口服片	5~10 mg，每日1次	β_1选择性
钙离子拮抗剂			
1. 硝苯地平缓释/控释片	口服片	30~60 mg，每日1次	长效
2. 氨氯地平	口服片	5~10 mg，每日1次	长效
3. 非洛地平（缓释）	口服片	5~10 mg，每日1次	长效
4. 尼卡地平（缓释）	口服片	40 mg，每日2次	中效
6. 地尔硫草（缓释）	口服片	90~180 mg，每日1次	长效
7. 地尔硫草（普通片）	口服片	30~60 mg，每日3次	短效
8. 维拉帕米（缓释）	口服片	120~240 mg，每日1次	长效
9. 维拉帕米（普通片）	口服片	40~80 mg，每日3次	短效
硫酸吗啡	静脉	1~5 mg，静脉注射，必要时5~30 min重复1次	引起呼吸和（或）循环障碍时，可以静脉注射纳洛酮0.4~2.0 mg。

　　已经使用足量硝酸酯和β受体阻滞剂的患者，或不能耐受硝酸酯和β受体阻滞剂的患者以及变异性心绞痛的患者，可以使用钙离子拮抗剂控制进行性缺血或复发性缺血。二氢吡啶类钙拮抗剂作为硝酸酯和β受体阻滞剂后的第二选择。不能使用β受体阻滞剂的患者，可选择减慢心率的钙离子拮抗剂维拉帕米和地尔硫草。ACEI可以降低AMI、糖尿病伴左室功能不全及高危冠心病患者的死亡率，因此这类患者及虽然使用了β受体阻滞剂和硝酸酯仍不能控制缺血症状的高血压患者，应当使用ACEI。对于不伴上述情况的低危患者，可以不必使用ACEI。IABP可以降低左心室的后负荷和增加左心室心肌舒张期灌注，因而可能对顽固性严重缺血有效。

　　3. 抗血小板与抗凝治疗　①应当迅速开始抗血小板治疗。首选阿司匹林，一旦出现胸痛的症状，立即给药并持续用药。②阿司匹林过敏或胃肠道疾病不能耐受阿司匹林的患者，应当使用氯吡格雷。③在不准备行早期PCI的住院患者，入院时除了使用阿司匹林外，应联合使用氯吡格雷9~12个月。④准备行PCI的住院患者，植入裸金属支架者，除阿司匹林外，还应该使用氯吡格雷1个月以上，植入药物支架者除使用阿司匹林外应该使用氯吡格雷12个月。⑤准备行择期冠状动脉旁路移植术（CABG），并且正在使用氯吡格雷的患者，若病情允许，应当停药5~7 d。⑥除了使用阿司匹林或氯吡格雷进行抗血小板治疗外，还应当使用静脉普通肝素或皮下低分子肝素（LMWH）抗凝。⑦准备行介入治疗的患者，除使用阿司匹林和普通肝素外，还可以使用血小板糖蛋白（GP）Ⅱb/Ⅲa 受体拮抗剂。也可以在术前使用 GPDMTa 受体拮抗剂。⑧持续性缺血，肌钙蛋白升高的患者，或者不准备行有创治疗，但有其他高危表现的患者，除了使用阿司匹林和 LMWH 或普通肝素外，合并使用 GPⅡb/Ⅲa 受体拮抗剂依替巴肽或替罗非班。⑨不准备在 24 h 内行 CABG 的患者，使用低分子肝素作为 UA/NSTEMI 患者的抗凝药物。⑩已经使用普通肝素、阿司匹林和氯吡格雷，并且准备行 PCI 的患者，使用 GPⅡb/Ⅲa 受体拮抗剂。也可以只是在 PCI 前使用 GPⅡb/Ⅲa 受体拮抗剂。各种抗血小板和抗凝药物用法见表 18-9。

表 18-9　各种抗血小板和抗凝药物用法

药物	用法
阿司匹林	开始剂量 150~300 mg，然后每日 75~150 mg
氯吡格雷	负荷剂量 300 mg，然后每日 75 mg
噻氯匹定	负荷剂量 500 mg，然后 250 mg，每日 2 次，2 周后改为每日 250 mg，治疗期间监测血小板和血细胞计数
普通肝素	静脉滴注 12~15 IU/h，最大剂量 1 000 IU/h。将激活的部分凝血活酶时间（APTT）控制在对照值的 1.5~2.5 倍
达肝素（fragmin）	120 IU/kg，皮下注射，每 12 h 一次；最大剂量 10 000 IU，每 12 h 一次
依诺肝素（lovenox）	1 mg/kg，皮下注射，每 12 h 一次，首剂可以一次静脉滴注 30 mg
那曲肝素（fraxiparine）	0.1 mL/10kg，皮下注射，每 12 h 一次，首剂可一次静脉滴注 0.4~0.6 mL
替罗非班	0.4 μg·kg/min 静脉滴注 30 min，继以 0.1μg·kg/min 静脉滴注 48~96 h

在诊断 UA 时，如果既往没有用过阿司匹林，可以嚼服首剂阿司匹林 0.3 g，或口服水溶性制剂，以后每日 75~150 mg。不稳定型心绞痛患者均应使用阿司匹林，除非有禁忌证。对不能耐受阿司匹林者，氯吡格雷可作为替代治疗。冠脉介入术后患者中应常规使用氯吡格雷。阿司匹林+氯吡格雷可以增加择期 CABG 患者术中、术后大出血危险，因而准备行 CABG 者，应停用氯吡格雷 5~7 d。

血小板 GPⅡb/Ⅲa 受体拮抗剂有阿昔单抗（鼠科动物单克隆抗体的 Fab 片断）、依替巴肽（eptifibatide，环状七肽）和替罗非班（tirofiban，非肽类）。阿司匹林、氯吡格雷和 GPⅡb/Ⅲa 受体拮抗剂联合应用是目前最强的抗血小板措施。GPⅡb/Ⅲa 受体拮抗剂只建议用于准备行 PCI 的 ACS 患者，或不准备行 PCI，但有高危特征的 ACS 患者。而对不准备行 PCI 的低危者不建议使用 GPⅡb/Ⅲa 受体拮抗剂。在 UA 中早期使用肝素，可以降低患者 AMI 和心肌缺血的发生率，联合使用阿司匹林获益更大。如果有明确指征，如合并心房颤动和人工机械瓣膜，则应当使用华法林。

替罗非班是小分子非肽类酪氨酸衍生物，剂量依赖性地抑制 GPⅡb/Ⅲa 受体介导的血小板聚集。替罗非班静脉给药后达峰时间<30 min，在人体血浆结合率约为65%。半衰期为1.5~2 h，通过肾脏（40%~70%）和胆道清除。尿液和粪便中的替罗非班主要是原形药物。停药后在4 h血小板功能恢复50%。肾功能不全的患者需要调整剂量，肌酐清除率<30 mL/min的患者，替罗非班的半衰期延长3倍。此类患者出血风险明显增加，剂量应减半。替罗非班常规为静脉内给药，也可以冠状动脉内给药。静脉内给药应该根据患者的出血风险和血栓负荷选择剂量。PCI患者起始推注剂量为10~25 ug/kg（3 min内），维持滴注速度0.075~0.15 μg·kg/min，通常维持36 h，可适当延长。非PCI患者：起始30 min滴注速度为0.4 μg·kg/min，维持滴注速率为0.1 μg·kg/min，维持48~108 h。PCI术中冠状动脉内推注替罗非班的推荐剂量：10~25μg/kg推注，可分次推注，此后静脉滴注0.075~0.15 μg·kg/min，维持36 h或适当延长。

4. 他汀类药物在ACS中的应用　ACS患者应在24 h内检查血脂，在出院前尽早给予较大剂量他汀类药物。

5. 冠状动脉血运重建　符合适应证者及时进行心脏介入或外科手术。

三、中西医结合认识

冠心病不稳定型心绞痛作为冠心病心绞痛的特殊类型，属于中医学的"胸痹""心痛病"。随着对发病机制的进一步认识，以稳定易损斑块以及减少斑块破裂后血栓形成为未来冠心病的二级预防重点。

研究证实，不同活血药可作用于冠状动脉粥样硬化的不同环节，包括降脂、影响胶原代谢、干预炎症反应、影响血管活性因子、抗血小板黏附聚集、改善血液黏稠度等，活血中药赤芍、丹参、川芎、三七、桃仁、酒大黄能够干预基因缺陷小鼠成熟斑块的进展，有一定的斑块稳定作用，其稳定斑块作用亦有所差别，以破血药酒制大黄稳定斑块作用最佳，几乎达到西药辛伐他汀类似的效果，三七次之，其机制可能与调节脂质代谢和抑制炎症反应有关。葛根素为血管扩张药，具有扩张冠状动脉，降低心肌耗氧量，改善微循环，抗血小板聚集的作用，从而预防冠状动脉内斑块破裂和血栓形成，能有效治疗不稳定型心绞痛，改善预后。水蛭有破血逐瘀散结和通经功能，水蛭中含有水蛭素及衍生物能直接抑制凝血酶、抗凝血，能够抑制血小板的聚集和释放，降低血液黏稠度，抑制血栓形成，能够分解纤维蛋白原和纤维蛋白，溶解血栓，同时还能减少心肌耗氧量，改善微循环。川芎嗪不仅具有扩张血管的作用，还能降低血浆黏度，减少血浆纤维蛋白原，抑制血栓形成。中药的有效成分：①益气扶正类。西洋参茎叶总皂苷是从西洋参茎叶中提取分离的有效组分，具有抗心肌缺血、抗氧化、调脂、促血管新生等心血管药理作用。西洋参茎叶总皂苷可通过改善主动脉斑块内部成分，尤其是减少斑块内脂质含量来起到稳定动脉硬化斑块的作用。何首乌总苷能减少AS斑块部位基质金属蛋白酶-9（MMP-9）、核因子κB（NF-κB）等炎性因子的表达，抑制AS斑块内胶原纤维降解。黄芪多糖可增强巨噬细胞的吞噬能力，增加人单核细胞白血病（THP-1）源性巨噬细胞对氧化低密度脂蛋白（OxLDL）的吞噬能力；通过NF-κB诱导巨噬细胞产生一氧化氮（NO）和肿瘤坏死因子-α（TNF-α），减少易损斑块形成。②活血化瘀类。藁本内酯是川芎、当归等传统中药的有效成分之一，可以明显抑制脂质过氧化，且可下调白细胞介素炎性细胞因子的表达。三七总皂苷能减少斑块内粒细胞集落刺激生物因子（GM-CSF）的蛋白表达来干预易损斑块。川芎嗪能显著降低血清纤维蛋白原（Fg）和C-反应蛋白（CRP）浓度，起到抗炎与稳定易损斑块的作用。葛根素可调节巨噬细胞CRP、MMP-9、组织因子（TF）的表达，降低其活性，在一定程度上发挥稳定斑块、改善易损血液的作用。血竭提取物通过改善斑块内部成分来稳定易损斑块。③清热解毒类。虎杖苷能显著改善斑块内部成分，抑制炎症反应，减少斑块形成与破裂。盐酸小檗碱又名黄连素，为黄连、黄柏等药物的主要提取物，具有降低血清TC、三酰甘油（TG）、LDL水平，改善AS和稳定斑块的作用。大黄醇提物有改善斑块内部成分，稳定斑块的作用。

解毒活血法是中医学病证结合干预易损斑块的新方法，中医清热解毒药与活血药相配伍在清除毒素、降低炎性介质及调节免疫炎性反应等方面有明显的协同作用，效果优于单独使用清热解毒药和活血药，许多解毒中药具有抗炎、杀菌、抑制病毒及免疫调节等作用，可能作用于动脉粥样硬化炎性反应的多个病理环节，与活血化瘀方药的作用途径有所不同，解毒和活血药相配伍，可增加稳定斑块的作用。研究证实清热解毒不仅对于细菌、病毒和内毒素之外源性毒有效，而且对于氧自由基、炎症介质和组织因子之内源性毒，均可能起效。在传统中医活血化瘀的基础上，早期辨识"瘀毒内蕴"的高危患者，给予活血解毒治疗，可望起到"抗炎、稳定易损斑块"的作用。不同活血药可作用于AS的不同环节，其稳定斑块作用亦有所差别，以破血药酒大黄稳定斑块综合作用最佳，干预炎症反应为其重要作用机制之一。兼具活血解毒作用的大黄醇提取物、虎杖提取物和具有抗炎作用的丹参酮均具有较好的作用，优于单纯活血解毒中药（三七、黄连），提示活血解毒中药"抗炎、稳定斑块"可能是一种类效应。在他汀类降脂药基础上加用活血解毒中药可进一步降低冠心病患者升高的超敏C反应蛋白（hs-CRP）水平，而加用单纯活血药效果不明显，也反证了"瘀""毒"在冠心病发生发展中有内在的关联性。研究表明，解毒活血配伍方能显著降低ApoE基因敲除小鼠的血脂水平，显著降低血液hs-CRP、单核细胞趋化蛋白-1（MCP-1）及白细胞分化抗原40配体（CIMOL）等炎性因子的水平，显著降低主动脉核因子-κB（NF-κB）和MMP-9表达，并能抗血管平滑肌细胞增殖，抗动脉粥样硬化斑块形成，保护主动脉的形态结构特别是超微结构，促使易损斑块稳定。解毒活血配伍方具有确切的调脂、抗炎、抗AS与稳定易损斑块等作用，优于单纯解毒或活血，可以作为稳定动脉粥样硬化斑块、防治ACS的有效中医药治法和干预措施。

第四节　急性心肌梗死

急性心肌梗死是在冠状动脉病变的基础上，发生冠状动脉血供急剧减少或中断，使相应的心肌严重而持久地急性缺血导致心肌坏死。临床表现有持久的胸骨后剧烈疼痛、发热、白细胞计数和血清心肌坏死标记物增高以及心电图进行性改变；可发生心律失常、休克或心力衰竭，属冠心病的严重类型。

一、中药治疗

1. 气阴两虚

治法：益气养阴，宽胸通络。

方药：生脉散加味（党参15 g，麦冬20 g，五味子10 g，砂仁10 g，杏仁10 g，生黄芪20 g，丹参20 g，延胡索10 g，甘草6 g）。

2. 气滞血瘀

治法：理气化瘀，通络止痛。

方药：血府逐瘀汤加丹参饮（当归15 g，生黄芪20 g，赤芍15 g，丹参20 g，郁金10 g，柏子仁、酸枣仁各15 g，延胡索10 g，檀香10 g，远志10 g，菖蒲15 g，砂仁10 g，甘草10 g）。

3. 痰湿阻滞

治法：益气健脾，宽胸化痰。

方药：参苓白术散合温胆汤加减（党参15 g，茯苓20 g，焦白术15 g，山药20 g，陈皮10 g，枳实10 g，姜半夏10 g，竹茹15 g，白蔻仁10 g，丹参20 g，桂枝10 g，甘草10 g）。

4. 阳气虚脱

治法：养心温肾，回阳救逆。

方药：人参15 g，麦冬15 g，五味子10 g，制附子10 g，黄芪30 g，甘草10 g。

加减：①若失眠烦躁，加炒酸枣仁30 g，合欢皮15 g，生龙骨、生牡蛎各15 g。②若大便秘结加大云15 g、首乌15 g、火麻仁5 g、郁李仁5 g。③饮食欠佳，呕恶便溏，加山楂炭30 g、藿香10 g，红炉渣水为引，煎药服。④若气喘，咳嗽痰多，加南北沙参各15 g、贝母10 g；或炙枇杷叶15 g、白果10 g、地龙10 g。

辨证使用中成药：①血瘀型。复方丹参滴丸，10粒，每日3次，口服。②痰浊中阻型。冠心苏合香丸，2丸，每日3次，口服。③血瘀痰浊型。心通口服液，20mL，每日3次，口服。④气滞血瘀型。血府逐瘀口服液，20 mL，每日3次，口服。⑤气阴两虚兼血瘀型。黄芪生脉饮，20 mL，每日3次，口服。⑥气虚兼血瘀。通心络胶囊，4粒，每日3次，口服；补心气口服液，20 mL，每日3次，口服。⑦气阴两虚型。滋心阴口服液，20 mL，每日3次，口服。

中药注射剂：血瘀型选用丹红注射液，气阴两虚选用生脉注射液，气虚型选用参芪注射液、益气复脉注射液。心阳虚衰（低血压、休克或心动过缓者）选用参附注射液。

二、西药治疗

1. 院前急救、血运重建、急性并发症按有关指南进行

2. 抗血小板治疗

①阿司匹林。通过抑制血小板环氧化酶使血栓烷 A_2 合成减少，达到抗血小板聚集的作用。所有无禁忌证的 STEMI 患者均应立即口服水溶性阿司匹林或嚼服肠溶阿司匹林 300 mg，继以每日 75～100 mg 长期维持。②P2Y12 受体抑制剂。

干扰腺苷二磷酸介导的血小板活化。氯吡格雷为前体药物，需肝脏细胞色素 P450 酶代谢形成活性代谢物，与 P2Y12 受体不可逆结合。替格瑞洛和普拉格雷具有更强和快速抑制血小板的作用，且前者不受基因多态性的影响。STEMI 直接 PCI（特别是植入 DES）患者，应给予负荷量替格瑞洛 180 mg，以后每次 90 mg，每日 2 次，至少 12 个月；或氯吡格雷 600 mg 负荷量，以后 75 mg/次，每日 1 次，至少 12 个月。STEMI 静脉溶栓患者，如年龄≤75 岁，应给予氯吡格雷 300 mg 负荷量，以后每次 75 mg，维持 12 个月。如年龄>75 岁，则用氯吡格雷 75 mg，以后每日 75 mg，维持 12 个月。挽救性 PCI 或延迟 PCI 时，P2Y12 抑制剂的应用与直接 PCI 相同。未接受再灌注治疗的 STEMI 患者可给予任何一种 P2Y12 受体抑制剂，如氯吡格雷每次 75 mg，每日 1 次，或替格瑞洛每次 90 mg，每日 2 次，至少 12 个月。正在服用 P2Y12 受体抑制剂而拟行 CABG 的患者应在术前停用 P2Y12 受体抑制剂，择期 CABG 需停用氯吡格雷至少 5 d，急诊时至少停用 24 h；替格瑞洛需停用 5 d，急诊时至少停用 24 h。STEMI 合并房颤需持续抗凝治疗的直接 PCI 患者，建议应用氯吡格雷 600 mg 负荷量，以后每日 75 mg。③血小板膜糖蛋白（glycoprotein，GP）Ⅱb/Ⅲa 受体拮抗剂在有效的双联抗血小板及抗凝治疗情况下，不推荐 STEMI 患者造影前常规应用 GPⅡb/Ⅲa 受体拮抗剂。高危患者或造影提示血栓负荷重、未给予适当负荷量 P2Y12 受体抑制剂的患者可静脉使用替罗非班或依替巴肽。直接 PCI 时，冠状动脉注射替罗非班有助于减少无复流、改善心肌微循环灌注。

3. 抗凝治疗　①直接 PCI 患者静脉推注普通肝素（70~100 U/kg），维持活化凝血时间（ACT）250~300 s。联合使用 GPⅡb/Ⅲa 受体拮抗剂时，静脉推注普通肝素（50~70 U/kg），维持 ACT 200~250 s。或者静脉推注比伐卢定 0.75 mg/kg，继而 1.75 mg/kg/h 静脉滴注（合用或不合用替罗非班），并维持至 PCI 后 3~4 h，以减低急性支架血栓形成的风险。出血风险高的 STEMI 患者，单独使用比伐卢定优于联合使用普通肝素和 GPⅡb/Ⅲa 受体拮抗剂。使用肝素期间应监测血小板计数，及时发现肝素诱导的血小板减少症。磺达肝癸钠有增加导管内血栓形成的风险，不宜单独用作 PCI 时的抗凝选择。②静脉溶栓患者应至少接受 48 h 抗凝治疗（最多 8 d 或至血运重建）。应用方法：①静脉推注普通肝素 4 000 U，继以 1 000 U/h 静脉滴注，维持 APTT 1.5~2.0 倍（50~70 s）。②根据年龄、体质量、肌酐清除率（CrCl）给予依诺肝素。年龄<75 岁的患者，静脉推注 30 mg，继以每 12 h 皮下注射 1 mg/kg（前 2 次最大剂量 100 mg）；年龄≥75 岁的患者仅需每 12 h 皮下注射 0.75 mg/kg（前 2 次最大剂量 75 mg）。如 CrCl<30 mL/min，则不论年龄，每 24 h 皮下注射 1 mg/kg。③静脉推注磺达肝癸钠 2.5 mg，之后每天皮下注射 2.5 mg。如果 CrCl<30 mL/min，则不用磺达肝癸钠。

溶栓后 PCI 患者可继续静脉应用普通肝素，根据 ACT 结果及是否使用 GPⅡb/Ⅲa 受体拮抗剂调整剂量。对已使用适当剂量依诺肝素而需 PCI 的患者，若最后一次皮下注射在 8 h 之内，PCI 前可不追加剂量，若最后一次皮下注射在 8~12 h，则应静脉注射依诺肝素 0.3 mg/kg。发病 12 h 内未行再灌注治疗或发病>12 h 的患者须尽快给予抗凝治疗，磺达肝癸钠有利于降低死亡和再梗死，而不增加出血并发症。

4. 抗心肌缺血　抗心肌缺血药物治疗包括：①硝酸酯类药物。常用的硝酸酯类药物包括硝酸甘油、硝酸异山梨酯和 5-单硝山梨醇酯。早期通常给予硝酸甘油静脉滴注 24~48 h。对 AMI 伴再发性心肌缺血、充血性心力衰竭或需处理的高血压患者更为适宜。硝酸甘油持续静脉滴注的时限为 24~48 h，开始 24 h 一般不会产生耐药性，后 24 h 若硝酸甘油的疗效减弱或消失可增加滴注剂量。静脉滴注硝酸酯类药物用于缓解缺血性胸痛、控制高血压、减轻肺水肿。如患者收缩压<90 mmHg 或较基础血压降低>30%、严重心动过缓（<50 次/min）或心动过速（>100 次/min）、拟诊右心室梗死的 STEMI 患者不应使用硝酸酯类药物。静脉滴注硝酸甘油应从低剂量（5~10 μg/min）开始，酌情逐渐增加剂量（每 5~10 min 增加 5~10 μg），直至症状控制、收缩压降低 10 mmHg（血压正常者）或 30 mmHg（高血压患者）的有效治疗剂量。在静脉滴注硝酸甘油过程中应密切监测血压（尤其大剂量应用时），如出现心率明显加快或收缩压 ≤ 90 mmHg，应降低剂量或暂停使用。静脉滴注双硝基异山梨酯的剂量范围为 2~7 mg/h，初始剂量为 30 μg/min，如滴注 30 min 以上无不良反应则可逐渐加量。静脉用药后可过渡到口服药物维持。使用硝酸酯类药物时可能出现头痛、反射性心动过速和低血压等不良反应。如硝酸酯类药物造成血压下降而限制 β 受体阻滞剂的应用时，则不应使用硝酸酯类药物。此外，硝酸酯类药物会引起青光眼患者眼压升高；24 h 内曾应用磷酸二酯酶抑制剂（治疗勃起功能障碍）的患者易发生低血压，应避免使用。②β 受体阻滞剂。有利于缩小心肌梗死面积，减少复发性心肌缺血、再梗死、心室颤动及其他恶性心律失常，对降低急性期病死率有肯定的疗效。无禁忌证的 STEMI 患者应在发病后 24 h 内常规口服 β 受体阻滞剂。常用的 β 受体阻滞剂为美托洛尔，从低剂量开始，逐渐加量。若患者耐受良好，2~3 d 后换用相应剂量的长效控释制剂。常用剂量为 25~50 mg，每日 2 次或 3 次。用药需严密观察，使用剂量必须个体化。在较急的情况下，如前壁 AMI 伴剧烈胸痛或高血压者，β 受体阻滞剂亦可静脉使用，美托洛尔静脉注射剂量为每次 5 mg，间隔 5 min 后可再给予 1~2 次，继口服剂量维持。以下情况时需暂缓或减量使用 β 受体阻滞剂：心力衰竭或低心排血量；心源性休克高危患者（年龄>70 岁、收缩压<120 mmHg、窦性心率>110 次/min）。其他相对禁忌证：P-R 间期>0.24 s、二度或三度 AVB、活动性哮喘或反应性气道疾病。发病早期有 β 受体阻滞剂使用禁忌证的 STEMI 患者，应在 24 h 后重新评价并尽早使用；STEMI 合并持续性房颤、心房扑动并出现心绞痛，但血液动力学稳定时，可使用 β 受体阻滞剂；STEMI 合并顽固性多形性室性心动过速（室速），同时伴交感电风暴表现者可选择静脉 β 受体阻滞剂治疗。③钙拮抗剂。不推荐 STEMI 患者使用短效二氢吡啶类钙拮抗剂；对无左心室收缩功能不全或 AVB 的患者，为缓解心肌缺血、控制房颤或心房扑动的快速心室率，如果 β 受体阻滞剂无效或禁忌使用（如支气管哮喘），则可应用非二氢吡啶类钙拮抗剂。STEMI 后合并难以控制的心绞痛时，在使用 β 受体阻滞剂的基础上可应用地尔硫䓬。STEMI 合并难以控制的高血压患者，可在血管紧张素转换酶抑制剂（ACEI）或血管紧张素受体阻滞剂（ARB）和 β 受体阻滞剂的基础上应用长效二氢吡啶类钙拮抗剂。AMI 并发心房颤动伴快速心室率，且无严重左心功能障碍的患者，可用地尔硫䓬缓慢注射 10 mg（5 min 内），随之 5~15 μg·kg/min 维持静脉滴注，静脉滴注过程中需密切观察心率、血压的变化，如心率低于 55 次/min，应减少剂量或停用，静脉滴注时间不宜超过 48 h，

AMI后频发梗死后心绞痛者以及对β受体阻滞剂禁忌的患者使用此药也可获益。④ACEI。主要通过影响心肌重构、减轻心室过度扩张而减少慢性心力衰竭的发生，降低死亡率。所有无禁忌证的STEMI患者均应给予ACEI长期治疗。早期使用ACEI能降低死亡率，高危患者临床获益明显，前壁心肌梗死伴有左心室功能不全的患者获益最大。在无禁忌证的情况下，即可早期开始使用ACEI，但剂量和时限应视病情而定。应从低剂量开始，逐渐加量。如初始给予卡托普利6.25 mg作为试验剂量，一天内可加至12.5 mg或25 mg，次日加至12.5~25 mg，每日2次或每日3次。对于4~6周后无并发症和无左心室功能障碍的AMI患者，可停服ACEI制剂；若AMI特别是前壁心肌梗死合并左心功能不全，ACEI治疗期应延长。不能耐受ACEI者用ARB替代。不推荐常规联合应用ACEI和ARB；可耐受ACEI的患者，不推荐常规用ARB替代ACEI。ACEI的禁忌证包括：STEMI急性期收缩压<90 mmHg、严重肾功能衰竭（血肌酐>265 μmol/L）、双侧肾动脉狭窄、移植肾或孤立肾伴肾功能不全、对ACEI过敏或导致严重咳嗽者、妊娠及哺乳期妇女等。⑤他汀类药物。除调脂作用外，他汀类药物还具有抗炎、改善内皮功能、抑制血小板聚集的多效性，因此，所有无禁忌证的STEMI患者入院后应尽早开始他汀类药物治疗，且无须考虑胆固醇水平。⑥洋地黄制剂。目前一般认为，AMI恢复期在ACEI和利尿剂治疗下仍存在充血性心力衰竭的患者，可使用地高辛。对于AMI左心衰竭并发快速心房颤动的患者，使用洋地黄制剂较为适合，可首次静脉注射西地兰0.4 mg，此后根据情况追加0.2~0.4 mg，然后口服地高辛维持。⑦其他。以下临床情况补充镁治疗可能有效：AMI发生前使用利尿剂，有低镁、低钾的患者；AMI早期出现与QT间期延长有关的尖端扭转性室性心动过速的患者。葡萄糖-胰岛素-钾溶液静脉滴注（GIK）在AMI早期应用及进行代谢调整治疗是可行的。醛固酮受体拮抗剂通常在ACEI治疗的基础上使用。对STEMI后LVEF≤0.40、有心功能不全或糖尿病，无明显肾功能不全［血肌酐男性≤221 μmol/L（2.5 mg/dL），女性≤177 μmol/L（2.0 mg/dL）、血钾≤5.0 mmol/L］的患者，应给予醛固酮受体拮抗剂。

5. 二级预防

（1）血脂异常的处理：我国血脂异常防治建议及美国成人胆固醇教育计划（NCEP）提出，所有冠心病患者应进行全面的血脂测定。心肌梗死患者应在入院时或入院后24 h内测定。①AMI恢复后的所有患者均应采用低饱和脂肪和低胆固醇饮食（饱和脂肪占总热量的7%以下，胆固醇每日200 mg/d）。②采用饮食调节后，总胆固醇（TC）>4.68 mmol/L（180 mg/dL）或LDL-C >3.12 mmol/L（120 mg/dL）的患者，应进行药物治疗，将LDL-C降至2.59 mmol/L（100 mg/dL）以下。最有效的药物是他汀类，其次为烟酸、胆酸隔置剂。长期应用时需注意副作用。③血浆胆固醇水平正常但LDL-C<0.91 mmol/L（35 mg/dL）的患者，应接受非药物治疗，或选用贝特类药物，以提高LDL-C到≥1.04 mmol/L（40 mg/dL）。④当TG高于2.26 mmol/L（200 mg/dL）时，理想的TG水平应<1.69mmol/L（150 mg/dL）。

（2）β受体阻滞剂：①除低危患者外，所有无β受体阻滞剂禁忌证患者，应在发病后数日内开始治疗，并长期服用。②非ST段抬高的心肌梗死存活者及中重度左心室衰竭或其他β受体阻滞剂相对禁忌证者，可在密切监测下使用。

（3）阿司匹林：所有 AMI 患者只要无禁忌证都应长期服用，常用量每日 50～150 mg。对于阿司匹林过敏或有禁忌证的心肌梗死患者可选用噻氯匹定 250 mg，每日 1 次。

（4）血管紧张素转换酶抑制剂（ACEI）：对年龄<75 岁、梗死面积大或前壁梗死、有明显心力衰竭或左室收缩功能显著受损而收缩压>100 mmHg 的患者应长期服用 ACEI。可选用一种 ACEI 从小剂量开始逐渐加量到临床试验推荐的靶剂量（如卡托普利每日 150 mg，依那普利 40 mg，雷米普利 10 mg，福辛普利 10 mg）或最大耐受量。对于梗死面积小或下壁梗死无明显左室功能障碍的患者不推荐长期应用。

三、中西医结合实践

急性心肌梗死属中医"胸痹心痛""真心痛"的范畴。中药可通过多种途径对缺血、缺氧及缺血-再灌注损伤心肌给予有效的保护，进一步抑制心肌梗死后心室重构、心肌纤维化的发生与发展。宏观微观相结合、辨证辨病相结合、中西药有机结合，是提高疗效的有效途径。

1. 中西医结合优势与切入点　现有的临床及基础研究提示，中西医结合治疗 AMI 的临床优势，目前大致可体现在：①急性期辅助溶栓治疗开通梗死相关血管和防治再闭塞。②防治溶栓或介入治疗后心肌缺血再灌注损伤。③减少急性心肌梗死的合并症（如心律失常、低血压、泵衰竭、栓塞、心室室壁瘤、心肌梗死后综合征等）。④防止梗死扩展和改善心脏重塑。⑤防治心肌梗死介入治疗后再狭窄。⑥无再流现象的中药干预。⑦心肌"缺血预适应"的中药干预。⑧治疗性血管新生的中药干预。⑨心肌梗死的二级预防。⑩心肌梗死患者生活质量的提高等。

对心肌梗死的西医学新问题、新进展，从中医角度进行理论探索，将有利于中西医结合理论的不断创新和发展。如从冠状动脉痉挛到中医"心脉绌急"理论的提出，不但揭示了胸痹心痛的某些病机实质，而且为中西医结合治疗冠心病、心肌梗死找到了新的切入点。目前可针对急性冠状动脉综合征、冠状动脉血运重建术后再狭窄、AMI 后的再梗死、心脏重塑、存活心肌（包括顿抑心肌和冬眠心肌）、无再流（no-reflow）现象和冠状动脉微栓塞、围手术期心肌梗死、心肌再灌注损伤、心肌"缺血预适应"、治疗性血管生成等新问题和新进展，通过中西医结合的基础理论研究，来阐明其可能的病因病机，并且探讨相应的中医治则，从而更好地指导临床。目前国内外正在探索采用"血管生成治疗法"促进缺血心肌区域侧支循环的建立和动脉血管的新生，从而治疗冠心病、心肌梗死。研究中药的治疗性血管新生，从中医治疗胸痹心痛的方药中，寻找有显著促血管新生的中药，为心肌梗死患者提供更有效的治疗手段。"中药药物涂层支架"可抑制再狭窄的发生，大蒜素具有抗血栓形成、抑制血管平滑肌细胞增殖等多种生物活性。目前已有动物实验研究显示大蒜素包膜支架可抑制术后再狭窄发生。参麦注射液、黄芪注射液、生脉注射液及三七总苷注射液等可减轻 AMI 溶栓后的心肌缺血再灌注损伤。

长期以来，细胞坏死一直被认为是心肌梗死的唯一方式，近来研究发现心肌缺血梗死与细胞凋亡有关。中药在抑制细胞凋亡，保护缺血心肌细胞方面具有研究前景。

细胞内钙超载是心肌细胞从可逆损伤到不可逆损伤的重要因素。心肌细胞内钙超载可见于心肌梗死病程中的多种心脏病理状态，诸如心脏重构、缺血/再灌注心肌、心绞痛、心律失常以及心力衰竭等。从减轻心肌细胞钙超载入手，可寻找治疗心肌梗死的有效中药。研究表明益母草、黄芪、香青兰、绞股蓝皂苷、参麦注射液、油茶皂苷、徐长卿、粉防己碱、三七总皂苷、蝙蝠葛碱、人参果皂苷等中药能够减轻心肌细胞内钙超载。

心肌梗死后的心脏重塑是一种复杂的多因素参与调节的动态过程。机械刺激、交感神经系统和肾素血管紧张素系统激活产生的儿茶酚胺类物质和血管紧张素Ⅱ与内皮素、炎性细胞因子及氧化应激一起促进心脏重塑和心力衰竭的发生发展。地黄、麦门冬、何首乌、牛膝、当归、续断、酸枣仁、远志、合欢皮、绛香、野菊花、防风、泽泻、葛根、半夏、栀子、夏枯草、千年健、秦艽等均具有血管紧张素Ⅱ受体阻断作用。中药可望在 AMI 后心脏重塑的防治中起到积极的作用。

2. 急诊 PTCA 术后中医药干预策略　目前，PTCA 术后存在血运重建后心肌组织无复流、心室重构、支架内再狭窄、心肌损伤、心肌顿抑和缺血再灌注损伤等局限性。从中医角度可以认为，由于心脏介入手术的实施，使心脉暂时得以畅通，标象得以缓解，但患者正虚本质依然存在，加之手术不可避免会损伤脉管、伤气耗阴、耗伤人体正气，因而，术后正虚应该是突出的病机所在。术后应用中医药从整体上调整阴阳和气血，使"阴平阳秘""气血调和"，正好可以弥补介入治疗的不足。应将辨证施治和辨病治疗结合起来，以患者的病因病机为根本出发点，将支架植入术等心脏介入治疗手段融入辨证论治的过程中，充分发挥中医整体治疗的优势和西医介入治疗迅速解除狭窄、堵塞的特点，将二者有机地结合，充分提高临床疗效。针对心血管疾病发病急、病情重的特点，开展了具有中医特色的心脏介入疗法，结合应用研制的介入系列Ⅰ、Ⅱ、Ⅲ号方，取得了优于单纯西医介入治疗或单纯中药治疗的良好效果，形成了具有中医特色的心脏介入疗法。

再狭窄的发生是多因素的，包括：①血管弹性回缩；②血管负性重塑；③血栓形成并机化；④平滑肌细胞过度增殖，细胞外基质聚集；⑤血管活性物质的作用；⑥原癌基因的表达异常等。因此，可针对再狭窄的发病机制，应用中药复方独特的多靶点、多效应特点，研究开发具有防治再狭窄作用的新型中药。中药成分复杂，治疗疾病是通过多途径、多靶点的整合作用而起效的，所以采用中医药防治 PTCA 术后再狭窄等具有一定的理论意义和实用价值。水蛭素是水蛭唾液的提取物之一，为凝血酶的特异性抑制剂，对损伤血管内膜增生有明显的减轻作用；川芎嗪有明显的抑制血管平滑肌细胞（VSMC）生长与分裂的作用，并呈剂量依赖性；且能明显抑制 VSMC Ⅰ、Ⅲ型前胶原 α1（Ⅰ）、α2（Ⅲ）基因的转录，能抑制去内皮后的内膜增生，并抑制体外平滑肌细胞的增殖。大黄素可抑制 SMC 增殖，主要抑制细胞由 $G0$ 期向 S 期转化，且抑制作用呈剂量依赖性。雷公藤红素通过抑制 VSMC cmyc 和 PDGF mRNA 以抑制 VSMC 的过度增殖。丹参酮可抑制内膜增生，对血管再狭窄具有积极的防治作用。黄芪、当归可不同程度抑制内膜增生，其作用机制与两味中药抑制 VSMC 表型转化，降低去分化 VSMC 比例，抑制 VSMC 迁移、增殖和细胞外基质合成密切相关。粉防己碱增加 VSMC 的凋亡，抑制血管内皮增生，提示粉防己碱有望成为预防再狭窄的一种有效药物。穿心莲有效成分 APIm34 有抗动脉粥样硬化和保护动脉内皮、抗血小板聚集、促纤溶作用，抑制成纤维细胞 DNA 合成及单核巨噬细胞分泌生长因子等功能。中药复方血府逐瘀汤及其制剂能有效地预防 PTCA 后的再狭窄。补阳还五汤可通过抑制血管平滑肌细胞血小板源生长因子（PDGF）受体而降低血管壁的病理性增殖，起到防治再狭窄发生的作用。

介入术后中西医结合的优势体现：①增强疗效减少不良反应。氯吡格雷具有不可逆的血小板抑制作用。其不良反应主要表现以血小板减少为主，其次有氯吡格雷抵抗以及粒细胞缺乏等。多项研究显示，PCI 术后在氯吡格雷与阿司匹林的联合应用的基础上再加用中药，能明显提高患者疗效，减轻心绞痛症状，减少药物的不良反应。②缩短疗程提高患者依从性。中西医联合用药的研究表明，在氯吡格雷与阿司匹林基础上加用中药，不仅可以减轻患者的痛苦，尤其能够减少西药的用量，提高患者的生活质量，缩短氯吡格雷的应用时间，减少患者的经济负担，提高患者依从性。

冠心病介入后中医辨证治疗是中医临床个体化治疗的主要体现，不同患者、疾病的不同阶段可表现出不同的证型，治疗的方法也不同。因为潜在的病理改变在一定时期内不会发生重大变化，临床表征也多相对固定，所以其主要病机在一定时期内保持一定的恒定性；在疾病的某一阶段多数临床症状不明显，如冠心病介入治疗后临床可无任何不适症状，此时需要病证结合，辨识其隐证和潜证。

"中药药物涂层支架"，用支架携带抗栓和（或）抗增殖药物植入病变局部，理论上可抑制再狭窄的发生，预期药物涂层支架的再狭窄率在 10% 左右。大蒜素具有抗血栓形成、抑制血管平滑肌细胞增殖等多种生物活性。目前已有在一种血浆包膜支架上携带大蒜素植入犬冠状动脉的实验研究，该研究显示大蒜素包膜支架可抑制术后再狭窄发生。

"内皮恢复"是中西医结合防治 PCI 术后再狭窄的新策略。现代研究表明许多中药对内皮细胞具有多方面的保护作用。单味中药有川芎、当归、丹参、银杏叶、大黄、黄芪、葛根素、绞股蓝、茶色素、厚朴等，穿心莲、山麦冬皂苷、绞股蓝皂苷、人参二醇组皂苷、丹参素、银杏叶提取物、当归注射液、川芎嗪等；复方有复圣散、血府逐瘀汤、补阳还五汤、消风散、降脂通脉方、血脂康、黄连解毒汤、龙寿丹等。中药防治血管内皮细胞损伤的作用机制可能有：对血管内皮细胞屏障作用的保护，抗氧化作用，对血管活性物质生成和释放的影响，对凝血和纤溶作用的影响，对黏附分子的影响等。把"内皮恢复"作为中西医结合防治 PCI 术后再狭窄的新策略和切入口，筛选有效中（成）药，阐明作用机制，可能在这一领域取得重大进展。

3. 易损斑块、血栓形成的瘀毒观 急性心肌梗死最主要的深层原因是易损斑块及在此基础上斑块破裂和（或）合并血栓形成。易损斑块破裂继发血栓形成时，全身和斑块局部不但炎症反应较重（反映了热毒的病理变化），而且还处于高凝血、高血小板激活易于形成血栓的易损血液状态（反映了血瘀的病理变化）。新近的研究发现，斑块表面的温度与周围血管壁的温度存在差异，尤以易损斑块表面温度为高，此温度与炎性细胞（主要是巨噬细胞）的增多、产生的热量和纤维帽厚度的减少有关，从另一角度佐证了斑块"炎症内火"与"热毒"的存在。中医学认为血脉艰涩，瘀滞日久，则为"败血""污血"，邪为之甚，蕴久生热酿毒，"毒邪最易腐筋伤脉"，这与动脉硬化易损斑块溃烂、糜烂、炎症细胞浸润、出血等系列病理改变有可通约之处。考虑到中医学因毒致病理论与西医学炎症反应学说存在一定的可通约性或相关性，有必要从因毒致病理论对易损斑块及其所致 ACS 的中医病因病机进行新的探讨。病证结合、宏观微观结合，AS 过程的一系列慢性炎症变化如淋巴细胞、巨噬细胞等炎症细胞浸润，炎症反应标志物、炎症介质水平增高等当和传统中医学的因毒致病学说相关。有研究证实清热解毒法不仅对于细菌、病毒和内毒素之外源性毒致病有效，而且对于氧自由基、炎症介质和组织因子之内源性毒，均可能起效。基于中医学有关毒的性质及毒与 AS 易损斑块形成和破裂过程中炎症反应机制的一定的相关性，毒之损害可能属 AS 易损斑块的重要中医病机之一。在传统中医活血化瘀的基础上，早期辨识"瘀毒内蕴"的高危患者，给予活血解毒治疗，可望起到"抗炎、稳定易损斑块"的作用，进一步提高中医药防治急性心血管血栓性疾病的临床疗效。实际上，解毒方药在临床上已早有应用，如清代名医陈士铎治疗心痛时，每用大剂量贯众以清火解毒收效。解毒方六神丸具有良好强心止痛作用，可用于冠心病心绞痛较剧之证。现代学者还有采用四妙勇安汤、黄连解毒汤治疗冠心病心绞痛获效的。张京春等在复制 ApoE 基因缺陷小鼠动脉硬化模型基础上，从病理形态学、细胞成分、胶原、炎症介质等方面，观察和血（丹参、赤芍）、活血（川芎、三七）及破血中药（桃仁、酒大黄）稳定斑块的效果及作用机制。结果表明，不同活血药可作用于动脉硬化的不同环节，兼具活血解毒作用的大黄醇提物、虎杖提取物和具有抗炎作用的丹参酮均具有较好的作用，优于单纯活血、解毒中药（三七总皂苷和黄连提取物），提示活血解毒中药"抗炎、稳定斑块"可能是一种类效应。

第五节　慢性心力衰竭

慢性心力衰竭是一种复杂的临床症状群，为各种心脏病的严重阶段，其发病率高，5 年存活率与恶性肿瘤相仿。心衰是一种进行性的病变，一旦起始，即使没有新的心肌损害，临床亦处于稳定阶段，仍可自身不断发展。目前，从心衰的高发危险人群进展成器质性心脏病，出现心衰症状直至难治性终末期心衰的发生发展的过程，提供了从"防"到"治"的全面防治理念。

一、中药治疗

（一）稳定期

1. 心肺气虚、心血瘀阻

主症：心悸气短，乏力，活动后加重，神疲，咳喘，面色苍白，或面色晦暗，唇甲青紫。舌质淡或边有齿痕，或紫暗、有瘀点、瘀斑，脉沉细、虚数或涩、结代。

治法：益气活血，平喘止咳。

方药：保元汤合桃红四物汤加减（人参 10 g，黄芪 30 g，肉桂 3 g，桃仁 12 g，红花 12 g，当归 15 g，川芎 15 g，赤芍 15 g，葶苈子 10 g，厚朴 12 g，杏仁 12 g，白术 10

g，茯苓 15 g，甘草 6 g）。临症加减：若有尿少、肢肿，加车前子（包煎），或合用五苓散以利水渗湿；若胁下痞块坚硬，可改用膈下逐瘀汤加减以活血散坚；兼有痰浊者可合用二陈汤加减。

辨证使用中成药：①补心气口服液：每次 10 mL，每日 3 次。②芪参益气滴丸：每次 1 包，每日 3 次。③血府逐瘀口服液：每次 10 mL，每日 3 次。④通心络胶囊：每次 3 粒，每日 3 次。⑤参麦注射液：30 mL 以 5%葡萄糖 250 mL 稀释后使用，每日 1 次。⑥丹红注射液：30 mL 以 5%葡萄糖 250 mL 稀释后使用，每日 1 次。

2. 气阴两虚、心血瘀阻

主症：心悸，气喘，动则加重，气短乏力，自汗，两颧泛红，口燥咽干，五心烦热，失眠多梦，或面色晦暗，唇甲青紫。舌红少苔，或紫暗、有瘀点、瘀斑，脉沉细、虚数或涩、结代。

治法：益气养阴、活血通脉。

方药：生脉散合血府逐瘀汤加减（人参 10 g，麦门冬 12 g，五味子 12 g，桃仁 10 g，红花 10 g，当归 15 g，川芎 10 g，赤芍 15 g，枳壳 10 g，牛膝 20 g，黄芪 30 g，杏仁 12 g，紫菀 10 g，款冬花 10 g）。临症加减：若口干、心烦内热者，加生地黄、地骨皮、知母；胸闷、胸痛者加炒枳壳、延胡索、檀香；若胁下痞块者，加三棱、莪术、土鳖虫；阴阳两虚，症见畏寒、肢冷，脉结代者可合用炙甘草汤加减；失眠多梦者加炒酸枣仁、夜交藤；若兼尿少浮肿者加泽泻、茯苓皮、炒葶苈子。

辨证使用中成药：①生脉饮：每次 10 mL，每日 3 次。②心通口服液：每次 10 mL，每日 3 次。③滋心阴口服液：每次 10 mL，每日 3 次。④生脉注射液：30 mL 以 5%葡萄糖 250 mL 稀释后使用，每日 1 次。

3. 肺脾两虚、痰饮阻肺证

主症：咳嗽喘促，心慌气短，动则加重，痰多，下肢水肿。舌质淡、苔腻，脉沉细。

治法：补肺健脾，化痰祛湿。

方药：保元汤合苓桂术甘汤加减（人参 15 g，黄芪 12 g，桂枝 9 g，白术 15 g，茯苓 12 g，陈皮 12 g，法半夏 12 g，枳壳 6 g，木香 12 g，砂仁 12 g，甘草 5 g）。临症加减：若短气、面白、背冷等，可加用淫羊藿、鹿角片等；大便溏泄者加干姜或炮姜；气短喘促明显者加参蛤散。

辨证使用中成药：①麝香保心丸：每次 1~2 丸，每日 3 次。②心宝丸：每次 1~5 粒，每日 3 次。③参麦注射液：30 mL 以 5%葡萄糖 250 mL 稀释后使用，每日 1 次。

4. 心脾阳虚、血瘀水停

主症：心悸，气短，下肢水肿明显，恶寒肢冷，乏力，腹胀，纳少，胁下痞块，唇绀，尿少，大便溏。舌淡胖或淡暗瘀斑、苔白滑，脉沉弱结代。

治法：温阳健脾、活血利水。

方药：参附益心方（人参 6 g，制附子 10 g，桂枝 10 g，丹参 20 g，赤芍 15 g，益母草 30 g，泽泻 15 g，猪苓 15 g，车前草 30 g，炒葶苈子 15 g，砂仁 15 g，大腹皮 15 g，大枣 12 g）。临症加减：咳喘、咯吐痰涎者，重用葶苈子、加苏子；心下痞塞、干呕或呕吐明显者，加陈皮、佩兰；胁下痞块、肝脾大者，加鳖甲、三棱、莪术；若脘腹胀满，纳少者，加陈皮、厚朴；若浮肿，尿少明显者，加肉桂、冬瓜皮、五加皮，亦可加生麦芽、制香附；若咳喘，难以平卧，阳虚水泛者，加桂枝、甘草、茯苓、白芍、炒白术、五加皮、桑白皮、炒牵牛子、生姜。

辨证使用中成药：①麝香保心丸：每次 1~2 丸，每日 3 次。②心宝丸：每次 1~5 粒，每日 3 次。③芪苈强心胶囊：益气温阳，活血通络，利水消肿。用于冠心病、高血压所致轻 、中度充血性心力衰竭证属阳气虚乏，络瘀水停者。每次 4 粒，每日 3 次。④参麦注射液：30 mL 以 5% 葡萄糖 250 mL 稀释后使用，每日 1 次。

（二）急性加重期

1. 心脾肾阳虚、水气凌心

主症：心悸怔忡，气短喘息，甚至端坐呼吸，或咯粉红色泡沫样痰，形寒肢厥，面色苍白，下肢水肿或重度水肿，腰酸膝冷，尿少或无尿，面色苍白或青紫，腹部膨胀，纳少脘闷，恶心欲吐，唇舌紫黯。舌体淡胖有齿痕，舌苔白滑，脉沉无力，或结代，或微细欲绝。

治法：温阳利水、泻肺平喘。

方药：真武汤合五苓散、葶苈大枣泻肺汤加减（人参 10 g，制附子 10 g，茯苓 15 g，白术 20 g，白芍 15 g，猪苓 15 g，泽泻 15 g，桂枝 9 g，车前子 30 g，葶苈子 15 g，大枣 6 枚，炙甘草 10 g，地龙 12 g，煅龙骨、煅牡蛎各 15 g）。临症加减：咳喘、咯吐黄痰者，加桑白皮、川贝母、黄芩；血瘀甚，发绀明显者，可加泽兰、红花、丹参、益母草、北五加皮化瘀利水；水肿势剧，上凌心肺，心悸喘满，倚息不得卧者，加沉香、万年青根等行气逐水。

辨证使用中成药：①参附注射液：30 mL 以 5% 葡萄糖 250 mL 稀释后使用，每日 1 次；必要时 10~20 mL 加 5% 葡萄糖注射液 40 mL 缓慢静脉注射，可 0.5~1 h 重复一次。②参麦注射液：30 mL 以 5% 葡萄糖 250 mL 稀释后使用，每日 1 次；如有休克及低血压者，可连用 3~5 次，直至血压升高、稳定。

2. 正虚喘脱

主症：喘逆剧甚，张口抬肩，鼻翼煽动，端坐不能平卧，稍动则喘剧欲绝，心慌动悸，烦躁不安，面青唇紫，多汗或汗出如油或冷汗淋漓，四肢厥冷，咯吐痰涎或粉红痰，尿少水肿，甚至神志昏乱。舌质紫暗，苔少或无，脉微细欲绝。

治法：回阳救逆、益气固脱。

方药：参附龙牡汤合生脉散加减（红参 10 g，制附子 10 g，煅牡蛎 30 g，煅龙骨 30 g，麦冬 15 g，五味子 15 g，黄芪 30 g，炙甘草 10 g，山萸肉 15 g，鹿角胶 9 g）。临症加减：阳虚甚，气息微弱，四肢厥冷者，附子加量，加用干姜、肉桂、桂枝；阴虚甚，气息喘促，心烦内热者，加麦冬、玉竹、沙参；若尿少者，加茯苓、车前子、泽泻；若喘息不得卧者，加服黑锡丹、蛤蚧粉。

辨证使用中成药：①参附注射液：30 mL 以 5% 葡萄糖 250 mL 稀释后使用，每日 1 次；必要时 10~20 mL 加 5% 葡萄糖注射液 40 mL 缓慢静脉注射，可 0.5~1 h 重复一次。②参麦注射液：30 mL 以 5% 葡萄糖 250 mL 稀释后使用，每日 1 次；如有休克及低血压者，可连用3～5次，直至血压升高、稳定。

二、西药治疗

1. 一般治疗　①去除诱发因素：各种感染（尤其上呼吸道和肺部感染）、肺梗死、心律失常（尤其伴快速心室率的房颤）、电解质紊乱和酸碱失衡、贫血、肾功能损害、过量摄盐、过度静脉补液，以及应用损害心肌或心功能的药物等均可引起心衰恶化，应及时处理或纠正。②监测体重：如在3 d内体重突然增加2 kg以上，应考虑患者已有钠、水潴留（隐性水肿），需要利尿或加大利尿剂的剂量。③限钠：心衰急性发作伴有容量负荷过重的患者，要限制钠摄入每日<2 g。一般不主张严格限制钠摄入和将限钠扩大到轻度或稳定期心衰患者，因其对肾功能和神经体液机制具有不利作用。④限水：严重低钠血症（血钠<130 mmol/L）患者液体摄入量应每日<2 L/d。严重心衰患者摄入液量限制在每日1.5～2 L/d有助于减轻症状和充血。轻中度症状患者常规限制液体摄入并无益处。⑤失代偿期需卧床休息，多做被动运动以预防深部静脉血栓形成。临床情况改善后在不引起症状的情况下，应鼓励进行体力活动，以防止肌肉的"去适应状态"（废用性萎缩）。NYHA Ⅱ～Ⅲ级患者可在专业人员指导下进行运动训练，能改善症状、提高生活质量。⑥氧疗可用于急性心衰，对慢性心衰并无指征。

2. 利尿剂　利尿剂通过抑制肾小管特定部位钠或氯的重吸收，消除心衰时的水钠潴留。在利尿剂开始治疗后数日内就可降低颈静脉压，减轻肺瘀血、腹水、外周水肿和体质量，并改善心功能和运动耐量。合理使用利尿剂是其他治疗心衰药物取得成功的关键因素之一。如利尿剂用量不足造成液体潴留，会降低对ACEI的反应，增加使用β受体阻滞剂的风险；不恰当地大剂量使用利尿剂则会导致血容量不足，发生低血压、肾功能不全和电解质紊乱的风险。①适应证：有液体潴留证据或曾有过液体潴留的所有心衰患者均应给予利尿剂。②应用方法：从小剂量开始，逐渐增加剂量直至尿量增加，体质量每日减轻0.5～1.0 kg为宜。一旦症状缓解、病情控制，即以最小有效剂量长期维持，并根据液体潴留的情况随时调整剂量。③制剂的选择：常用的利尿剂有襻利尿剂，如呋塞米；作用于远曲肾小管的噻嗪类，如氯噻嗪和氯噻酮；以及保钾利尿剂如螺内酯、氨苯蝶啶、阿米洛利，后二者不受醛固酮调节。首选襻利尿剂如呋塞米或托拉塞米，特别适用于有明显液体潴留或伴有肾功能受损的患者。呋塞米的剂量与效应呈线性关系。噻嗪类仅适用于有轻度液体潴留、伴有高血压而肾功能正常的心衰患者。氢氯噻嗪每日100 mg已达最大效应（剂量－效应曲线已达平台期），再增量亦无效。新型利尿剂托伐普坦是血管加压素V2受体拮抗剂，具有仅排水不利钠的作用，伴顽固性水肿或低钠血症者疗效更显著。④注意事项：应用利尿剂电解质丢失较常见，出现如低钾、低镁血症，低钠血症。低钠血症时应注意区别缺钠性低钠血症和稀释性低钠血症，后者按利尿剂抵抗处理。利尿剂的使用可激活内源性神经内分泌系统，特别是RAAS系统和交感神经系统，故应与ACEI或ARB，以及β受体阻滞剂联用。此外，还可出现低血压和肾功能不良反应，应区分是利尿剂不良反应，还是心衰恶化或低血容量的表现。

3. 血管紧张素转换酶抑制剂（ACEI）　是治疗心衰的基石和首选药物。①适应证：所有 EF 值下降的心衰患者，都必须且终身使用，除非有禁忌证或不能耐受。心衰高发危险人群应该考虑用 ACEI 来预防心衰。②禁忌证：曾发生致命性不良反应，如喉头水肿、无尿性肾功能衰竭或妊娠妇女，应禁忌使用。有以下情况者须慎用：双侧肾动脉狭窄，血肌酐>265.2μmol/L（3 mg/dL），血钾>5.5 mmol/L，伴症状性低血压（收缩压<90 mmHg）、左室流出道梗阻（如主动脉瓣狭窄，肥厚型梗阻性心肌病）等。③应用方法：从小剂量开始，逐渐递增，直至达到目标剂量，一般每隔 1~2 周剂量倍增一次。滴定剂量及过程需个体化。调整到合适剂量应终身维持使用，避免突然撤药。应监测血压、血钾和肾功能，如果肌酐增高>30%，应减量，如仍继续升高，应停用。④注意事项：常见不良反应有与血管紧张素 Ⅱ（Ang Ⅱ）抑制有关的，如低血压、肾功能恶化、高血钾，以及与缓激肽积聚有关的，如咳嗽和血管性水肿。

治疗慢性心衰的 ACEI 及其剂量见表 18-10。

表 18-10　治疗慢性心衰的 ACEI 及其剂量

	起始剂量	目标剂量
卡托普利	6.25 mg，每日 3 次	50 mg，每日 3 次
依那普利	2.5 mg，每日 2 次	10~20 mg，每日 2 次
福辛普利	每日 5~10 mg	每日 40 mg
赖诺普利	每日 2.5~5 mg	每日 30~35 mg
培哚普利	每日 2 mg	每日 4~8 mg
喹那普利	5 mg，每日 2 次	每日 20 mg，每日 2 次
雷米普利	每日 2.5 mg	5 mg，每日 2 次或每日 10 mg
西拉普利	每日 2.5 mg	每日 5 mg
贝那普利	每日 2.5 mg	每日 5~10 mg，每日 2 次

4. β受体阻滞剂　长期应用（>3 个月时）可改善心功能，提高左室射血分数（Left Ventricular Ejection Fraction，LVEF）；治疗 4~12 个月，还能降低心室肌重量和容量、改善心室形状，提示心肌重构延缓或逆转。①适应证：结构性心脏病，伴 LVEF 下降的无症状心衰患者，无论有无 MI，均可应用，有助于预防发生心衰。有症状或曾经有症状的 NYHA Ⅱ~Ⅲ级、LVEF 值下降、病情稳定的慢性心衰患者必须终身应用，除非有禁忌或不能耐受。NYHA Ⅳa 级心衰患者在严密监护和专科医师指导下也可应用。伴 Ⅱ度及以上房室传导阻滞患者禁用。②应用方法：常用美托洛尔、比索洛尔、卡维地洛。LVEF 值下降的心衰患者一经诊断，在症状较轻或得到改善后即尽快使用 β 受体阻滞剂，除非症状反复或进展。β 受体阻滞剂治疗心衰要达到目标剂量或最大可耐受剂量。目标剂量是在既往临床试验中采用、达到并证实有效的剂量。起始剂量宜小，一般为目标剂量的 1/8，每隔 2~4 周可将剂量递增一次，滴定的剂量及过程需个体化。生物学效应往往需持续用药 2~3 个月才逐渐产生，而初始用药主要产生的药理作用是抑制心肌收缩力，诱发和加重心衰，为避免这种不良影响，起始剂量须小，递加剂量须慢。静息心率是评估心脏 β 受体有效阻滞的指标之一，通常心率降至 55~60 次/min

即为达到了β受体阻滞剂应用的目标剂量或最大可耐受剂量。③注意事项：应用早期如出现某些不严重的不良反应一般不需停药，可延迟加量直至不良反应消失。起始治疗时如引起液体潴留，应加大利尿剂用量，直至恢复治疗前体质量，再继续加量。用药期间如心衰有轻或中度加重，应加大利尿剂用量。如病情恶化，且与β受体阻滞剂应用或加量相关，宜暂时减量或退回至前一个剂量。如病情恶化与β受体阻滞剂应用无关，则无须停用，应积极控制使心衰加重的诱因，并加强各种治疗措施。如心率低于55次/min，或伴有眩晕等症状，或出现Ⅱ、Ⅲ度房室传导阻滞，应减量甚至停药。

5. 醛固酮受体拮抗剂　醛固酮对心肌重构，特别是对心肌细胞外基质促进纤维增生的不良影响是独立和叠加于AngⅡ作用的。长期应用ACEI或血管紧张素受体拮抗剂（ARB），起初醛固酮降低，随后即出现"逃逸现象"。因此，加用醛固酮受体拮抗剂（MRA）可抑制醛固酮的有害作用，对心衰患者有益。①适应证：适用于LVEF≤35%、NYHAⅡ～Ⅳ级的患者。所有已使用了ACEI（或ARB）和β受体阻滞剂治疗，仍持续有症状的患者，均可加用MRA。AMI后、LVEF≤40%，有心衰症状或既往有糖尿病史者也推荐使用MRA。②应用方法：从小剂量起始，逐渐加量，尤其螺内酯不推荐应用很大剂量。③注意事项：血钾>5.0 mmol/L、肾功能受损者（肌酐>221μmol/L）不宜应用。避免使用非甾体抗炎药和环氧化酶-2抑制剂，尤其是老年人。螺内酯可引起男性乳腺增生症，为可逆性，停药后消失。依普利酮副作用少见。

6. AngⅡ受体阻滞剂　用于不能耐受ACEI不良反应（咳嗽、血管性水肿）的心力衰竭患者。未应用过ACEI和能耐受ACEI的心力衰竭患者，仍以ACEI为首选。治疗慢性心衰的血管紧张素Ⅱ受体拮抗剂（ARB）及其剂量见表18-11。

表18-11　治疗慢性心衰的ARB及其剂量

药物	起始剂量	推荐剂量
坎地沙坦	每日4~8 mg	每日32 mg
缬沙坦	每日20~40 mg	160 mg，每日2次
氯沙坦	每日25~50 mg	每日50~100 mg
厄贝沙坦	每日150 mg	每日300 mg
替米沙坦	每日40 mg	每日80 mg
奥美沙坦	每日10~20 mg	每日20~40 mg

ARB可阻断AngⅡ与AT1（血管紧张素的Ⅰ型受体）结合，从而阻断或改善因AT1过度兴奋导致的诸多不良作用，如血管收缩、水钠潴留、组织增生、胶原沉积、促进细胞坏死和凋亡等，这些都是在心衰发生发展中起作用的因素。ARB还可能通过加强AngⅡ与AT2（血管紧张素Ⅱ的Ⅱ型受体）结合来发挥有益的效应。①适应证：基本与ACEI相同，用于不能耐受ACEI的患者。也可以应用于经利尿剂、ACEI和β受体阻滞剂治疗后临床状况改善仍不满意，又不能耐受MRA的有症状心衰患者。②应用方法：小剂量起用，逐步将剂量增至目标推荐剂量或可耐受的最大剂量。③注意事项：与ACEI相似，如可能引起低血压、肾功能不全和高血钾等；在开始应用及改变剂量的1~2周，应监测血压（包括不同体位血压）、肾功能和血钾。此类药与ACEI相

比，最突出的优点是不良反应（如干咳）少，患者依从性好，更适宜长期维持使用。

7. 地高辛 洋地黄类药物通过抑制衰竭心肌细胞膜 Na^+/K^+-ATP 酶，使细胞内 Na^+ 水平升高，促进 Na^+-Ca^{2+} 交换，提高细胞内 Ca^{2+} 水平，从而发挥正性肌力作用。目前认为其有益作用可能是通过降低神经内分泌系统的活性，即属于神经内分泌抑制剂范畴，从而发挥治疗心衰的作用。①适应证：适用于左心室射血分数正常的心力衰竭（HF-PEF）已应用利尿剂、ACEI（或 ARB）、β 受体阻滞剂和 MRA，LVEF≤45%，仍持续有症状的患者，伴有快速心室率的房颤患者尤为适合。已应用地高辛者不宜轻率停用。心功能 NYHA I 级患者不宜应用地高辛。②应用方法：采用维持量疗法每日 0.125~0.25 mg，老年或肾功能受损者剂量减半。控制房颤的快速心室率，剂量可增加至每日 0.375~0.50 mg。应严格监测地高辛中毒等不良反应及药物浓度。

8. 伊伐布雷定 是心脏窦房结起搏电流（If）的一种选择性特异性抑制剂，以剂量依赖性方式抑制 If 电流，降低窦房结发放冲动的频率，从而减慢心率。由于心率减缓，舒张期延长，冠脉血流量增加，可产生抗心绞痛和改善心肌缺血的作用。①适应证：适用于窦性心律的 HF-REF 患者。在使用了 ACEI（或 ARB）、β 受体阻滞剂、MRA，且已达到推荐剂量或最大耐受剂量，心率仍然 ≥70 次/min，并持续有症状（NYHA II~IV 级），可加用伊伐布雷定。不能耐受 β 受体阻滞剂、心率≥70 次/min 的有症状患者，也可代之使用伊伐布雷定。②应用方法：起始剂量 2.5 mg，每日 2 次，根据心率调整用量，最大剂量 7.5 mg，每日 2 次，患者静息心率宜控制在 60 次/min 左右，不宜低于 55 次/min。③注意事项：不良反应有心动过缓，光幻症，视力模糊，心悸，胃肠道反应等。

9. 血管扩张剂 硝酸酯类常被合用以缓解心绞痛或呼吸困难的症状。

10. 能量代谢 曲美他嗪可提高心衰患者的射血分数，甚至降低心血管死亡率或全因死亡率，左卡尼汀和辅酶 Q_{10} 也存在类似情况。

11. 钙离子通道阻滞剂 心衰患者如伴有严重的高血压或心绞痛，其他药物不能控制而必须应用 CCB，此时可选择氨氯地平或非洛地平，二者长期使用具有较好的安全性，但对预后并无不利影响。

12. 非洋地黄类正性肌力药 β 肾上腺素受体激动剂（如多巴酚丁胺）、磷酸二酯酶抑制剂不主张对慢性心力衰竭患者长期、间歇静脉滴注。对心脏移植前的终末期心力衰竭、心脏手术后心肌抑制所致的急性心力衰竭，以及难治性心力衰竭，可考虑短期支持应用3~5 d。推荐剂量：多巴酚丁胺2~5 μg·kg/min；米力农50 μg/kg 负荷量，继以 0.375~0.750 μg·kg/min。

13. 其他药物 LCZ696（ARB/脑啡肽酶双重抑制剂，ARNI）未来可能替代 ACEI/ARB，与 β 受体阻滞剂、醛固酮受体拮抗剂形成新的金三角，未来心衰治疗药物研究方向可能为有双重或多重作用靶点的药物。脑啡肽酶是钠尿肽的降解酶，抑制脑啡肽酶可以增加高血压患者内源性钠尿肽的利尿、排钠及血管扩张效应，因此有降压和减轻心脏负荷作用。单独应用脑啡肽酶抑制剂可引起一些血管收缩肽的水平增高（如血管紧张素 II、内皮素 I 和缓激肽），因为这些血管收缩肽也是由脑啡肽酶降解的，因此可以抵消其血管扩张和降压作用，并可能产生咳嗽和血管性水肿等副作用。脑啡肽酶抑制剂+ARB 有协同药理作用，且其不良反应可以相互抵消。托伐普坦是一种新型的利尿剂，它作用于肾集合管 AVP 的 V2 受体，抑制肾集合管的水重吸收，排水而不排钠和钾，适用于等容性或高容性低钠血症（心衰、肝硬化腹水及 ADH 分泌异常综合征等）。它对心衰时神经内分泌的激活不如襻利尿剂，同时可以改善心衰的血流动力学，且对心衰时的肾损伤有一定保护作用。慢性心衰出现血栓栓塞事件发生率较低，每年在 1%~3%，一般无须做常规抗凝或抗血小板治疗。依普利酮是选择性醛固酮受体拮抗剂，它只作用于盐皮质激素受体，而不作用于雄激素和黄体酮受体，因此其性激素样不良反应较螺内酯轻。对于心肌梗死后心力衰竭患者，依普利酮可以增加 ACEI 和 β 受体阻滞剂的益处。阿利吉仑（aliskiren）是第二代非肽类肾素-血管紧张素受体抑制剂，能在第一环节阻断 RAAS 系统，降低肾素活性，减少 AngⅡ和醛固酮的生成，起到降低血压和治疗心血管疾病的作用。在所有 RAAS 阻滞剂中，阿利吉仑是唯一能够降低血浆肾素活性的药物。如心衰患者伴其他基础疾病，或伴各种血栓栓塞的高危因素，则可视具体情况应用抗血小板和（或）抗凝药物。噻唑烷二酮类（格列酮类）降糖药可引起心衰加重并增加心衰住院的风险。非甾体抗炎药和环氧化酶-2 抑制剂可引起水钠潴留、肾功能恶化和心衰加重，均应避免使用。

慢性心力衰竭治疗药物及推荐级别见表 18-12。

表 18-12　慢性心力衰竭治疗药物及推荐级别

药物	适用范围	推荐级别	证据水平
ACEI（血管紧张素转换酶抑制剂）	推荐所有慢性 HF-REF 患者都必须使用，而且需要终身使用，除非有禁忌证或不能耐受	I	A
β 受体阻滞剂	所有慢性 HF-REF，病情相对稳定，以及结构性心脏病且 LVEF≤40%者，均必须应用，而且需终身使用，除非有禁忌证或不能耐受	I	A
ARB（血管紧张素Ⅱ受体拮抗剂）	①LVEF≤40%，不能耐受 ACEI 的患者	I	A
	②EF≤40%，尽管用了 ACEI 和 β 受体阻滞剂仍有症状的心衰患者，如不能耐受 MRA，可改用 ARB	Ⅱb	A
利尿剂	有液体潴留证据或原先有过液体潴留的心衰患者均应给予利尿剂，且应在出现水钠潴留的早期应用	I	C
MRA（醛固酮受体拮抗剂）	①所有已用了 ACEI（或 ARB）和 β 受体阻滞剂治疗，仍持续有症状（NYHAⅡ~Ⅳ级）且 EF≤35%的患者	I	A
	②AMI 后、LVEF≤40%，有心衰症状或既往有糖尿病史	I	B
地高辛	①已应用 ACEI（或 ARB）、β 受体阻滞剂、MRA 和利尿剂治疗，而仍持续有症状、LVEF≤45%的慢性 HF-REF 患者。尤其适用于心衰合并快速性房颤者	Ⅱa	B
	②窦性心律、EF≤45%、不能耐受 β 受体阻滞剂的心衰患者	Ⅱb	B

续表

药物	适用范围	推荐级别	证据水平
伊伐布雷定	窦性心律，EF ≤ 35%，已使用 ACEI（或 ARB）和 MRA（或 ARB）治疗的心衰患者：①如果 β 受体阻滞剂已达到循证医学证据剂量或最大耐受剂量、心率仍然 ≥ 70 次/min，并且持续有症状（NYHA Ⅱ ~ Ⅳ级）；②如不能耐受 β 受体阻滞剂、心率 ≥ 70 次/min，也可以考虑使用伊伐布雷定	Ⅱa Ⅱb	B C
H-ISDN（肼屈嗪及硝酸异山梨醇酯）	EF≤45%，ACEI/ARB 不能耐受时的替代药，但必须在应用 β 受体阻滞剂、MRA 治疗的基础上	Ⅱb	B
ω-3 PUFA（多不饱和脂肪酸）	在接受 β 受体阻滞剂、ACEI/ARB、MRA 治疗的基础上能减少心血管病危险与死亡	Ⅱb	B

14. 心衰并发心律失常　结构重构和电重构是发病基础。心衰时钾、钠和钙通道等超极化激活的非选择性阳离子通道和钙载体、连接蛋白表达、参与动作电位的蛋白均会产生改变引起心律失常，称为致心律失常重构。药物毒性、电解质紊乱、缺血、缺氧、神经内分泌功能失调、物理压力等均参与其中，起诱发作用。

用于心衰的抗心律失常药物有胺碘酮和利多卡因。胺碘酮对心脏功能的抑制及促心律失常作用小，不但能控制和减少快速性室性心律失常，还可降低心力衰竭猝死的发生率，如无禁忌证，是心力衰竭患者合并快速性室性心律失常的首选治疗药物。心衰伴窦性心动过速、非阵发性交界性心动过速，处理以减慢心室率为主，重在基础疾病和心衰的治疗。房室结折返性心动过速和旁路参与的房室折返性心动过速，首先可采用刺激迷走神经方法，如深吸气后屏气同时用力做呼气动作（Valsalva 法），或用压舌板等刺激咽喉部产生恶心感尝试。如无效，可应用胺碘酮、洋地黄类药物。伴明显低血压和严重心功能不全者，应使用电复律终止发作。心衰中新发房颤，心室率多加快，加重血流动力学障碍，出现低血压、肺水肿、心肌缺血时应立即电复律。如病情尚稳定，则选用胺碘酮静脉复律或维持窦性心律。心衰中慢性房颤治疗以控制室率为主，首选洋地黄类药物，也可静脉缓慢注射胺碘酮，其目的是减慢心率，而不是复律。心衰患者频发或联发室性早搏很常见，应着重抗心衰治疗，如有低钾血症，应补钾和镁，一般不选用抗心律失常药物。急性心衰并发持续性室速，无论单形或多形性，血流动力学大多不稳定，并易恶化成室颤，因此首选电复律纠正。室颤患者电除颤后需加用胺碘酮预防复发。缓慢性心律失常是指窦性心动过缓、窦性静止、传导阻滞等以心率减慢为特征的疾病。轻者可无症状，严重的心动过缓可造成低血压、心绞痛、心力衰竭加重、晕厥等。如血流动力学不受影响，则无须特殊处理。造成血流动力学障碍的严重缓慢心律失常，如三度房室传导阻滞、二度Ⅱ型房室传导阻滞以及心室率<50 次/min 的窦性心动过缓应用药物治疗（如阿托品、异丙肾上腺素）无效时，应尽早实行起搏治疗。急性心律失常临床处理常见的误区是对心律失常本身治疗过度而忽略抗

心律失常药物，特别是大剂量联合静脉使用时，可能对患者带来的危害。应根据每个患者的实际情况，进行综合评估，治疗基础疾病，寻找最佳的综合治疗策略和方案。

埋藏式心脏复律除颤器（Implantable Cardioverter Defibrillator，ICD）治疗虽可以减少恶性心律失常引起的猝死，并不能预防室性心律失常的发生，恶性心律失常的病因往往是不可逆的，多有反复发作的倾向。因此，在植入 ICD 的同时，需合理应用抗心律失常药物。ICD 联合使用抗心律失常药物可以有效降低患者恶性心律失常发作的频率，并减少 ICD 的放电次数，延长器械寿命，改善患者的生活质量，减少正确和不正确放电，因减慢 VT 的频率使之可通过给予 ATP 治疗终止、减少由室上速诱发的不适当电击。另外，抗心律失常药还能降低室性、室上性心律失常发作时的心室率，减缓血流动力学的恶化，提高患者耐受性，这类心律失常无论频率还是持续时间均不至导致 ICD 放电，但会引起患者的临床症状。另外抗心律失常药物可能降低除颤阈值，保证安全地 ICD 成功复律。抗心律失常药物的使用应遵循个体化原则，根据患者发生 ICD 电击的可能性大小来决定。对于 ICD 一级预防适应证患者除使用 β 受体阻滞剂外，一般不推荐使用其他抗心律失常药物。ICD 二级预防适应证患者在植入 ICD 的同时应根据患者恶性心律失常发作诱因是否已经消除，发作时是室速还是室颤，室速是单形性还是多形性，发作时是否伴有血流动力学障碍等相关症状综合判断加用抗心律失常药物的必要性。ICD 误放电后应针对原因及早应用抗心律失常药物以防止再发。对心脏性猝死一级预防药物治疗中，胺碘酮的作用尚未有定论。植入 ICD 的患者只要能耐受治疗就应使用 β 受体阻滞剂，而是否加用胺碘酮、索他洛尔则根据个体情况决定。在 SCD 二级预防药物治疗中，胺碘酮是首选。目前推荐在 ICD 植入的同时，应联合使用胺碘酮。对先天性长 QT 间期综合征、儿茶酚胺敏感性多形性室速的患者，β 受体阻滞剂可以减少事件的发作，在治疗中常与 ICD 联合使用。植入 ICD 患者如合并阵发性或慢性房颤、房扑，其伴发的快速心室率可能导致 ICD 不恰当治疗的发生。治疗上单独或联合使用 β 受体阻滞剂、非二氢吡啶钙拮抗剂可以控制心室率，从而减少误识别、误放电的发生。胺碘酮则可在以上治疗禁忌、不能耐受或无效时使用；如仍无效，可行房室结消融治疗。

对植入 CRT 的患者，为了进一步降低死亡率，升级为 CRT-D 并联合使用胺碘酮是最佳选择，胺碘酮可以增加放电治疗的成功率、减少心律失常复发。对合并阵发性房颤的心衰患者，胺碘酮是维持窦律治疗的理想选择。在控制心室率方面可以选用 β 受体阻滞剂、洋地黄类药物及胺碘酮，但在症状性心衰患者中首选洋地黄类，β 受体阻滞剂则须按心衰治疗原则应用；如 β 受体阻滞剂无效或有禁忌时，胺碘酮可作为首选。在非持续性室性心律失常治疗中盐酸胺碘酮、盐酸索他洛尔或其他 β 受体阻滞剂可用于减少 ICD 放电，抑制非持续性室速的发作。在持续性室速的长期治疗中，抗心律失常药物只能作为 ICD 的辅助治疗措施。ICD 术后联合抗心律失常药物中，β 受体阻滞剂的研究证明，不论患者是否合并心力衰竭，β 受体阻滞剂均可有效降低室性早搏与心律失常的发生率，降低 SCD 的风险，同时由于其良好的安全性，可作为抗心律失常药物的基础治疗。ICD 术后抗心律失常药物的应用应遵循个体化原则酌情使用，使用过程中应加强监测，及时根据病情调整药物及 ICD 程控参数设置。对于 ICD 植入后应用抗心律失常药物仍有反复室速、室颤发作患者应考虑射频消融治疗。

15. 心脏再同步化治疗（cardiac resynchronization therapy，CRT） CRT/CRT-D 通过恢复机械和电同步性逆转左心室重构、改善心脏功能、降低心衰再住院率和死亡率，以提高患者的生活质量和改善预后。术后患者管理包括起搏器的程控优化、超声评估，药物优化等，药物优化要根据患者的临床评估进行心衰药物的调整，使患者获益最大化。①术后临床评估包括患者临床症状体征，心功能的主观和客观评价，心电、心律失常和心脏结构的评估，以判断病情的变化和 CRT 治疗的反应性，指导药物的优化治疗。②大多数接受 CRT/CRT-D 治疗的心衰患者，临床症状、心脏结构和心功能可得到显著改善，因此应根据患者的病情酌情调整药物治疗，即使心脏结构和心功能恢复正常的患者，也不主张完全停止药物治疗。心衰的药物治疗可分为改善症状的药物和防治心室重塑、改善预后的药物。改善症状的药物包括利尿剂、洋地黄类药物等，改善预后的药物包括 RAS 系统阻断剂和 β 受体阻滞剂。对于体液潴留或曾有体液潴留的心衰患者应使用利尿剂，正确合理应用利尿剂是心衰治疗成功的关键。常用的利尿剂是襻利尿剂和氢氯噻嗪，对于严重体液潴留的患者可使用托伐普坦，是血管加压素 V2 受体拮抗剂，仅排水不利钠，伴顽固性水肿或低钠血症者疗效更显著。推荐的起始剂量为 15 mg，每日 1 次，根据血清钠浓度调整剂量，可增加到每日 30 mg 或者最大剂量 60 mg，已达到预期的血清钠浓度。ACEI/ARB 适合于所有的心衰患者，除有禁忌证或不能耐受者，对于 CRT 术后心脏结构和功能恢复正常的患者建议仍长期维持治疗以预防心室重塑和改善患者的预后。首选 ACEI，不能耐受时选用 ARB。β 受体阻滞剂从极小剂量开始，每 2~4 周剂量加倍，静息心率 55~60 次/min，即为 β 受体阻滞剂的目标剂量或最大耐受量，不宜低于 55 次/min，不按患者治疗反应来确定剂量，症状改善常在治疗 2~3 个月后才出现，即使症状不改善，亦能防止疾病的进展。醛固酮受体拮抗剂适用于中、重度心衰，NYHA Ⅱ~Ⅳ级患者。对于 CRT 术后心脏结构和功能恢复正常的患者建议仍长期维持治疗，应根据 CRT 治疗的反应性进行药物的优化治疗，术后应规律服药治疗。术后停药和不规律服药是导致 CRT 效果不佳的原因之一。神经内分泌系统的激活是慢性心衰心脏机械活动的衰竭的机制。交感神经系统及肾素-血管紧张素-醛固酮（RAAS）系统的激活会加速心脏衰竭，传统的药物治疗包括利尿、强心和 β 受体阻滞剂及 ACEI/ARB 等可改善患者的症状和预后，而对于心率较快患者应用伊伐布雷定减慢心率，也可提高 CRT 的疗效。对于 CRT 术后心脏结构和功能恢复正常的患者可以停用利尿剂、地高辛等改善症状的药物，但 ACEI/ARB 和 β 受体阻滞剂不耐受的患者，建议长期维持。

16. 心力衰竭非心脏并发症的处理 ①肺部感染心力衰竭合并肺部感染时，强调"重拳出击"，给予强力静脉抗生素。对于一般的住院患者选用 β-内酰胺类加大环内酯类抗生素或氟喹诺酮类抗生素；对需住 ICU 的患者选用 β-内酰胺类加大环内酯类抗生素或 β-内酰胺类加氟喹诺酮类抗生素。明确致病菌后，选用致病菌敏感抗生素。对于医院获得性肺炎患者，充分的抗生素治疗更为重要。由于致病菌难以明确，通常为经验治疗，选择能覆盖绿脓杆菌的单一抗生素：头孢吡肟（或美罗培南、哌拉西林）；如患者有金葡菌感染的表现，应选用头孢他啶（或环丙沙星、亚胺培南、庆大霉素）；如高度怀疑为绿脓杆菌感染，应采用联合用药：头孢吡肟（或美罗培南）加左氧氟沙星（或哌拉西林、氨曲南、阿米卡星）。治疗时程：无合并情况的 CAP 患者静脉应用抗生素 2~3 d 后改为口服，共 1~3 周；对于心力衰竭患者，应根据心力衰竭症状的控制情况决定，一般需要 1 周左右。医院获得性肺炎静脉用药 2~3 周，对于金葡菌或绿脓杆菌感染，需静脉用药 3~4 周。用药过程中应注意菌群失调情况。治疗过程中应注意出入量的平衡，量出为入，确保痰液容易咳出。②肾功能不全：口服襻利尿剂呋塞米（速尿）的最大剂量为每日 500 mg，液体潴留严重的患者，应更换为静脉利尿剂或更换为另一种襻利尿剂。③顽固性水肿：严格限制液入量：每日<1 200 mL；限制盐摄入量：每日<2 g。襻利尿剂是在重度水肿时有效的利尿剂，出现利尿剂抵抗时，应改口服利尿剂至静脉途径，采用剂量加倍的方法，直至其排钠及排尿作用达到平台期。或更换为另一种襻利尿剂。呋塞米的最大日剂量为 1 g。或给予短效的襻利尿剂静脉输注（如呋塞米 20~40 mg 静脉推注后，5~10 mg/h 静脉泵入维持）。联合应用作用于肾单位不同节段的利尿剂，如美托拉宗或噻嗪类利尿剂与襻利尿剂合用。严重低蛋白血症患者（<2 g/dL），在利尿剂应用同时，给予白蛋白可增强利尿作用。与利尿剂同时应用氨茶碱或小剂量多巴胺会增强利尿效果。如水肿仍存在，可给予超滤或透析治疗。ACEI 对治疗利尿剂抵抗的顽固性水肿也非常有效。推荐小剂量开始，逐渐增加到常规剂量。在襻利尿剂和 ACEI 的基础上加用螺内酯也是非常有效的，可对抗醛固酮的作用。④电解质紊乱：轻度低钠血症（120~135 mmol/L）通常限制入液量，通常<1 000 mL/d。无症状者限制入液是最有效的方法。<120 mmol/L 的严重的低钠血症用襻利尿剂和静脉滴注 0.9% NaCl（或偶然用 3%NaCl）来更快地纠正。

17. 舒张性心衰 ①非药物治疗：限盐和限水，可使血容量减少，左室舒张末压下降，进行适当有氧运动。②利尿剂：临床应用利尿剂时，应从小剂量开始，根据病情需要逐渐增加剂量，并注意避免出现低血压和乏力加重的症状。这可能和利尿及应用于收缩性心衰的治疗不同，因为在后者，利尿剂可以从较大的剂量开始应用。③硝酸盐类药物：可扩张静脉，减少中心血容量，减少左室舒张末压，也应从小剂量开始，根据需要逐渐增加剂量。④β 受体阻滞剂：预防过快的心率，一般将基础心率维持在 60~70 次/min。⑤钙通道拮抗剂：尽管有一定程度的负性肌力作用，维拉帕米和地尔硫草可通过减慢心率而改善心肌的舒张功能。通常将基础心率维持在 60~70 次/min。⑥肾素-血管紧张素-醛固酮系统（RAAS）拮抗剂：包括 ACE 阻滞剂、血管紧张素 II 受体拮抗剂和醛固酮拮抗剂。⑦洋地黄制剂：除在心房颤动的患者外，洋地黄制剂一般不用于舒张性心衰的治疗。当发生心房颤动时，舒张性心衰患者常很难耐受症状，故应在短时间内将其转复为窦性节律，必要时使用直流电复律。推荐应用 β 受体阻滞剂，特别是索他洛尔预防心房颤动的发生。

三、中西医结合实践

1. 中西医治疗心衰的优势 心衰是因心病日久，心气虚衰而竭导致的以胸闷、气喘为主症的疾病，相当于慢性心力衰竭范畴。其发病率高，有临床症状患者的 5 年存活率与恶性肿瘤相仿。

目前，从心衰的高发危险人群进展成器质性心脏病，出现心衰症状直至难治性终末期心衰的发生发展过程，提供了从"防"到"治"的全面防治理念。

近年来，心衰的西医临床治疗研究取得了较大的进展，特别是随着β受体阻滞剂、ACEI类药物等在慢性心衰治疗中的应用，改变了传统的强心、利尿、扩血管的治疗模式，大量循证医学的研究资料提示，这些药物的应用虽然在不同程度上改善了心力衰竭患者的症状和体征，但总体却难以有效阻挡心衰患者心功能的下降和疾病的持续进展。

中医药治疗心衰病有着悠久的历史和丰富的经验，并且具有明显的疗效，可以显著改善症状、提高生存质量，简、便、廉、验、易于推广，尤其符合我国的国情和现状。临床研究表明中医药治疗心衰病有确切的疗效，治疗效果主要体现在心慌、乏力、汗出、胸闷气喘等症状明显改善。多靶点干预、毒副作用小，没有洋地黄类强心剂、利尿剂的明显副作用，对机体内环境干扰少，并通过调整全身水液代谢障碍，稳定内环境，改善微循环的作用，改善心功能。病情稳定后的调理以及提高生活质量方面有一定优势，能调整患者机体的免疫功能，促进各脏器之功能恢复，降低再住院率，提高生活质量。

心衰病初以气虚、阳虚为主，导致血液运行迟滞，周身气血枢机不利，水液输化不利，血瘀、水结，痰浊应运而生，加重病情，甚则阳气虚脱，五脏衰竭。目前尚无统一的分型标准，临床用药较为繁杂，剂型、剂量均未形成一定标准。已上市的中药针剂的应用，如参附注射剂、参脉注射液、生脉注射液等，改革了传统中药的给药途径，极大地丰富了心衰病的治疗方法，提高了疗效。大多数重点专科都开发了相应的特色制剂或院内制剂，如养心口服液（河南中医药大学一附院）、强心栓（北京市中医院）、舒心合剂（常州市中医院）、温阳健心灵口服液（成都市中西医结合医院）、心衰1号（广西中医药大学一附院），心阴宝、心阳宝（广州中医药大学一附院），强心合剂、益气舒心颗粒（江苏省中医院），强心宁煎剂（辽宁中医药大学附属医院），心衰康胶囊（内蒙古中蒙医院）、心衰验方坎离煎（坎离颗粒），鹿角方、强心饮（上海中医药大学附属曙光医院），黄羊白鹿颗粒、补心合剂（唐山市中医院），心力神、降防保心胶囊（无锡市中医医院），强心合剂（徐州市中医院），芪红颗粒（新疆维吾尔自治区中医医院），心舒丸（山东省淄博市中医院）等都收到较好的临床效果，并进行了大量的基础研究。由于受地域等因素的影响，这些颇具特色的院内制剂难以跨区域推广应用，开展大规模、多中心的临床研究有望为此提供循证医学的依据。下一步应优化剂型，加快专科有效经验方剂的制剂和院内制剂研究，推出适应中医辨证论治需要的药物体系，满足患者服用方便、能坚持长期服药的要求，从而提高中医临床疗效和依从性。加强名老中医临床经验的总结、整理工作，做好健康教育工作，让患者认识到长期坚持服用中药的益处。

2. 中西医结合治疗心衰策略的选择　①按心衰分期治疗。稳定期多见气阴两虚、心肺气虚、心脾不足、气虚血瘀、心肾阳虚、阴阳两虚等，以中医治疗为主；急性加重期多因各种诱因引起，可见到痰浊壅肺、心血瘀阻、阳虚喘脱等，此期病症应以西医治疗为主。②病证结合。在辨证论治的同时，针对基础病因选择有效验方、古方或根据药理作用选药治疗。冠心病心衰多见气虚挟痰挟瘀、痹阻心脉，当益气活血、祛痰通脉，方用保元汤、血府逐瘀汤、瓜蒌薤白白酒汤等，同时这类患者常伴血脂紊乱，可加用具有调脂作用的药物，如首乌、泽泻、决明子、山楂、神曲等以辨病用药。风湿性心脏病心衰，常有风寒湿邪伏留，反复发作，病程较长，当在辨证施治基础上，佐以增加抵抗力，阻止风寒湿邪入侵的药物，有风湿活动时注意合用祛风胜湿、宣痹止痛的药物。肺心病心衰当加温肾纳气，降逆平喘甚则泻肺利水以兼治其标，但对于有水肿者应避免反复逐水峻下，以免利水伤阴；糖尿病所致心衰当兼以益气养阴。高血压心脏病，素体多有"阴虚阳亢"，大多需要合用平肝潜阳法。③按不同心功能分级治疗。对于 NYHA Ⅰ级的患者可单纯给予中医药辨证施治。血流动力学稳定的 NYHA Ⅱ、Ⅲ级患者，可在西医治疗的基础上加以中医药干预；而 HYHA Ⅳ级或血流动力学不稳定的 NYHA Ⅱ、Ⅲ级患者，应以中西药并重，除基础治疗外还要加用改善血流动力学的药物（如利尿、扩血管药，必要时给予正性肌力药）。

慢性心衰的治疗目的是改变衰竭心脏的生物学性质，防止和延缓心肌重构的发展，从而降低死亡率和住院率。西医的规范治疗不能进一步地提高疗效，结合中医采用辨证指导下的中药复方制剂，可以灵活调整方剂组成及各味药的剂量，使治疗更有针对性，以提高疗效。近几年的研究也提示中医药在干预病理性心肌细胞肥大、凋亡和心肌纤维化等方面疗效肯定。同时中医药协同西药，既可消除或减小 ACEI 和 β 受体阻滞剂的不良反应，又缩短了药物剂量递增的时间，发挥中西医优势互补的作用。

西医学除心功能分级外，目前又把心衰分为 A、B、C、D 四个阶段，针对 A、B 阶段无症状的患者进行提前治疗的预防新观点，治疗干预要提前到尚未出现明显的"充血性"症状之前，与中医学理论"治未病"思路不谋而合，可以发挥中医药"未病先防、已病防变"的优势。

第六节　心律失常

心律失常是指心脏冲动的频率、节律、起源部位、传导速度或激动次序的异常。

一、中药治疗

1. 气阴两虚，心神失养

主症：心悸，气短，体倦乏力，少寐多梦，心烦，自汗盗汗，口干。舌质红少苔，脉细数无力。

治法：益气养阴，宁心安神。

方药：生脉散合炙甘草汤加减（人参 10 g，麦冬 10 g，五味子 10 g，炙甘草 10 g，大枣 30 枚，阿胶珠 10 g，生地黄 25 g，桂枝 10 g，柏子仁 15 g，茯苓 15 g，茯神 10 g，远志 10 g，石菖蒲 12 g，龙齿 30 g）。若心悸而烦，善惊痰多者，可加半夏 9 g、陈皮 12 g、竹茹 12 g；阴虚偏重者，加玄参 15 g、沙参 15 g；心烦、失眠多梦者，加黄连 6 g、炒酸枣仁 12 g、柏子仁 12 g；脉促者加苦参 12 g。

2. 肝肾阴虚，心神失养

主症：心悸不宁，胸胁隐痛，心烦少寐，头晕耳鸣，手足心热，腰酸。舌质暗红，脉细或沉细。

治法：滋补肝肾，养心安神。

方药：六味地黄丸合酸枣仁汤加减（生地黄、熟地黄各 15 g，山萸肉 10 g，山药 15 g，牡丹皮 12 g，茯苓 15 g，泽泻 30 g，酸枣仁 30 g，知母 15 g，川芎 10 g，苦参 9 g，柏子仁 12 g，甘草 6g）。若阴虚火旺者，加黄连 12 g、栀子 9 g、莲子心 12 g；兼胸痛者，加丹参 30 g、延胡索 15 g、川楝子 12 g、石斛 15 g。

3. 心脾两虚，心神失养

主症：心悸气短，头晕乏力，面色不华，腹胀纳呆。舌淡苔薄白，脉细弱结代。

治法：益气健脾，补血养心。

方药：归脾汤加减（党参 15 g，黄芪 30 g，当归 12 g，龙眼肉 10 g，白术 10 g，茯神 10 g，远志 9 g，木香 10 g，焦山楂 15 g，炒酸枣仁 30 g，石菖蒲 12 g，炙甘草 10 g）。心悸日久，心阳亏虚，脉象迟涩者，易党参为红参 12g，加桂枝 10 g、淫羊藿 10 g；偏血虚者，重用当归；兼胸痛者，加赤芍 12 g、延胡索 15 g。

4. 痰热内扰，心神不宁

主症：心悸，呕恶，口苦尿赤，痰多气短。舌暗红、苔黄腻，脉滑数。

治法：清热化痰，宁心安神。

方药：黄连温胆汤加味（黄连 9 g，半夏 12 g，陈皮 15 g，枳实 15 g，竹茹 12 g，茯神 20 g，牡丹皮 10 g，郁金 10 g，远志 9 g，石菖蒲 12 g，焦山楂 15 g，甘草 10 g）。兼血瘀者，加赤芍 12 g、延胡索 12 g；心烦不安、失眠多梦者，加栀子 9 g、莲子心 12 g、知母 15 g。

5. 气滞血瘀，心神失养

主症：心悸、胸闷，胸痛阵发，痛无定处，时欲太息，遇情志不遂时容易诱发或加重，或兼有脘胀闷，得嗳气或矢气则舒。舌苔薄或薄腻，脉细弦。

治法：理气化瘀，宁心安神。

方药：柴胡疏肝散合丹参饮加减（柴胡 10 g，陈皮 12 g，香附 12 g，川芎 15 g，枳壳 12 g，酸枣仁 15 g，炙甘草 10 g，丹参 10 g，檀香 9 g，砂仁 9 g，夜交藤 15 g，合欢皮 10 g，珍珠母 20 g，甘草 6 g）。兼血瘀者，加赤芍 12 g、延胡索 12 g、郁金 12 g。气郁化火者，加黄连 6 g、栀子 9 g、牡丹皮 12 g。

6. 心阳虚弱，心神失养

主症：心悸不安，胸闷气短，动则尤甚，面色㿠白，形寒肢冷。舌淡苔白，脉虚弱，或沉细无力。

治法：温补心阳，安神定悸。

方药：桂枝甘草龙骨牡蛎汤加味（桂枝 10 g，炙甘草 10 g，龙骨 15 g，牡蛎 15 g，茯神 10 g，酸枣仁 10 g，黄芪 15 g，淫羊藿 12 g，白术 5 g，焦山楂 15 g）。兼血瘀者，加川芎 15 g、延胡索 12 g、郁金 12 g；阳虚水停者，加焦白术 12 g、泽泻 15 g；心率偏慢者，可加细辛 3 g、制附子 9 g。

7. 水饮凌心，心神不宁

主症：心慌，气短，喘促不能平卧，或见咳嗽，痰涎清稀而白，尿少水肿。舌质淡苔白滑，脉沉细。

治法：振奋心阳，化气利水。

方药：苓桂术甘汤合真武汤加减［茯苓 15 g，白术 15 g，桂枝 10 g，制附子 9 g，白芍 10 g，生姜 20 g，泽泻 15 g，炒酸枣仁 15 g，合欢皮 15 g，琥珀粉（冲服） 2 g］。若见水肿明显者，加冬瓜皮 30 g、车前子（另包） 30 g、薏苡仁 30 g、大腹皮 30 g；心动过缓者，加细辛 3 g、当归 12 g、淫羊藿 15 g。

二、西药治疗

1. 原则　①综合治疗。用抗心律失常药物纠正的同时，对原发病及诱因、继发性血液动力学改变、缺氧、电解质紊乱等给予相应的治疗。②个体化。了解药物电生理作用、主要作用部位及药代动力学特点，因人因病施治。③监护给药。通过监护选择最佳药物，注意抗心律失常药物的致心律失常作用；有些药物不宜联用，如Ⅰa类之间、胺碘酮与Ⅳ类或Ⅱ类、异搏定与心得安等不宜合用。奎尼丁、胺碘酮、心律平、异搏定等可增加地高辛浓度，合用时地高辛宜减量。

2. 抗心律失常药物分类　见表18-13。

表 18-13　抗心律失常药物分类

类别	作用通道和受体	APD 或 QT 间期	常用代表药物
Ⅰa	阻滞 Ⅰ Na + +	延长 +	奎尼丁、丙吡胺、普鲁卡因胺
Ⅰb	阻滞 Ⅰ Na	缩短 +	利多卡因、苯妥英、美西律、妥卡尼
Ⅰc	阻滞 Ⅰ Na + + +	不变	氟卡尼、普罗帕酮、莫雷西嗪
Ⅱ	阻滞 β₁	不变	阿替洛尔、美托洛尔、艾司洛尔
	阻滞 β₁、β₂	不变	纳多洛尔、普萘洛尔、索他洛尔
Ⅲ	阻滞 Ⅰ Kt	延长 + + +	多非利特、索他洛尔、司美利特、阿莫兰特
	阻滞 Ⅰ Kt、Ⅰ to	延长 + + +	替地沙米、氨巴利特
	阻滞 Ⅰ Kr 激活 Ⅰ Na-S	延长 + + +	伊布利特
	阻滞 Ⅰ K、Ⅰ Ks	延长 + + +	胺碘酮、阿齐利特
	阻滞 Ⅰ K，效感末梢	延长 + + +	溴苄胺
	排空去甲肾上腺素		
Ⅳ	阻滞 Ⅰ CarL	不变	维拉帕米、地尔硫䓬
其他	开放 Ⅰ K	缩短 + +	腺苷
	阻滞 M₂	缩短 + +	阿托品
	阻滞 Na/K 泵	缩短 + +	地高辛

注：离子流简称（正文同此）Ⅰ Na：快钠内流；Ⅰ Na-S：慢钠内流；Ⅰ K：延迟整流性外向钾流；

I Ko 分别代表快速、缓慢延迟整流性钾流；I to：瞬间外向钾流；I Ca-L：L 型钙电流；β、M₂ 分别代表肾上腺素能 β 受体和毒蕈碱受体。表中（　）为正在研制的新药。有人将莫雷西嗪列入 Ib 类。表内+表示作用强度。

3. 抗心律失常药物用法　①利多卡因。负荷量 1.0 mg/kg，3~5 min 静脉注射，继以 1~2 mg 静脉滴注维持。如无效，5~10 min 后可重复负荷量，但 1 h 内最大用量不超过 200~300 mg（4.5 mg/kg）。连续应用 24~48 h 后半衰期延长，应减少维持量。②美西律。起始剂量为 100~150 mg，每次 8 h，如需要，2~3 d 后可增减 50 mg。宜与食物同服，以减少消化道反应。③莫雷西嗪。剂量 150 mg，每次 8 h。如需要，2~3 d 可增量每次 50 mg，但不宜超过 250 mg，每次 8 h。④普罗帕酮。口服初始剂量 150 mg，每次 8 h，如需要，3~4 d 后加量到 200 mg，每次 8 h；最大 200 mg，每次 6 h。如原有 QRS 波增宽者，剂量不得>150 mg，每次 8 h。静脉滴注可用 1~2 mg/kg，以 10 mg/min 静脉滴注，单次最大剂量不超过 140 mg。⑤艾司洛尔。负荷量 0.5 mg/kg，1 min 内静脉滴注，继之以 0.05 mg·kg/min 静脉滴注 4 min，在 5 min 未获得有效反应，重复上述负荷量后继以 0.1 mg·kg/min 滴注 4 min。连续静脉滴注不超过 48 h。用药的终点为达到预定心率，并监测血压不能过于降低。⑥其他 β 受体阻滞剂：口服起始剂量如美托洛尔 25 mg，每日 2 次，普萘洛尔 10 mg，每日 3 次，或阿替洛尔（atenolol）12.5~25 mg，每日 3 次，根据治疗反应和心率增减剂量。⑦胺碘酮：静脉滴注负荷量 150 mg（3~5 mg/kg），10 min 注入，10~15 min 后可重复，随后 1~1.5 mg/min 静脉滴注 6 h，以后根据病情逐渐减量至 0.5 mg/min。24 h 总量一般不超过 1.2 g，最大可达 2.2 g。主要副作用为低血压（往往与注射过快有关）和心动过缓，尤其用于心功能明显障碍或心脏明显扩大者，更要注意注射速度，监测血压。口服胺碘酮负荷量 0.2 g，每日 3 次，共 5~7 d；0.2 g，每日 2 次，共 5~7 d；以后 0.2（0.1~0.3）g，每日 1 次维持，但要注意根据病情进行个体化治疗。⑧ 索他洛尔：常用剂量 80~160 mg，每日 2 次。伊布利特（ibutilide）：用于转复近期发生的房颤。成人体重≥60 kg 者用 1 mg 溶于 5% 葡萄糖 50 mL 内静脉滴注。如需要，10 min 后可重复。成人<60 kg 者，以 0.01 mg/kg 按上法应用。房颤终止则立即停用。多非利特（dofetilide）：口服 250~500 μg，每日 2 次，肾清除率低者减为 250 μg，每日 1 次。溴苄胺（bretylium）：常用 5~10 mg/kg，10 min 以上静脉注射。用于其他药物无效的严重室性心律失常。⑨ 维拉帕米：口服 80~120 mg，1 次/8 h，可增加到 160 mg，1 次/8 h，最大剂量 480 mg/d，老年人酌情减量。剂量 5~10 mg，5~10 min 静脉注射，如无反应，15 min 后可重复 5 mg。腺苷：用于终止室上速，3~6 mg，2 s 内静脉注射，2 min 内不终止，可再以 6~12 mg，2 s 内静脉推注。三磷酸腺苷适应证与腺苷相同，10 mg，2 s 内静脉滴注，2 min 内无反应，15 mg，2 s 再次静脉推注。此药半衰期极短，1~2 min 内效果消失。洋地黄类：毛花苷 C 0.4~0.8 mg 稀释后静脉注射，可以再追加 0.2~0.4 mg，24 h 内不应>1.2 mg 用于控制房颤的心室率。

4. 非抗心律失常药物　具有抗心律失常作用的非抗心律失常药物主要包括血管紧张素转换酶抑制剂（ACEI）/血管紧张素Ⅱ受体阻滞剂（ARB），他汀类药物，多不饱和脂肪酸，醛固酮受体拮抗剂，噻唑烷二酮类药物，维生素 C，抗氧化剂，N-乙酰半胱氨酸，糖皮质激素和硝普钠。①室性心律失常。一些研究提示，血管紧张素转换酶抑制剂（ACEI）和血管紧张素Ⅱ受体拮抗剂（ARB）可以降低室性早搏的发作频率和复杂程度，推测可能与 ACEI 纠正心力衰竭患者低钾血症和降低交感神经活性有关。多不饱和脂肪酸（PUFAs），特别是 n-3PUFAs 具有降低血浆三酰甘油及升高 HDL 的作用，还具有抗心律失常特性。②心房颤动。研究表明，肾素-血管紧张素系统（RAS）激活在心房颤动（房颤）的发生和维持中发挥重要作用，应用 ACEI 和 ARB 阻断 RAS 可逆转心房重构，减轻间质纤维化，使房颤持续时间缩短。此外，ACEIs 或 ARBs 还可能通过抑制交感神经活性、抗炎、抗氧化及对离子通道的直接作用等途径发挥其抗心律失常作用。一些随机对照试验结果表明，ACEI 和 ARB 可以预防房颤电转复后的复发。多项研究已经发现，CRP、IL-6 等炎症因子和房颤的发生与维持相关，房颤心房组织存在炎症反应。糖皮质激素、他汀、RAS 抑制剂对房颤的预防作用与抑制炎症过程有关。心房重构是房颤发生和持续的主要机制，同时炎症和氧化应激也参与这一过程。而非通道阻滞剂的多效性，包括抗炎和抗氧化机制可能有助于改善心房重构。噻唑烷二酮类药物（TZDs）除了其胰岛素增敏作用外，此类药物还有抗炎、抗氧化、改善内皮功能等多效性作用，其多效性可能带来有益的心血管保护效应，尤其是其抗炎和抗氧化机制。在肥胖、糖尿病和动脉粥样硬化患者中均可见到脂肪细胞因子（脂联素、瘦素和内脏脂肪素）、TNF-α 和 IL-6 水平的变化。肥胖、糖尿病和代谢综合征与房颤风险显著相关。吡格列酮能够改善快速起搏心力衰竭兔的心房结构性重构，降低 TGF-β₁ 和 TNF-α 蛋白表达，减少房颤的发生。TZDs 的抗炎、抗氧化和改善心房结构性重构作用有助于糖尿病患者房颤的预防。TZDs 也可能通过影响脂肪细胞因子（脂联素、瘦素和内脏脂肪素）、TNF-α 和 IL-6 的水平来降低房颤发生的风险。n-3PUFAs 可以显著减轻心房快速刺激导致的心房有效不应期缩短，即具有改善心房电重构的作用。此外，n-3PUFAs 的抗房颤作用还可能与其稳定动脉粥样硬化斑块、抗炎抗氧化、对离子通道的直接作用及调节自主神经功能有关。醛固酮受体拮抗剂能够预防心肌纤维化，对室性及房性心律失常均有一定的预防作用。依普利酮可以抑制快速心室起搏犬心力衰竭模型房性心律失常的发生。黄连素、牛黄酸等也都有抗心律失常作用。用好非抗心律失常药物也是治疗心律失常的重要手段。

5. 各种心律失常治疗

（1）室性期前收缩：首先应治疗原发疾病，控制促发因素。在此基础上用 β 受体阻滞剂作为起始治疗，一般考虑使用具有心脏选择性但无内源性拟交感作用的品种。在非心肌梗死的器质性心脏病患者中，普罗帕酮、美西律和莫雷西嗪是有效且比较安全的。Ⅲ类抗心律失常药可用于复杂室性期前收缩的患者（胺碘酮或索他洛尔）。在下列情况下的室性期前收缩应给予急性治疗：急性心肌梗死、急性心肌缺血、再灌注性心律失常、严重心衰、心肺复苏后存在的室性期前收缩、正处于持续室速频繁发作时期的室性期前收缩、各种原因的 QT 间期延长产生的室性期前收缩、其他急性情况（如严重呼吸衰竭伴低氧血症、严重酸碱平衡紊乱等）。胺碘酮在心功能不全伴发室性期前收缩患者中得到广泛应用，口服方法：200 mg，每日 3 次，一周后改为 200 mg，每日 2 次，再一周后，200 mg，每日一次，用药期间开始每 3～5 d 检测心电图和血钾，血钾不低于 4.0 mmol/L，若 QT 间期延长可提前减量维持。索他洛尔兼有 β 受体阻滞剂作用，不适合用于严重心力衰竭患者，常用剂量 40~80 mg，每日 2 次。

（2）非持续性室速（NSVT）：最常发生于器质性心脏病，特别是扩张型心肌病、各种原因的心力衰竭，而高血压心脏病和先天性心脏病少见。NSVT 临床常常无症状，于动态心电图中发现，但在某些情况下，NSVT 会引起诸如黑蒙、晕厥等症状，并可能导致持续性室速或心脏性猝死。对于缺血性心脏病伴发 NSVT，治疗上应首先行血管重建术、充分的他汀类药物、RAS 抑制剂和 β 受体阻滞剂治疗，氟卡因和索他洛尔会增高死亡率，胺碘酮能控制心律失常发作但对总死亡率无影响甚至使总灭亡率轻度增高。因此，除了 β 受体阻滞剂，没有其他的抗心律失常药物被证实能预防心脏性猝死的发生，对于心肌梗死后 EF>40% 的 NSVT 患者，没有证据需要应用除了 β 受体阻滞剂外的抗心律失常药物。

（3）持续性室速（VT）：见第二十章。

（4）室上速：急性发作的处理。阵发性室上速绝大多数为旁路参与的房室折返性心动过速及慢-快型房室交界区折返性心动过速，这些患者一般不伴有器质性心脏病，射频消融已成为有效的根治办法。终止发作除可用刺激迷走神经的手法、经食管快速心房起搏法及同步电复律法外，药物治疗可选用维拉帕米、普罗帕酮缓慢静脉推注。如室上速终止则立即停止给药。以上两种药物都有负性肌力作用，也都有抑制传导系统功能的副作用，故对器质性心脏病、心功能不全、基本心律有缓慢型心律失常的患者应慎用；腺苷或三磷酸腺苷静脉快速推注，往往在 10~40 s 能终止心动过速；静脉滴注地尔硫䓬或胺碘酮也可考虑使用。

有症状的窦房结折返性心动过速可用迷走神经刺激方法，应用腺苷、胺碘酮、β 受体阻滞剂、钙离子拮抗剂等。一般射频导管消融可成功地治愈持续性窦房结折返性心动过速。

房室结折返性心动过速（AVNRT）是最常见的一种，女性更多见。对于长期口服药物治疗不愿导管消融的患者，可用非二氢吡啶类钙离子拮抗剂，β 受体阻滞剂和地高辛。对于没有器质性心脏病，而对房室结阻滞剂效果不好的患者，Ⅰc 类药物如氟卡胺和普罗帕酮可作为首选。大多数情况下，不需要用Ⅲ类药物如索他洛尔或胺碘酮。胺碘酮对于有器质性心脏病，特别有左心室功能障碍者是安全的。单剂量药物治疗是指当单用迷走神经刺激方法无效时，为了终止心动过速，给予一次药物治疗的方法，适用于 AVNRT 发作不频繁，但持续时间长（如数小时）而能很好耐受者。这样可以避免患者在不发作期间长期而不必要的药物治疗。单剂量口服氟卡胺（3 mg/kg）可以在青少年和年轻成年人而没有器质性心脏病的患者中终止 AVNRT 的急性发作。在用药过程中，要进行心电监护，当室上速终止或出现明显的心动过缓和（或）传导阻滞时应立即停止给药。发作频繁者，应首选经导管射频消融术以根除治疗。药物有口服普罗帕酮或莫雷西嗪，必要时伴以阿替洛尔或美托洛尔。发作不频繁者不必长年服药。

治疗非阵发性交界性心动过速主要是要纠正基础病因。洋地黄中毒引起非阵发性交界性心动过速时应及时停药。房室结自律性的频率超过窦性心律频率，引起房室失同步的情况并不少见，可视为生理状态，无须治疗。非阵发性交界区心动过速持续发

作可以使用 β 受体阻滞剂或钙拮抗剂治疗。

　　抗心律失常药物可用于治疗旁道参与的心律失常，但近年已逐渐被导管射频消融所替代。用于改变房室结传导的药物有地高辛、维拉帕米、β 受体阻滞剂、腺苷和地尔硫䓬；用于抑制旁道传导的抗心律失常药物有普罗帕酮、氟卡尼、伊布利特、索他洛尔和胺碘酮。普罗帕酮可阻断旁道双向传导，也可单向阻断旁道逆传，普罗帕酮加用 β 受体阻滞剂可减少复发。

　　局灶性房速急性期治疗，兴奋迷走神经的物理方法偶尔有效。静脉滴注腺苷类药物可以终止大多数的局灶性房速，部分病例应用后房速不终止。静脉给予 β 受体阻滞剂或钙拮抗剂一小部分病例的房速可以终止，或可以通过抑制房室传导而控制心室率（常常效果不明显）。静脉给予胺碘酮，部分病例可以通过直接抑制异位灶的自律性或延长动作电位时程而终止房速发作。对于心功能不好的患者最好静脉应用胺碘酮。局灶性房速的长期药物治疗，首先使用钙拮抗剂或 β 受体阻滞剂，因为已证明这些药物有效且副作用较小。如果这些药物无效，尝试普罗帕酮与房室结阻滞剂合用，

　　（5）房颤：心房颤动患者室率控制的目标是静息时室率范围是 60～80 次／min，中等程度的运动量心率维持在 90～115 次／min。药物推荐采用抑制房室结内传导和延长其不应期的药物以减慢心室率、缓解症状和改善血流动力学，包括 β 受体阻滞剂、钙拮抗剂、洋地黄类和某些抗心律失常药物。β 受体阻滞剂和非二氢吡啶类钙拮抗剂可用于控制持续性、永久性心房颤动或需紧急处理的心房颤动患者的心室率。洋地黄类药物用于静息时室率较快的患者。β 受体阻滞剂或非二氢吡啶类钙拮抗剂结合应用洋地黄类药物有助于室率的控制，但应注意剂量，避免心动过缓。其他药物无效或有禁忌证时，静脉应用胺碘酮有利于室率的控制。无房室旁路的心力衰竭合并心房颤动患者可考虑静脉应用胺碘酮和洋地黄类药物。合并有预激综合征的心房颤动患者，禁用洋地黄、钙拮抗剂和 β 受体阻滞剂，因为心房颤动时心房激动经房室结前传受到抑制后可使其经房室旁路前传加快，致心室率明显加快，产生严重血流动力学障碍，甚或诱发室性心动过速和（或）心室颤动。

　　房颤的基本处理策略是以抗凝治疗为前提，选择转复并维持窦性心律，或者控制心室率，同时还要兼顾合并疾病的治疗。①抗凝治疗。抗凝治疗是房颤治疗的开始，而且贯穿整个房颤治疗的全过程，对于房颤发生 48 h 内或房颤伴快心室率导致的血液动力学改变均可以在抗凝治疗的基础上急诊复律。除非患者为孤立性心房颤动或存在禁忌证，所有心房颤动患者，包括阵发性、持续性或永久性心房颤动，均应进行抗凝治疗。高危因素包括既往血栓栓塞病史（包括脑卒中、短暂性脑缺血发作病史、其他部位的栓塞病史）、风湿性二尖瓣狭窄和瓣膜置换术后；中度危险因素包括年龄在 75 岁以上、高血压、心力衰竭、左室收缩功能受损（EF≤35% 或 FS≤25%）或糖尿病患者；未证实的危险因素包括年龄在 65～74 岁、女性、冠心病和甲状腺毒症。有任何一种高危因素和≥2 种中度危险因素的心房颤动患者选择华法林抗凝（目标 INR：2.0～3.0）。1 个中度危险因素或≥1 种未证实的危险因素的患者可以选择阿司匹林（81～325 mg）或华法林（INR：2.0～3.0）。对于没有脑卒中危险因素的心房颤动患者，推荐采用 81～325 mg 的阿司匹林预防脑卒中。置换金属瓣膜的心房颤动患者应根据瓣膜

的类型使 INR 维持在 2.5 之上。新型口服抗凝药物包括直接凝血酶抑制剂（达比加群）和直接 Xa 因子抑制剂（阿哌沙班、利伐沙班），因其具有起效快、半衰期短、药物间相互作用少、药代动力学清晰、个体差异小等优点而受到广泛关注。达比加群（Dabigatran）是一类非肽类直接凝血酶抑制剂，其前体达比加群酯经胃肠吸收后，能迅速转化成达比加群，通过作用凝血酶的纤维蛋白特异性结合位点，阻止纤维蛋白原裂解成纤维蛋白，从而阻断凝血瀑布网络的最后环节，抑制血栓形成。口服吸收后，1.25~3 h 达血药浓度峰值，半衰期为 12~14 h，且主要经肾脏代谢（80%）。利伐沙班（Rivaroxaban）能高度选择性和竞争性地结合游离或结合 Xa 因子从而抑制其活性，阻断凝血酶原转换成凝血酶，抑制血栓形成。经胃肠吸收后，2~4 h 达血药浓度峰值，半衰期为 9~13 h，大部分经肾脏代谢（66%）。阿哌沙班（Apixaban）经胃肠吸收后，1~3 h 达血药峰值，半衰期为 10~14 h，部分经肾脏代谢（25%）。后两者均具较高的血浆蛋白结合率。目前推荐达比加群作为房颤卒中的预防用药。②控制心室率治疗。对于血流动力学稳定的患者可使用口服 β 受体阻滞剂或非二氢砒啶类钙拮抗剂，伴有血流动力学不稳定的患者则首选静脉应用 β 受体阻滞剂及非二氢砒啶类钙拮抗剂，对于伴有血流动力学不稳定及严重心力衰竭的患者，应当选择胺碘酮作为控制室率的一线用药。当室率控制不佳时考虑加用地高辛。决奈达隆亦可作为控制室率的一类药物。β 受体阻滞剂在休息及活动时均能控制心室率。快速起效的药物有艾司洛尔、美托洛尔，口服和静脉用药均有效，尤其适用于左室功能障碍、缺血性心肌病，美托洛尔每日 2 次。钙拮抗剂如异搏定及地尔硫革，对急性和慢性患者心室率控制均有效，对心功能的影响较小，尤其是地尔硫革。地尔硫革适用广泛，口服有效控制心室率达 98%，此药与地高辛合用可减少钙拮抗剂的剂量。如无禁忌，钙拮抗剂与 β 受体阻滞剂可以交替使用或联合应用，地尔硫革和（或）阿替洛尔、地尔硫革和（或）地高辛，单用地尔硫革或地高辛效果不佳，两药合用应适当减量避免副作用的发生。应注意在预激综合征伴房颤时，不能选择异搏定、ATP、西地兰，β 受体阻滞剂也尽可能不选，胺碘酮是临床唯一可以选择的药物，常需要电复律。③转律治疗。一旦决定复律，用电转复还是药物转复应认真选择，心房快速起搏对房速和房扑有效、对房颤无效。经胸壁电转复的成功率为 75%~93%，与房颤持续时间、胸壁阻抗及其左房大小有关，复律后维持窦律两周的属复律成功。要注意复律后血栓易在 10 d 内形成而心房的有效收缩要到数周后开始，因而建议复律前三周及复律后四周应用华法林，INR 在 2~3，若复律前经食管超声未发现心房内血栓或云雾状高密度影，抗凝时间可缩短。电复律前如食管超声未见异常，可立即静脉应用肝素，建议用低分子肝素，同时应用华法林，在 INR 为 2~3 时停用肝素，而华法林继续应用 4 周，4 周后无房颤复发，无血栓危险，可停用华法林。初发 48 h 内的房颤多推荐应用药物复律，时间更长的则采用电复律。对于房颤伴较快心室率、症状重、血流动力学不稳定的患者，包括伴有经房室旁路前传的房颤患者，则应尽早或紧急电复律。伴有潜在病因的患者，如甲状腺功能亢进、感染、电解质紊乱等，在病因未纠正前，一般不予复律。转律的首选药物有氟卡尼（2 mg/kg，大于 10 min 静脉推注）、普罗帕酮（2 mg/kg，10~20 min 静脉推注）、伊布利特（1 mg，大于 10 min 静脉推注）、胺碘酮、决奈达隆、索他洛尔。最常用的复律的静脉药物是普罗帕酮、胺碘酮和伊布利特。具体选择如下：如有心功能不良或器质性心脏病，首选胺碘酮；如心功能正常或无器质性心脏病可首选普罗帕酮，也可用氟卡尼或索他洛尔。对于症状不明显的房颤患者也可口服抗心律失常药物进行复律。如用Ⅰc类药进行复律，顿服剂量普罗帕酮 450 mg（体质量<70 kg），普罗帕酮 600 mg（体质量>70 kg），或氟卡尼 300 mg 可使 70%~80% 的房颤患者在平均 4 h 内转复为窦性心律。有器质性心脏病，但无低血压的患者，可以选择伊布利特。在维持窦律时要注意抗心律失常药物的应用，要分清患者的症状是房颤所致还是药物副作用或非心脏事件。其中胺碘酮最有效，复发率在 30%~40%，但与很多药物有交叉影响，如华法林、β 受体阻滞剂、地高辛等。在Ⅲ类抗心律失常药物中，索他洛尔再发率是 50%，其优点是即使房颤再发，心率也有所控制，因此复发时也没有不适感。如应用普罗帕酮、氟卡尼等复律时，可以合并应用 β 受体阻滞剂、钙拮抗剂、地高辛等，因其复律时可能伴有房扑。决奈达隆为无碘的胺碘酮类似物，抑制 Na^+、K^+、Ca^{2+} 电流，尤其是抑制心房、窦房结的由乙酰胆碱激活的 K 通道强烈，也抑制较之缓慢的整流 K^+ 内流更强的快速延迟整流 K^+，并且还抑制 L 型钙通道。决奈达隆阻断 α、β 肾上腺素能受体，但不同于胺碘酮，其对甲状腺受体并无影响。静脉应用抗心律失常药物时应行心电监护。静脉注射伊布利特复律的速度最快，用 2 mg 可使房颤在 30 min 内转复为窦性心律。静脉应用普罗帕酮、普鲁卡因胺和胺碘酮也可复律。对持续时间较短的房颤，Ⅰc 类药物氟卡尼和普罗帕酮在 2.5 h 复律的效益优于胺碘酮。快速静脉应用艾司洛尔对复律房颤有效，而洋地黄制剂对复律无效。④药物维持窦性心律。若无器质性心脏病，首选Ⅰc类药物；索他洛尔、多非利特、丙吡胺可作为二线药物；若有左心室肥厚存在，有可能引起尖端扭转性室性心动过速，故胺碘酮可作为第二选择。但对有显著心室肥厚（室间隔厚度≥14 mm）的患者，Ⅰ类抗心律失常药不适宜；若伴心肌缺血，避免使用Ⅰ类药物。可选择胺碘酮、索他洛尔，也可选择多非利特与 β 受体阻滞剂合用；若伴心力衰竭，应慎用抗心律失常药物，必要时可考虑应用胺碘酮，或多非利特加一个适当的 β 受体阻滞剂；若合并预激综合征（WPW 综合征），应首选对房室旁路行射频消融治疗；对迷走神经性房颤，丙吡胺具有抗胆碱能活性，疗效肯定，不宜使用胺碘酮，因该药具有一定的 β 受体阻断作用，可加重该类房颤的发作。对交感神经性房颤，β 受体阻滞剂可作为一线治疗药物，此外还可选用索他洛尔和胺碘酮；对孤立性房颤可先试用 β 受体阻滞剂；普罗帕酮、索他洛尔和氟卡尼的疗效肯定；胺碘酮和多非利特仅作替代治疗。⑤房颤的上游治疗。药物有 ACEI/ARB 他汀类等，ACEI 及 ARB 类药物仅仅应用于伴有高血压或心衰的新发房颤的患者，对于不伴有其他心血管疾病的房颤患者不应用该类药物。正在研制的新药有维那卡兰（vernakalant）是一种相对选择性的 I Kur 阻滞剂，转复房颤有效，而且比其他特异性较差的钾通道阻滞剂更安全。多通道阻滞剂如替地沙米（tedisamil，I Kr 和 I Ks 阻滞剂）、阿齐利特（azimilide）、连接蛋白调节剂、5-羟色胺-4（5-HT4）拮抗剂、I KAch 阻滞剂、Na^+/H^+ 抑制剂、Na^+/Ca^{2+} 抑制剂以及牵张激活的通道阻滞剂等。

（6）房扑：房扑相对少见，一般将其分为两型。Ⅰ型房扑心房率为 240~340 次/min，Ⅱ、Ⅲ、aVF 导联 F 波倒置，V1 导联直立，电生理检查可以诱发和终止，折返环位于右心房。Ⅱ型房扑心房率为 340~430 次/min，Ⅱ、Ⅲ、aVF 导联 F 波向上，F 波不典型，电生理检查不能诱发和终止。Ⅱ型房扑有时介于房颤与房扑之间，称为不纯房扑。Ⅰ型房扑射频消融是首选方法，成功率达到 83%~96%。药物治疗原则与房颤相同。应用房室结抑制剂有效地控制房扑的心室率往往特别困难。静脉应用地尔硫䓬能控制房颤或房扑的心室率，但其效果在房扑组比房颤组差。静脉应用维拉帕米也能有效地控制心室率，其安全性和有效性与地尔硫䓬相似，但接受静脉滴注维拉帕米的患者出现症状性低血压的发生率则明显高于静脉应用地尔硫䓬的患者。对房扑复律有效的药物有伊布利特、索他洛尔、胺碘酮等。

（7）缓慢性心律失常：紧急治疗可用阿托品 0.5 mg，稀释后缓慢静脉注射；异丙肾上腺素 1~2μg/min 静脉滴注；新近发生者可用激素。口服药物有阿托品、麻黄素、654-2、烟酰胺、舒喘灵等。阿托品可增强窦房结自律性及房室传导功能，一般对高迷走张力性心动过缓较为有效，而对心脏传导系统退行性变所致的心动过缓疗效不佳。阿托品是否有效大多在首剂用药后即可显现，在用药 1.0 mg 后仍无效者，追加剂量可能意义不大。结下阻滞者不宜用阿托品。相对 β 受体激动剂而言，阿托品诱发的快速性室性心律失常并不多见，且多发生于急性冠脉缺血状态。茶碱作为选择性的腺苷受体拮抗剂，促进儿茶酚胺类物质释放，可增加窦房结细胞的自律性及传导功能。茶碱类药物适用于高迷走张力性窦房结功能不全的患者。肾上腺素 β₂ 受体激动剂常用的有沙丁胺醇（舒喘灵）与特布他林（博利康尼），对 β₂ 受体有较强选择性，其通过激活腺苷环化酶增加平滑肌细胞内 cAMP 浓度，使平滑肌松弛，是临床常用的平喘药物。因其较弱的 β₂ 受体兴奋作用，因而具有增加心率的副反应，临床上有时用于治疗缓慢型心律失常，国内尤为常见。特布他林目前主要报道其用于分娩过程中一过性胎儿心动过缓，而对于某些先天性心脏病如左心房异构型导致的心动过缓疗效不佳。异丙肾上腺素作为非选择性 β 受体激动剂，异丙肾上腺素具有正性肌力、正性频率和正性传导作用，可使窦房结、房室交界区、希氏束-浦肯野系统的自律性增高，房室传导加速，心率加快。因其可增加心肌耗氧量，舒张外周血管导致舒张压下降，不利于冠状动脉灌注，并有引起室性心律失常的风险，一般临床上仅短期应用。

（8）遗传性心律失常：常用于遗传性心律失常的 Ⅰ 类抗心律失常药物包括奎尼丁、苯妥英钠、美西律和氟卡尼等。奎尼丁为 Ⅰa 类的广谱抗心律失常药，在临床中可以预防 Brugada 综合征、短 QT 综合征及早期复极患者室颤或心搏骤停事件的发生，作为 ICD 的替代用药或辅助治疗。奎尼丁在抑制钠电流的同时对钾电流（Ito 和 IKr）也有抑制作用，且其对后者的作用更大，因此奎尼丁可以恢复 Brugada 综合征心外膜动作电位穹隆，使得抬高的 ST 段正常化，从而抑制折返的形成和室速的发生。此外，奎尼丁可通过抑制钠电流和钾电流减慢心室复极的速度，抑制复极过程中的跨室壁电不均一性，从而预防室颤等恶性心律失常的发生。奎尼丁还可显著延长 KCNH2 突变患者的 QTc 间期，可为短 QT 综合征患者发生 SCD 的一级预防措施。丙吡胺可以通过增加心室不应期、延长 QT 间期从而应用于 1 型短 QT 综合征的治疗。美西律可以通过抑制 INaL 而达到缩短 QT 间期的作用，常作为基因特异性的治疗应用于 LQT3 患者。据报道，Ⅰb 类的苯妥英钠、Ⅰc 类的氟卡尼对治疗 LQT3 同样有效。Ⅱ类抗心律失常药物为通过抑制β受体，间接影响膜离子流，表现为减慢心脏舒张期自动除极的速度，抑制心脏的自律性和传导，并缩短动作电位时程。常用于遗传性心律失常的有普萘洛尔、美托洛尔和纳多洛尔。β受体阻滞剂是治疗长QT综合征的一线药物。除外有禁忌证如活动性哮喘的存在，所有LQTS患者（包括基因诊断为LQTS而QTc间期正常）均首选β受体阻滞剂。对于LQTS患者，首先给予常规剂量的β受体阻滞剂并同时监测心率和血压，当患者可以耐受时逐渐增加剂量，直到症状得到控制。有心搏骤停病史的LQTS，推荐β受体阻滞剂和ICD联合应用。β受体阻滞剂治疗LQTS的使用原则为：①足量，长期，不间断。足量是指逐渐增加剂量，直至患者可以耐受的有效的最大剂量，有效的指标是QTc缩短，临床晕厥症状消失或缓解。如心得安一般剂量为30~40 mg，中等量剂量为50~60 mg；大剂量为80~120 mg。②选择性和非选择性的β受体阻滞剂均可使用，但有报告称心得安对降低死亡率和缩短QT间期比倍他乐克更有效，且心得安效价比有明显优势。③应用β受体阻滞剂首先决定LQTS是否与交感神经失衡或交感神经刺激有关。一般只对于LQT1和LQT2应用β受体阻滞剂，如明确诊断为LQT3，可试用美西律。严密观察患者的心率变化和有无传导阻滞，以及可能出现的合并症。β受体阻滞剂还可以有效治疗儿茶酚胺敏感性多形性室速（CPVT）。作为治疗CPVT的首选药物。长效的β受体阻滞剂纳多洛尔是治疗CPVT的优先选择，用药剂量常根据治疗的需要，为1~2 mg/kg。其他β受体阻滞剂（如普萘洛尔、美托洛尔）也可应用。普萘洛尔每日2~4 mg·kg/d，美托洛尔每日1~3 mg·kg/d。无CPVT临床表现的CPVT致病性基因突变携带者也推荐使用β受体阻滞剂治疗。

Ⅲ类抗心律失常药物胺碘酮、索他洛尔可用于治疗致心律失常性右心室心肌病（ARVC）。对于有持续性室速或室颤而不能植入ICD的ARVC患者，可以选择索他洛尔或胺碘酮治疗。临床上一般认为索他洛尔的疗效较好，可作为首选药物。用量为每日320~640 mg/d，且在服药期间需检测QT间期。而胺碘酮单独或者和β受体阻滞剂联合使用，通常用于索他洛尔无效，又不愿意接受射频导管消融的患者。

Ⅳ类抗心律失常药物维拉帕米能缩短肾上腺素引起的QT间期延长，减小动作电位的离散度，但钙通道阻滞剂在遗传性心律失常中的应用目前仍缺乏有效的循证医学证据，其长期应用尚存在争议。

三、中西医结合实践

心律失常一直是困扰医学界的难题，尽管不断有新型的抗心律失常药物（AAD）研发上市，却始终突破不了药物致心律失常发生的难题。心律失常的射频消融治疗，尤其房颤的射频消融治疗已经取得了长足进步，但高昂的手术费用限制了其在临床中的推广。中药治疗心律失常的同时不会引发新的心律失常，成功解决了AAD的药物安全性问题。心律失常的中西医结合治疗既可为临床实践提供一个新的方法选择，也将为心律失常尤其是房颤治疗带来新的机遇。目前用于治疗房颤的中成药主要有稳心颗粒、参松养心胶囊、黄杨宁、黄连素等。稳心颗粒中的甘松具有调节离子通道作用，可调节Na^+、Ca^{2+}及K^+离子通道，缩短动作电位时程，并显著延长动作电位复极化过程，延迟后去极化，减少心律失常的发生，具有类似胺碘酮的作用，但确无类似副作用。黄杨宁是指从黄杨科植物小叶黄杨及其同属植物中提取的一种生物碱，也叫环维黄杨星 D、环常绿黄杨碱 D、黄杨碱等，是我国近年研制成功的一种治疗心血管疾病的新药，具有行气活血和通络止痛功能，主要用于治疗气滞血瘀所致的胸痹心痛、脉结代、冠心病、心律失常等。电生理研究表明黄杨宁片对心肌的主要作用是延长动作电位时程（APD）和有效不应期（ERP），按照 Williams 的分类方法，被归为 Ⅲ 类抗心律失常的药物。兼有正性肌力作用，一定血药浓度内长期用药不会出现一般抗心律失常药物的负性肌力作用和致心律失常作用；同时具有扩张冠状动脉血管、降血压及增加冠状动脉血流量、改善心肌供氧对抗心肌缺血的作用。研究显示黄杨宁可延长心肌细胞的动作电位时程和有效不应期，能抑制包括乌头碱在内的各种因素诱导的离体心房的心律失常。盐酸小檗碱又名黄连素，具有清热解毒、抗感染的功效。小檗碱能增强乙酰胆碱的作用，而乙酰胆碱则可增高膜的钾电导，增加心肌细胞可 K^+ 外流，改善心肌功能，使心肌收缩增强。动物细胞电生理学实验证明，小檗碱可使豚鼠心室肌动作电位时程增宽（以 2 相为主），有效不应期延长。小檗碱可分别延长心房、心室 ERP（有效不应期）和功能不应期，而对心房、心室相对不应期无影响。延长心肌 APD（动作电位时程）及 ERP，增加 ERP/APD 比值，这有利于打断折返环并使之不易形成，这可能是黄连素抗心律失常的主要机制。为了既能够维持窦性心律防治房颤复发，又减少抗心律失常药物致心律失常作用及毒副作用，有研究报告利用小檗碱扩张血管、心脏抑制的作用，给予房颤患者特别是老年人口服小檗碱片，取得了良好疗效。

经临床及实验研究证实，中药不仅能改善心肌供血，降低心肌耗氧，而且有较好的抗心律失常作用，研究较多的有炙甘草、苦参、黄连、青蒿、黄芪、常山、甘松、人参、麻黄等。炙甘草具有强心利尿、抗休克、抗心律失常之药理作用，可降低异位起搏点的兴奋性，调节心脏传导功能，减轻动脉粥样硬化，提高机体应激能力。苦参对心动过速、过缓、房早、室早及房颤均有较好疗效。所含苦参碱有奎尼丁样作用，通过影响心肌细胞膜 K^+、Na^+ 转运系统，降低心肌应激性，从而可抗心律失常。黄连中的小檗碱可抑制 Na^+ 通道、阻滞 Ca^{2+} 通道、抑制 K^+ 内流，增加浦肯野纤维和心室肌细胞的动作电位时间。青蒿能抑制离体心肌细胞内向整流钾通道，从而降低心肌细胞自律性，延长动作电位时程。

目前，虽然涌现出了许多抗心律失常的新疗法，但药物治疗仍是控制心律失常的最主要方法。单纯西药治疗的毒副作用日益明显，不仅具有严重的心脏外毒性，而且有可能引发新的心律失常，甚至使原心律失常症状进一步恶化。中西医结合疗法不但可以降低单纯西药的毒副作用，更重要的是在调整机体的整体机能方面具备显著的优势，能显著降低冠心病患者的猝死率、提高心律失常患者射频消融手术的成功率、改善冠心病心律失常患者的生活质量。因此，中西医结合疗法已越来越受到临床医生的重视。

心律失常的中西医结合防治策略：中西医取长补短，以便更好地发挥各自的优势；采用中医药进行术前调理，改善冠心病心律失常患者的身体基础条件，为心导管射频消融等手术治疗措施创造条件，提高手术治疗成功率；采用中医药进行术后调理，稳定射频消融等手术治疗疗效，防止复发；与西药配合治疗，增强疗效，探讨中、西药配合的最佳方案；减轻或消除西药及手术治疗的毒副作用；对无须或不适合西药及手术治疗的轻型患者可仅用中医药治疗，以达到治愈或防止病情恶化的目的；对无法采用西药及手术治疗的重型患者可用中医药治疗，以控制病情发展，改善不适症状，提高患者的生存质量。

　　随着分离技术的提高和电生理技术的发展，抗心律失常中药的研究已取得了突破性的进展，由于分离技术的提高，抗心律失常中药的研究已经从复方、单味药深入有效的单体成分；细胞膜片钳技术的发明，使人们对抗心律失常中药的作用机制的研究和认识已经从器官水平深入细胞、分子水平。相信在不久的将来，随着电生理技术广泛应用于中医中药的研究，许多不被人们知道的中药作用的机制将被揭示。

第十九章 康复教育法

有效的健康教育可以使心脏病患者积极参与疾病防治，并更好地理解治疗方案，提高治疗的依从性，同时有助于控制危险因素，从而改善患者的生活质量，降低死亡率。通过健康教育促进心脏健康显得尤为重要。

一、健康教育实施程序

健康教育程序与医疗、护理程序一样，是科学的思维方法和工作方法，是确保患者健康教育效果的重要保证。患者健康教育包括评估教育需求、确定教育目标、制订教育计划、实施教育计划和评价教育效果5个步骤。

1. 健康教育评估 通过调查分析，了解患者需要学习的知识和掌握的技能，为确定教育目标、制定教育计划提供依据。

（1）评估内容：评估教育需求主要从以下4个方面考虑。①患者对疾病或健康问题的知识水平；②患者对健康教育的态度；③患者的学习能力；④患者的环境因素。评估的内容包括年龄、文化程度、对知识的接受能力、对健康的理解和关注程度、目前的饮食、运动习惯和生活方式、目前的病变程度、服药的依从性、患者的情绪状态、家庭和社会支持系统等。

（2）评估方法：①直接评估通过与患者的接触、谈话直接获得。②间接评估通过阅读患者的病历、分析病史及健康影响因素获得。

2. 确定教育目标 确定教育目标即明确患者及其家属的教育目标，为制订教育计划奠定基础。

3. 制订教育计划 教育计划主要由教育时间、场所、内容、教育人员及方法和工具5个部分组成。①教育时间：从患者入院到离开医院期间，均为健康教育时机。②教育场所：患者健康教育应在适宜的场所进行，以免使患者或家属感到不安或尴尬。③教育内容：教育内容应根据患者的具体情况决定，确保其针对性。④教育人员：患者健康教育是一个完整的教育系统，医院内的工作人员应根据患者和家属的需求，提供相应的健康教育。⑤教育方法及工具：根据患者的特点，选择恰当的教育方法和工具，以增进教育的效果。

4. 实施教育计划 教育方法：①语言教育；②书面教育；③实物教育。教育形式：①针对不同病情、不同知识层次、疾病的不同阶段给予一对一的个别指导。②每周一次专题讲座集中讲解冠心病的病因、症状、治疗及康复知识。③组织患者一起小组讨论交流。④电话教育及随访，对出院患者登记在册，定期给予电话或上门督促指导，指导其合理饮食、安全服药、适量运动、定期复查。为确保计划的顺利实施，应特别注意：①注重信息的双向传播；②适当重复重点内容；③采取多种教育方法和方式；④注重教育者的态度。

5. 评价教育效果 在健康教育过程中，注重随时评估，及时了解教育效果，给予强化和调整，使教育活动在不断的监控中逐步完善，顺利达到预期目标。通过教育—评价—反馈—再教育的过程，不断评估教育策略、教育内容是否适合。①评价教育需求：评价以往患者教育需求的评估是否准确、完整。②评价教学方法：评价教育方法是否恰当、教育者是否称职、教材是否适宜。③评价教育目标的实现程度：目标有不同的层次，前一层次的目标往往是下一层次目标的基础。评价时，应参照计划目标，在活动的不同时期进行不同的评价。

二、康复教育内容

（1）心血管病康复的基本概念。

（2）日常生活的自我管理。

（3）心血管系统疾病、危险因素、症状识别和自我管理的知识。

（4）运动的作用和有关合适的运动模式的知识。

（5）正确和合理使用心血管常用药物的知识。

（6）自我情绪和睡眠管理技巧。

（7）营养的重要性，并保持良好营养状况。

（8）中医药防治知识。

三、健康教育的实施方法

1. 程序化健康教育 将健康教育的操作体系从一般知识的"灌输"转变为以患者为中心、个性化的教育计划的设计、实施和监测评价，体现了人性化服务的理念，能有针对性地与患者沟通交流及实施教育。

2. 健康教育路径 是一种针对性、预见性、计划性的健康教育方法，有利于患者掌握健康知识，主动参与诊疗和护理，有利于患者自我监测，提高患者对健康教育方法的满意度和生活质量。

设计良好的教育方案：①确定患者的基本理解能力；②激发患者的求知欲望；③应用证据；④有计划的教育策略，如计算机辅助教育是最新的患者教育方法；⑤制订患者长期行动计划；⑥家庭成员对患者教育的配合；⑦提醒、重复和强化。

四、健康教育效果的评价指标

（1）血脂、血压指标达标率。

（2）知-信-行水平。以知-信-行理论为基础，采用冠心病知识问卷、行为调查问卷等来评价患者教育前后的变化。

（3）生存质量。作为一种新的健康指标，能全面评价患者生理、心理、社会生活方面的情况，评价的主体是被测量者。

（4）成本—效益分析。医疗费用、保健服务费用、每人每年花费以及质量调整生命年（将不同生活质量的生存年数换算成生活质量相当于完全健康的人的生存年数）作为主要的结果评价指标。

第二十章　康复监护和急性事件处理

第一节　康复监护

冠心病康复监测十分重要。通过监测，可发现致命性或潜在致命性心律失常，监测心肌缺血情况，随时了解患者的心脏状态。

在院内康复活动期（第二期）和院外恢复初期（第三期），需要密切的监护。有些情况需持续监测。

一、持续监测的指征

（1）心脏性猝死的幸存者。

（2）心肌梗死有并发充血性心衰、心源性休克、严重室性心律失常病史者。

（3）重度左心室功能低下。

（4）运动时收缩期血压下降。

（5）运动可引起明显心肌缺血 ST 段下移 2 mm 者。

（6）休息或运动时有严重心律失常者。

（7）因为身体智力障碍或明显心理障碍如压抑等，不能自我监测心率者。

（8）具有明显合并症，如严重糖尿病、肺功能不全等。

（9）起搏器植入、瓣膜置换术后。

二、临床监护内容

（1）患者的表现。

（2）症状、药物反应。

（3）测量心率、血压、体质量（特别是合并心衰时）。

（4）了解自我感觉劳累强度。

三、警告性症状和体征

警告性症状和体征是预示即将发生心血管急症的症状和体征，通常包括心绞痛、心律失常、晕厥或晕厥前症状（特别是伴有心律失常时）、左心功能不全或充血性心衰等。一旦出现警告性症状或体征，立即进行相关检查及妥善处理。

四、心电监护操作规程

（1）清洁皮肤可用丙酮或乙醚乙醇混合液，必要时剃毛并用细砂皮纸轻轻磨去表皮。

（2）电极贴敷部位：①标准导联：两侧锁骨下以及左锁骨中线第 7 肋间。②模拟 V_1 导联：两侧锁骨下以及胸骨右缘第 4 肋间。③模拟 V_5 导联：两侧锁骨下以及左锁骨中线第 5 肋间。

（3）连接导线并与中心站相接。

（4）监测时间根据患者病情需要而定。

五、注意事项

（1）监测内容为心率、心律、ST 段变化等。

（2）分析 ST 段的变化时应注意基础心电图的 ST 段状况。

（3）注意心电变化与临床表现的关系及临床意义。

（4）发现急症情况，及时进行相应处理。

（5）注意心电干扰信号，以免误诊。

（6）电极贴时间过长，易损伤皮肤，应定期更换。

（7）现在的心电监测常伴血压、血氧等监测，应综合监测。

第二节　危重心律失常的急诊处理

危重心律失常指引起严重的血流动力学改变而致低血压、心衰，甚至猝死的心律失常，需紧急抢救治疗。早期观察，早期发现，早期处理是关键。

一、宽 QRS 波心动过速

宽 QRS 波心动过速以室性心动过速最为常见，也可见于快速室上性心律失常伴有束支或室内传导阻滞、房室旁路前传。

（1）首先判断血液动力学状态。若不稳定，直接同步电复律。

（2）血液动力学稳定者，询问病史，查阅可及的既往病历材料，了解既往发作情况、诊断和治疗措施。

（3）若无法判断类型，不要求急性情况下精确诊断，按照室性心动过速处理。

二、持续性单形性室性心动过速

持续性单形性室性心动过速是指发作持续时间>30 s，或虽然<30 s，但伴血流动力学不稳定。分为伴有器质性心脏病的单形性室性心动过速和不伴有器质性心脏病的特发性室性心动过速。

1. 有器质性心脏病的持续性单形性室性心动过速　有血液动力学障碍者立即同步

直流电复律。血液动力学稳定的单形性室性心动过速可首先使用抗心律失常药，也可电复律。抗心律失常药物：首选胺碘酮，静脉胺碘酮应使用负荷量加维持量的方法。胺碘酮的首次负荷剂量通常为 1.5~2.5 mg/kg，稀释后于 10 min 内缓慢静脉注入，血压许可和必要时可重复，直到总量达 9 mg/kg。维持量为 1.0~1.5 mg/min 静脉滴注 6 h，根据病情逐步减至 0.5 mg/min，维持静脉滴注，24 h 总量可达 20 mg/kg，若有口服胺碘酮指征，可于静脉使用当天开始，起始剂量每次 200 mg，每日 3 次。在胺碘酮不适用或无效时，或合并心肌缺血时利多卡因作为次选药。电击成功复律后也应选用胺碘酮，口服负荷法维持。其他可应用的药物还有索他洛尔。索他洛尔适用于血流动力学稳定的患者，不宜用于有明显血流动力学变化，需要快速足量用药的患者。应用时采用 1~1.5 mg/kg 的剂量，以 10 mg/kg 的速度静脉滴注，每日总量宜< 320 mg，以免诱发心律失常（如尖端扭转型室速）。应用药物种类一般不要超过一种，因为抗心律失常药物之间的相互作用相当复杂，相继应用 2 种或以上的药物容易出现心动过缓、低血压、尖端扭转性室速等副作用。当一种抗心律失常药经过适宜剂量不能终止心律失常时，应考虑电转复。不到迫不得已，一般不要联合使用抗心律失常药。

2. 无器质性心脏病的单形性室性心动过速 大多数特发室性心动过速血流动力学稳定，但持续发作时间过长或有血流动力学改变者宜电转复。对起源于右室流出道的特发性室性心动过速可选用维拉帕米、普罗帕酮、β 受体阻滞剂或利多卡因。对左室特发性室性心动过速，首选维拉帕米，也可使用普罗帕酮。

三、多形性室性心动过速

多形性室性心动过速常见于器质性心脏病。持续性多形性室性心动过速可蜕变为心室扑动或心室颤动。血液动力学不稳定的多形性室性心动过速应按心室颤动处理。

QT 间期正常的多形性室性心动过速应积极纠正病因和诱因，如对急性冠状动脉综合征患者纠正缺血，有利于室性心律失常控制。偶尔出现的短阵性多形性室性心动过速，没有严重血流动力学障碍，可观察或口服 β 受体阻滞剂治疗，一般不需静脉抗心律失常药物。纠正病因和诱因同时，若室性心动过速发作频繁，可应用 β 受体受体阻滞剂、胺碘酮或利多卡因。

伴短联律间期的多形性室性心动过速血流动力学稳定者首选静脉应用维拉帕米终止发作。维拉帕米无效者，可选用静脉胺碘酮。血流动力学不稳定或蜕变为心室颤动者即刻电复律。口服维拉帕米或普罗帕酮、β 受体阻滞剂预防复发。建议植入 ICD。

儿茶酚胺敏感性多形性室性心动过速（CPVT）发作伴血流动力学障碍时，首选同步直流电复律。血流动力学稳定者，首选 β 受体阻滞剂。儿茶酚胺敏感性室性心动过速是一种少见的家族遗传性恶性心律失常，表现为无器质性心脏病或心电图正常的个体在运动或情绪激动时诱发的交感神经活性增强而发作的双向性、多形性室性心动过速。β 受体阻滞剂交感兴奋是 CPVT 发作的必要条件，因此 β 受体阻滞剂是治疗有效药物。β 受体阻滞剂适用于所有临床症状的个体和 RyR2 突变而无临床症状或有运动试验诱发室性心律失常等病史的个体。尽可能地应用大剂量的 β 受体阻滞剂，并应不断加量，直至运动激发试验不能诱发发作，并应定期检查测试。关于 β 受体阻滞剂的靶剂量，目前尚无定论。有学者将运动负荷试验中最快心率下降 30 次/min 或<110 次/min 作为治疗目标。全剂量 β 受体阻滞剂长期治疗可防止大多数的患者再次发生晕厥。患者避免剧烈运动、控制情绪波动以避免交感神经兴奋。RyR2 突变个体存在明显的 Ca^{2+} 依赖性 Ca^{2+} 释放，导致肌浆网中 Ca^{2+} 泄漏而引发胞浆内钙离子超载，从而引发延迟后除极，触发活动及室性心律失常的发作。因此，L-型 Ca^{2+} 通道阻滞剂成为 CPVT 个体较为理想的选择。在 β 受体阻滞剂最大允许治疗量的基础上，联合维拉帕米治疗，可明显降低运动试验时的室性心律失常负荷，减少运动试验过程中的室性早搏数量，并提高室性心律失常发作的阈值。氟卡尼作为 I c 类抗心律失常药物，具有阻断 RyR2 通道作用，这也是抗心律失常领域一项重要发现。它可以直接作用于 CPVT 分子缺陷靶点，达到靶向治疗的目的。氟卡尼可显著降低运动试验诱发 CPVT 个体室性心律失常的负荷量，用于已经使用 β 受体阻滞剂治疗或联合 Ca^{2+} 拮抗剂治疗而仍伴有症状或活动及情绪激动诱发的室性心律失常患者。也用于不能耐受 β 受体阻滞剂治疗的 CPVT 个体及伴有严重症状的 RyR2 突变个体。

四、尖端扭转性室性心动过速

尖端扭转性室性心动过速常表现为反复发作的阿-斯综合征，重者发生心脏性猝死。心电图显示 QT 间期延长（校正的 QT 间期女性>480 ms，男性>470 ms）。可分为获得性和先天性 QT 间期延长综合征，获得性多见。

获得性 QT 间期延长的尖端扭转性室性心动过速常由药物（如某些抗心律失常药、利尿药、三环类抗抑郁药等），电解质紊乱（如低血钾、低血镁、低血钙），心脏本身疾病如心动过缓、心肌缺血、心功能不全等引起，也可为颅内高压、酗酒等所致。首要措施是寻找并停用一切可引起 QT 间期延长的药物或纠正相关因素。硫酸镁缓慢静脉注射用于发作频繁且不易自行转复者，静脉输注用于发作不严重者，直至 TdP 减少和 QT 间期缩短至 500 ms 以内。临时起搏适用于并发性心动过缓或有长间歇者。常需 70~90 次/mm 或更快频率起搏，以缩短 QT 间期，抑制 TdP 的发作。与心动过缓相关的 TdP，未行临时起搏治疗前，异丙肾上腺素可用于提高心室率，但不宜用于先天性 QT 间期延长综合征或冠心病患者。部分获得性 QT 间期延长合并 TdP 的患者可能存在潜在遗传基因异常，上述治疗措施无效时，临时起搏基础上可考虑 β 受体阻滞剂和利多卡因治疗。

先天性 QT 间期延长所致的 TdP 有自限性，一般可自行终止。不能自行终止者，应给予电复律治疗。β 受体阻滞剂可作为首选药物，急性期即可开始应用。可使用非选择性的 β 受体阻滞剂普萘洛尔，也可选其他制剂。通常所需剂量较大，应用至患者可耐受的最大剂量（静息心率维持 50~60 次/min）。利多卡因及口服美西律对先天性 QT 间期延长综合征第 3 型可能有效。急性期处理后，应评价是否有埋藏式体内除颤器（ICD）指征。植入 ICD 是预防心源性猝死的有效方法。

五、心室颤动/无脉性室性心动过速

心室颤动/无脉性室性心动过速属于血流动力学不可耐受型，尽早进行规范的心肺复苏（CPR）尽早电复律，一旦取得除颤器，立即予以最大能量（双相波 200 J，单相波 360 J）非同步直流电复律。电复律后立即重新恢复 CPR，进行 5 个周期的按压与通气（30∶2）后再判断循环是否恢复，确定是否需再次电复律。实行至少 1 次电复律和 2 min CPR 后，心室颤动／无脉室性心动过速仍持续时，可静脉应用肾上腺素，之后再次电复律。当 CPR、电复律和肾上腺素无效时，可快速静脉滴注胺碘酮，之后再次电复律。在无胺碘酮或不适用时，可用利多卡因。心室颤动或室性心动过速终止后，应进行复苏后处理，并处理导致心搏骤停的病因及诱因。

六、室性心动过速／心室颤动风暴

室性心动过速／心室颤动风暴是指 24 h 内自发的室性心动过速／心室颤动≥2 次，并需紧急治疗的临床症候群。心梗或急性心肌缺血，心力衰竭是高危因素。离子通道病如长 QT 综合征、短 QT 综合征、Brugada 综合征、儿茶酚胺敏感性多形性室速、不明原因夜间死亡综合征等，以及致心律失常性右室心肌病、肥厚性心肌病、致密化不全性心肌病等均为常见原因。而电解质紊乱、药物影响、精神刺激，心电图长短周期现象，RonT 室早等则为心室电风暴的常见促发因素。药物是治疗基础。心室电风暴有极高的致死性，在电风暴发作期尽快进行电除颤和电复律是恢复血流动力学稳定的首要措施，特别对于室颤、无脉型室速、尖端扭转性室速等患者更为重要。由于患者本身已处于交感神经激活状态之中，电复律后心律失常常可能再次复发，而反复的室颤、反复的电除颤能使患者发生继发性交感风暴，形成恶性循环，常表现顽固、持续复发而反复的室速或室颤，因此，在治疗心室电风暴的过程中不能完全依赖电复律，必须将电复律与药物疗法结合起来。

心室电风暴时，交感神经过度激活，心肌应激性增加及心电活动不稳定性的增加导致恶性心律失常室速／室颤发生，此时往往治疗有效的药物（如胺碘酮、利多卡因）变得无效或疗效不佳。尽快静脉应用 β 受体阻滞剂。β 受体阻滞剂能逆转心室电风暴时的多种离子通道的异常，抑制 Na^+、Ca^{2+} 内流增加及 K^+ 外流增加，兼有阻断钠、钾、钙三种离子通道作用。能作用于交感神经中枢，抑制交感神经过度激活，降低心率使室颤阈值升高。临床常用的静脉注射 β 受体阻滞剂包括美托洛尔和艾司洛尔：①美托洛尔：起效时间 2 min，达峰时间 10 min，作用衰减时间 1 h，持续时间 4~6 h。给药方法为负荷量：首剂 5 mg，加液体 10 mL 稀释后 1 mg/min，间隔 5~15 min 静脉推注，可重复 1~2 次。15 min 后改为口服维持。②艾司洛尔：起效时间<5 min，达峰时间 5 min，清除半衰期 9 min，作用维持 10 min 后迅速降低，20~30 min 作用消失，停药后 24 h 内>88% 药物以无活性的酸性代谢产物由尿中排出。给药方法为负荷量：0.5 mg·kg/min；维持量：按 0.05 mg·kg/min 的速度静脉滴注，必要时滴速可增加到 0.3 mg·kg/min。应用艾司洛尔，病情稳定后，应逐渐减量，切不可突然停药，以防交感神经兴奋性出现反弹，引发新一轮电风暴。部分患者电风暴的特殊性在于室速和室颤都发生于窦性心动过缓和室早的长间歇之后，即长短周期现象诱发心律失常。应用大剂量 β 受体阻滞剂药物可加重这种长短周期现象，可配合应用临时起搏器治疗，以稍快的心室起搏消除这种长短周期现象，预防和治疗这种恶性心律失常。积极补钾补镁，血钾应维持在 4.5 mmol/L 以上，血镁即使正常者，补镁也能获得积极效应。Brugada 综合征发生电风暴或早期复极综合征发生心室电风暴伴心率缓慢时，首选异丙肾上腺素。此外，尚有冬眠疗法、全身麻醉、抗焦虑等药物治疗，在治疗电风暴急性发作时可起到辅助作用。

对于可祛除电风暴病因和诱因的患者，病因治疗是及时终止和预防电风暴再发的基础，如尽快实施缺血心肌再灌注治疗。心力衰竭患者的肾素-血管紧张素系统和交感-肾上腺系统拮抗剂的联合应用，瓣膜性心脏病的瓣膜矫治，精神心理障碍、电解质紊乱和酸碱平衡失调的纠治，积极补钾补镁，医源性致病因素的祛除等常可使电风暴易于纠正和预防再发。稳定期多数采用 β 阻滞剂与胺碘酮联合口服治疗。另外，目前强调心律失常的上游治疗，包括 ACEI、ARB、抗醛固酮、他汀强化药物治疗等。非药物治疗包括植入 ICD 和调整 ICD 若患者已安装 ICD，应调整 ICD 的参数，以便能更好地识别和终止心律失常发作。必要时评价射频消融的可能性。

七、预激综合征合并心房颤动与心房扑动

预激综合征合并心房颤动时可造成极快的心室率，出现严重症状，少数患者还可诱发严重室性心律失常。由于预激综合征合并心房颤动与心房扑动血流动力学常不稳定，若短时间内不能自行终止，应首选同步电复律。预激综合征合并心房颤动与心房扑动时可以使用胺碘酮或普罗帕酮。药物效果不好时应尽早电复律。禁用洋地黄、β受体阻滞剂、非二氢吡啶类钙拮抗剂。复律后建议患者接受射频消融治疗。

对于血流动力学尚稳定患者可考虑药物复律。①胺碘酮首剂可给予 150 ~ 300 mg 负荷量，后给予 1 mg/min 静脉泵入维持，6 h 后予 0.5mg/min 维持。也可采用 5 mg/kg，静脉输注 1 h，继之 50 mg/h 静脉泵入。器质性心脏病及心功能不全患者可作为首选用药。②普罗帕酮 2 mg/kg 稀释后静脉推注，要求推注时间至少 10 min。如无效，可在 15 min 后重复，最大使用剂量为 280 mg。有器质性心脏病及心功能不全患者慎用。③伊布利特静脉注射。伊布利特能延长离体或心肌细胞的动作电位，延长心房和心室的不应期，即发挥Ⅲ类抗心律失常药物的作用。用法：体重 ≥ 60 kg 者，首次给以 1 mg 缓慢静脉注射，体重低于 60 kg 者，给予 0.01 mg/kg 缓慢静脉注射。若无效，10 min 后可相同剂量再次注射。由于伊布利特延迟复极，导致 QT 间期延长，使用后注意心电图监测观察至少 4 h，或者等到 QTc 恢复到基线。

八、缓慢性心律失常

缓慢性心律失常是指窦性心动过缓、窦性静止、传导阻滞（主要是窦房传导阻滞、房室传导阻滞）等以心率减慢为特征的疾病。应积极寻找并治疗可逆性诱因。轻度的心动过缓（如心率 50~60 次/min）若无症状或仅有轻微症状可观察，不需紧急处理。症状性心动过缓给予药物治疗。阿托品可用于窦性心动过缓、窦性停搏、二度Ⅰ型房室传导阻滞。不宜用于二度Ⅱ型房室传导阻滞、三度房室传导阻滞伴室性逸搏心律的患者。多巴胺、肾上腺素、异丙肾上腺素可用于阿托品无效或不适用的症状性心动过缓患者，也可用于起搏治疗前的过渡。多巴胺可以单独使用，也可以和肾上腺素合用，

合并急性冠状动脉综合征时应慎用。对症状性心动过缓，应尽早实行起搏治疗。心室停搏或无脉性电活动为无灌注节律，应实施心肺复苏。

第三节　高血压急症

高血压急症指血压短时间内严重升高（通常 BP>180/120 mmHg）并伴发进行性靶器官损害的表现。高血压急症危害严重，通常需立即进行降压治疗以阻止靶器官进一步损害。

一、紧急降压原则

对于多数高血压急症，通常需持续静脉使用降压药物；遵循个体化、小剂量开始、依据目标调整降压的原则；有计划、分步骤地快速平稳降低血压以保护靶器官是选择静脉制剂的根本原则。

具体的药物选择包括依据临床情况，选择下列药物的单独或联合使用。①急性主动脉夹层可单用拉贝洛尔，或者尼卡地平、乌拉地尔、硝普钠联用艾司洛尔、美托洛尔。②高血压脑病选用乌拉地尔、拉贝洛尔、尼卡地平等。③脑血管意外中，急性出血性脑卒中选择拉贝洛尔、尼卡地平、乌拉地尔、利尿剂等；急性缺血性脑卒中选用尼卡地平、拉贝洛尔、艾司洛尔、乌拉地尔等。④急性心力衰竭选用硝普钠、拉贝洛尔、硝酸甘油、奈西立肽、乌拉地尔、利尿剂。⑤急性冠状动脉综合征选用硝酸甘油、艾司洛尔、拉贝洛尔、尼卡地平。⑥围手术期高血压急症选用艾司洛尔、拉贝洛尔、乌拉地尔、尼卡地平等。⑦肾功能衰竭选用尼卡地平、拉贝洛尔等。⑧急进性或恶性高血压选用硝普钠、拉贝洛尔、乌拉地尔。⑨嗜铬细胞瘤选用尼卡地平、乌拉地尔、酚妥拉明等。

二、药物治疗

1. 硝普钠　开始剂量为 0.5 $\mu g \cdot kg/min$，根据疗效逐渐以 0.5 $\mu g \cdot kg/min$ 递增，通常维持剂量 3 $\mu g \cdot kg/min$，极量 10 $\mu g \cdot kg/min$，如已达极量，经 10 min 降压效果仍不理想，应考虑停药。

2. 硝酸甘油　开始时以 5~10 $\mu g/min$ 速率静脉滴注，然后以每 3~5 min 增加 5~10 $\mu g/min$ 的速率达到满意疗效，极量通常为 100 $\mu g/min$，合并肺水肿者极量可至 200 $\mu g/min$。主要用于合并急性肺水肿及急性冠脉综合征的高血压急症，并不常规用于其他高血压急症。

3. 尼卡地平　开始时从 0.5 $\mu g \cdot kg/min$ 静脉滴注，逐步增加剂量将血压降至目标水平，一般剂量为 0.5~6 $\mu g \cdot kg/min$，作用持续时间可至停药后的 30~60 min。一旦血压控制后，可改为口服给药，口服治疗应在静脉给药停止前至少 1 h 开始，以便保持序贯治疗的连续性。

4. 地尔硫䓬　主要用于高血压危象或急性冠脉综合征，通常以每小时 5~15 $\mu g \cdot$

kg/min 速率静脉滴注，根据血压变化调整速率。

5. 乌拉地尔　适用于大多数高血压急症（多数高血压急症发作时均存在不同程度交感神经亢进），对嗜铬细胞瘤引起的高血压危象有特效。治疗高血压急症时可12.5 mg稀释后静脉滴注，通常5 min 内起效，10~15 min 后效果不明显可重复应用，必要时还可加大剂量至 25 mg 静脉滴注。也可静脉泵连续输注，乌拉地尔 100 mg 稀释至50 mL（静脉滴注最大药物浓度为 4mg/mL），推荐初始速度为 2 mg/min，依据降压需要调整速度。

6. 酚妥拉明　通常从小剂量开始，一次 5~10 mg 静脉注射，20~30 min 后可按需要重复给药，或予 0.5~1 mg/min 静脉滴注。

7. 拉贝洛尔　用于治疗多种类型高血压，特别适用于妊娠高血压、妊娠合并原发性高血压、老年人嗜铬细胞瘤危象及高血压脑病等。开始时缓慢静脉注射 25~50 mg，以后可以每隔 15 min 重复注射，总剂量不超过 300 mg，也可以 1~4 mg/min 速率静脉滴注。

8. 艾司洛尔　适用于除合并心力衰竭肺水肿以外的大多数临床类型的高血压急症，尤其是围手术期包括手术麻醉过程中的血压控制。本药即刻控制量为 1 mg/kg，在 30 s 内静脉注射，继之以 0.15 mg·kg/min 静脉滴注，最大维持量为 0.3 mg·kg/min。

9. 利尿剂　用于存在继发充血或容量超负荷的急性心力衰竭或肾衰竭患者。在急性心力衰竭中使用袢利尿剂，初始剂量建议注射呋塞米 20~40 mg（布美他尼 0.5~1 mg，托拉塞米 10~20 mg），随后也可考虑连续静脉注射使用。

10. 可乐定　常用剂量为 0.15 mg 缓慢静脉注射或肌内注射，24 h 内总量不宜超过0.75 mg。

11. 其他药物　菲诺多泮初始剂量常为 0.1 μg·kg/min，在达到降压目标前，每15~20 min 增加 0.05~0.1 μg·kg/min，有效剂量为 0.1~1.6 μg·kg/min。镇静剂：根据病情选用适当的镇静剂，如有脑功能障碍可静脉给予地西泮，出现心绞痛、急性心力衰竭或心肌梗死者可给予吗啡或者哌替啶 50~100 mg。

第四节　急性心力衰竭

急性心力衰竭是指由于急性心脏病变引起心排血量显著、急骤降低导致组织器官灌注不足和急性瘀血综合征。急性心衰是临床常见急诊之一，是年龄大于 65 岁患者住院的主要原因。大部分为原有慢性心衰的突然恶化，占住院急性心衰的 70%，新发的急性心衰（如在急性心肌梗死后、心肌炎、高血压型急性心衰等）占急性心衰住院的20%左右。

一、一般处理

1. 体位　静息时明显呼吸困难者应半卧位或端坐位，双腿下垂以减少回心血量，降低心脏前负荷。

2. 吸氧 适用于低氧血症和呼吸困难明显（尤其指端血氧饱和度<90%）的患者。应尽早采用，使患者 $SPO_2 \geqslant 95\%$。必要时还可采用无创性或气管插管呼吸机辅助通气治疗。

3. 静脉通道 开放 2 根静脉通道并保持通畅。必要时可采用深静脉穿刺置管，以随时满足用药的需要。

4. 出入水量 肺瘀血、体循环瘀血及水肿明显者应严格限制饮水量和静脉输液速度，对无明显低血容量因素者的每天摄入液体量一般宜在 1500 mL 以内，不要超过 2000 mL。保持每天水出入量负平衡约每日 500 mL，以减少水钠潴留和缓解症状。

二、药物治疗

1. 镇静剂 吗啡 2.5~5.0 mg 静脉缓慢注射，亦可皮下或肌内注射。亦可应用哌替啶 50~100 mg 肌内注射。阿片类药物如吗啡可减少急性肺水肿患者焦虑和呼吸困难引起的痛苦。此类药物也被认为是血管扩张剂，降低前负荷，也可减少交感兴奋。应用吗啡应密切观察疗效和呼吸抑制的不良反应。伴明显和持续低血压、休克、意识障碍、COPD 等患者禁忌使用。

2. 利尿剂 适用于急性心衰伴肺循环和（或）体循环明显瘀血以及容量负荷过重的患者。襻利尿剂如呋塞米、托拉塞米、布美他尼静脉应用可在短时间里迅速降低容量负荷，应及早应用。临床上利尿剂首选呋塞米，先静脉注射 20~40 mg，继以静脉滴注 5~40 mg/h，其总剂量在起初 6 h 不超过 80 mg，起初 24 h 不超过 200 mg。如果平时使用襻利尿剂治疗，最初静脉剂量应等于或超过长期每日所用剂量。托伐普坦用于充血性心衰、常规利尿剂治疗效果不佳、有低钠血症或有肾功能损害倾向患者，可显著改善充血相关症状，且无明显短期和长期不良反应。每日 7.5~15.0 mg 开始，疗效欠佳者逐渐加量至 30 mg。

3. 洋地黄类 毛花苷 C 0.2~0.4 mg 缓慢静脉注射，2~4 h 后可以再用 0.2 mg，伴快速心室率的房颤患者可酌情适当增加剂量。

4. 血管扩张药物 用于急性心衰早期阶段。收缩压水平是评估此类药是否适宜的重要指标。收缩压>110 mmHg 的患者通常可安全使用；收缩压在 90~110 mmHg，应谨慎使用；收缩压<90 mmHg，禁忌使用。主要有硝酸酯类、硝普钠、重组人 BNP（rhB-NP）、乌拉地尔、酚妥拉明，但钙拮抗剂不推荐用于急性心衰的治疗。①硝酸酯类药物：硝酸甘油静脉滴注起始剂量 5~10 μg/min，每 5~10 min 递增 5~10 μg/min，最大剂量 100~200 μg/min；亦可每 10~15 min 喷雾一次（400 μg），或舌下含服每次 0.3~0.6 mg。硝酸异山梨酯静脉滴注剂量 5~10 mg/h，亦可舌下含服每次 2.5 mg。②硝普钠：宜从小剂量 10 μg/min 开始，可酌情逐渐增加剂量至 50~250 μg/min，静脉滴注，疗程不要超过 72 h。由于其强效降压作用，应用过程中要密切监测血压，根据血压调整合适的维持剂量。③rhBNP（新活素、奈西立肽）：先给予负荷剂量 1.5~2 μg/kg 静脉缓慢推注，继以 0.01 μg·kg/min 静脉滴注；也可不用负荷剂量而直接静脉滴注。疗程一般 3 d，不超过 7 d。ACEI 在急性期、病情尚未稳定的患者不宜应用。AMI 后的急性心衰可试用，但起始剂量宜小。在急性期病情稳定 48 h 后逐渐加量，不能耐受 ACEI 者可应用 ARB。④乌拉地尔：适用于高血压性心脏病、缺血性心肌病（包括急性心肌梗死）

和扩张型心肌病引起的急性左心衰；可用于 CO 降低、PCWP>18 mmHg 的患者。通常静脉滴注 100~400 μg/min，可逐渐增加剂量，并根据血压和临床状况予以调整。伴严重高血压者可缓慢静脉注射 12.5~25 mg。重组人松弛素-2 具有多种生物学和血流动力学效应，可缓解患困难，降低心衰恶化病死率，耐受性和安全性良好，且对 HF-REF 或 HF-PEF 效果相仿，但对心衰再住院率无影响。

5. 支气管解痉剂　一般应用氨茶碱 0.125~0.25 g 以葡萄糖水稀释后静脉推注 10 min，4~6 h 后可重复一次；或以 0.25~0.5 mg·kg/min 静脉滴注。亦可应用二羟丙茶碱 0.25~0.5 g 静脉滴注，速度为 25~50 mg/h。此类药物不宜用于冠心病如急性心肌梗死或不稳定型心绞痛所致的急性心衰患者。

6. 肾上腺皮质激素　用于降低肺毛细血管通透性。

7. 正性肌力药物　①多巴胺：250~500 μg/min 静脉滴注。此药应用个体差异较大，一般从小剂量开始，逐渐增加剂量，短期应用。②多巴酚丁胺：该药短期应用可以缓解症状，但并无临床证据表明对降低病死率有益。用法：100~250 μg/min 静脉滴注。正在应用 β 受体阻滞剂的患者不推荐应用多巴酚丁胺和多巴胺。③磷酸二酯酶抑制剂：米力农，首剂 25~50 μg/kg 静脉注射（大于 10 min），继以 0.25~0.50 μg·kg/min 静脉滴注。④左西孟旦：首剂 12~24 μg/kg 静脉注射（大于 10 min），继以 0.1 μg·kg/min 静脉滴注，可酌情减半或加倍。对于收缩压<100 mmHg 的患者，不需要负荷剂量，可直接用维持剂量，以防止发生低血压。左西孟旦是一种具有多重作用机制的抗心衰药。它作为新型钙离子增敏剂，可增加心肌收缩力，但不增加心肌耗氧量。该药物不引起细胞内钙超载，故不易诱发恶性心律失常。它还可以通过激活腺苷三磷酸（ATP）敏感的钾通道使血管扩张，主要扩张外周静脉，降低心脏前负荷。此外，左西孟旦还兼具抗心肌缺血损伤、抑制磷酸二酯酶、促进一氧化氮合成、抗炎、抗氧化和抗凋亡的作用。左西孟旦可用于正接受 β 受体阻滞剂的患者，用于冠心病患者不增加病死率。推荐 0.1~0.15 μg·kg/min 静脉滴注，根据血压调整滴速。⑤ rhBNP 可以通过激活 NRP-A 受体预防成年大鼠心肌细胞肥厚的发生，敲除 BNP 基因可导致心肌细胞纤维化。rhBNP 还通过抑制不良的神经内分泌激活，发挥调节心肌和平滑肌细胞凋亡，抑制心肌纤维化和细胞外基质分泌的功效。因此，早期应用 rhBNP 对急性心梗合并急性左心衰患者的心室重塑有明显抑制作用。而对于低心排量伴收缩压降低的患者更倾向于选择左西孟旦。⑥托伐普坦（tolvaptan）为口服血管加压素 V_2 受体拮抗剂，作为一个新型利尿剂，能够选择性阻断肾小管上的精氨酸血管加压素受体，具有排水不排钠的特点。该药物特别适用于伴有顽固性低钠血症的心衰患者，既能减轻体质量和水肿，减轻心脏前负荷，又能使低钠血症患者的血钠正常化并改善血清渗透压。托伐普坦用于充血性心衰常规利尿剂效果欠佳、伴低钠血症或肾功能损害倾向的患者，可显著改善心衰症状且无明显不良反应。剂量每日 7.5~15.0 mg 开始，疗效欠佳者逐渐加量至 30 mg。对于严重低钠血症患者建议小剂量开始，防止血钠浓度上升过快引起渗透性脱髓鞘。⑦松弛素（relaxin）是一种血管活性肽激素，具有扩张血管、增加动脉顺应性的作用，用于 ADHF 的治疗。⑧参附注射液是具有回阳救逆、益气固脱功效的中药注射剂，参附注射液由红参和附片组成。动物实验与药理研究证实：①人参皂

苷能显著增强心肌收缩力，增加心输出量，减慢心率，减少心肌耗氧量，扩张周围血管，降低心脏前后负荷，改善心脏收缩和舒张功能；②去甲乌头碱是 β 受体激动剂，能明显加大心肌细胞搏动频率和幅度，增加心肌收缩力，增加心输出量。参附注射液具有正性肌力作用，在升压、稳压的同时能减慢心率，抑制肾素–血管紧张素–醛固酮系统，从而进一步改善心功能。

8. 后续处理　伴基础疾病的急性心衰：应针对原发疾病进行积极有效的治疗、康复和预防。原有慢性心衰处理方案与慢性心衰相同。

9. 辅助通气无气管插管的通气支持（无创性通气）　持续气道正压（CPAP）或无创性正压通气（NIPPV）是提供患者机械通气而无须气管内插管的一种方法。气管内插管和机械通气呼吸肌疲劳可通过呼吸频率减慢、高碳酸血症和意识障碍诊断，需要插管和机械通气：①缓解呼吸窘迫（减少呼吸肌做功）；②保护气道免于胃反流损伤；③改善肺部气体交换，逆转高碳酸血症和低氧血症；④保证支气管灌洗，预防支气管栓和肺不张。

10. 主动脉内球囊反搏泵（IABP）　在心源性休克或严重急性左心衰，主动脉内球囊反搏已成为标准治疗的一个组成部分：①对快速补液、血管扩张剂和正性肌力药物支持无反应；②明显二尖瓣反流或室间隔破裂并发的急性左心衰，使用 IABP 获得血流动力学稳定，以便进行明确诊断的检查或治疗；③左心衰竭伴严重心肌缺血，IABP 可为冠脉造影或血管成形术做准备。

11. 心室机械辅助装置　急性心衰经常规药物治疗无明显改善时，有条件的可应用此种技术。此类装置有：体外膜式人工肺氧合器（ECMO）、心室辅助泵（如可植入式电动左心辅助泵、全人工心脏）。

第五节　心源性休克

心源性休克是指由于心脏功能极度减退，导致心输出量显著减少，导致血压下降，重要脏器和组织供血严重不足，引起全身性微循环功能障碍，从而出现一系列以缺血、缺氧、代谢障碍及重要脏器损害为特征的一种综合征。其病因以急性心肌梗死最多见，严重心肌炎、心肌病、心包填塞、严重心律失常或慢性心力衰竭终末期等均可导致本病。本病死亡率极高，国内报道为 70%～100%，及时、有效的综合抢救可望增加患者生存的机会。

一、一般处理

平卧位、吸氧、镇痛，但老年人或呼吸抑制者禁用吗啡。

二、药物治疗

1. 静脉扩容　①扩容指征：凡无肺瘀血征象者，均应静脉补液，适当扩容。②液体的选择，以胶体液和晶体液并用为宜。如羟乙基淀粉、低分子右旋糖酐、0.9%氯化钠液、平衡液 500 mL 静脉滴注。③补液方法：以每分钟 10~20 mL 速度输入扩容剂，10~15 min 后，如 CVP 和 PWP 仍低或正常，可继续补血容量。如 CVP>150 mmH$_2$O 或增加值>50 mmH$_2$O，PWP>20 mmHg 或增加值>7 mmHg，出现闷气、咳嗽、呼吸或心率加快，则应停止扩容，继续观察。如补液后血压回升，休克征象改善，则继续维持给予液体。由于心源性休克的主要原因是泵衰竭，扩容是为了提供合适的前负荷，故补液应慎重，切勿过量招致急性肺水肿。

2. 血管活性药物应用 ①指征：静脉补液 0.5~1 h 后（500~600 mL），血压仍不回升，无血容量不足，肺毛细血管楔压在 14~18 mmHg 者。②拟交感神经药物的应用：多巴胺为首选。常用 1~20 μg · kg/min。多巴酚丁胺在多巴胺无效时可以选用，一般用量 1~15 μg · kg/min。间羟胺或去甲肾上腺素：在心源性休克，目前此两种药很少应用。仅用于血压严重低，应用多巴胺减量直至撤除。间羟胺（或去甲肾上腺素 0.5~1 mg）10~30 mg 加入 5%葡萄糖 100 mL 中静脉滴注。③血管扩张剂的应用：硝普钠常用 25~250 μg/min，应从小量开始，逐渐增加滴速，直至取得满意血流动力学疗效；酚妥拉明 5~10 mg 加入 5%葡萄糖 100 mL 中静脉滴注。常用 0.1~2 mg/min。治疗过程应注意提供足够的前负荷，即保证足够的有效血容量。④联合用药：常用多巴胺（平均 6 μg · kg/min）和硝普钠（平均 70 μg/min）联合静脉滴注。上述措施无效，有时还需与主动脉内气囊泵反搏并用。

3. 正性肌力药物的应用 ①洋地黄制剂：一般在急性心肌梗死的前 24 h，尤其是 6 h 内应尽量避免使用洋地黄制剂，在经上述处理休克无改善时可酌情使用西地兰 0.2~0.4 mg，静脉注射。②拟交感胺类药物：对心输出量低，肺毛细血管楔压不高，体循环阻力正常或低下，合并低血压时选用多巴胺，用量同前；而心输出量低，肺毛细血管楔压高，体循环血管阻力和动脉压在正常范围者，宜选用多巴酚丁胺。③双异吡啶类药物：常用氨力农 0.5~2 mg/kg，稀释后静脉注射或静脉滴注，或米力农 2~8 mg，静脉滴注。

4. 糖皮质激素的应用 早期（休克 4~6 h）可尽早使用糖皮质激素，如地塞米松（氟美松）10~20 mg 或氢化可的松 100~200 mg，必要时每 4~6 h 重复一次，共用 1~3 d，病情改善后迅速停药。

5. 纠正酸碱平衡电解质紊乱 常用 5%碳酸氢钠或克分子乳酸钠，根据血气分析结果计算补碱量。

6. 纳洛酮 首剂 0.4~0.8 mg，静脉注射，必要时 2~4 h 后重复 0.4 mg，继以 1.2 mg 置于 500 mL 液体内静脉滴注。

7. 心肌保护 1,6-二磷酸果糖每日 5~10 g，或磷酸肌酸（护心通）每日 2~4 g，酌情使用血管紧张素转换酶抑制剂等。

8. 原发疾病治疗 如急性心肌梗死患者应尽早进行再灌注治疗，溶栓失败或有禁忌证者应在 IABP 支持下进行急诊冠状动脉成形术；急性心包填塞者应立即心包穿刺减压；乳头肌断裂或室间隔穿孔者应尽早进行外科修补等。

9. 防治并发症 ①呼吸衰竭：包括持续氧疗，必要时呼气末正压给氧，适当应用呼吸兴奋剂，如尼可刹米（可拉明）0.375 g 或洛贝林（山梗菜碱）3~6 mg 静脉注射；

保持呼吸道通畅，定期吸痰，加强抗感染等。②急性肾衰竭：注意纠正水、电解质紊乱及酸碱失衡，及时补充血容量，酌情使用利尿剂如呋塞米 20～40 mg 静脉注射。必要时可进行血液透析、血液滤过或腹膜透析。③保护脑功能：酌情使用脱水剂及糖皮质激素，合理使用兴奋剂及镇静剂，适当补充促进脑细胞代谢药，如脑活素、胞二磷胆碱、三磷酸腺苷等。④防治弥散性血管内凝血（DIC）：休克早期应积极应用低分子右旋糖酐、阿司匹林（乙酰水杨酸）、双嘧达莫（潘生丁）等抗血小板及改善微循环药物，有 DIC 早期指征时应尽早使用肝素抗凝，首剂 3000～6000 U 静脉注射，后续以500～1000 U/h 静脉滴注，监测凝血时间调整用量，后期适当补充消耗的凝血因子，对有栓塞表现者可酌情使用溶栓药如小剂量尿激酶（25 万～50 万 U）或链激酶。

10. 手术治疗　包括急诊 PTCA、冠状动脉搭桥术、室壁瘤切除术，室间隔修补术等。常需在血管活性药物及主动脉内气囊反搏术的支持下进行。药物治疗同时或治疗无效，可采用机械性辅助循环，如主动脉内气囊反搏术、左室辅助泵或双心室辅助泵等。

第六节　心搏骤停

心搏骤停是指各种原因引起的心脏突然停止跳动，有效泵血功能消失，引起全身严重缺氧、缺血。临床表现为扪不到大动脉搏动和心音消失，继之意识丧失，呼吸停止，瞳孔散大，若不及时抢救可引起死亡。心搏骤停是临床上最危重的急症，必须争分夺秒积极抢救。

一、现场复苏程序

（1）意识的判断。

（2）检查呼吸。

（3）判断是否有颈动脉搏动。用右手的中指和示指从气管正中环状软骨划向近侧颈动脉搏动处判断。

（4）松解衣领及裤带。

（5）胸外心脏按压：两乳头连线中点（胸骨中下 1/3 处），用左手掌跟紧贴患者的胸部，两手重叠，左手五指翘起，双臂伸直，用上身力量按压 30 次（按压频率至少100 次/min，按压深度至少 5 cm）。

（6）仰头抬颌法打开气道。

（7）人工呼吸：应用简易呼吸器，每次送气 400～600 mL，频率 10～12 次/min。

（8）持续 2 min 的高效率的心肺复苏：以心脏按压与人工呼吸比例 30∶2 进行，操作 5 个周期。

（9）判断复苏是否有效（听是否有呼吸音，同时触摸是否有颈动脉搏动）。

（10）整理患者，进一步生命支持。

二、成人基本生命支持

（1）心肺复苏（cardiopulmonary resuscitation，CPR）应从胸部按压开始。按压胸

部至少 100 次/min，深度至少为 5 cm，但按压深度不应超过 6 cm。在每一次按压后要让胸廓充分回弹。按压与放松的时间应大致相等。

（2）气道：将患者安放在适当的位置，采用仰头抬颏法或托颌法开放气道。

（3）呼吸：开放气道后，缓慢吹气 2 次，每次通气时间为 2 s，再行胸外按压 30 次，以 30∶2 的按压/通气比率进行胸外按压及人工呼吸。

（4）基础生命支持的程序从传统的 A-B-C 更改为 C-A-B（新生儿除外）。但如果明确是由于窒息而造成 SCD，应进行传统 CPR 程序即 A-B-C。

（5）重新评价：行 5 个按压/通气周期后，再检查循环体征，如仍无循环体征，重新行 CPR。

三、除颤与除颤方法

1. 电除颤　单相波形电除颤：首次电击能量 200 J，第二次 200～300 J，第三次 360 J。双相波电除颤：150 J 可有效终止院前发生的室颤。低能量的双相波电除颤是有效的，而且终止室颤的效果与高能量单相波除颤相似或更有效。

"除颤指征"：重新出现室颤，3 次除颤后，患者的循环体征仍未恢复，复苏者应立即实施 1 min 的 CPR，若心律仍为室颤，则再行 1 组 3 次的电除颤，（注：如一次除颤成功，不必再做第二次）然后再行 1 min 的 CPR，并立即检查循环体征，直至仪器出现"无除颤指征"信息或实行高级生命支持（ACLS）。

2. 胸前叩击　胸前叩击可使室速转为窦律，其有效性报道在 11%～25%。极少数室颤可能被胸前重叩终止。由于胸前叩击简便快速，在发现患者心脏停搏、无脉搏，且无法获得除颤器进行除颤时可考虑使用。

四、高级生命支持（ACLS）

（一）通气与氧供

1. 吸氧　短期吸入 100% 浓度的纯氧。

2. 通气　应用面罩、球囊与阀装置。

3. 气管插管　气管插管的指征包括：①复苏人员用非侵入性措施无法保证昏迷患者足够通气。②患者缺少保护性反射（如昏迷、心搏骤停等）。在插管操作时，人工呼吸中断时间应少于 30 s，如插管时间超过 1 min，必须调节通气及氧浓度。

（二）循环支持方法

有许多改良的循环支持方法，包括插入性腹部加压 CPR、高频 CPR、主动加压-减压 CPR、充气背心 CPR、机械（活塞）CPR、同步通气 CPR，交替胸腹加压-减压 CPR 和一些有创 CPR，这些方法的使用限于医院内。目前还没有一种改良方法可代替标准 CPR。开胸指征：①胸部穿透伤引起的心搏骤停；②体温过低、肺栓塞或心包填塞；③胸廓畸形，体外 CPR 无效；④穿透性腹部损伤，病情恶化并发生心搏骤停。

（三）心肺复苏药物

心搏骤停时，高质量的 CPR 和早期电除颤是最重要的，其次才是药物治疗。

1. 肾上腺素　为心搏骤停的首选缩血管药物。通过 α 和 β 肾上腺素能受体激动作用，产生缩血管效应，可增加冠状动脉和脑灌注压力，增强心肌收缩力，有助于自主心率的恢复，并能使室颤由细颤转为粗颤，提高电除颤的成功率。

目前多采用肾上腺素"标准"（SDE）剂量（1 mg）静脉推注，SDE无效时，第二次（3 min后）加大剂量。有两种方法。一是剂量缓增，如1 mg、3 mg、5 mg；另一做法是立即用大剂量，即一次大于5 mg。当血管途径延迟或失败时，将2~3 mg用无菌水稀释至10 mL经气管途径给药。用法：通常使用两种稀释度：1∶10 000（10 mL溶液中含有1 mg肾上腺素）；1∶1000（1 mL溶液中含有1 mg肾上腺素）。目前比较一致的观点是大剂量肾上腺素虽然可能提高自主循环恢复的成功率，但不能提高神经系统的恢复率，也不能提高出院存活率。大剂量使用可增加心肌耗氧，影响心内、外膜的血流，加重心肌缺血，发生迟发性心律失常。

2. 去甲肾上腺素 早期复苏时发现，对心脏停搏患者去甲肾上腺素产生的效应与肾上腺素相当。故目前的观点不推荐使用去甲肾上腺素。将去甲肾上腺素4 mg加入250 mL含盐或不含盐液体中，起始剂量为0.5~1.0 μg/min，逐渐调节至有效剂量。顽固性休克需要去甲肾上腺素量为8~30 μg/min。

3. 血管加压素 对心搏骤停患者，联合使用血管加压素和肾上腺素对自主循环恢复有益，但并不改善生存率。肾上腺素每3~5 min一次用于复苏，第一或第二次可用血管加压素替代肾上腺素。血管加压素40 IU静脉/骨内注射剂量即可替代首剂量或第二剂量的肾上腺素。

4. 多巴胺 多巴胺属于儿茶酚胺类药物，是去甲肾上腺素的化学前体，既有α-受体又有β-受体激动作用，还有多巴胺受体激动作用。复苏过程中，由于心动过缓和恢复自主循环后造成的低血压状态，常常选用多巴胺治疗。多巴胺和其他药物合用（包括多巴酚丁胺）仍是治疗复苏后休克的一种方案。多巴胺给药的推荐剂量为5~20 μg·kg/min。

5. 多巴酚丁胺 通过激动肾上腺能受体发挥作用，在增加心肌收缩力的同时伴有左室充盈压的下降，并具有剂量依赖性。心肺复苏成功患者合并严重心脏收缩功能不全可考虑短期使用，常用剂量范围5~20 μg·kg/min。老年患者对多巴酚丁胺的反应性明显降低。大于20 μg·kg/min的给药剂量可使心率增加超过10%，加重心肌缺血。

6. 碳酸氢钠 在除颤、胸外心脏按压、气管插管、机械通气和血管收缩药治疗无效时，方可考虑应用该药。应用碳酸氢钠以1 mmol/kg作为起始量。

7. 利多卡因 在心搏骤停时可用于：①电除颤和给予肾上腺素后，仍表现为心室纤颤（VF）或无脉性室性心动过速（VT）；②控制已引起血流动力学改变的室性期前收缩（PVC）；③血流动力学稳定的VT。给药方法：心搏骤停患者，起始剂量为静脉注射1.0~1.5 mg/kg，快速达到并维持有效治疗浓度。顽固性VF或VT，可酌情再给予1次0.50~0.75 mg/kg的冲击量，3~5 min给药完毕。总剂量不超过3 mg/kg（或>200~300 mg/h）。VF或无脉性VT当除颤和肾上腺素无效时，可给予大剂量的利多卡因（1.5 mg/kg）。静脉滴注速度最初应为1~4 mg/min，若再次出现心律失常应小剂量冲击性给药（静脉注射0.5 mg/kg），并加快静脉滴注速度（最快为4 mg/min）。

8. 胺碘酮 对心脏停搏患者，如有持续性VT或VF，在电除颤和使用肾上腺素后，建议使用胺碘酮。心搏骤停患者如为VF或无脉性VT，初始剂量为300 mg，溶于20~

30 mL生理盐水或葡萄糖液内快速推注。对血流动力学不稳定的VT及反复或顽固性VF或VT，应增加剂量再快速静脉推注150 mg，随后按1 mg/min的速度静脉滴注6 h，再减至0.5 mg/min，每日最大剂量不超过2 g。

9. 阿托品　治疗心搏停搏和缓慢性无脉的电活动，即给予1.0 mg静脉注射；若疑为持续性心搏停搏，应在3~5 min重复给药；仍为缓慢心律失常，可每间隔3~5 min静脉注射一次0.5~1.0 mg，至总量0.04 mg/kg。总剂量为3 mg（约0.04 mg/kg）的阿托品可完全阻滞人的迷走神经。

10. 镁剂　静脉注射镁剂能有效终止QT间期延长引起的尖端扭转型室速（torsades de pointes，TDP），而对正常QT间期的不规则多形性室速无效。尖端扭转型室速时可给予1~2 g硫酸镁稀释后静脉给药（5~20 min）。负荷剂量后，可用1~2 g硫酸镁加入50~100 mL液体中静脉滴注，给药速度要慢（5~60 min）。

11. 腺苷　可用于治疗稳定性的，节律规整，形态一致的宽QRS波心动过速，但不适用于节律不齐的多形性室速，因可能引发室颤。用法：首剂6 mg于2 s内快速静脉推注，如心动过速未终止，可在1~2 min后给予第二剂和第三剂各12 mg。腺苷快速推注不良反应常见，多为一过性的胸闷，呼吸困难，皮肤潮红。

五、复苏后治疗

自主循环恢复成功仅仅是心搏骤停后完全复苏的第一步。心搏骤停后综合征常并发于复苏后期，包括心搏骤停后脑损伤、心搏骤停后心肌功能损伤、全身性缺血/再灌注反应、持续进行性损伤。心搏骤停后常可发生严重的心肌功能障碍，但一般在2~3 d后即可恢复正常。心搏骤停后全身性缺血再灌注反应可激活免疫系统及凝血系统，这两个系统的激活可导致多器官功能衰竭，并增加感染的机会。因此，全面纠正重要脏器功能至关重要。

1. 颅脑损伤　脑功能能否恢复是最终决定CPR成败的关键因素。对复苏后昏迷者及时进行亚低温治疗可以有效地改善神经系统功能损伤，且能提高出院存活率。对于院外室颤所致的心搏骤停患者，抢救后仍处于昏迷状态，应诱导低温至32~34 ℃，并维持12~24 h。

2. 心脏功能障碍　主要包括全心收缩和舒张功能的减退，这往往是可逆的，目前机制可能与心肌β受体信号传导受损有关。选择性α_2-受体激动剂、α-甲基去甲肾上腺素可改善复苏后心功能不全。

3. 全身缺血再灌注反应　全身缺血-再灌注损伤可导致线粒体功能障碍和组织氧利用受损，大量炎症因子的释放；同时CPR后常常伴有凝血/抗凝、纤溶/抗纤溶系统的亢进，部分患者会出现血管的血栓栓塞，目前对于CPR后溶栓治疗尚有争议。

4. PCI的选择　由于绝大多数心搏骤停患者患有冠状动脉疾病，疑似或确诊ACS的患者抢救后进行冠状动脉造影是可行的。中医药可能对缺血再灌注损伤，脏器功能保护，能量储备保护等具有重要的应用前景。

第二十一章　慢性心力衰竭康复疗法

经过 30 多年发展的循证医学的证据，如今慢性心力衰竭的运动康复被国际上各大指南列为ⅠA 类的推荐。运动康复可为慢性心衰患者带来诸多益处，包括提高运动耐力、提高生活质量、延长寿命、改善心理状况等。运动训练是慢性心衰综合治疗方案的一部分，在常规药物治疗的基础上应用运动训练疗法，可显著提高患者的生活质量。另外，心理治疗、饮食疗法、中医外治疗法等也是心力衰竭康复的重要组成部分。

一、中西医复合评价

在常规心脏评估基础上，通过同步进行心肺运动试验、运动心功能检测，同步了解最大摄氧量、峰值摄氧量、无氧阈、每分钟通气量/二氧化碳输出率、每搏输出量、心输出量、左心做功指数、外周血管阻力、射血分数、左室收缩末期容积、心收缩指数等指标，更精确反映心肺功能状态、运动时血流动力学变化，监测患者的运动风险、直观观察患者的最大运动能力，决定理想运动强度，及早发现心肌缺血，精确评估患者的运动效果。结合中医体质测评、中医辨证分型等一系列康复评估，从而制定心衰最佳运动处方和康复方案。

二、动静结合康复运动

根据复合评价结果，进行康复运动和以易筋经、五禽戏、八段锦、太极拳、六字诀等传统功法为主要手段指导患者进行主动训练的导引技术。运动处方：根据慢性心力衰竭患者的实际情况制定个体化的运动处方。运动处方的要素包括运动种类、运动强度、运动时间和频率，其中运动强度是制定运动处方的重要内容，直接关系到运动的安全性和效果。有氧运动是 CHF 患者运动康复的主要形式。有氧运动种类：走路、踏车、游泳、骑自行车、爬楼梯、太极拳、易筋经、五禽戏、八段锦、六字诀等。运动时间：30~60 min，包括热身运动、真正运动时间及整理运动时间，针对体力衰弱的 CHF 患者，建议延长热身运动时间，通常为 10~15 min，真正运动时间为 20~30 min。运动频率：每周 3~5 次。运动强度以 AT 为标准的运动强度，$PeakVO_2$ 可选择 60%~65%$PeakVO_2$，从 50%$PeakVO_2$ 开始，逐步递增。还可参照心率、Borg scale 自感劳累分级评分等确定。①心率：运动目标心率为最大预测心率（HR_{max}）（$HR_{max}=220-$年龄）的 65%~75%HR_{max}。从 50%~60%HR_{max} 开始。运动时目标心率=静息心率+（最大运动心率-静息心率）×0.6，从 40%HR_{max} 开始，逐步递增。②Borg scale 自感劳累分级评分：RPE 10~14（20 级表）。

抗阻运动训练，心衰患者经过 3~4 周有氧运动后建议进行抗阻运动，几周至数月内逐渐增加运动训练强度，上肢从 40% 单次运动完成的最大重复（1repetition maximum，1-RM）至 70%1-RM，下肢从 50%1-RM 至 70%1-RM。建议分 3 个阶段对慢性心衰患者进行抗阻训练。第 1 阶段，为指导阶段，主要是掌握正确方法，提高肌肉间协调性。第 2 阶段，为抗阻/耐力训练阶段，提高局部有氧耐力和肌肉间的协调性。第 3 阶段，为力量训练阶段，提高肌肉的体积和肌肉间的协调性。

运动康复方案的实施分三阶段，第一阶段在心电图、血压等监护下进行，多在医院完成，也可以远程监护。第二阶段须在医务人员指导下进行，包括对运动康复知识的培训、营养指导、疾病知识的培训及让患者了解依从性的重要性，可以在医院里进行。第三阶段为家庭运动计划，如果成功地完成了前两阶段运动训练，而不出现任何负面事件，这时安全性已经建立，则可给予其继续的家庭运动计划，医生给予电话随访或患者进行门诊随访。

运动分耐力运动、弹力运动、阻力运动。CHF 患者多倾向于选择可以改善心肺功能的有氧运动。有氧运动模式有连续有氧运动和间歇有氧运动。连续有氧运动步骤：热身运动–运动–整理运动，运动阶段平稳；间歇有氧运动步骤：热身运动–运动–整理运动（减慢速度至慢步），运动阶段呈运动–间歇–运动–间歇交替。因间歇有氧运动具有更安全的特点，多在运动训练早期采纳。间歇有氧运动强度分高强度与低强度，根据患者的运动能力选择何种强度。心功能水平与活动强度关系见表 21-1。

表 21-1　心功能水平与活动强度关系

心功能分级	活动强度
Ⅰ级	最大活动水平：持续活动 5.0 kcal，间断活动 6.6 kcal，最大代谢当量为 6.65 MET，主观劳累计分在 13~15 分。活动强度可以较大
Ⅱ级	最大持续活动水平为 2.5 kcal，间歇活动时为 4.0 kcal，最大代谢当量为 4.5 MET，主观劳累计分为 9~11 分。活动强度应明显较小，活动时间不宜过长，活动的心率增加一般不超过 20 次/min
Ⅲ级	最大持续活动水平为 2.0 kcal，间歇活动时为 2.7 kcal，最大代谢当量为 3.0 MET，主观劳累计分为 7 分。以腹式呼吸、放松训练为宜，可做不抗阻的简单四肢活动，活动时间一般为数分钟。活动时心率增加不超过 10~15 次/min。每次运动时间可达到 30 min
Ⅳ级	最大持续活动水平为 1.5 kcal，间歇活动时为 2.0 kcal，最大代谢当量为 1.5 MET，只做腹式呼吸和放松训练等不增加心脏负荷的活动。可做四肢被动活动。活动时心率和血压一般应无明显增加，甚至有所下降。世界卫生组织提出可以进行缓慢的步行，每次 10~15 min，1~2 次/d，但必须无症状

应用指导：①运动处方的制定特别强调个体化原则。②在考虑采用运动训练之前应该进行详尽的心肺功能和药物治疗的评定。③活动时应强调循序渐进、动静结合、量力而行，不可引起不适或症状加重，禁忌剧烈运动，并要有恰当的准备和结束活动。

④治疗时应有恰当的医学监护，出现疲劳、心悸、呼吸困难以及其他症状时应暂停活动，查明原因。严格掌握运动治疗的适应证，特别注意排除不稳定的心脏病患者。⑤心功能Ⅳ级者，体力活动应予限制，过多的体力活动会加重心脏负担，加剧病情。此期的重点以静为主，以动为辅。病情稳定后立即开始被动运动，活动肩、肘、膝关节，每次5~10 min，每日1~2次，不应有疲劳感。活动必须循序渐进，开始可以在床上伸展四肢，再缓慢下床，在床边、室内漫步；经过一段时间后再逐渐缓慢增加活动量；病情好转后，可到室外活动。如活动不引起胸闷、气喘，则表明活动适度。要以轻体力、小活动量、长期坚持为原则。⑥康复运动应有临床监护、心电图监测和急救安排。

三、中医外治疗法

中医外治疗法是在辨证论治的基础上，通过整体调节，在多环节发挥效能，具有疗效确切、使用安全、不良反应小等优点。中医外治的方法分为整体治疗、皮肤官窍黏膜治疗、经络腧穴治疗等。整体治疗是指以人整体为对象进行治疗，主要有导引、体育疗法、音乐疗法等。皮肤、官窍黏膜治疗是指药物通过皮肤、官窍黏膜吸收进入局部或者机体循环系统起治疗作用的方法，如敷贴疗法、熏洗疗法等。经络、腧穴治疗是指药物、手法、器械从外施于经络、腧穴起效的治疗方法，如推拿、艾灸疗法等。中国中医药研究促进会中西医结合心血管病康复与预防专业委员会发布的"中医外治技术在心脏康复中应用的专家建议"（《中西医结合心脑血管病杂志》2017年1期）推荐了经穴体外反搏疗法、熏洗疗法、沐足疗法、耳压疗法、中药穴位贴敷疗法、针刺疗法、艾灸疗法、推拿疗法、平衡火罐疗法、中药热罨包疗法、导引技术等中医外治疗法。国家中医药管理局发布的心衰病（慢性心力衰竭）临床路径和中医诊疗方案（2017年版）推荐中医泡洗技术、灸法、穴位贴敷等中医外治技术。根据适应证用于慢性心衰康复Ⅰ~Ⅲ期。

四、辨证食疗

对慢性心衰患者全面的营养评估、准确的营养诊断、科学的营养干预以及系统的营养监测。针对患者的不同的证型能提供更加具体的饮食指导，结合体质量、血脂、血压、血糖及心功能的程度和中医辨证，制定具体的饮食处方。慢性心衰气虚血瘀证饮食宜甘温，忌生冷厚腻之品，宜食补益心肺、活血化瘀之品，如莲子、大枣、蜂蜜、花生等，可选食红糖银耳羹等。气阴两虚血瘀证宜食甘凉，忌食辛辣、温燥、动火之食物，益气养阴、活血化瘀之品，如山药、银耳、百合、莲子、枸杞子等。阳气亏虚血瘀证饮食宜温热，忌生冷、寒凉、黏腻食物，宜益气温阳、化瘀利水之品，如海参、鸡肉、羊肉、桃仁、木耳、大枣、冬瓜、玉米须等，可选食莲子山药饭等。

五、情志疗法

合并抑郁的心衰患者常见，导致患者依从性差、孤立，使临床状态更差，预后不良。根据心理评估制定的心理处方、心理调节方法有：①说理疏导法；②暗示疗法；③认知疗法；④松弛疗法；⑤音乐疗法；⑥疏泄疗法；⑦移情疗法；⑧系统脱敏法；

⑨爆破疗法；⑩厌恶疗法。其他还有行为矫正法、行为塑造法、生物反馈疗法、气功疗法、药物疗法等。中医情志疗法多种多样，但归纳起来可分为节制法、疏泄法、转移法和情志制约法。五音疗法，是依据中医五行相生相克的原理，通过五音与五脏的联系来调节身心，既可以改善患者心理状态，又起到辅助治疗的作用，进而提高治疗效果。五行音乐疗法对于心衰心脏康复多选用五音中微调的音乐进行治疗。

六、睡眠康复

睡眠时间长短及睡眠质量，特别是睡眠呼吸暂停（OSA），与心衰发生率、死亡率关系密切，睡眠康复是心脏康复的重要内容。睡眠障碍心理行为治疗包括：①睡眠卫生教育；②松弛疗法；③刺激控制疗法；④睡眠限制疗法；⑤认知行为疗法。外治疗法包括：①针灸、推拿按摩治疗；②足浴疗法；③药枕疗法；④脑电生物反馈治疗；⑤脑反射治疗；⑥脑电治疗；⑦体外反搏疗法；⑧持续气道正压通气（CPAP）治疗。

七、康复教育

根据中西医结合康复教程，进行康复教育。主要内容应涵盖运动量、饮食及液体摄入量、出院用药、随访安排、体质量监测、出现心衰恶化的应对措施、心衰风险评估及预后、生活质量评估、家庭成员进行心肺复苏训练、寻求社会支持、心衰的护理等。

八、循证辨证用药

药物治疗是心脏康复的重要组成部分。药物治疗可以相对增强患者的运动能力，提高训练水平和效果，而运动训练的有益效应也有助于逐步减少用药量。根据心脏康复特点，依据心衰指南和中医辨证，实现宏观与微观、辨证与辨病、中药与西药、药物与非药物四个方面有机结合，循证辨证用药，达到药物治疗的最优化。

九、电子监控

慢性心衰康复具有长期性、阶段性、个体化、早期化要求，需要监测运动的身体状况，应用电子遥控技术、穿戴式设备技术和互联网技术，可实现院内、外心衰患者的随访、管理、指导。

第二十二章 心律失常康复疗法

心律失常的康复治疗应从疾病发生开始，包括合理膳食、戒烟、少饮酒、控制体质量、适当体育锻炼等。减少或去除可能引起心律失常的危险因素。

一、康复运动

心律失常康复必须个体化，根据患者体质、患病种类、心律失常的严重程度及运动对病情的影响如何等，再决定是否进行体育锻炼以及采用何种锻炼方式最为合适。

对于心率较慢的患者，如窦性心动过缓，运动后可使心率加快，增加心排血量；三相束支阻滞的患者，当心率慢时出现束支阻滞，当心率快时束支阻滞就消失。说明运动对患者有一定好处，类似情况可以考虑进行体育锻炼。对于心率较快的患者，特别是心动过速者，心率本来比较快，若跑步运动后心率更快了，严重降低心排血量而引起合并症。因此心率偏快的患者不宜做剧烈运动，但可根据病情考虑做一些柔和的运动，如散步、打太极拳、做气功等。对患有早搏的患者，无论是患有房早或室早，一般应根据运动后早搏的变化而定。运动后早搏减少，则考虑适当运动；如运动后早搏加重，原来是偶发性室早，运动后变成多发、多源性室早，说明心肌条件比较差，不能进行剧烈运动。运动中应保证自我感觉良好，不伴有胸闷、胸痛、气慌、气短和咳嗽、疲劳等，若有上述不适出现，则应立即停止运动。

心房颤动患者在运动康复开始前，能够达到目标的患者较少，所以，在心功能不全可控且安静时心率小于 110 bpm，可考虑运动负荷试验。通过运动负荷时的脉搏上升的程度、自觉症状、运动时间、最大代谢当量（METs 数）等判断能否进行运动康复。此外，可以将心率变异指数（HR variation index）为 10 bpm/min 最大心率减去安静时心率，再除以运动时间）以下，作为评判是否能够控制心率的标准。心房颤动患者，很难根据心率来设定运动强度。运动强度的设定，在心肺功能运动负荷试验（CPET）的情况，根据 AT 时的负荷量及 METs 数值计算步行速度，来进行处方。此外，根据室内跑步测能器检查，在中度负荷的情况下，根据最大运动负荷下的 METs 数值的 40%～60%；轻度负荷的情况，根据 METs 数值的 20%～40% 计算运动速度，来进行运动处方。运动负荷困难时，运用自觉性运动强度（Borg 指数）进行运动处方。心脏功能不下降的情况下，从中度负荷的运动强度开始进行康复治疗。心房颤动患者在 AT 水平下的摄氧量及脉搏数有可能会高于最大运动负荷的 40%～60%。在中度负荷的运动强度下，有可能会达不到 AT 水平，所以，在运动康复导入后，观察血压、脉搏、自觉症状，判断出负荷不够时，要考虑向高强度负荷转变。运动康复开始后安静时心率持续超过 110 bpm 时，要考虑是否终止当日的运动康复，或者是选择降低运动强度、减少运动时间的模式。此外，在运动康复导入后，如果出现心功能不全的自觉症状（呼吸困难、浮肿、食欲不振等）、病理症状（1 周内体重增加 2 kg 以上、与运动康复前相比，安静时及运动过后的 SpO_2 下降、X 光片上显示瘀血、胸水恶化等）等时，有必要降低运动强度，并针对心率及心功能不全进行治疗。

起搏器植入术后患者运动负荷试验、运动康复前的运动负荷试验，不只是为了评价运动耐量和设定运动强度，对于评估起搏器的心率应答及评价起搏器设定的适用性也是很有必要的。

起搏器植入人体后，可应用运动负荷试验、动态心电图、遥控监测、电话传递心电图等方式进行动态检测，测定传感器、起搏器的工作状况，根据这些检测的结果，对起搏器进行体外程控，以保证能满足患者运动康复的需要和安全性。运动处方对于依赖起搏器的病态窦房结综合征患者，为生理性传感器时，可根据室内跑步测能器及心肺功能运动负荷试验（CPET）计算出运动强度；但是，非生理性传感器时，有必要根据室内跑步测能器算出 METs 数值，根据 Karvonen 公式及 Borg 指数算出运动强度。心脏功能不存在问题时，运动强度为中度负荷。将设定心率设定过高时，可能会导致心功能不全及心肌缺血，因此需要多加注意。

运动康复开始后通过心电图监视器，进行心率应答反应的评价。对于因心率上升诱发的心肌缺血及心功能不全恶化，需多加注意。

术后早期（1~7 d），患者就可以开始做患侧上肢所有肌肉的等长收缩训练，如肱二头肌、肱三头肌收缩运动，对掌运动，前臂旋内旋外运动等；中期（8~14 d），可做床边训练行走；后期（3 周~3 个月），可做患肢缓慢上举训练，并可参加适度的体育活动，如散步、打太极拳、骑自行车等，但要避免过量体力活动和剧烈的运动。患者术后除不能做过量的体力活动外，还要保持良好的生活规律，包括合理的膳食、戒烟、限酒、心理平衡、睡眠充足等。如心理因素就对心律失常的发生和患者的康复有很大的影响，还要注意避免接近高压电器及进入强磁场等，并学会起搏器故障的自我监测（如自测脉搏）等。

在给植入起搏器的患者确定运动处方（运动类型、强度、持续时间等）时，必须充分考虑起搏器的类型、传感器类型和起搏方式等，及时对患者进行必要的个人或集体健康教育，使起搏器在保证使用安全、有效的同时，也能让患者最大限度地回归家庭及社会的正常生活。

术后出院前进行 1 次常规测试，术后 1、3、6 个月分别来院进行例行起搏器程控，一旦达到理想的工作参数标准，则会具有较长期稳定的性能，可每年进行 1 次常规随访即可，在随访中可依据患者的具体病情和状况调整起搏器的相关参数；临近担保期结束前则每 1~3 个月应进行 1 次随访，以便及早发现问题，确定更换日期。当评估起搏器患者的生存质量时，建议包括健康状况和症状评估 2 个方面，并根据起搏器患者的需要进行调整和随访程控。

安置 ICD 的患者是康复医疗的重要治疗对象，因为康复医疗可为患者提供良好的及时专业的教育、监测及评价、康复指导、支持与急救服务等。对于植入 ICD 患者的术后监测及评价方法也较多，如可通过分级运动试验、动态心电图、电话传输心电图等方式，评价患者的功能储量、对运动的反应和除颤器程序（除颤阈等）的匹配性，并进行相应的程控和调整。依据动态心电图、遥测心电图、电话传送心电图等检查结果对患者的日常活动、运动量、工作强度等，按照运动处方给予相应的康复指导。如建议患者选择散步、慢跑、练气功等一般强度的活动，对原发病坚持必要的药物治疗，避免外界因素对起搏器功能的干扰，矫正不当的心理行为等。参加康复医疗可获得急救安全的保障，消除患者的意外及其心理疑虑、恐惧等。

对安装了 ICD 的患者，应设立定期的门诊随访制度，依据 ACC/AHA 指南建议，应在 ICD 植入后 1~4 个月进行随访，根据患者的病情程控调节 ICD 的工作参数，确保 ICD 的工作安全有效，配合药物治疗，使患者保持和改善心功能状态，提高生存质量，并最大限度地恢复工作能力。

二、针灸治疗

1. 体针疗法　主穴：内关、神门、心俞、膻中、厥阴俞，每次选用 2~3 个穴位。配穴：气虚加脾俞、足三里、气海；阴虚加三阴交、肾俞；心脉痹阻加膈俞、列缺；阳虚加关元、大椎；痰湿内蕴加丰隆、脾俞；阴虚火旺加厥阴俞、太冲、太溪。患者取卧位，用平补平泻法，得气为度，留针 20~30 min。

2. 耳针疗法　选穴：心、交感、神门、皮质下、肝、内分泌、三焦、肾。方法：每次选 3~4 穴。中度刺激，留针 30~40 min。留针期间捻针 3~4 次，每日 1 次。

三、心理治疗

心理治疗的方法很多，如精神分析疗法、认知疗法、行为疗法等。治疗目的在于影响患者的人格、应对方式和情绪，以减轻过度紧张而引起的异常生理反应。必要时，还可采取如改变环境，减少心理刺激，改变不良性格行为，改变认知模式等方式，从根本上消除导致心律失常的心理、病因，逆转心身疾病的心理病理过程，使之向健康方面发展。

第二十三章　高血压病康复疗法

高血压病康复疗法包括行为方式调整、运动、中医外治、心理调节、教育等。康复医疗对于高血压控制的作用已经被肯定，能有效地降低血压和减少其他危险因素，如果应用适当，可产生多种效益，即使控制高血压不满意，也可以减少降压药的次数和剂量。

一、高血压的评估

高血压病的诊断标准是平均水平收缩压 ≥140 mmHg 和（或）舒张压 ≥90 mmHg。高血压病的评价包括临床评价，其重点是饮食中钠的摄入多少、有无大量饮酒、过度的热量摄入和活动是否少。与高血压评价有关的体检包括颈部、腹部、肢端的血管检查，心脏、甲状腺、肾脏、神经科检查。在干预前还要常规进行一些实验室检查，如尿、血和心电图检查，并根据中国高血压防治指南进行高血压危险分层。低危组是最适合进行综合康复，运动锻炼无须监护。中危组综合康复措施仍是治疗的基础，应否给予药物治疗，需视康复治疗效果决定。高危组综合康复措施仍是治疗的基础，运动处方需根据患者具体情况决定。很高危组治疗原则同高危组，运动锻炼需监护，迅速开始最积极的治疗。

二、运动疗法

规律的体育锻炼可以改善心血管危险因素（血压、血脂和血糖）并降低患其他慢性病的风险，包括 2 型糖尿病、骨质疏松、肥胖、抑郁、乳腺癌和结肠癌等。运动训练降低血压是由于运动后的血流动力学或神经体液改变所致。体育锻炼主要通过降低交感神经兴奋性，放松性运动可提高迷走神经系统张力，缓解小动脉痉挛。运动时活动肌群中血管扩张，毛细血管的数量和密度增加，血液循环和代谢改善，总外周阻力降低，从而有利于降低血压。运动训练可以提高钠排泄，相对降低血容量，从而降低过高的血压。运动中一过性的血压增高可作用于大脑皮层和皮层下血管运动中枢，重新调定机体的血压调控水平，使运动后血压能够平衡在较低的水平。运动和饮食控制相结合，可以有效降低血液低密度脂蛋白胆固醇的含量，增加高密度脂蛋白胆固醇的含量，从而有利于血管硬化过程的控制。运动与放松性训练均有助于改善患者的情绪，从而有利于减轻心血管应激水平，降低血压。躯体病状的改善可能与血压的控制有关。运动可促进血流速度增加，其产生的切应力刺激内皮细胞 NO 合成及释放增加，减少内皮素对血管的直接影响。运动训练可改善运动肌肉的氧化酶活性和氧化功能，降低局部肌肉血流量，心输出量减少，外周血管阻力降低，肾素-血管紧张素-醛固酮系统和交感神经系统活动降低，压力感受器、胰岛素受体敏感性增强，从而降低血压。

运动处方主要采取动态的下肢或合并上肢的运动。阻力运动试验中无血压过分升高，也可结合进行一些阻力运动。运动形式和其他心血管患者相似，运动强度应维持在中等程度以下，更强的运动似乎并不增强疗效，甚至使效果下降。采取步行程序者的靶心率可定为安静立位心率增加 25~30 次/min。使用 β 受体阻滞剂者为安静立位心率增加 10~15 次/min。运动强度指标也可采用自感劳累程度，通常是 12~14 级，热身时间 5~10 min，这对于高血压患者特别重要，因为可促进肌肉血管扩张。达到处方运动强度的锻炼期应持续 5~10 min，最多可逐渐增至 60 min。恢复期时间为 10 min。运动频率每周 3~5 次。运动强度的判断标准见表 23-1。

表 23-1　运动强度的判断标准

	中等强度的体力锻炼		强烈的体育活动	
运动强度指标	50%~70% ar-HR$_{max}$		70%~85% ar-HR$_{max}$	
运动方式 （以体重 70 kg/ h 为例）	快步走 5.6 km/h	280 cal/h	跑步 8 km/h	590 cal/h
	骑自行车（<16 km/h）	290 cal/h	骑自行车（>16 km/h）	590 cal/h
	打羽毛球	330 cal/h	游泳（缓慢自由泳）	510 cal/h
	推割草机、修剪花园	330 cal/h	打篮球	440 cal/h
	爬山	370 cal/h	快步走 7.2 km/h	460 cal/h
	负重肌肉锻炼（负重量小）	220 cal/h	负重肌肉锻炼（负重量大）	440 cal/h
	拉伸运动	180 cal/h	跳健身操	480 cal/h
	跳舞	330 cal/h	砍木头	440 cal/h

注：年龄相关最大心率（age-related maximum Heart Rate，ar-HR$_{max}$）计算方法：①ar-HR$_{max}$=220-年龄；②ar-HR$_{max}$=208-（0.7×age）

在整体观念和辨证论治等原则的指导下，强调药物与非药物疗法并进，内治与外治同施，配合针灸推拿、中药灌肠疗法、药浴与熏洗疗法、药膏外敷疗法、运动疗法、心理疗法、药膳疗法、康复锻炼等综合治疗。多数指南中所倡导的生活方式干预措施主要包括：①减轻体重；②合理膳食；③规律体力活动；④戒烟、限酒；⑤减轻精神压力。临床研究已证实通过以上措施的干预可有效降低血压、延迟高血压并发症的出现，提高降压药物的疗效，最终降低心血管终点事件的发生。生活方式干预的降压效果见表 23-2。

表 23-2　生活方式干预的降压效果

生活方式干预措施	指南建议	收缩压下降幅度
减重	控制体重在正常范围（Body Mass Index，18.5~24.9 kg/m²）	5~20 mmHg/10kg
采用 DASH 饮食	以丰富水果、蔬菜与低脂奶制品，并减少脂肪及胆固醇的摄入	8~14 mmHg

生活方式干预措施	指南建议	收缩压下降幅度
运动	进行规律的有氧运动，如快步走，一般每周运动3~5次，每次持续至少 30 min	4~9 mmHg
减少食物钠盐的摄入	每人每日平均钠摄入量控制在 100 mmol 以下（约为 2.4 g 钠或者 6 g 氯化钠），控制在 65 mmol（约为 1.5 g 钠或者 4 g 氯化钠）更佳	2~8 mmHg
高钾饮食	每人每日增加 3 g 钾摄入	2~6 mmHg
限制饮酒	不提倡饮酒；如饮酒，男性每日饮酒精量不超过 25 g，女性、轻体重者则减半量	2~4 mmHg
戒烟	通过发挥吸烟者主观能动性，同时可选用药物及心理干预手段辅助达到停止吸烟的目的	5~10 mmHg
联合两种或以上的生活方式干预措施		7~11 mmHg

三、中医外治疗法

1. 中药足浴

（1）夏枯草30 g、钩藤20 g、桑叶15 g、菊花20 g。上药制成煎剂，用时加温至 50 ℃左右，浸泡双足，两足相互搓动，每次浴足 20~30 min，每日 2 次，10~15 d 为 1 个疗程。

（2）钩藤20 g、吴茱萸10 g、桑寄生30 g、夏枯草30 g，水煎取药液 1 500 mL，加入食醋 100 mL，每天足浴 30 min 左右，每日 1 次，10 d 为 1 个疗程。

（3）钩藤15 g、野菊花10 g、豨莶草30 g、夏枯草20 g、川牛膝20 g、赤芍20 g、川芎15 g、葛根20 g、花椒10 g，浸泡 1 h 后，大火煮开，小火再煮 30 min，后加钩藤，连水带药倒入盆中，水温 40~45 ℃，赤足泡药中，浸过踝部，双足互搓，每次 30 min，每天 1 次，10 次为 1 个疗程，间隔 3 d，做第 2 个疗程。

2. 耳穴压豆

（1）常用穴：耳背沟、肝、心、交感、肾上腺；备用穴：耳神门、耳尖、肾。常用穴每次取 3~4 穴，酌加备用穴，以 7 mm×7 mm 的胶布，将王不留行籽贴于所选之穴，贴紧后并稍加压力，使患者感胀痛及耳郭发热。每隔 2 d 换贴 1 次，每次一耳，双耳交替，15 次为 1 个疗程。

（2）肾气亏虚证、肝火亢盛证、阴虚阳亢证选用肾、枕、皮质下；痰浊壅盛证选用脾、枕、皮质下。耳穴定位：肾，在对耳轮下脚下缘；枕，在对耳屏后上方；皮质下，在对耳屏的内侧面；脾点，耳甲腔后上方，在耳轮脚消失处与轮屏切迹连线的中点。

（3）操作流程：①将胶布剪成 0.5 cm×0.5 cm 的小方块，将磁珠粒或生王不留行籽或白芥子或六神丸贴在胶布中央备用。②然后用 75%酒精棉球消毒耳郭，将贴有药子的胶布对准穴位贴压。③贴压后用手指按压穴位半分钟，嘱患者每天自行按压 5 次，每次 10 min，局部微热微痛为宜。④每次贴一只耳朵，下次轮换对侧，症状较重者可双耳同时贴。

3. 穴位敷贴

（1）肾气亏虚证：吴茱萸散（吴茱萸 1 份，清醋 1 份）在涌泉、太溪、太冲穴贴敷。痰湿壅盛证：吴茱萸散在内关、丰隆、解溪穴贴敷。肝火亢盛证：清肝散（吴茱萸 1 份，黄连 6 份，清醋 1 份）在涌泉、太溪、太冲穴贴敷。肝阳偏亢伴有头晕者，以吴茱萸、川芎颗粒剂各 3 g，混匀，白醋调成糊状，每天晚间临睡前贴敷双侧涌泉穴，2 周为 1 个疗程；肝阳偏亢伴头痛明显者，以决明子 10 g 焙干研末，以绿茶水调成糊状，贴敷两侧太阳穴，干后更换。

（2）生大黄 2 g、生石决明 5 g、牛膝 5 g、冰片 0.5 g，诸药为末，过 600 目筛，适量凡士林调为糊状，等分 4 份，均匀涂于自黏性无菌敷料上，贴于双侧穴位上，每日 1 次，每次贴 6 h，次日对时更换，15 d 为 1 个疗程，可以连续 2 个疗程或以上。肝阳上亢证：曲池、风池、合谷、太冲；风痰上扰证：曲池、合谷、丰隆、太溪；肝肾阴虚证：曲池、合谷、足三里、三阴交；阴阳两虚证：曲池、足三里、气海、涌泉；气虚血瘀证：曲池、合谷、气海、丰隆。

4. 艾灸法

（1）取穴：常用穴：分两组。①足三里、悬钟；②百会、涌泉。备用穴：风池、阳陵泉、照海、委中。常用穴为主，效果不佳时配加备用穴。

（2）方法：第一组用艾炷直接灸（无瘢痕灸），双侧均取，穴位消毒后，在穴区涂上大蒜汁或凡士林油膏，将麦粒大之艾炷直立于穴位上，用线香点燃，待艾炷烧至皮肤有灼热感时，用镊子将艾炷夹去，换一新艾炷重灸，方法同上，灸 3~5 壮。第二组及备用穴用艾卷灸，每次取 1~2 穴。百会穴为雀啄灸，艾卷点燃后，从远处向穴区接近，当患者感觉烫为 1 壮，然后再将艾条提起，从远端向百会穴接近，如此反复操作 10 次再停灸，壮与壮之间应间隔片刻，以免起疱。涌泉为温和灸，可双侧同时进行。令患者取仰卧位，将点燃的艾卷置于距穴位 2~3 cm 间施灸，以患者感温热而不灼烫为度。每次灸 15~20 min。备用穴亦用温和灸法。上法每日 1 次，7~10 次为 1 个疗程。

5. 推拿治疗　取心俞、厥阴俞、神道、至阳、内关、三阴交等，每穴按摩 1 min，内关、三阴交按摩时间可稍长。或揉摩膻中穴，力量由轻渐重，以胸部舒畅为度。阴虚阳亢，取穴：以足厥阴肝经及其俞募穴为主。取百会、期门、章门、太冲、行间、太溪、肝俞、胆俞。痰湿中阻证取穴：以足太阴脾经和足阳明胃经及其俞募穴为主，取中脘、丰隆、膻中、脾俞、胃俞。血脉瘀阻证取穴：以局部取穴为主，取风府、哑门、风池、肩井、合谷、阿是穴。阴阳两虚证取穴：以足少阴肾经及其俞募穴为主，取肾俞、关元、气海、三阴交、神庭、太溪。另外，洗面、揉头发、浴眼、擦鼻、梳头、鼓耳、抚枕后、举手、揉腰眼、擦腹、练眼、搓脚心和涌泉等，可疏导气血，改善眩晕症状。

四、其他

心理、饮食疗法等。

第二十四章 高脂血症康复疗法

人体内血脂代谢不平衡，胆固醇和三酰甘油的进入大于排出，就叫血脂代谢紊乱，即通常所说的高脂血症或高血脂。2次以上血脂测定结果中任何1项指标达到下列标准者可诊断为血脂代谢异常：总胆固醇（TC）>5.72 mmol/L（220 mg/dL），血清低密度脂蛋白胆固醇（LDL-C）>3.64 mmol/L（140 mg/dL），血清高密度脂蛋白胆固醇（HDL-C）<0.91 mmol/L（35 mg/dL），血清三酰甘油>1.70 mmol/L（150 mg/dL）。血脂代谢紊乱分类，可分为高 TC 血症、高 TG 血症、混合型高脂血症和低 HDL-C 血症。

一、高脂血症评估

血脂测定必须测定2次，如果相差30 mg/dL，就要测定第3次，取3次的平均值为测定值，判断血脂水平及类型。有条件者做基因分析，做血管及心脏 B 型超声检查，胸片，必要时 CT 检查，了解动脉硬化情况。排除继发性血脂异常，继发原因有家族性、糖尿病、甲状腺功能低下症、肾病综合征、阻塞性肝病、药物（黄体酮、合成类固醇、皮质类固醇、噻嗪类利尿剂、襻利尿剂）等。体检有无血脂异常所致的角膜环、视网膜改变、皮肤黄瘤（黄斑瘤）。根据临床上是否已有冠心病或其他部位动脉粥样硬化性疾病及有无危险因素，结合血脂水平，全面评价，决定治疗措施及血脂的目标水平。

二、饮食疗法

饮食治疗应以满足人体生理需求，维持身体健康和保持合理体质量为原则，同时针对血脂异常的临床类型全面考虑各种营养素对血脂的影响。①每日摄入总脂肪≤30%总能量（kcal）；②饱和脂肪酸（SFA）≤7%kcal（主要来自动物性食品和乳脂类）；③多不饱和脂肪酸（PUFA）8%~10%kcal（包含于植物油中的亚油酸和鱼类油脂中的亚麻酸）；④少单不饱和脂肪酸（MUFA）12%~14%kcal（主要为油酸，其中以橄榄油含量最多，依次为花生油、玉米油、芝麻油等）；⑤碳水化合物≥55%kcal（主要来自谷物中的多糖和淀粉）；⑥蛋白质15%kcal（主要指动物蛋白）；⑦胆固醇（动物内脏及蛋黄含量最多）应每日<200mg。人体胆固醇1/3是来自对膳食胆固醇的吸收。富含 SFA 的食品胆固醇含量也高，进食较多的饱和脂肪酸必然摄入较多的胆固醇，饱和脂肪酸还可增加肝脏 HMG-COA 还原酶的活性使体内合成胆固醇增加。应减少饱和脂肪酸和胆固醇的摄入，增加 MUFA 和 PUFA 的摄入。同时增加能降低低密度脂蛋白胆固醇的食物如可溶性纤维素，每日 10~25 g，植物甾醇 2 g（分别来自蔬菜、水果、豆类、

粗粮及坚果等）。

外源性高三酰甘油血症（Ⅱ型及Ⅴ型）：需低脂膳食Ⅰ型患者脂肪应限制在每日10~20 g，可加中链三酰甘油；Ⅴ型患者脂肪应限制在20~40 g，应忌酒，限制糖类和胆固醇（每日300 mg）。内源性高三酰甘油血症（Ⅲ、Ⅳ、Ⅴ型）：重点在限制糖和总热量，降低体质量，还应忌酒和限制胆固醇（每日300 g）。高胆固醇血症（Ⅱ型）：宜低胆固醇、低饱和脂肪膳食，并加用不饱和脂肪酸如亚油酸。一般说来，动物脂肪多数属于饱和脂肪，植物脂肪多数属于不饱和脂肪，但并非所有动物脂肪都会使胆固醇增高，如多数鱼类脂肪具有降低 β 脂蛋白作用，而植物油中的椰子油或棕榈油则有升脂作用，花生油有促动脉硬化因素。

三、运动疗法

运动疗法是治疗高脂血症的重要环节。适度的体能锻炼包括散步、骑车、慢跑、打球、游泳、爬梯、做保健操等，既能促进能量消耗，降低血中胆固醇、三酰甘油水平；升高高密度脂蛋白胆固醇，降低外周血管阻力与血压，为此，美国全国胆固醇教育计划正式建议，预防和纠正高脂血症等多种公认危险因素（肥胖、吸烟、高血压、糖尿病、高脂血症、肾病、左室肥厚、久坐少动等），运动疗法等非药物疗法手段不失为首选的常规易行举措之一。

高血脂的防治是一个漫长的过程，最好的方法就是营养膳食与运动，病患在进行运动前，应进行全面的身体监测，以排除各种可能的合并症或并发症，以此确定病患的运动量。健康者、无严重合并症的高脂血症患者、低 HDL-C 血症患者均可参加一般体育锻炼。合并有轻度高血压、糖尿病和无症状性冠心病及肥胖的患者，可在医生指导下，进行适量的运动。体育锻炼应采取循序渐进的方式，不应操之过急，超出自己的适应能力，加重心脏负担。运动量的大小以不发生主观症状（如心悸、呼吸困难或心绞痛等）为原则。运动疗法必须要有足够的运动量并持之以恒。轻微而短暂的运动对高脂血症、低 HDL-C 血症以及肥胖患者不能达到治疗的目的。只有达到一定运动量，对血清脂质才能产生有益的作用并减轻肥胖患者的体重。

1. 运动处方 ①运动方式：选择合适的运动方式是获得良好锻炼效果的前提。能够改善身体机能的运动方式有许多种，如走跑锻炼、打乒乓球、打羽毛球、打柔力球、游泳、骑自行车、跳交谊舞、跳绳、打太极拳、扭秧歌、登山、力量练习等，但它们并不都能使血脂异常得到有效改善。其中，走跑锻炼是治疗血脂异常的一种有效的运动，可作为首选的调脂运动方式。走跑锻炼的形式包括走或跑，其动作要求为：抬头挺胸收腹、双眼平视、肩部放松、肘部弯曲约90°，并随走跑节奏前后摆动。②运动强度：血脂异常人群要通过锻炼获得较好的调脂效果，必须注意采用合适的运动强度。运动强度过小，收不到锻炼效果；运动强度过大，可能会诱发心脏病，甚至出现意外事故。所以在制定运动处方时，一定要确定合理的运动强度。进行走跑锻炼时，运动强度不是影响血脂异常改善效果的主要因素，低强度的走跑锻炼就可收到较好的改善血脂异常的作用，而中等强度的走跑锻炼并不能带来更多的有益性改变。每次锻炼的持续时间比运动强度更为重要，较为全面的血脂状况改善要在较长的锻炼周期（6 个月）后才能出现。因此，锻炼要持之以恒。根据研究，走跑锻炼的运动强度为最大心率的50%~60%。③运动时间：根据研究，每次锻炼的有效运动时间应达到30~60 min，锻炼前应有5~10 min的准备活动，锻炼后应有5~10 min的整理活动。准备活动可以改善关节的活动幅度，降低肌肉韧带的黏滞性，提高心肺功能以适应将要开始的运动，整理活动则有助于调整心率和血压恢复到接近安静时的水平，促进疲劳的消除。每次锻炼的有效运动时间达到30 min，即可起到有效改善血脂异常的作用，达到60 min则效果更好。故建议血脂异常患者在按上述运动处方锻炼时，在身体能够承受的情况下，适当加长运动时间，以获得更好的血脂改善效果。④运动频率：每天锻炼1次，每周锻炼5 d。

2. 老年人高脂血症的运动方案　①运动项目。耐力运动：步行，从散步、慢走向快走或慢跑过渡，持续或间歇进行；也可选择其他活动，如球类运动、游泳，各种形式的体操，如做广播操、做韵律操等，娱乐活动如郊游、跳交谊舞等，以及我国传统运动如打太极拳、练太极剑等。肌力训练：根据健康状态选择"肌力练习操"进行颈、背、腰和下肢的肌力练习。②运动强度、时间和频度。耐力运动的运动强度应控制在个人最大心率的50%~70%。开始时运动强度要低于按年龄预测计算的目标心率，老年人适于采用主观用力评分或称自觉运动强度分级表，自己掌握运动强度，以9~13级为宜。运动能力低的每天运动1次，每次10~20 min。运动能力高的，每周3~5次，每次20~30 min。肌力训练可选择肌力练习操。肌力练习操的各个动作，重复5~10次，间歇30~50 min，循环进行，每周进行3~5次。

四、针灸疗法

1. 体针　取穴原则为健脾化痰，疏肝利胆，宽胸理气，利湿降浊。常用穴位除肺、小肠、三焦、肾经及督脉外，主要集中在十四经中的其他几条经脉，如内关、郄门、间使、神门、通里、合谷、曲池、乳根、足三里、丰隆、阳陵泉、肺俞、厥阴俞、心俞、督俞、三阴交、太白、公孙、太冲、曲泉、中脘、鸠尾、膻中等。每次辨证选取3~5穴，日针1次，留针20~30 min，10次为1个疗程，休息2~5 d后可行第2个疗程。共1~4个疗程。可用针刺、电针，也可用灸或穴位埋线或激光照射。

2. 耳针　取饥点、口、肺、脾、内分泌、肾、直肠下段等穴，或取敏感点，用短毫针刺或王不留行或白芥子压穴。

五、推拿疗法

可用自我推拿法：揉内关，先左后右；揉屋翳、渊腋、辄筋各穴，重点揉左侧，每穴揉30次；摩肾堂，运膏肓各50次；肾虚者加揉三阴交、涌泉穴；失眠便秘者仰卧做顺时针方向摩腹；气血两虚者摩中脘、天枢、气海穴，按脾俞、胃俞、足三里；痰浊甚者揉天突、膻中穴。每日2~3次，持之以恒，必有作用。

六、气功疗法

高脂血症患者的气功锻炼应着重调畅气血，增强脏腑功能，故应以动功或动静结合的功法为宜，不宜单纯静功。六字诀、洗髓金经、太极功、神游功、蟾游功等有一定降脂减肥作用。

第二十五章　糖尿病康复疗法

糖尿病已经成为危害和威胁人类健康的重大疾病，除遗传因素外，饮食、运动等生活习惯因素和心理社会应激等各种环境因素均导致其高发病率，因此生活方式干预是预防和控制糖尿病的基本治疗策略，糖尿病治疗的基本原则是饮食疗法、运动疗法和药物治疗联合应用，缺一不可，糖尿病知识教育及血糖水平监测则是保证这三种治疗能够正确发挥作用的必要手段。在实施糖尿病综合治疗过程中，不同类型糖尿病康复治疗的侧重点略有不同。1 型糖尿病以胰岛素治疗为主，同时配合饮食疗法，适当进行运动锻炼；2 型糖尿病应首先侧重于改善患者的生活方式，实施饮食控制与运动疗法相结合，有效控制血糖水平；对于糖耐量降低患者，应尽早给予有效康复干预，能减缓或阻断患者病情进展为糖尿病。糖耐量降低患者康复治疗方法主要包括饮食控制、运动锻炼及生活方式调整等。

一、糖尿病的康复评估

1. 代谢指标评价　定期检查血糖和 HbAlc，了解血糖控制状态。血糖控制良好的标准：空腹血糖<7.0 mmol/L，餐后血糖<7.8 mmol/L，HbAlc<6.5%。空腹血糖和餐后 2 h 血糖每周查一次，四段血糖每个月查一次，HbAlc 每 2~3 个月复查一次。

2. 生活状态调查　包括生活习惯调查、饮食营养分析以及活动热卡消耗评估三个方面，目的是寻找与糖尿病相关的不良生活习惯因素，分析每天热卡摄入的总量和营养分布，计算一天 24 h 日常生活活动、职业活动以及娱乐休闲活动的热卡消耗量，为制定个性化生活方式干预处方提供依据。

3. 功能障碍评估　脏器功能的评估：通常采用临床医学方法，在并发症出现后对受损脏器功能进行评估。合并视力障碍者，检查视力、视野、眼压以及眼底；合并肾功能障碍者，检查尿液、血液生化（肌酐、尿素氮、血钠、蛋白等）、肾功能等；合并神经障碍者，检查腱反射、感觉、震动觉、神经传导速度、膀胱肌电图、残余尿等；合并循环障碍者，检查血压、心电图、胸片、心脏超声等。

活动受限评估：通常采用康复医学科专项评估方法评价患者日常生活能力状态。步行障碍者，通过检查步行速度、距离、有无异常步态等评价步行能力以及支具穿戴的适应性；日常生活活动障碍者，采用日常生活能力量表（Barthel 指数）、功能独立性评定（FIM）量表等评估。

4. 运动耐力评估　年龄超过 40 岁的糖尿病患者，特别是有 10 年以上糖尿病史或有高血压、冠心病及脑血管病的症状和体征者，都必须进行运动耐力试验。目的是确定糖尿病患者的心脏负荷能力及身体运动耐力，以保证康复治疗的安全性。运动试验的方式多数采用运动平板和功率自行车，如合并感觉异常、下肢溃疡、足部畸形等可改用上肢功量计。通过采集患者的生活习惯、饮食情况、生活活动情况以及临床检查数据，对患者的行为习惯、营养状态和热卡消耗分布状况进行量化评估，制定符合个性化特点的、经济有效的饮食处方、运动处方和生活处方，有针对性地对糖尿病和肥胖患者进行健康生活方式的教育和综合管理。康复处方包括：①生活处方，根据生活习惯调查结果，针对不健康行为提供个性化的生活指导，有的放矢。②饮食处方，结合家庭饮食习惯，制定个性化食谱，保证科学配餐，平衡营养。③运动处方，根据不同职业不同年龄人群的需求和个人的运动喜好，量身定制个性化的运动处方。

二、饮食疗法

坚持有规律的饮食生活，每日 3 餐要合理分配饮食：可将 1 d 进食的总热量分成 3 等份或 5 等份，按早、午、晚 3 餐分配的 1/3、1/3、1/3 或 1/5、2/5、2/5 进食。老年人从生理特点出发，采用每日 4 餐制，其分配比例为 1/7、2 /7、2/7、2/7。如用药后有饥饿感或频发低血糖者，应对药物及饮食进行调节；其次，吃饭时间要固定，对于胖人的饮食控制要严格，对瘦者、儿童、孕妇、体力劳动者，可放宽些，注射胰岛素或口服降糖药的患者饮食，应随药物调整。补充各种营养物质如蛋白质、脂类、糖、维生素、微量元素及高纤维素等，营养物质能补充代谢紊乱所致的机体消耗，纤维素可延缓餐后血糖上升的幅度，使血脂、血糖下降，又具有饱腹感。宜食五谷杂粮、豆类及豆制品，苦瓜、洋葱、南瓜、海带、木耳等食物。少吃含胆固醇高的食物如动物内脏、鱼子、蟹黄等，减少动物性脂肪的摄入，多食用植物油（花生油、芝麻油、菜籽油等），这些油既含有不饱和脂肪酸，又有降低血清胆固醇的作用。每天吃富含维生素及矿物质的水果。可给予患者食疗，如药粥（绿豆粥、山茶粥、木耳粥），汤类饮料（葫芦汤、赤小豆汤、鲜萝卜汁等）。食品交换表是由食品的分类表和各类食品的单位热卡含量所组成的，食品交换表的使用可以使患者根据自己的喜好选择食物而又不至于摄入过多，在热卡相等的情况下可以按照表内食品的种类进行替换，保证营养素的均衡摄入，提高糖尿病患者的生存质量。

三、运动疗法

运动疗法是糖尿病康复治疗的基本方法之一，尤其对 2 型糖尿病患者的治疗作用尤为显著。定期进行运动锻炼，同时配合饮食、运动等，可使机体胰岛素抵抗减轻，冠心病危险因子及糖代谢异常表现显著改善。另外，饮食控制和运动疗法可促进血糖水平正常化，使 2 型糖尿病患者的自律神经功能得以恢复，肾病及动脉硬化性血管障碍程度减轻，还能预防增殖性视网膜病发生。

运动处方制定：每个人的生活方式和习惯各有差异，运动量也不尽相同，运动处方必须体现个性化原则。首先要询问及调查患者日常生活活动方式，掌握其活动类型，参考日常饮食摄入量，决定运动种类和运动量，并最终制定出相应运动处方。提倡患者进行中等强度以下的运动，有利于其体内脂肪燃烧。

（1）运动种类：以有氧运动为主，适当加入肌肉力量训练的内容，但必须考虑不要加重心血管和骨关节系统的负荷，以保证运动处方的安全性。适宜的运动方式有步行、慢跑、游泳、骑阻力自行车、做有氧体操等，可根据患者的兴趣爱好和环境条件加以选择。

（2）运动强度：采用 40%~60% 最大摄氧量或取运动试验中最高心率的 60%~80% 作为运动靶强度，有条件者可考虑使用代谢当量（METs）和自觉费力程度分级（RPE）来计算运动强度。如果无条件做运动试验，可选用公式计算：靶心率＝安静心率+安静心率×50%，开始时宜用低运动强度进行运动。

（3）运动时间：通常每次运动时间可自 10 min 开始，逐步延长至 30~40 min，餐后 60~120 min 时段运动效果较好，避免空腹运动。

（4）运动频率：至少每周运动锻炼 3~4 次，如果每次运动量较小，且身体条件较好，每次运动后不觉疲劳的患者，可坚持每天运动一次。

运动疗法的指导以集体教育指导效果为佳，根据各人的病情及体力，循序渐进，指导患者从较低强度的运动逐渐过渡到较高强度的运动；同时强调运动锻炼应持之以恒，养成终身运动的习惯。定期测量体质量、体脂量、肌力，检测血糖和血脂等代谢指标，评价运动疗法的效果。因为糖尿病患者的运动锻炼是一种治疗性运动，而非健身运动，空腹晨练显然不适宜。一天中较适宜运动的时间应根据患者实际情况而定，并注意与饮食、药物等治疗相互协调，通常以餐后运动为宜。餐后因摄入食物，加上餐前使用了降糖药物或胰岛素，既能阻止肝糖原分解，又能促进肌肉利用外源性葡萄糖，达到糖代谢平衡。在餐后进行运动时，应注意避开药物作用的高峰期，以免发生低血糖。运动中需注意补充糖分（如糖水或甜饮料等）。胰岛素注射部位原则上以腹壁脐旁为佳，尽量避开运动肌群，以免加快该部位的胰岛素吸收从而诱发低血糖。

四、糖尿病教育

糖尿病的康复教育贯穿糖尿病治疗始终。由于糖尿病的患者群多，其治疗过程漫长。因此，只有通过糖尿病教育，把疾病的防治知识教给患者，充分发挥患者的主观能动性，积极配合医护人员，进行自我管理，自觉地执行康复治疗方案，改变不健康的生活习惯（如吸烟、酗酒、摄盐过多、过于肥胖、体力活动太少等），控制危险因素和疾病的进一步发展。糖尿病康复教育的内容包括疾病知识、饮食指导、运动指导、药物指导、胰岛素使用方法、血糖的自我监测、糖尿病日记、并发症的预防、应急情况的处理等。

五、外治疗法

氦氖激光血管内照射可能激活细胞色素氧化酶、磷酸酶等，从而促进糖的代谢和利用以使血糖维持正常水平，同时具有改善血液流变学性质。高压氧治疗后可使血栓素和（或）前环素平衡恢复，从而纠正糖尿病患者的高凝状态。中药离子导入法是结合中药、穴位及电流物理作用的一种疗法，通过中药、针灸、直流电疗 3 方面作用，使药物直接导入病灶部位，增加局部的药物浓度，延长治疗效果，对于糖尿病具有一定效果。

下篇

科技创新篇

第二十六章 中西医结合心脏康复远程管控系统

随着国家对互联网+战略的不断推进,心脏康复领域也开始了互联网化的探索。心脏康复是从医院(包括门诊)到社区(家庭)的连续、长期过程,需要一个完整的体系和管理流程,才能实现有效康复。中西医心脏康复各有自己的优势,及时吸收康复技术新观念、新成果、新手段,应用遥控技术、穿戴式设备技术和互联网技术,把中西医有效的方法进行整合,形成一个优化的、程序标准化的康复管理系统十分重要。

中西医结合心脏康复远程管控系统(以下简称管控系统)通过西医康复评估,融入中医辨证、体质测评、传统运动方式、中医特色疗法、辨证膳食等,利用互联网技术通过远程和移动端来评估、管理和监控医院内、社区、家庭等患者康复状态的管控系统。管控系统包括评估系统、康复方案、远程实时监控系统3部分,可无缝对接硬件设备的端口,将不同阶段的康复数据对比图示,全面综合分析报告,并根据不同患者不同情况制订个体化康复方案和康复指导意见,实时对患者进行远程管控等。

一、复合评估

功能评估包括康复前、出院前的康复评估和康复运动过程中的检测,评估项目包括冠心病危险因素调查表、危险程度分级、中医体质测评、中医辨证、心肺运动试验及各项评估量表等,通过输入参数,自动分析得出结论。

二、康复方案制订

根据个体化的心肺运动的负荷试验结果,参照心脏运动康复危险分层标准,进行心脏康复危险分层,并明确缺血或无氧值负荷,制定运动处方进行康复运动,选择康复运动和气功、五禽戏、太极拳、八段锦、健心康复操等中医传统运动,并按时、按量提醒康复训练,对每一次的训练提供心率-运动反应分析报告,为优化运动处方提供依据。中医特色疗法主要进行心脏病药物外敷、耳穴、中频治疗、离子导入、平衡火罐、穴位贴敷(热罨包、耳穴)、浴足疗法、鼻息疗法、体外反搏穴位刺激疗法等十几种特色疗法。根据心血管营养指数、中医辨证施膳、心血管营养处方及心功能情况,制定具体的饮食处方或食谱。制定教育程序、心理调整处方等,进行康复教育和心理康复。依据循证辨证,实施五音疗法,提供优化药物治疗处方。

三、信息远程监控

远程实时监控通过智能穿戴式设备获取院内、社区、家庭心脏病患者的代谢当量、卡路里、心率和心电监控图像，并能自动生成图表，作为参考数据让医生看起来一目了然，同时可查阅硬件设备的相关信息。另外，当患者有异常情况时，该装置可以报警。可穿戴设备将很好地弥补过去医务人员和患者之间沟通不足的问题。

四、远程心脏康复会诊

基层医院由于条件所限，康复评估和运动方案监测、急性事件的处理处于薄弱环节。通过管控系统，可以开展远程康复诊断、远程康复会诊、远程康复指导等康复医疗服务。可以充分利用现有资源，快速有效地搭建从医院到社区的三级心脏康复体系，全面提升服务质量和服务水平。三级医疗体系的一体化心脏康复工具不受时间、地点限制，实现无缝隙的心血管和运动功能的中心监测、分析、预警、康复指导功能。

五、心脏康复转诊

心脏康复具有长期性、阶段性、综合性、个体化特点，管控系统基于统一的标准、共享的数据，为患者提供分层次、分阶段的一体化康复服务，并以此为基础制定统一的康复评定和治疗标准，使康复双向转诊有据可依。通过管控系统构建三级康复体系转诊流程，建立流畅的网络化转诊通道，促进优质资源下沉，提高基层医疗机构康复服务水平。

中医在康复领域有其独特的方法，针灸、推拿等传统技术在康复领域有着重要的应用价值。管控系统融合中西医心脏康复技术，使评估、康复方案、监测、会诊、转诊一体化，评估复合定量化，训练可视化、趣味化，管理智能化。随着虚拟现实（virtual reality，VR）和增强现实（augmented reality，AR）的发展，康复运动趣味性、依从性得到进一步提升，患者参与度快速提高，为心脏康复提供更好的机遇和发展空间。

第二十七章　中西医结合心脏康复 "8E" 管控方案

中西医结合心脏康复通过优势互补、取长补短，把中医和西医有效的治疗方法重新进行优化整合，从而构成一个优化的、程序标准化的中西医结合心脏康复 "8E" 管控方案。

一、复合评价（Evaluation of composite）

复合评价是应用中、西医两套评估方法，包括康复前、出院前康复评估和康复运动过程中监测。评估项目有简易运动能力评估、同步运动试验（心肺运动试验和无创血流动力学动态监测系统）、生活质量评估、心理评估、职业评估、中医体质测评等。中医辨证分型、中医体质测评是心脏康复评估的重要补充内容。体质不同，饮食、生活方式建议、运动、心理等治疗有一定差异，从体质着手，可形成个性化康复方案。

二、动静结合运动（Exercise of dynamic static integrated）

心脏康复运动模式应动静结合、形神共养，根据不同体质、季节、年龄、性别、生活背景采用不同运动方式的个体化 "运动处方"。通过弹力带、哑铃、跑台、踏车、椭圆机、四肢联动等多种有氧及阻抗运动，全面提高运动能力，预防疾病的发生，改善生活质量。中西医康复学的运动形式多样（如散步、慢跑、练气功、练五禽戏、打太极拳和八段锦等），以心身舒适为度。通过精神意识驾驭形体运动，运动调形，身心交融且运动的动作和缓、形神和谐，可弥补依从性和趣味性不足。太极拳、八段锦、五禽戏等属于中医康复运动的一种，它们结合了传统导引、吐纳的方法，注重练身、练气、练意三者之间的紧密协调，动作平稳缓和，不会严重加大心脏的负荷，对提高心脏病患者的活动耐量，改善生活质量有着积极的作用。导引技术是以少林内功、易筋经、五禽戏、八段锦、太极拳、六字诀等传统功法为主要手段指导患者进行主动训练的推拿医疗技术，以指导患者进行功法训练为主，也可以在功法训练的同时进行手法治疗。导引技术具有扶助正气、强身健体的作用，可以与其他推拿技术配合使用。导引技术可配合中医五音疗法，以提高治疗效果。

三、中医外治疗法（External therapy）

中医外治疗法是根据中医辨证论治原则，整体调节，多途径、多环节发挥作用，主要进行心脏病药物外敷、沐足疗法、离子导入、平衡火罐、耳压、穴位贴敷、中频治疗、超声治疗、体外反搏穴位刺激疗法等，适用于心脏康复Ⅰ～Ⅳ期。适宜外治技术有：① 经穴体外反搏疗法；②熏洗疗法；③沐足疗法；④耳压疗法；⑤中药穴位贴敷疗法；⑥针刺疗法；⑦艾灸疗法；⑧推拿疗法；⑨平衡火罐疗法；⑩中药热罨包疗法。还有直流电药物离子导入、多功能艾灸仪、冠心病超声治疗仪等。

四、辨证食疗（Eating syndrome differentiation）

营养处方列出了指导患者改变膳食习惯和生活方式四A原则：评价、询问、劝告、随访。对患者进行全面的营养评估、准确的营养诊断、科学的营养干预以及系统的营养监测。中医辨证膳食与"药食同源""药食同性""药食同理""药食同效"理念为食物疗法用于心脏康复治疗奠定了良好的基础。中医理论认为食物与药物一样也具有四气五味，因性味的不同，表现的升降沉浮、归经和功效也不同。因此，必须强调辨证施膳，选择适合病情的药膳处方。"药膳"既非单纯药疗，亦非纯粹食养，是药性食味兼而取之，变药为食，以食代疗，药借食味，食助药效，发挥协同作用。辨证施膳是中医药膳疗法的特色和优势，针对患者的不同证型能提供更加具体的饮食指导。结合体质量、血脂、血压、血糖及心功能的程度和中医辨证，制定具体的饮食处方，达到调和气血、平衡阴阳、防治疾病的目的。

五、情志疗法（Emotions therapy）

情志异常可以导致心系疾病，如心悸、胸痹心痛、失眠等。心脏异常也能导致情志的异常。心理康复的目的是通过健康教育、心理治疗、行为干预等途径促进心脏病患者回归正常的生活，减少冠心病患者急性心血管事件的再发生。心理康复是心血管疾病患者康复之路上的重要一环，根据心理评估制定的心理处方使生活更加充满阳光。五音疗法，是依据中医五行相生相克的原理，通过五音与五脏的联系来调节身心，既可以改善患者心理状态，又起到辅助治疗的作用，进而提高治疗效果。

六、康复教育（Rehabilitation Education）

根据中西医结合康复教程，进行康复教育。向患者讲解目前的病情、治疗及下一步诊疗方案，评估有无心理障碍（如抑郁或焦虑），制订住院期间的活动计划，教育患者及护理者对可能发生的症状如何识别并做出早期反应，纠正危险因素。教育、帮助患者恢复体力及日常生活能力。通过健康教育教程和程序进行运动指导、饮食和营养方面的建议以及如何进行血脂、血压、血糖和体质量的调控等。

七、循证辨证用药（Evidence-based and dialectical medication）

药物治疗是心脏康复的重要组成部分。药物治疗可以相对增强患者的运动能力，提高训练水平和效果，而运动训练的有益效应也有助于逐步减少用药量。心脏康复药物治疗应根据心脏康复特点，依据指南和中医辨证，实现宏观与微观、辨证与辨病、中药与西药、药物与非药物4个方面有机结合，循证辨证用药，达到药物治疗的最优化。在辨证论治前提下，结合辨病选用被现代药理研究证实的中药，常能弥补辨证论治针对性较差的不足，达到效专力宏的目的。如心律失常的发生机制较复杂，除心内机制外，尚有许多心外机制参与其发生和调节，如自主神经紊乱、内分泌代谢紊乱等。须正确处理整体与局部、现象与本质的关系。心律失常的辨证论治可分为虚实两方面，虚证根据脏腑亏虚及气血阴阳不同，应用益气活血、滋阴、温阳等法；实证则根据病邪各异，选用清热、活血、化痰、理气、镇惊等法。以上各法所用中药，多有经动物实验及电生理研究所证实有显著抗心律失常作用的，如人参、延胡索、当归、郁金、远志、石菖蒲、半夏、钩藤、黄连、苦参、青皮、生地黄、麦冬、五味子、淫羊藿、附子等。辨证论治结合这些专药组方，如清热选黄连、苦参，活血选延胡索，滋阴选用生地黄、麦冬等，既符合中医辨证论治，又符合辨病论治，取长补短，相得益彰，无疑有助于疗效的提高。中西医结合不是随意选用中药加西药，而是根据病情，将二者进行有机的结合，充分发挥中、西医药互补性来提高疗效。中西药结合的形式：①互补式；②先后式，这种方式又包括先中后西和先西后中两类；③主辅式。从药代动力学的角度出发，中西药相互作用能影响药物的吸收。从药效学的观点出发，中西药联用可改变效应器官对相同剂量药物的敏感性。中西药联用应建立在熟悉中西药各自的药理作用、理化性质、毒性反应以及中西药相互作用的药代动力学、药效学的基础上，这样才能预见性地避免或减少联用所带来的毒副反应，增加疗效，更好地从药学理论上总结中西药联用的成功经验，逐步完善中西药联用这一用药方法。

八、电子监控系统（Electronic monitoring system）

心脏康复具有长期性、阶段性、个体化、早期化要求。住院（1期）康复需要监测运动的身体状况，应用电子遥控技术、穿戴式设备技术和互联网技术，可实现院内、外监控，更好地指导院内、社区、家庭心脏病患者康复活动。

中西医结合心脏康复远程管控系统通过西医康复评估，融入中医辨证、体质测评、传统运动方式、中医特色疗法、辨证膳食等，利用互联网技术通过远程和移动端来评估、管理和监控医院内、社区、家庭等患者康复状态的管控系统。在中西医结合心脏康复"8E"管控方案中发挥重要的作用。

第二十八章　心脏康复单元

目前人们对疾病的认识已不满足于治疗，而是要求全面提高健康水平和生存质量，以运动为核心的心脏综合康复逐渐成为心脏病较为理想的治疗手段。结合我国的国情，充分发挥中医药学及其养生康复学的优势，形成中西医结合心脏康复治疗具有重大意义。中西医结合的治疗模式在我国具有更大的优势，充分发挥中医药学及其养生康复学的优势，形成中西医结合三位一体心脏康复单元治疗新模式非常重要。

一、康复单元内涵

心脏康复单元不是一个特殊病房或机构，更不是一个独立的实体，而是一种新的病房诊疗模式，是由一个团队负责医院内心脏康复治疗。团队人员由心血管医生、康复医师、康复治疗师（语言、心理、康复和理疗等）、专业护士及社会工作者等组成。所有单元的成员都参与康复。把原各自独立的心脏病及合并症、并发症的治疗手段合理地组合成一种和谐、紧密、综合、全方位的治疗体系。这种新的诊疗管理体系是一种多元医疗模式，也就是多学科的密切合作，除了为心脏病提供中西药物治疗，还应接受心理康复、传统中医外治和健康教育等。在这个治疗模式中没有采用新的治疗方法，而是把原来成熟的治疗方法重新进行整合，即形成一个新的系统，也就是中西医结合康复治疗系统。这种整合后的治疗系统整体疗效要优于每种疗法的疗效之和。冠心病康复单元体现了对患者的人文关怀，体现了以人为本，它把患者的功能预后和患者及其家属的满意度作为重要的临床目标，而不像传统疾病的治疗，只强调症状的恢复和病理学的改善。

二、康复单元优势和地位

心脏康复单元不仅是一种心脏病综合性治疗的模式，更是一种理念，是一种整合医疗或组织化医疗的特殊类型，是对我国当今以药物治疗为主体医疗模式的挑战。它要求将医院的资源有机整合起来，使心脏病患者在不同阶段得到最充分合理的治疗和干预，得到及时的治疗、康复和二级预防。心脏康复单元并不是不提倡药物治疗，而是提倡更科学、更有效地用药。在我国，中医药外治法治疗心脏病有着悠久的历史和确切的临床疗效，充分发挥中医特色，可以建立中国特色的冠心病康复单元。中西医各有所长，对疾病的某一阶段或某一环节各有优势，因此，要坚持优势互补原则，相互为用。

心脏康复单元的特色与普通病房相比具有多科协同工作，系统、规范的康复单元管理和治疗指南。在指南的指导下运作，实行标准化的诊断和治疗，使治疗处置方案更准确，检查更精确，对每个患者进行评估，更符合个体化医疗策略。在心脏康复单元，患者受到更多关注，心脏康复专业小组密切协作，使诊断、评估、治疗、预防、康复可以联合应用。受过专业训练的医护人员，持续的继续教育制度，使患者的许多并发症得以及时发现，并采取积极有效的治疗措施，降低心脏病的病死率。心脏康复单元提供了早期、更多的康复训练，制定科学的康复程序及目标，活动恰当，有利于患者恢复至最佳状态，对患者及其家属的健康宣教，家属的积极参与陪护，消除患者的恐惧及孤独感，对其心理产生良好影响，有利于病情的恢复。

随着医学模式的转变以及我国逐渐步入人口老龄化社会，建立和完善有中国特色的心脏康复单元综合管理模式，探索并建立符合中国国情的心脏康复单元模式无疑具有深远的意义。我们应努力发挥中医整体观念和辨证施治优势，将中西药物、康复、针灸推拿、调节情志等方法有机结合，为心脏病患者提供中西医结合的多学科综合治疗及健康教育等，以降低死亡率、致残率，减少并发症，提高生活质量，缩短住院时间，降低住院费用，提高患者满意度，从而形成真正具有中国特色的心脏康复单元。

三、人员组成

心脏康复单元主要人员有中西医心血管内科、外科、康复、营养、心理、运动、中医治疗师，临床药师，护士，社会工作者及管理人员。

参与人员：胸痛治疗中心、呼吸科、康复科等医生参与的多学科功能整合团队。要对所有成员进行专业技能培训，掌握心血管病康复内容，熟悉小组工作模式和流程，形成工作能力强、富有责任心的团队。

四、组织构建

建立"心脏康复单元"学术委员会，由主管副院长、医务部领导以及心血管内外科、心脏康复中心、康复科、针灸推拿科、营养科、心理科、急诊科、信息科等十余个科室主任组成。

"心脏康复单元"是委员会领导下的总监负责制。委员会下设行政总监、技术总监与协调员，主要负责对医疗质量进行定期评议，提出持续改进意见，制订规划和提出发展建议。其次，心脏康复单元负责日常业务。建立专责小组，主要包括胸痛中心、外科手术、门诊康复、会诊、培训、随访管理、外联、信息技术和协调组等，体现专项管理、专人负责的特点。

五、工作方式

心脏病患者从急诊、门诊转诊住院后，或胸痛中心介入手术后，由"心脏康复单元"进行诊治。完善检查，由心内科、介入医生、心外科共同会诊讨论诊断、治疗方案。心脏康复师、营养师、心理医师等共同讨论患者的康复治疗计划，包括合理营养配备、心理支持等。

出院后进入门诊康复期，由心脏康复单元门诊组跟踪治疗，共同讨论给予药物、运动、营养、心理等综合中西医结合治疗或指导。

门诊康复期结束后，进入社区或家庭康复期，由"中西医结合心脏康复随访管理"团队负责患者的康复管理和随访。

六、制度建设

进行医疗流程优化和质量持续改进，逐步完善"中西医结合心脏康复单元"的管理制度。探索从医院到社区的中西医结合心脏康复连续性服务模式。

第二十九章　心脏康复新药研发

第一节　新药研制程序

新药研制一般按以下程序进行：选题—基础研究—临床研究—中试—正式生产。

一、基础研究

基础研究包括制剂研究、药理研究、毒理研究、质量标准研究、初步稳定性试验等内容。

1. 制剂研究　包括处方、剂型、工艺、辅料、包装等的研究。应以中医药理论为指导，进行组方设计、剂型设计和工艺设计。不同处方组成和不同方源的制剂，其研究的内容和申报的资料要求也不同。首先要弄清应属第几类新药，然后按规定要求进行研究。剂型的选择应以药材的性质和临床需要为原则；工艺设计以确保疗效，缩小剂量为前提；辅料要避免影响主药的疗效和稳定性；包装要力求稳定、美观、新颖。

2. 药理研究　包括主要药效学研究、一般药理学研究和药代动力学研究等。主要药效学研究的目的是初步证实新药的主要治疗作用以及较重要的其他治疗作用。同时说明药效的强度、范围、特点，揭示临床研究应注意的事项。一般药理学研究的目的是全面了解新药对机体各方面的影响，主要观察以下三个方面：①神经系统。观察给药后动物的活动情况和行为的变法。②心血管系统。观察给药后心电图及血药等的影响。③呼吸系统。观察给药后对动物呼吸频率、节律和深度的影响。药代动力学研究主要是研究新药在体内吸收、分布、代谢及排泄规律，测定并计算各项参数，指导1期临床用药。

3. 毒理研究　毒理研究的主要目的是对新药的安全性做出评价，为临床研究用药提供科学依据，保证临床用药安全。试验项目包括：①急性毒性试验。即半数致死量LD_{50}测定或最大耐受量测定。②长期毒性试验。观察动物应连续用药后的毒性反应和严重程度，以及停药后的发展和恢复情况，为拟定Ⅰ期临床安全用药剂量提供参考。③特殊毒性试验。内容有致突变、致癌和生殖毒性试验。

4. 质量标准研究　质量标准是新中成药研究中的重要组成部分，它伴随中药一生，是对新中成药质量进行监督和保证的必要条件。中成药新药的质量标准应从原料药、半成品和成品三个环节做细致的考察试验，除定性鉴别外，还应对已知有效成分、毒性成分以及能反映药材内在质量的指标成分进行含量测定，要求各项试验数据准确可靠，以达到药品质量的可控性和先进性。

5. 稳定性试验 稳定性是新药质量的主要评价指标之一，也是核定新药试用期的主要依据。稳定性研究是新药研究中不可缺少的重要环节，其目的是探测药品在储存期内质量变法的规律，保证药品在使用期限内不发生明显质量上的变法。新中成药依据其剂型不同、品种不同，稳定性试验中要求检查的项目也不尽相同。

二、临床研究

临床试验分为Ⅰ、Ⅱ、Ⅲ、Ⅳ期。新药在批准上市前，应当进行Ⅰ、Ⅱ、Ⅲ期临床试验。经批准后，有些情况下可仅进行Ⅱ期和Ⅲ期临床试验或者仅进行Ⅲ期临床试验。

（1）Ⅰ期临床试验：在新药开发过程中，将新药第一次用于人体以研究新药性质的试验，称为Ⅰ期临床试验。即在严格控制的条件下，给少量试验药物于少数经过谨慎选择和筛选出的健康志愿者（对肿瘤药物而言通常为肿瘤患者），然后仔细监测药物的血液浓度、排泄性质和任何有益反应或不良作用，以评价药物在人体内的性质。Ⅰ期临床试验通常要求健康志愿者住院以进行 24 h 的密切监护。一般选择病例数为20～30 例。随着对新药安全性了解的增加，给药的剂量可逐渐提高，并可以多剂量给药。通过Ⅰ期临床试验，还可以得到一些药物最高和最低剂量的信息，以便确定将来在患者身上使用的合适剂量。Ⅰ期临床试验的目的是通过初步的临床药理学及人体安全性评价试验，观察人体对新药的耐受程度和药代动力学，为制订给药方案提供依据。

（2）Ⅱ期临床试验：通过Ⅰ期临床研究，在健康人身上得到了为达到合理的血药浓度所需要的药品的剂理的信息，即药代动力学数据。但是，通常在健康的人体上是不可能证实药品的治疗作用的。在临床研究的第二阶段即Ⅱ期临床试验，将给药于少数患者志愿者，然后重新评价药物的药代动力学和排泄情况。这是因为药物在患病状态的人体内的作用方式常常是不同的，对那些影响肠、胃、肝和肾的药物尤其如此。Ⅱ期临床试验是对治疗作用的初步评价阶段。Ⅱ期临床试验一般通过随机盲法对照试验（根据具体目的也可以采取其他设计形式），对新药有效性及安全性做出初步评价，推荐临床给药剂量。一般选择病例数为不少于 100 例。

（3）Ⅲ期临床试验：在Ⅰ、Ⅱ期临床研究的基础上，将试验药物用于更大范围的患者志愿者身上，遵循随机对照原则，进行扩大的多中心临床试验，进一步评价药物的有效性和耐受性（或安全性），称之为Ⅲ期临床试验。Ⅲ期临床试验可以说是治疗作用的确证阶段，也是为药品注册申请获得批准提供依据的关键阶段，该期试验一般为具有足够样本量的随机化盲法对照试验。临床试验将对试验药物和安慰剂（不含活性物质）或已上市药品的有关参数进行比较。试验结果应当具有可重复性。可以说，该阶段是临床研究项目的最繁忙和任务最集中的部分。除了对成年患者研究外，还要特别研究药物对老年患者，有时还要包括儿童的安全性。一般来讲，老年患者和危重患者所要求的剂量要低一些，因为他们的身体不能有效地清除药物，使得他们对不良反应的耐受性更差，所以应当进行特别的研究来确定剂量。而儿童人群具有突变敏感性、迟发毒性和不同的药代动力学性质等特点，因此在决定药物应用于儿童人群时，权衡疗效和药物不良反应应当是一个需要特别关注的问题。在国外，儿童参加的临床试验一般放在成人试验的Ⅲ期临床后才开始。如果一种疾病主要发生在儿童人群，并且很严重又没有其他治疗方法，美国食品与药品管理局允许Ⅰ期临床试验直接从儿童开始，即在不存在成人数据参照的情况下，允许从儿童开始药理评价。我国对此尚无明确规定。一般选择病例数为不少于300例。

（4）Ⅳ期临床试验：新药上市后由申请人进行的应用阶段研究。其目的是考察在广泛使用条件下的药物的疗效和不良反应，评价在普通和特殊人群中使用的利益和风险关系以及改进给药剂量等。一般选择病例数为不少于2000例。

三、申请新药证书及生产文号

完成3期临床试验总结后，研究单位可填报"中药新药证书或生产申请表"，申请新药证书及生产文号，同时将在临床研究中对生产工艺、质量标准、稳定性及包装材料的进一步考察研究结果进行重新整理、汇总，作为申报生产的依据上报。未获得生产批文的中药新药制剂一律不得生产。

第二节　心脏康复新药临床研究方法和质量控制

一、试验目的

新药临床试验的主要目的是通过不同的临床试验探索或者确证新药对目标适应证的一个或几个方面的作用，得出药物有效性和安全性证据。不同药物有着不同的药理作用特点、不同的研究基础和背景，同时研究过程中又有着不同的研究阶段、分期，因此每个独立的临床试验均需确定不同的试验目的以用于回答不同的临床问题。由于试验目的不同，临床试验设计也会有很大区别。临床试验前，应充分了解药物处方特点、研究基础、研究背景、研究阶段、研究分期以及疾病的特点和临床实际，同时，在考虑临床试验难易程度和临床可操作性的基础上，确定合理的临床试验目的。根据试验目的，确定科学、合理和可行的临床试验方案。

心脏康复的主要目的为减少心绞痛的发作频率、减轻疼痛程度，改善相关症状和中医证候；预防心肌梗死等心血管事件发生。其根本目的是提高患者生存质量、延长生存期、提高生存率。①定位于减少心绞痛的发作频率、减轻疼痛程度，改善相关症状和中医证候的试验，应根据处方药物的特点及心绞痛的病情，特别是心绞痛的发作频率的不同，设计足以支持其疗效评价的试验疗程。在早期的探索性研究中，建议选择病情较轻的患者，在符合伦理学原则的基础上，采用安慰剂对照。②若针对减少心血管事件终点指标，需要有足够多的病例数和较长的试验疗程。

稳定型心绞痛和不稳定型心绞痛的病理机制不同，症状表现、病情、治疗原则、预后区别很大，临床试验应分别设计与观察，试验结果分别统计。出于对安全性的考虑，建议首先研究试验药物对稳定型心绞痛的疗效，初步了解药物的生物活性后，再用于不稳定型心绞痛适应证的研究。不稳定型心绞痛的临床试验一般应在基础治疗的基础上采取加载治疗的试验设计。

对于针对主要目的的主要指标应选择易于量化、客观性强的指标，并在相关领域已有公认的标准和准则，且其主要目的通常是只有一个。而描述次要目的的次要指标主要是对主要指标起支持和说明作用，也可以单独列出，但在整个试验研究设计中需要加以说明。

有时主要指标是由多个指标组成的复合指标，并由多个指标量化复合而成，因其判断过程中多含有主观性成分，作为主要指标应慎重。

二、试验设计

由于试验设计的具体内容将贯穿于试验方案的各个环节和步骤，而科学完整性和试验数据的可信性主要取决于试验设计，试验设计应明确试验期间要测量的主要终点和次要终点，要实施试验方案的类型（平行设计、交叉设计、析因设计、成组序贯设计等），随机化分组方法（完全随机化、分层随机化分组、配对或配伍随机化分组等）、盲法的形式和水平（单盲、双盲）及设计，是多中心试验还是单一中心试验。此外，需简述所治疗病症，各试验中心随机序号、承担病例数，疗程、给药途径及方法等。

临床试验设计 采用平行对照、分层区组随机、双盲、多中心试验的设计方法。整个试验将由多个研究中心在不同地点根据同一方案，进行统一培训同步开始和结束临床试验工作。样本含量的大小是根据试验的主要目标、试验设计类型、比较类型和统计学原理来确定。样本含量的确定与以下因素有关，即主要指标的性质（定量指标与定性指标）、临床上认为有意义的差值、检验统计量、检验假设、Ⅰ型和Ⅱ型错误概率等，样本含量的具体计算方法以及计算过程中所需的统计量的估计值应根据预试验或文献资料结果计算，当根据统计公式估计的样本量低于《药品注册管理办法》中所要求的样本含量时，以《药品注册管理办法》为准，确定样本含量的计算方法依据应在试验方案中描述。确定样本方法的依据应在方案中详尽描述，然后根据样本量的大小，根据Ⅱ期临床试验1∶1的对照原则，各研究中心进行任务分配。采用分层区组随机化方法，以确保各中心试验组与对照组的病例数相等，多采用 SAS 软件分析系统产生与样本量对等的连续流水编号，且各研究中心的皆为1∶1或3∶1构成的样本数。同时产生各试验研究中心的随机号。根据同类、公认、可比、择优的原则，选择对照药品，同时应提供对照药品的说明书。由于有时试验药品和对照药品剂型、大小、剂量、颜色不同，因此常采用"双盲、双模拟"法进行双盲药品的准备，要求试验药品和对照药品的剂型、大小、剂量、颜色、气味相同。试验用药品（含对照药和安慰剂）由申办单位根据随机分配表和双盲原则生产、包装、提供，采用两级盲法设计，第一级为各号所对应的组别；第二级为两处理组别所对应的代号（随机指定为 A 和 B 或 X 和 Y），随机密码表、分层因素、分段长度由组长单位建立，两级盲底分别单独密封，各一式两份，两级盲底连同分层因素（随机的初值）、分段（区组的）长度等密封后一同分别存放于组长单位临床药理基地办公室和申办者，试验研究期间不得拆阅。同时临床试验的随机表和盲底必须有重新生成的能力。每一编号的试验药物均有对应的应急信件，应急信件内装有该编号药物属何种类别药品的信签，以便在发生紧急情况下破盲用。应急信件应包括如下内容：①信封上印有×××药物临床试验应急信件、药品的编号及遇紧急状态下揭盲的规定，如拆阅，需注明拆阅者、中心负责人或临床药理基地负责人、拆阅日期、原因等，并在病例表中记录；②信纸上印有×××药物临床研究，药品编号及分组，信纸装入信封后密封，随药物发往各研究中心，在试验研究结束后无论拆阅与否均统一回收；③信纸上写明该药盒所放置的具体的药物名称，不良事件发生后拆阅时应记录的处理方法、采用药品的名称、抢救科室、主要负责人及应立即汇报的单位、地址、联系电话等。

三、病例选择

1. 诊断标准　冠心病西医诊断必须有明确的诊断依据，符合以下任意一项：受试者有明确的陈旧心肌梗死病史，或冠脉介入治疗术后 3 个月未完全血运重建（残留血管管腔狭窄≥50%），或冠脉造影（结果提示至少单支病变且管腔狭窄≥50%）或 CTA 检查确诊为冠心病。诊断慢性稳定型心绞痛可参考中华医学会心血管病学分会颁布的《慢性稳定型心绞痛诊断与治疗指南》。诊断不稳定型心绞痛可参照中华医学会心血管病学分会颁布的《不稳定型心绞痛和非 ST 段抬高心肌梗死诊断与治疗指南》。

2. 中医证候诊断　中药复方制剂中医证候的选择应符合方证相应的基本原则。按照权威、公认的原则选择中医证候诊断标准。目前仍可参考 2002 年《中药新药临床研究指导原则》的中医证候诊断标准。亦可根据药物的特点、目标适应证特点，依据中医理论自行制定，但应提供科学性、合理性依据，并具有临床实际可操作性。症状、体征分级量化标准根据《中药新药临床研究指导原则》、国家中医药管理局制定的《中医病证诊断疗效标准》、国际或国内学术研究会议确定的标准和（或）高等院校科教书参考制定。西医病情程度分级标准根据国际上或国内公认的工具书普通接受的标准，权威机构颁布实施或全国性学术会议制定的标准确立，其标准原则上应公认、先进、可行。西医单一体征量化分级标准根据国际上或国内公认的工具书或学术会议制定的标准确立。

3. 纳入病例标准　用清单的形式列出参加入选本次临床试验合格受试者的标准，包括疾病的诊断标准（尽可能有定量的检测和检验指标的上下限）、入选前受试者相关病史、病程和治疗情况要求；其他相关的标准，如年龄、性别等。应注意的是，为了保障受试者的合法权益，知情同意过程中应签署知情同意书亦应作为入选的标准之一。根据试验目的、处方特点及临床前试验结果制定合适的纳入病例标准，包括分型、分级、中医证候、危险分层等。

4. 排除标准　需根据药物的特点、目标适应证的情况，考虑有效性、安全性及伦理学等因素合理制定。一般应排除合并严重心脏病、恶性高血压、严重心衰、严重心律失常、介入治疗后 3 个月内、应用心脏起搏器者；排除影响心电图 ST-T 改变的其他原因，如心肌肥厚、左束支传导阻滞、洋地黄药物影响、电解质紊乱等。有冠状动脉疾病以外的病变引起的胸痛、在试验前数月有过心肌梗死（至少 3 个月）及有梗死前症状的也应排除。若以冠心病稳定性劳力型心绞痛作为研究对象，应排除静息时有心绞痛发生患者。运动试验应注意禁忌证。不稳定型心绞痛除排除以上人群外，尤其应鉴别心肌梗死前期的症状。列出影响研究药物疗效和安全性评估的情况，如与入选标准相反的其他治疗、合并疾病和妊娠、哺乳期等，容易造成失访的情况，如受试者工作环境变动等。另外，试验对象不应同时参加超过一个临床试验，试验前应用药物治疗的患者，符合入选标准的且经过导入期后仍符合入选条件者参加试验研究，否则视为排除病例。

5. 中止/退出标准 根据心脏病特点，制定严格的试验中止标准和紧急处理措施，尤其是运动试验应具有针对性。急性心绞痛发作一般在应用硝酸酯类制剂后 3 ~ 5 min 缓解。在缓解急性心绞痛发作的药物研究中，应密切观察患者服药后的反应，如不能及时缓解，应考虑是否为药物的疗效不佳，或者为心肌梗死前期症状，必要时退出试验，并进行相应的紧急处理，保证受试者安全。如果研究者从医学的角度考虑受试者有必要中止试验，或受试者自己要求停止试验，受试者均可以中途退出临床试验，所以制定撤出标准要从研究者和受试者两方面考虑。退出试验研究的标准：①受试者因各种原因（含疗效不佳或无疗效）自行退出试验。②因不良事件尤其是严重不良反应，受试者、主要研究者、伦理委员会、监查员和（或）临床药理基地负责人、国家或当地药监局主管人员基于伦理道德考虑中止临床研究。③因严重不良事件受试者因紧急抢救需紧急揭盲者。④试验药品因缺乏疗效（含对某一或某些受试者缺乏疗效），尤其是针对危重疾病的试验研究时，或在试验研究中受试者出现病情加重迹象甚至紧急抢救者。⑤研究违背试验方案。因研究者或受试者原因导致试验研究依从性降低，如研究者或受试者未严格遵循方案进行研究和及时记录相关信息，不符合试验入选标准而入组进行试验；应退出试验研究而继续进行试验者；受试者合并用药而未给予相应处理和记录；试验药品未按规定发放、回收、清点和记录者等。⑥受试者因工作、生活环境变动或因意外事故造成失访，但因发生意外事件如交通意外、死亡、骨折等应及时给予跟踪随访，判明与试验用药的因果关系。⑦因知情同意过程不完善或无知情同意过程，未签订知情同意书又无令人信服的理由，经伦理委员会同意者/受试者临时撤回知情同意书者；试验过程中明显违背主研人的医嘱而私自加减药物者；危重病受试者经一段时间治疗后病情无好转者等。⑧其他原因需中止试验者。

6. 病例的脱落与处理 在临床试验方案中应明确脱落的定义，同时对脱落病例尽可能地进行随访、跟踪、记录与报告，对其脱落原因进行分析研究，并对其数据处理方法进行规定，同时填写治疗总结表和脱落原因分析表，并回收其格式病案（研究病例）和 CRF 表。当病例脱落后，研究者应采取多种形式如登门、预约随访、电话、信件等，尽可能与受试者联系，询问理由，记录最后一次服药时间，完成所有评价项目。因过敏反应、不良事件、治疗无效而退出试验研究者，研究者应根据实际情况妥善安排受试者，以保障受试者的权益。填写门诊病历（住院病例观察表）及"脱落病例析因表"，填写门诊病历（住院病例观察表）及"治疗总结表"。所有入选并已进入试验研究的受试者，无论是否脱落均应保留各种源数据和源文件，既作留档，也是进行意向性分析（ITT Analysis）所需。

对于脱落病例，必须在 CRF 表中填写脱落的原因，一般情况下有 6 种原因：即不良事件，缺乏疗效，违背试验方案、失访（包括受试者自行退出），被研究者或申办者中止和其他。如因不良事件而脱落者，经随访最终判断与试验药品存在因果关系，必须记录在 CRF 表中，并通知申办者。

7. 剔除病例标准　剔除病例标准作为临床试验观察终点数据集确定的关键指标之一，它是对严重违背试验方案、受试者不配合随机化入组或随机化后未服用任何药物、受试者服用了违禁药物、受试者用药依从差、受试者违反了纳入/排除病例标准等的对试验数据和信息一种审慎而科学的处理方法，它须在进行盲态审核时由主要研究者、数据管理员、统计分析专家和申办者共同讨论后做出决定。

四、治疗方案

1. 试验药品和对照药品　明确试验药品和对照药品（含安慰剂）的药品名和化学名，成分组成、剂量规格、剂型、生产单位和批号，如果对照药品是安慰剂，应符合安慰剂（包装、制备）要求，所有试验药品均应有药检部门的检验报告。对于试验药品，应是在中试条件下制备的制剂、性质相对稳定、质量标准相对固定的产品，应与药理学试验、毒理学试验用药质量和稳定性相同的试验药品。临床试验的对照选择非常重要，应按照试验设计的要求选择。阳性对照药应为已知的有效药物，可在国家标准所收载的同类病证药物中择优选用。应选择经过严格临床试验验证，具有明确的安全性、有效性研究数据的药物。对于缓解急性心绞痛发作的药物研究，应以硝酸酯类制剂作为阳性对照药。

对于限定于冠心病稳定型劳力型心绞痛分级Ⅰ、Ⅱ级的患者，在短效抗心绞痛制剂的基础治疗下，用安慰剂对照是可行的。

冠心病患者易发生猝死，应具备相关抢救措施，试验设计过程中一定要做好知情同意。

根据试验研究入选病例的条件和布药时间窗的设计，选择剂型相同、大小一致、口感相似、色泽相同的安慰剂作为导入期安慰剂，根据导入期的长短决定包装量的大小，并为此设计药品标签，说明产地、规格、使用说明和储存条件。

2. 药品的包装　药品的小包装材料、每个包装中所含药品的数量及中包装和大（外）包装的规格，并根据试验药品的试验疗程的长短、随访（布药）时间窗的设计进行适当分装，如系双盲试验，且所用药物的剂量、剂型、大小、颜色及口感不同应采用双盲双模拟技术，还应交代两组药物的组成，每一个包装上均应附有标签的内容包括药物的编号和名称、数量、服法、储存条件，并注明"仅供临床研究用"和药品的生产单位与供应单位。

3. 药品的编码与标识　经适当分装的药品，一般先由生物统计学专业人员（在美国、欧洲联盟和日本等国家的试验中心是由申办者完成）用统计学软件根据整个试验研究用的样本量和试验中心数的多少及其他相关参数进行模拟产生相应的随机数字和相应的药物编码，依次对试验用药品（含对照药和安慰剂）进行分类编号、贴签，对于双盲试验用药，尚应准备相应编码的应急信件，随机数字的产生应具有重现性，随机数的计算机程序和药品的编码作为盲底保存，建议保存在各试验申办者单位所在地省市药监局部门。

药品的随机编盲是新药临床试验中的一个重要环节，建议应在申办者所在地药监局注册主管部门、生物统计专家、申办者代表在场的前提下共同完成，对相应程序给予记录，并妥善保存，条件允许的情况下可留有影像学资料。

4. 药品的分装与分配　经过适当分装和编码的药品分一次或多次提供给研究单位，对于符合条件的受试者将按先后顺序随机分入试验组和对照组，整个试验过程中该药品编号和受试者的编码相一致，每一个受试者在就诊过程的相应阶段只能得到足够一个治疗阶段服用的药品，此处应交代每一个试验阶段受试者将获得的药品的数量。每次随访发药时，观察医生应及时填写发放药品记录表。如系双盲给药，药品应一次提供给每一个研究中心，应急信件由研究中心负责人保存，并由申办单位妥善保存药品搬运清单。

5. 服药方法　试验正式启动后，研究者应对来诊的目标人群进行知情同意说明，在患者充分理解试验研究过程并同意进行研究的前提下签署知情同意书，经初步筛选对符合入选条件的受试者填写格式病案（研究病例），确认符合条件的受试者根据试验研究的随访时间窗发放药品，对于进入试验研究前已服用同类药品的受试者应根据试验方案的要求，进行导入期的观察，导入期的长短应视观察的病种、使用的药物和该药品的已知的药代动力学研究确定，完成导入期观察并符合入组观察条件的受试者方可依顺序号进入试验研究，在导入期应密切观察受试者病情（症状、体征、理化检测指标）变化，对影响患者常规治疗和不适宜进行临床研究的患者及时排除，并给予妥善安置。对于不良生活习惯影响药品规范研究的受试者亦应设置导入期，导入期的长短取决于试验的目的、试验的药品和适应病证。

6. 治疗方法（试验药、对照药的名称、剂量、给药时间及方式等）　即给药途径、剂量、给药次数、疗程及完成全部治疗后随访时间，临床试验是一个逻辑性、系统性的工程项目，尤其是剂量—效应研究方面，应逐渐由小样本、严格选择受试者、小范围的探索性研究逐渐过渡到大样本、大范围、目标人群的试验研究，且前期研究是为后期研究提供设计和评价依据的过程。

7. 疗程和随访时间窗　整个临床试验过程中由于药物的作用性质、特点及整个试验研究周期的长度不同，申办者和/或研究者将整个试验研究划分为几个不同的相等时间阶段即布药（随访）时间窗，以便及时而科学地采集、记录相应阶段的试验数据和信息，并回收和清点试验研究药品和相应阶段的原始文件，对下一步研究和治疗做出相应评估判断。整个临床试验时间窗的设计应能体现药品的作用性质、特点，其设计应以前期药品研究的基础数据和信息（如 PK/PD 研究、毒理学和（或）Ⅰ期临床试验数据和信息）为依据，必要时应有预试验的数据和信息作为必要补充。

定位于迅速缓解心绞痛急性发作的试验，可考虑短期研究，一个观察周期一次用药。在发作开始的 5~10 min 以分钟为单位作为观察时点。每例患者需要重复 10 个观察周期。

定位于减少心绞痛的发作频率、减轻疼痛程度，改善相关症状的试验，应根据心绞痛发作次数、频率选择合理的疗程。若以冠心病稳定型劳力性心绞痛为目标适应证，一般研究可持续 4~8 周，以周为单位作为观察时点。

若针对减少稳定型心绞痛患者心血管死亡和非致死性心梗等终点指标，应有足够长的疗程，一般以月为单位作为观察时点。针对不稳定型心绞痛患者心血管死亡和非致死性心梗等终点指标，疗程可能相对缩短。观察时点应根据病情的程度确定。

8. 合并用药　对试验研究过程中禁用药品和慎用药品做出明确规定，但对于危重受试者，应规定明确的退出条件，妥善安排受试者。在严格控制禁用药品的同时，应对试验研究过程中允许使用的药品亦做出相应规定，尤其是在试验研究过程中出现相应的急性症状和体征，如泌尿结石症治疗中出现的疼痛、尿道阻塞等的处理；高血压治疗过程中出现冠心病心绞痛等。对于临床试验过程中的合并用药，应给予相应的分析和记录，尤其是在出现不良事件时的合并用药情况，应给予及时记录和报告。

冠心病患者多合并高血压、高脂血症、糖尿病等，应注意评价合并用药对试验药物疗效和安全性的影响。明确规定对有效性和安全性评价有影响的不应使用的中、西药物。对于稳定型心绞痛缓解症状为试验目的的临床试验，可以选择阿司匹林、他汀类、血管紧张素转换酶抑制剂（ACEI）、血管紧张素 II 受体拮抗剂（ARB）药物。除非加载试验，受试者不应使用长效硝酸酯类、β 受体阻滞剂、钙离子拮抗剂等。

为保证受试者安全，该目标适应证在试验过程中可以应用短效硝酸酯类制剂（包括安慰剂对照试验），但应注意如实详细进行记录，研究者应考虑统一提供同一来源的短效硝酸酯类制剂。试验结束时，应分析短效硝酸酯类制剂对药物疗效评价的影响。

9. 试验药品的管理　每次随访时，观察医生详尽记录受试者接受、服用和归还的药品的数量，用以判断受试者服药的依从性如何，必要时应列出计算依从性的公式，一般用药的依从性应在 80%~120%。

研究用药由研究单位统一保存，并由专人负责，分批次发放给受试者，对试验用药品应有相应的保存和管理程序，每次分发、回收和清点药品的同时，应发放《受试者用药记录卡》，再次诊治时同剩余药品一并回收；同时将所有信息和数量一并录入《试验用药品发放及回收登记表》。

五、观察项目

1. 一般体检项目　包括生命体征、人口学、家族史、既往史、合并疾病与治疗史、现用药史与试验研究相关的症状和体征等。

2. 诊断性指标　对于入选病例应有的诊断指标，其中包括四诊指标、血液生化指标和特殊指标如免疫学检查、ECT 等。对于试验研究过程中的并发症亦应有相应的诊断指标，其中包括四诊指标、血液生化指标和特殊指标如免疫学检查、ECT 等。对于试验研究过程中的合并症亦应有相应的诊断指标，其中包括四诊指标、血液生化指标和特殊指标如免疫学检查、ECT 等。

3. 疗效性观察　针对试验研究的主要目的应设置相应的主要效应观察指标，以便更加准确地评定试验药物的性质和作用特点，而在一般情况下主要指标应是唯一的，且是与药品的功能主治相关联的有效性变量。为了更加准确地描述药品的性质和作用特点，有必要对药品临床试验观察的次要指标做出规定，可以起到对主要指标进行说明和支持作用，有时次要指标可以和主要指标完全无任何关系。

4. 安全性观察　除对一般指征进行系统观察外，尚应对基础研究过程中预期的不良反应进行观察，尤其是非预期的不良反应，并对不良事件进行因果关系分析与评估。

5. 观察时点　指标观察的时点应包括基线点、试验终点、访视点、随访终点，时间窗是临床试验指标实际观察时点，试验方案（含对照品）的作用性质与作用特点确定观察时点之间允许的时间范围，时间窗设计应根据试验药品试验研究的周期、试验研究指标的性质和正常时间间隔合理设计，使时间窗既能反映药物的作用特点和性质，又不浪费有限的医药卫生资源。

根据试验药品的作用特点和性质、作用靶器官、药代动力学的特征、毒理学研究结论及受试者用药周期的长短，决定观察随访的时间窗，以便既能客观评价临床症状、体征的变化，又不造成各种资源的浪费，同时易被受试者和研究者接受。理化检查与检测项目是临床试验原始文件的重要组成部分，也是客观评价药品有效性和安全性的重要信息和数据来源，因此完整、准确、可靠、一致的数据和信息源是临床试验成功的重要标志，应根据试验药品的作用特点和性质、作用靶器官、药代动力学的特征、毒理学研究结论及受试者用药周期的长短，决定观察随访的时间窗。

六、疗效和安全性评定标准

根据临床试验目的确定临床试验的主要疗效指标和次要疗效指标。

1. 疾病疗效评价　以冠心病稳定型劳力型心绞痛症状改善为目标适应证的临床试验一般应重点评价运动负荷试验的运动耐受量及抗心肌缺血效果、心绞痛分级的变化、硝酸酯类药物使用量等。

平板运动试验用于评价试验药物对患者运动耐受量及抗心肌缺血效果，病例数应符合统计学的要求。其评价指标包括总运动时间、代谢当量（METs）、出现 ST 段压低 1.0 mm 的时间（心前区导联 ST 段压低 1.0 mm）、心绞痛出现时间、ST 段压低的最大幅度、血压心率乘积（SBP ×HR）以及 Duke 活动平板评分等。①运动出现心绞痛时间：运动中询问患者，如出现典型胸痛、胸闷等伴有 ST 段压低则强烈提示心绞痛。应注意区别典型胸痛与非典型胸痛。②总运动时间。③最大运动代谢当量（METs）。④运动过程中最大心肌耗氧量：运动过程中的收缩压最大值×心率最大值。⑤运动出现 ST 段压低 1.0 mm 时间。ST 段测量应以 PR 段为基线，由 J 点起始。如 ST 段为水平或下斜性压低，应以 J 点后 80 ms 测量。ST 段水平或下斜性降低≥0.1 mV，持续 2 min 为标准。J 点后 ST 段快速上斜性降低（>1 mV/s）<1.5 mm 应视为正常。J 点后 80 ms ST 段缓慢上斜性降低以≥1.5 mm 为标准。⑥最大 ST 段压低幅度。⑦平板运动试验评分（Duke 评分）：Duke 评分 = 运动持续时间 −（5×ST 段偏移）−（4×平板运动心绞痛指数）。平板运动心绞痛指数判定：无心绞痛为 "0"；运动过程中出现典型心绞痛为 "1"；因心绞痛而停止运动为 "2"。运动诱发的 ST 段偏移是同一导联上的最大 ST 段偏移。注意 ST 段偏移水平可以在 J 点之后 80 ms 测得，如运动诱发的 ST 段压低少于 1 mm，则计算中 ST 偏移水平计分为 0。其他指标作为次要疗效酌情选择。

心肺运动试验是评价心脏康复的金指标，心脏康复药物疗效评价也要以此作为主要疗效评价标准。

2. 中医证候疗效评价　按照中药申报的品种，应对中医证候疗效进行评价。中医证候疗效为复合性指标，包括主症和次症共同积分的改变。应重视各指标的权重值合理确定。中医主症（胸痛、胸闷）应为主要疗效指标，其余如口唇紫暗、疲倦乏力、畏寒肢冷、腰膝酸软、自汗、不寐等为次要指标。

目前中医证候的改善多采用量表的方式进行评价。这种评价方法在中医疗效评价方面已达成共识并广泛应用，且起到了积极的作用。鉴于中医证候研究的复杂性以及量表学的基本要求，建议选择经过信度、效度验证的中医证候评价量表。

中医证候疗效评价标准目前仍可参考 2002 年《中药新药临床研究指导原则》的疗效评价标准。

3. 生活质量评价　生活质量是一个全面反映药物作用的综合指标，可根据临床试验目的加以选择采用。西雅图心绞痛调查量表（seattle angina questionnaire，SAQ）是国内使用得较多的冠心病心绞痛特异性功能状态及生活质量自测量表，其内容主要包括躯体活动受限程度、心绞痛稳定程度、心绞痛发作频率、治疗满意程度和疾病主观感受等 5 个方面，能从一定程度反映受试者生活质量状况。

4. 安全性评价　首先应关注一般状况，生命体征（体温、呼吸、心率、血压），血、尿、便常规，肝、肾功能和心电图等安全性指标。应根据试验目的的不同，设计访视的时点。

每个试验均应根据处方特点、临床前毒理试验结果、目标适应证特点等选择具有针对性的安全性评价指标。根据中医理论，着重观察可预期的不良反应，如处方中含有活血化瘀的药物，宜考察凝血指标；如临床前研究提示对某个脏器有损害，则应注意设计针对该脏器的安全性指标，必要时增加检查项目，如 B 超等；考虑到心血管药物的特点，必要时应关注 QT 间期等指标。

特殊剂型应设计相应的安全性评价项目，如中药注射剂尤其应注意观察生命体征、过敏反应和局部刺激性等。

由于冠心病心绞痛有发生急性心肌梗死和猝死等严重不良事件的可能，故需密切观察病情，及时妥善处理并上报有关部门。

虽然运动负荷试验作为一项可靠、易行的辅助检查手段对评价冠状动脉病变程度具有重要的指导意义。但是，运动负荷试验也具有较高的风险性，可能诱发急性心肌梗死，甚至发生心脏性猝死。因此，必须认真评价运动负荷试验的适应证，特别要注意平板运动试验的禁忌证，以免发生意外。试验过程中应加强对受试者的保护。试验过程中若出现不良事件和实验室指标的异常，应及时观察患者伴随症状，并及时复查、跟踪，分析原因。注重合理地报告不良反应。报告的方式可参考《中药、天然药物临床试验总结报告撰写原则》。关注临床试验结束后患者治疗方案的合理设计，如应关注后续的治疗药物和应用剂量，了解试验药物是否可突然停药，以保证受试者安全。

七、质量控制与质量保证

1. 实验室的质控措施　各参研医院实验室要建立实验室检测项目指标的标准操作

规程和质量控制程序。各参研医院的各项实验室检测项目必须采用国家法定的计量单位。实验室检测项目必须填写齐全，有送检医师、检验师和复核人签字，除大便常规、B超、CT等诊断外，其他实验室项目必须打印，打印内容包括日期、检测项目、结果及其正常范围。在试验研究开始前，各中心须将各医院的实验室名称、实验室主任名称及实验室检查项目正常值范围表交组长单位和申办者各一份，且应保持各试验中心实验室正常值的一致性，若在试验期间，上述项目有变化，请及时通知组长单位和申办者，并说明项目及项目范围变化情况；若有正常值变化，请说明理由和变化范围，与以往正常值的换算关系等，并及时向组长单位和申办者提交一份新实验室正常值范围表，并提供新实验室的生效日期。

2. 运动平板试验质量控制 运动平板试验基本操作流程：复核检查适应证及禁忌证，简单询问病史，必要时体格检查，阅读12导联常规心电图和各种临床检查资料；评估运动平板负荷试验风险度；检查前1 d禁酒，检查当日吃早餐，餐后至少2 h进行，检查前不得喝浓茶与咖啡、吸烟及饮酒，不能剧烈运动；向患者介绍此项检查的检查目的、步骤、意义及有可能发生的危险性，以取得患者配合；准备好心肺复苏设备及急救药品，防止检查过程中意外情况发生；定期检查药品有效期，检查时应温度适中（18~26 ℃）；运动试验采用12导联记录，电极放置位置每次要固定一致，用电极片携带的小砂片打磨患者局部皮肤，用乙醇棉球擦拭脱脂，待乙醇挥发、皮肤干燥后，再用乙醇擦拭脱脂，选用银电极片或氯化银电极片，上臂电极置于锁骨下窝的最外侧，下肢电极置于髂前上棘上方季肋部下方，胸前导联位置不变；复核导联位置，将血压感应电极置于肱动脉搏动最强处，绑好袖带，用于运动过程中测量血压；告知患者运动过程中若有不适，如胸痛、头晕等及时告知医生，指导患者学会运动方法；确定运动试验的方案，采用适合心脏病和老年人的改良Bruce方案；运动试验中监测心电图、血压，注意观察患者的一般情况，如呼吸、意识、神态、面色、步态等；出现运动试验的终止指征，要立即终止运动，防止发生意外；运动试验后连续监测心电图、血压，继续观察至心电图、血压恢复运动前状态。检查完毕，进行结果分析应包括运动量、临床表现、血流动力学以及心电图反应4个方面。分别于筛选期、入选期（0 d）、试验结束后检查3次，前两次检查结果差别不宜过大，如运动时间不宜超过3 min，最大运动代谢当量不宜超过2 METs。指控措施：具有资质人员专人操作，负责运动试验的医生应懂得运动生理的基本知识、运动中可能出现的正常及异常反应，熟练掌握心肺复苏技术；运动试验室应备有急救车、除颤器、必要的心血管抢救用药，备有相应的抢救人员。抢救仪器设备、药品应定期检查；运动前询问病史、简要的体格检查并阅读标准12导联心电图。严格掌握运动试验适应证和禁忌证；向患者介绍此项检查的目的、步骤、意义及有可能发生的危险性，以取得患者配合；患者运动前测血压，收缩压≥200/110 mmHg时应休息15~20 min后再测血压，如血压仍高，则应推迟运动试验，直到血压控制良好；不稳定心绞痛发作后，应至少在患者无静息胸痛发作或其他缺血证据48~72 h后进行运动试验；在运动中严密观察患者症状，监测心电图和血压；具有心脏急性事件时的应急预案，包括患者的转运及进入冠心病监护病房的通道；受检者卧床休息20 min，无不适方可离去；试验前不进饮食，不应饮酒、冰水，禁止吸烟至少 1 h，以免影响试验结果；若病情许可，试验前停用 β 受体阻滞剂至少 12 h，以保证患者在运动时可达到目标心率。应询问所服用的药物并注意其可能造成电解质紊乱及其他反应；患者每次检查的条件保持一致；皮肤表层敷贴电极可明显减小皮肤阻抗，降低信噪比。在放置电极之前备皮，然后用酒精清洁皮肤，再用细砂纸或薄纱布轻轻打磨表皮，使皮肤阻抗<5000 Ω；对不适症状的变化过程应详细描述、明确 ST 段改变与症状的相互关系；运动试验报告应注明试验方案、运动中有无不适症状，对不适症状的变化过程应详细描述、ST 段改变与症状的相互关系；尽管运动心电图的计算机处理有很大帮助，但它可引起假阳性的 ST 段压低。为了避免这个问题，应当提供原始的心电图记录、未处理过的心电图数据。

3. 研究单位和研究者的资质和资格 试验研究参加单位必须是国家食品药品监督管理总局（CFDA）临床药理研究基地，或在国家食品药品监督管理总局（CFDA）注册登记的医院，研究项目所在科室具备相应的人员、设备和急救设施，参加研究人员须经过国家 GCP 法规和相关方案的培训，所有设备均有技术监督部门的技监证书，表明其工作状态良好，且在试验研究过程中研究者应相对固定，对于中途更换研究者应在培训后加入本研究，并重新更换《××药品Ⅱ期临床试验参研人员联络表》。

4. 研究者的培训 临床试验开始前，须通过临床试验方案培训的研究人员方可参加临床试验工作，保证临床试验参加人员对临床试验方案有一致的理解，从合格的受试者的选择、施加因素的控制和效应指标的观察与评定三个主要环节保障试验方案和受试者依从性，同时保障受试者的安全、权益和健康的不受侵害，尤其是在发生不良事件时受试者可得到及时的诊治和相应的经济补偿，对严重不良事件除及时救治受试者外，尚应积极跟踪随访、记录和向相关部门报告。

5. 保证受试者的依从性和研究者对试验方案的依从性 研究者耐心向受试者做好知情同意说明，使其对试验研究过程和其在过程中须配合的义务有充分的了解，从而积极地配合试验研究工作，如遵从医嘱按时服药和填写受试者用药记录卡；对剩余药品及时归还；按时就诊等。

采用计数法监控受试者依从性，要求其公式为：受试者用药依从性＝（实际用药量/应该用药量）×100%；实际用量＝发药量－（剩余归还量＋丢失量）；应该服药量＝试验疗程（天）×每天服用量。

除监控受试者试验用药的依从性外，还应对受试者合并用药的情况进行详细记录和分析，同时对合并用药正、负两方面的影响做出评估，以便对Ⅲ、Ⅳ期临床试验方案的设计提出建议。

研究者对试验方案的依从性，是指在试验研究过程中研究者严格遵从试验方案及相关法规开展临床试验工作，其依从性主要体现在合格受试者的选择、施加因素的控制和效应指标的测量与评价三个主要环节。主要包括：①严格遵守试验方案和法规，无重大违反试验方案事件；②选择合格的受试者参加试验研究，并签订知情同意书；③接受合理的治疗，其施加因素（含试验用药，合并用药）以及其他措施（运动、理疗、饮食、康复疗法）等所产生的一切效应均可测量、评估和判断，且标准客观、可信、科学和可行；④严格依随机化顺序入组，对合格的受试者进行试验观察和记录；

⑤不良事件尤其是严重不良事件均给予及时的处理、记录和报告；⑥试验研究严格遵守标准操作规程（SOP）；⑦试验研究设计遵照随机化和盲法原则设计，减少试验研究的偏倚和Ⅰ、Ⅱ类错误出现的机会；⑧数据管理和统计处理严格遵守标准操作规程；⑨试验研究（含数据管理和统计处理）过程中，随机化和盲法的执行情况。

建立各种试验研究机构和试验研究过程，每一研究程序的标准操作规程（SOP）是申办者和CRO组织的一项不可推脱的职责，并在实际试验研究工作中实施和完善，使整个试验研究工作程序化、制度化、标准化和格式化。

临床试验方案是临床试验的指导性文件，是指导参与临床试验所有研究者如何启动和实施临床试验的研究计划书，也是试验结束后进行资料收集、记录、报告和进行临床试验统计分析的重要依据，同时又是临床申报新药的正式文件之一。科学、周密的试验方案是保障临床试验取得成功的基础和重要条件，同时也是临床试验质量控制和质量保证的重要文件。

6. 质量保证系统 临床试验过程中由临床监查员定期进行研究、医院现场监查访问，以保证研究方案的所有内容都得到严格遵守，并对原始资料进行检查，以确保与CRF上的内容一致；参加临床试验的人员应统一培训；研究期间，研究者应嘱咐受试者规律饮食、规律作息、避免诱发心绞痛的因素；研究者应按病例报告表要求，如实、详细、认真记录表中各项内容，以确保病例报告表内容真实、可靠。病例报告表不得涂改，如确有笔误，只能在填错的项目上画一横线，在其上填写正确内容，并在旁边签字，注明日期；临床试验中所有观察结果和发现均应加以核实，以确保数据的可靠性，确保临床试验中各项结论均来源于原始数据。

八、不良事件的跟踪、随访、记录与报告

1. 观察、记录与报告 研究者应向受试者说明，要求受试者如实反映用药后的病情变化，医生避免诱导性提问，在观察疗效的同时，应密切注意不良反应和非预期不良反应和毒副作用的发生（包括症状、体征、实验室检查）。对试验研究期间出现的不良事件，应将其症状、体征、程度、出现时间、持续时间、处理措施、治疗反应等详尽记录于格式病案（研究病例），评价其与试验药品的因果关系，签名并注明日期。试验期间出现严重不良事件，应在24 h内或不迟于第2个工作日口头通知申办者，并填写"严重不良事件报告表"，书面向当地省级药监部门，国家食品药品监督管理总局（CFDA）和各研究中心告知，申办者立即通知各参研单位并保证满足所有法律法规要求报告的程序。随药品下发的应急信件只有在该受试者发生严重不良事件时，需立即查明所需药品的种类，由研究单位的主要研究者向中心负责人报告后拆阅，即紧急揭盲，一旦揭盲，该受试者将被中止试验，并做脱落病例处理，同时将处理结果通知监查员，并在格式病案（研究病例）中详述理由、日期并签字，为了揭盲程序的公正、客观、公开，揭盲时最好有研究中心负责人和（或）临床药理基地负责人在场，并严格遵守《设盲试验的揭盲操作程序》。

2. 受试者的处理 发现不良事件，观察医生可根据病情决定是否中止观察；出现严重不良事件，承担临床研究的单位须立即采取措施，保护受试者的安全。所有不良

事件都应当追踪随访，详细记录处理过程及结果，直到得到妥善解决或病情稳定；若理化检查异常者应追踪随访至正常。追踪随访的方式可以根据不良事件的轻重选择住院、门诊、家访、电话、通信等多种形式。

所有不良事件均应及时采取相应的处理措施，并将处理结果记录于格式病案（研究病例），并根据病情的轻重、受试者与家庭远近和该研究中心的医疗专长不同，分别采用不同的跟踪随访方式，直至病情缓解或结果正常。对于严重不良事件还应及时向相关部门汇报，并继续跟踪随访尚未缓解的不良事件的受试者。受试者一旦发生不良事件，应及时通知研究者或到研究中心医院诊治，研究者应对所发生的不良事件给予跟踪处理、随访和记录，并对产生不良事件的原因和与试验药物因果关系进行评估分析，对于严重不良事件除做好上述工作外，应将不良事件于 24 h 内报告国家食品药品监督管理总局（CFDA）、申办者和各研究中心。

九、数据管理

1. 研究者数据的采集、录入和报告　全部病例均按本方案规定，认真填写，受试者就诊时由主研医生及时书写格式病案（研究病例），所有项目均需填写，不得空项和漏项（无记录的空格画斜线），住院患者病案号如实填写。

格式病案（研究病例）作为原始记录，做任何记录更正时只能画线，旁注后改正的数据，说明理由，并由研究者签名并注明日期，不得擦涂，覆盖原始记录。

依布药（随访）时间窗进行各项检查、采集、录入和报告受试者信息和数据，且原始实验文件应齐全，及时将检查结论录入格式病案（研究病例），并将理化检查单粘贴在格式病案（研究病例）上。对化验结果治疗前正常而治疗后异常而不能以病情恶化解释的检验项目数据，须加以核实、复检，复检后仍不正常的项目，填写不良事件表，并随访至正常。

2. 数据监查　监查员的人数及访视频度须满足临床试验的质控要求。监查员审核每份研究病历，并逐份填写"监查员审核页"。

监查员应 2 人以读看的方式、100% 的核对源数据与 CRF 数据的一致性，并完成"数据一致性检查报告"。如果发现填报数据错误，提交"数据一致性检查纠错报告"，由研究者据此修正。

3. 数据检查与盲态审核　完成的病例报告表由临床研究者和监查员审查后，第一联移交数据管理员，进行数据录入与管理工作，所有过程均需方案记录。数据管理员根据 CRF 的项目采用 EpiData 软件建立本试验专用数据库，并对建立好的数据库进行测试、修改，确保数据库准确无误后进行数据录入，数据的录入与管理工作由指定的数据录入员与数据管理员执行，为保证数据的准确性，应由 2 个数据录入员独立进行双份录入并比对。数据录入、比对完成后，数据管理员将根据临床试验方案要求对数据的可靠性、完整性及准确性进行核查。对核查中发现的内容缺失、逻辑矛盾、误填、不能确定等有问题的数据，以数据疑问表的形式由临床监查员传递给临床试验中心，由研究者对疑问尽快做出解答并返回，数据管理员根据研究者的回答进行数据修改、确认与录入，必要时可以再次发出疑问。数据管理员提交数据管理报告，申请召开由主要研究者、统计分析员、数据管理员、监查员及申办方等参加的数据盲态审核会议，对数据进行盲态审核，会后签署盲态审核决议，锁定数据库，将锁定后的数据提交统计分析人员进行统计分析。如数据库锁定之后发现问题，经确认后可在统计分析过程中进行修正，并做记录和说明。当数据全部输入数据库后，经盲态核查、数据锁定、统计分析计划书确定后执行揭盲，确定各组具体的组别。应保存质量控制的有关文件，如数据一致性检查、数值范围和逻辑检查的原始记录、盲态审核时的原始记录、研究者与监查员间交流的疑问记录等。

十、统计分析

组长单位统计室承担统计分析任务，并参与从试验设计、实施至分析总结的全过程，试验方案完成经 IEC 批准后由组长单位负责协调建立数据库和制定统计分析计划书，并于中期会议提交主要研究者、生物统计学家、数据管理员和申办者讨论通过，以确定如下内容：分析数据集的选择，资料统计方法等。开盲程序分为两级，统计分析前即锁定数据（Data Locked）后进行第一次开盲，确定每位受试者的用药编号属于 A、B 中的哪一组，然后做统计分析，完成统计分析并写出统计分析报告后，再进行第二次开盲，宣布 A、B 对应的组别。开盲地点：组长单位所在地。参加开盲人员：申办者或申办者的委托人、组长单位临床药理基地负责人、主要研究负责人、统计负责人。

统计分析时先检查各个中心完成的例数、病例脱落情况；然后进行两组病例入选时人口统计学及基线各有关特征的分析，考察组间的可比性；疗效评价包括疗效指标的确定，以及组间疗效的比较；安全性评价包括实验室指标和临床不良反应的统计。

统计剔除病例标准：不符合入选病例标准；一次药品投放后未能随访到数据和信息者；随机化后信息和数据缺失严重者；患者符合退出标准，但没有退出；患者接受已剔除的同步治疗；患者接受错误的治疗和不正确的剂量。

临床试验所产生的数据和信息的变量以均数、标准差、中位数或百分数、最大值和最小值表示，对变量分布进行正态检验，服从正态分布时，组内治疗前后比较用配对 t 检验；试验组和对照组前后变化值之间比较采用 t 检验；组间比较若考虑协变量的影响用协方差分析（Analysis of covariance）；必要时采用非参数统计分析方法；两组分类指标的比较用四表格 X^2 检验，必要时用 Fisher 精确概率法；等级指标自身前后的比较用 Wilcoxon 符号秩和检验（Wilcoxon's Signed Rank Test），两组间等级指标的比较用 Wilcoxon 秩和检验（Wilcoxon's Rank Sum Test），多组等级指标的比较用 Kruskal-Wallis 秩和检验；两分类指标及等级指标的比较若考虑到中心或其他因素的影响，则采用 CMH X^2 检验（Cochran-Mantel-haenszel Statistics）。

所有统计计算用 SAS 统计分析系统进行处理，统计分析检验用双侧检验，给出检验统计量及其对应的 P 值，用 Fisher 精确概率法时直接计算出 P 值，以 $P \leqslant 0.05$ 作为有显著性统计学意义，以 $P \leqslant 0.01$ 作为有高度显著性统计学意义。

第三节　心脏病药物的研发现状与展望

依 IMS 公司统计数据，目前全球心血管疾病治疗药物的销售额约占整个药物市场的 20%，并仍在以年 7%以上的速度继续增长着。冠心病治疗用药的门类、品种繁多，交互作用适应证多，药物机制、作用靶点均不同，在临床中具有举足轻重的地位。按最新药品分类统计，硝酸酯类、肾上腺素 β 受体阻滞剂、钙通道拮抗剂是治疗心肌缺血性心脏病的主要药物。这些药物主要是从改善心脏和全身血流动力学，增加了心肌组织能量供给、减少心肌能耗的理论出发，因此，营养心肌、优化能量代谢这一观念得到了医学界的普遍认同，从而推动了脂肪酸氧化抑制剂类抗心绞痛药物市场的发展。由于新药远远不能满足临床需要，因此仍需开发心血管疾病新药。当然，新药开发将面临很多挑战，充满着不确定性和艰辛。除了没有明确的路径可以遵循和缺少资金投资以外，与其他药物药性产生的冲突也是困难之一。非甾体抗炎药（NSAID）作为解热、镇痛、抗炎的重要药物广泛应用于临床，不利于心血管药物药效的发挥，同时这类药物的心血管安全性也越来越引起重视。有不少制药公司长期致力于心血管疾病治疗药物的研究与开发，并由此取得了巨大的成功而成为世界心血管疾病治疗药物的主要供应商和领先研发者。从生物学角度看，仍有创新的空间，如高血压疫苗和转基因重组抗凝血酶，新分子靶点的出现更是成为一些领域（如心绞痛、心肌梗死及心律失常）的创新热点。随着分子药理和遗传药理研究的不断深入，更精准地治疗各种疾病成为可能。随着医药技术的发展和人们对心血管疾病的认识的深入，使得世界心血管疾病药物研发的不断努力，更多的高效的副作用小的心血管药物将不断进入市场，为人们的生命健康服务。雷诺嗪是具选择性抑制晚期钠电流，具有全新作用机制的抗心绞痛药物。随着局部缺血的持续时间延长，细胞内钠的浓度升高，伴随细胞内钙的浓度升高，雷诺嗪通过降低局部缺血和再灌注过程中钠依赖性细胞内钙的摄取，从而降低心绞痛的发病率。一种新的抗心绞痛化合物（F15845）正在研发当中，其可保护心肌细胞，免除缺血损害，同时产生较小血流动力学效应。生长因子也有望作为治疗顽固性心绞痛的一种十分有潜力的治疗手段。高血压疫苗和转基因重组抗凝血酶的出现就是很好的例证。新分子靶点的出现更是成为一些领域（如心绞痛、心肌梗死以及心律失常）的创新热点。随着对动脉粥样硬化血栓形成病理生理机制的深入研究和大量循证医学证据的获取，近年来冠心病药物治疗取得了重要的进展。抗栓和调脂治疗中的概念不断更新，针对其病理生理机制的新型药物不断出现。在血管再生分子机制的研究过程中，试图找到一种在这一过程起关键作用的细胞因子，将其应用于临床性血管再生。研究较多的是血管内皮生长因子和成纤维母细胞生长因子，它们作用于血管生成的多个环节，在理论上及体外实验均有启动和加速血管再生数个关键步骤的作用。新近研究表明，在心肌冬眠、缺血再灌注损伤中都存在细胞凋亡的解剖学证据，通过对细胞凋亡的调控以延缓粥样硬化的过程，促进斑块消退，防止斑块破裂及其并发症。新分子靶点的出现更是成为一些领域（如心绞痛、心肌梗死以及心律失常）的创新热点。通过改变剂型（如纳米技术的使用）可延长现有产品的生命周期。心血管药物中广泛存在的问题是患者顺应性差，联合用药可以通过改善患者的顺应性，使疗效增强，患者受益。随着分子药理和遗传药理的研究不断深入，更精准地治疗各种疾病将成为可能。标记物以及遗传药理学的多样性也为心血管药物的开发提供了更多的思路与方法。

心脏康复需长期服用药物方能取得较好的治疗效果，相对中药注射剂等其他剂型，中成药具有携带及服用方便等优点，同时注射剂的不良反应使人们在用药安全性上趋于谨慎，因此安全性更优的口服剂型冠心病中成药市场地位不断提升。通过开发独特创新机制药物、采用新技术以及开发新的复方制剂，心脏康复药物的开发前景十分广阔。

第三十章 心脏康复自主产权技术

第一节 遥控通心络治疗仪

随着人们饮食结构改变和工作压力的增加，心血管疾病发病率逐年增加，给人类造成了极大的危害。近年来穴位外治法治疗心脏病取得了一定的进展，明确具有抗血小板聚集、改善微循环、调脂等作用。人体穴位具有电磁特性，它是磁场聚集点，经络是实现生物放大效应的主要渠道。人体穴位电刺激以往均采用针灸直接刺激或者有线电针灸刺激。采用针灸直接刺激或者有线电针灸刺激，存在有创、易感染、患者对针刺恐惧心理的不足。遥控通心络治疗仪克服了上述现有技术的缺点。

遥控通心络治疗仪包括控制部分、采样部分和电极。控制部分由中央控制器、微处理器、无线接收模块及功率发射模块构成，中央控制器和与其实现无线通信的微处理器连接，无线接收模块与微处理器输入接口连接，无线接收模块输出接口与功率发射模块连接。采样部分由无线发射模块、A/D 转换模块和电传感器构成，A/D 转换模块输入接口与电传感器输出端电连接，A/D 转换模块输出接口与无线发射模块连接。电极部分由设置在绝缘基板上的电磁线圈构成，在所述电磁线圈的两电极端固连有凸起。

创新性：遥控通心络治疗仪实现遥控对心脏病患者进行身体相关穴位的电、振动刺激治疗，解决了现有采用针灸直接刺激或有线电针灸刺激存在有创、易感染、患者对针刺恐惧心理的不足，并能够实时采集覆着在患者皮肤上电极的电传感器无线传输来的心电频率信号，通过改变功率发射模块发射频率间隔时间和发射功率大小，相应调整对应于覆着在患者选定穴位处的电磁线圈的振动刺激强度和振动刺激频率，与人体中的经络循行和气血津液循行产生全息共振达到舒通气血、化瘀通络的作用，以达到最佳的治疗效果。

第二节 三维通络治疗装置

目前使用经络治疗仪器治疗的较多，虽然它们都以经络学为机制，用电能刺激经络，使人体气血通畅，机体免疫功能增强，达到防病、治病的目的，但是这些治疗仪大都采用一对电极作用在人体上，利用电流在人体内流动来激发经气，疏通经络。而这些治疗仪上的电极只是作用的人体一个点上的穴位，而不能实现多穴位同时治疗的效果。

三维通络治疗装置的目的在于提供一种将功能带制造成带子形状，两头安装搭扣或绳带，它可环绕在人体四肢或者胸腹部，通过控制器对功能带施加电压，使功能带发生弯曲的机制，从而实现对人体四肢或者胸腹部的收缩挤压。并通过在点阵状电极的按摩带选取穴位实施电磁刺激。它集与心脏跳动一致的运动、电磁刺激等功能为一体。

三维通络治疗装置由外套、功能带、电极构成，外套包裹在功能带的外部，并与功能带粘接在一起；电极设置在功能带的一端，电极上设有导线，导线与控制器连接。功能带外部的两端设有搭扣，功能带外部的两端设有绳带。

创新性：三维通络治疗装置是根据物理学、生物电学、传统中医经络学原理结合大量临床实践，采用现代微电子技术精心研发而成。它集运动、电磁刺激等功能于一体。通过心电反馈，对穴位有效刺激和机械舒缩，与人体中的经络循行和气血津液循行产生全息共振，达到疏通气血，促进血液循环，改善心肌代谢，调节自主神经功能。治疗作用通过以下三方面功能有机结合而实现。

（1）通过心电信息反馈，功能带产生与心脏搏动频率一致的收缩、舒张，促进血液循环到重要脏器和病变部位。

（2）循经取穴。电刺激按摩带有点阵状电极，穴位是人体生物电磁场的活动频繁点或敏感点，而经络是生物电磁传导的通道，根据中医学和经络学及其针灸学理论，选取相应穴位部位电极，实现对人体穴位的按摩和电磁刺激。

（3）通过正负电极的调整，刺激电流与经脉循行方向的和强度的差异，实现经络循行的补泻功能。

第三节　针刺阵列器

目前传统的给药方式主要是口服给药和注射给药，但是这些给药方式各有不足，口服给药需要药物通过胃肠消化道，经过新陈代谢作用，药效被降低尤其不适合蛋白质和 DNA 药物。注射给药需专业人员操作，会对人体造成疼痛感，也限制了它的应用范围。

针刺阵列器提供一种无疼痛感外用给药途径，利用单位面积中大量细小针头穿刺皮肤角质层，使药物分子透过皮肤表面角质层，进入细胞外间质，通过皮肤微循环从细胞外液比较迅速地弥散入血液内。

针刺阵列器包括有基板，基板上径向设置有通孔，通孔内设有针头，针头的后端连接有导线并与基板粘接在一起。导线的另一端与控制器连接。针头的长度大于通孔轴向的长度，即针头的前端位于通孔的外部。针头的数量为在基板上每 5 cm^2 的范围内设置 40~120 个。每个针头由两部分构成，其中针头的中间部分为金属丝，金属丝的外部包覆有绝缘层。

创新性：由于在基板上每 5 cm² 的范围内设置 40~120 个针头，利用单位面积中大量细小针头穿刺皮肤角质层，使药物分子透过皮肤表面角质层，进入细胞外间质，通过皮肤微循环从细胞外液比较迅速地弥散入血液内。针头长度控制在既可以刺穿皮肤角质层同时没有达到神经末梢，所以人体没有疼痛感。并且对人体单个穴位、多个穴位或者整条经络进行顺序或者同时监测生物电信号（电压、电流、电阻）。

第四节　睡眠呼吸暂停综合征相关的心脏病防治装置

目前，睡眠呼吸暂停综合征分阻塞性、中枢性和混合性三种。睡眠呼吸暂停综合征对心血管系统影响较大，会产生一系列短期和长期的损害，可能是一些心血管疾病的诱因，或者可能加重患者已有的症状，使病情恶化。睡眠呼吸暂停综合征的心血管方面危害有夜间睡眠时血压、心率、心输出量周期性波动；交感神经系统兴奋性增强；升高高血压发生率；升高心肌梗死发生率；升高心律失常发生率。难控制性高血压患者中，90%存在睡眠呼吸暂停综合征。进行检查并治疗后，能够降低患者血压，并能减少患者口服药物的种类和剂量；在对冠心病患者的调查中发现，夜间心绞痛的发作与睡眠呼吸暂停综合征有关；对睡眠呼吸暂停综合征进行治疗能够减少患者夜间心绞痛的发生。同时，夜间和凌晨心肌梗死的发生亦与睡眠呼吸暂停综合征有关。目前许多心力衰竭患者常因此而猝死，可当前我国临床上的许多医生和患者并没有意识到这方面的关系，常通过常规药物及吸氧治疗对患者进行治疗，以致延误患者的根治。而中枢性睡眠呼吸暂停综合征的患者常无特异症状，无打鼾表现，易使医生、家属忽略该病的存在，致使病情不断加重，患者夜间猝死的发生率和病死率升高。目前睡眠呼吸暂停综合征尚无理想的治疗措施，手术治疗对一部分阻塞性睡眠呼吸暂停综合征有效，无创通气治疗通过呼吸机，输送一定压力的空气，从而消除鼾声及呼吸暂停。但费用较高，需长期佩戴，患者依从性差。

睡眠呼吸暂停相关心脏病防治装置主要应用于预防睡眠呼吸暂停引起的心血管疾病和心血管不良事件。

睡眠呼吸暂停相关的心脏病防治装置有带体和控制器，所述带体的两端设有搭扣，位于带体的中间部设有带扣，带扣上设有传感器和电极针头，所述传感器与带扣上的信号接头相连，信号接头通过数据线与控制器相连，所述电极针头通过导线与控制器上的电刺激发生器相连。

创新性：在患者发生呼吸暂停时，通过传感器接收到异常信息传给控制器，由控制器预先设定的参数与患者有异常情况时的参数进行对比，当控制器判断异常后，指示电刺激发生器通过电极针头对人体穴位刺激，呼吸正常后，再次进入预备状态。

第五节　睡眠呼吸暂停治疗仪

　　阻塞性睡眠呼吸暂停综合征（OSAS）是一种病因十分复杂而又尚未完全阐明的病理状态，属睡眠中呼吸调节紊乱。这种病理状态不仅有睡眠打鼾和日间极度嗜睡，还可导致或加重呼吸衰竭，且是高血压、冠心病、心肌梗死和脑血管意外等发病的独立危险因素，是临床上猝死的常见原因之一。睡眠呼吸暂停综合征可加速动脉粥样硬化的发生，因呼吸暂停引起的低氧血症和高碳酸血症，导致自主神经系统的功能异常，在心血管方面表现为血压升高和心律失常。OSAS 与冠心病也具有较强的相关性，临床上可表现为夜间心绞痛，多种类型的心律失常，甚至因过长的呼吸暂停产生严重的低氧血症而发生猝死的可能。慢性充血性心力衰竭的患者有 40%～60% 合并睡眠呼吸障碍，而 OSAS 患者的低氧血症、高碳酸血症、交感神经兴奋及血压波动均可诱发心力衰竭。目前尚无有效的治疗药物，非药物治疗方法有经鼻持续气道正压呼吸，但需要在睡眠时佩戴通过气管与呼吸机相连接的面罩，使用有限制，不方便，佩戴不舒适，睡眠时要全程佩戴，设备价格很高。睡眠时戴用专用矫治器可以抬高软腭，牵引舌主动或被动向前，以及下颌前移，达到扩大口咽及下咽部，改善呼吸的目的，但患者使用时非常痛苦。通过临床观察和研究发现，患者仰卧、平卧睡眠时，舌根后坠造成气道阻塞致呼吸障碍加重，当通过本治疗仪将患者的睡眠姿态控制在交替侧卧和有一定倾角的平卧或者同时侧卧时，就可以使轻中度的阻塞性睡眠呼吸暂停综合征患者的血氧饱和度提升到 90% 以上，呼吸暂停消失。此种方法使用简单方便，患者没有痛苦，没有限制条件。

　　睡眠呼吸暂停治疗仪是在呼吸暂停早期通过信息反馈，解决阻塞性睡眠呼吸暂停综合征患者的缺氧问题，呼吸暂停消失，从而达到治疗目的。

　　睡眠呼吸暂停治疗仪由控制器、信号采集器、气泵及气囊组成，所述控制器通过信号线分别与信号采集器和气泵相连，所述气泵通过气管与气囊相连。气泵和气囊为两组，即左气泵和左气囊相连，右气泵和右气囊相连，左气泵和右气泵分别与控制器相连，两个气泵分别由控制器控制开或停。在左气泵和左气囊连接的左气管上设有左电磁阀，在右气泵和右气囊连接的右气管上设有右电磁阀，左电磁阀和右电磁阀分别通过导线与控制器相连，由控制器控制两个电磁阀的开启或闭合。

　　创新性：①使用简单，操作方便，非常安全没有安全隐患。②患者在使用本设备时身体以及感觉没有不适和痛苦，非常容易接受。③患者在使用本设备时没有限制条件，无论在何时何地都可以方便地使用。④价格便宜，可以减轻患者的经济负担。

第六节　低氧血症治疗仪

　　睡眠呼吸暂停是睡眠中口鼻气流中止超过 10s 以上。根据呼吸暂停的不同原因和表现分为：①阻塞性睡眠呼吸暂停，即在睡眠中因上气道阻塞引起呼吸暂停，表现为口鼻腔气流停止而胸腹呼吸动作尚存在。②中枢性睡眠呼吸暂停，即口鼻腔气流和胸腹呼吸动作同时停止。③混合性睡眠呼吸暂停，即上述两者并存，以中枢性呼吸暂停开始，继之表现为阻塞性睡眠呼吸暂停。睡眠中潮气量减小，即呼吸气流降低超过正常气流强度的50%以上，伴血氧饱和度下降4%以上称为呼吸不全或低通气（hypopnea）。治疗方法：除戒烟酒，肥胖者减肥和控制饮食外，分为非手术治疗和手术治疗两类。通过临床观察和研究发现，患者仰卧，平卧睡眠时，呼吸障碍加重，致舌根后坠造成气道阻塞，当用设备使患者的侧卧和有一定倾角的平卧时，可以使患者的血氧饱和度从70%提升到90%以上，呼吸暂停消失。此种方法使用简单方便，患者没有痛苦，没有限制条件。

低氧血症治疗仪由传感器、中央控制器、人体倾角控制系统、人体翻身控制系统组成，解决中度和轻度低氧血症患者的缺氧问题。由传感器采集患者的状态（可以根据需要分别采用血氧饱和度传感器，患者体位传感器，鼾声传感器，胸廓周长的变化率传感器）上传到中央控制器，由中央控制器与设定的数据库参数进行比对和判定，指示人体倾角控制系统和人体翻身控制系统工作分别完成人体合适的倾角和翻身动作。

1. 传感器　有两种：①采集患者的血氧饱和度，呼吸气流变化，人体体位和鼾声信息。血氧饱和度，呼吸气流变化，人体体位和鼾声信息有相应成熟器件或者设备可以使用。②患者胸廓周长的变化率传感器。

在发生阻塞性睡眠呼吸暂停时，患者胸廓周长增加到一定数值后，由于通气受阻，肺部扩张受限，胸廓周长已经达到个体的最大或者接近最大，不再增加。而胸腹呼吸肌呼吸动作加强。通过检测睡眠患者在吸气状态时胸廓周长不再增加的时间连续超过3 s，可以判断患者发生阻塞性睡眠呼吸暂停。

2. 中央控制器　中央控制器采集到传感器的信息后，将信息和数据库中的数据进行比对，并且根据比对的结果判断后，控制人体倾角控制系统和人体翻身控制系统对患者进行操作，操作完成后，中央控制器再根据传感器发出的信号再次与数据库进行比对，对之前人体倾角控制系统和人体翻身控制系统的操作结果进行判定修正，直到患者状况达到预期效果。

3. 人体倾角控制系统　人体倾角控制系统接受由中央处理器发出的指令，气泵（充、放气或者停止）工作，气囊抬起或降低设备的上板将人体上半身升起，当达到需要的角度时角度传感器发出信号，中央处理器指示气泵（充气、放气或者停止）工作，也可以采用电动、液压等方式。

4. 人体翻身控制系统　人体翻身控制系统由左右两个气囊、气泵组成，左右气囊分别放在患者左右两个肩部下方，当中央处理器发出指令时，气泵工作，气囊充气将人体一侧垫高，由于患者一侧不适，就会翻身侧卧，同理就可以通过控制人体左右两侧的气囊，让人体左右翻身。

创新性：低氧血症治疗仪在呼吸暂停早期通过信息反馈，患者侧卧和有一定倾角地平卧时，可以使患者的血氧饱和度提高，呼吸暂停消失，解决低氧血症患者的缺氧问题。

第七节 体外反搏传感穴位刺激装置

体外反搏是一种无创的辅助循环疗法，治疗缺血性心、脑血管疾病的效果得到证实，其作用机制是根据心电反馈，利用动力驱动血液向主动脉反流而实现。如何利用中医经络理论，借助体外反搏袖套气囊的舒缩，对穴位进行有效刺激，产生与心搏、气血循行相一致的全息共振作用，从而进一步显著提高疗效，是目前研究的重要课题。

用于体外反搏的传感穴位刺激装置由压电陶瓷、倍压及限压电路、刺激电极三部分构成。体外反搏提供给压电陶瓷压力（与心搏频率一致），压电陶瓷受到挤压后，产生电压，经过倍压电路把电压提升到 60 V 以上。根据个体对电压的耐受程度不同，由双向 TVS 进行限压调节。受限电压由输出电极输送到人体穴位，对穴位产生电刺激。穴位是人体生物电磁场的活动频繁点或敏感点，而经络是生物电磁传导的通道，根据中医学和经络学及其针灸学理论，选取相应穴位部位电极。通过心电信息反馈，体外反搏后产生与心脏跳动频率一致的人体穴位的机械和电刺激。电极正极（突出点）对应穴位，通过正负电极方向的不同调动（刺激电流与经脉循行方向的顺逆），实现经络循行的补泻功能。

传感穴位刺激装置是根据物理学、生物电学、传统中医经络学原理结合大量临床实践研发而成。通过心电信息反馈，体外反搏后产生与心脏跳动频率一致的人体穴位的电刺激，集运动、电穴位刺激、气血运行补泻等功能于一体，疗效较单纯体外反搏显著提高。

附录

附录 1　日常活动、家务劳动、娱乐活动和职业活动所需能量表

附表 1-1　日常活动的能量消耗表

活动	最小 MET	最大 MET	内容
穿衣	2	3	
开车	1	2	
进食	1	2	
做个人卫生（坐位）	1	2	剃须，刷牙，梳头
做个人卫生（站位）	2	3	
卧床（清醒）	1	2	
性生活	3	5	
淋浴	3	4	血管扩张，毛巾擦身→可能胸痛
静坐	1	2	
盆浴	2	3	血管扩张，毛巾擦身→可能胸痛
步行 1 英里/时	1	2	分级增加或顶风
步行 2 英里/时	2	3	分级增加或顶风
步行 3 英里/时	3	3.5	分级增加或顶风
步行 3.5 英里/时	3.5	4	分级增加或顶风
步行 4 英里/时	5	6	分级增加或顶风
步行上楼	4	7	

附表 1-2　家务劳动的能量消耗表

活动	最小 MET	最大 MET	内容
连续打击地毯	4	5	
铺床	2	6	拆装床铺 5~6MET
木工活	3	7.5	
携重 18 磅上楼	7	8	
携重（20~44 磅）	4	5	
携重（45~64 磅）	5	6	
携重（65~85 磅）	7	8	
搬衣箱	6	7	
擦地板	3	5	
擦窗户	3	4	
洗衣服（机械）	2	5	装卸衣服 4~5MET
做饭（站）	2	3	
吸尘	2	4	
地板（擦净，上蜡）	4	5	
准备食品	2	–	
园艺（重活）	3	5	植树，锄地，耙地
园艺（轻活）	2	4	浇水，种植，简单除草
除草（手推机械除草机）	5	7	
除草（手推电动除草机）	3	5	
除草（驾驶除草机）	2	3	
杂货店售货	2	3	搬重物 1~7MET
杂货店上货	1.7	3.1	
晾衣服	3	4	
家务劳动（一般）	3	4	
熨衣服	2	4	
洗衣服	2	2.5	站着叠或晾晒衣服，放入甩干机
拖地	3	4	
搬家具	4	8	因家居重量而异
刷漆	4	5	因胳膊高于头部而可能发生胸痛
和孩子玩（坐）——轻	2.5	3	
和孩子玩（站）——轻	2.8	3.5	

续表

活动	最小 MET	最大 MET	内容
和孩子玩（跑）	4	5	
擦亮地板	3	4	
擦亮家居	1	2	
耙地	3	5	
布置房间	4	5	
洗器皿	1.5	2.7	
擦洗（跪）	3	4	
铲起 16 磅/10 min	9	10	
铲雪（推到一边）	6.7	7.6	因铲雪的方式、速度而异
铲雪（搬到一边）	6.7	7.2	
安装外窗	6	7	
室内卫生	1	2.5	
吸尘器吸尘	2.9	3.6	
洗车	6	7	
洗地板	3	4	清洗和上蜡
洗窗户	3.1	5	
洗盘子	2	3	

附表 1-3　娱乐活动能量消耗表

活动	最小 MET	最大 MET	活动	最小 MET	最大 MET
射箭	3	4	空手道	8	12
背负（45 磅）	6	11	独木舟	7	11
羽毛球	4	9	编织	1	2
芭蕾舞	6	7	长曲棍球	6	13
棒球（比赛）	5	6	摩托车	2.5	7
棒球（非比赛）	4	5	乐器	2	4
台球	2	3	东方武术	8	12
身体锻炼	3	7	水球	8	12
保龄球	2	4	绘画	3	5
拳击	6	12	壁球	8	12
Broomball	5	9	读书	1	2

活动	最小 MET	最大 MET	活动	最小 MET	最大 MET
健身操	3	8	Ringette	5	13
驾轻舟（2~5英里/时）	2	8	跳绳80次/分	8	10
玩牌	1	2	跳绳120~180次/分	11	12
携重20~44磅	4	5	划船10英里/时	2.8	3.4
携重45~64磅	5	6	划船15英里/时	3.5	5.1
伐木	7	17	划船20英里/时	5	7.4
爬山	7	10	跑步12分钟/英里	8	9
CPR	2.3	3.7	跑步11分钟/时	9	10
板球	3	7.5	跑步9分钟/时	10	1
槌球游戏	2	3.5	驾小船	2	5
冰石游戏	4	6	锯木	2.9	3.9
蹬车	2	4	跳水	5	10
蹬车（5英里/时）	2	3	缝纫	1	2
蹬车（6英里/时）	3	4	缝纫（机器）	2	3
蹬车（8英里/时）	4	5	滑板	2	3
蹬车（10英里/时）	5	6	滑冰（花式溜冰）	4	10
蹬车（12英里/时）	7	8	滑冰（带轮鞋）	5	11
蹬车（13英里/时）	8	9	滑雪（平地3英里/时）	6	7
太空舞	4	9	滑雪（平地4英里/时）	8	9
民间舞	3	7	滑雪（平地5英里/时）	9	10
方块舞	5	7	滑雪（下坡）	5	9
舞厅舞	4	5	滑水	5	7
慢步舞	3	4	雪橇	4	8
击剑	6	10	穿着鞋行走	8	12
钓鱼（在船上）	2	4	英式足球（非比赛）	5	8
钓鱼（做鱼饵）	3	4	软式网球（比赛）	5	12
足球（边线区域）	7	10	软式网球（集体比赛）	8	9
飞碟	3	5	游泳（仰泳）	7	8
园艺（挖土）	5	6	游泳（蛙泳）	8	9
高尔夫球（开车）	2	3	游泳（自由泳）	9	10
高尔夫球（拉车）	3	4	游泳（慢）	4	5

活动	最小 MET	最大 MET	活动	最小 MET	最大 MET
高尔夫球（背着球杆）	4	5	乒乓球	3	5
体操	5	10	看电视	1	2
手操	2.7	4.6	网球（单人）	4	9
徒步	3	7	网球（双人）	4	8
曲棍球	3	5	排球	3	8
曲棍球（陆上）	7	8	步行 1 英里/时	1	2
曲棍球（冰上）	7	8	步行 2 英里/时	2	3
骑马（疾驰）	8	9	步行 3 英里/时	3	3.5
骑马（小跑）	6	7	步行 3.5 英里/时	3.5	4
骑马（走）	3	4	负重 1 磅步行 3.6 英里/时	4.6	6
掷马蹄铁游戏	2	3	步行 4 英里/时	5	6
打猎（小型）	3	17	木工活	2	
打猎（大型）	3	14	摔跤	9	10
柔道	6	12	瑜伽	4	–

附表 1-4 职业活动能量消耗

活动	最小 MET	最大 MET	说明
流水线工作	3	5	
自动设备维修	2	3	
面包房工作	2	4	
酒吧招待	2	3	
泥瓦匠工作	3	4	
木工	3	7.5	
携重 18 磅上楼	7	8	
携重（22~24 磅）	4	5	
携重（45~64 磅）	5	6	
携重（65~85 磅）	7	8	
搅拌水泥	3	4	
伐木（慢）	7	17	慢→7MET，快→17MET
开采煤	6	7	
办公室工作	1.5	2	
挖沟	7	8	

活动	最小 MET	最大 MET	说明
车床工作	3	4	
农场工作（轻）	1.5	4.5	挤奶，饲养动物
农场工作（较重）	5	8	捆干草，清理仓库，叉草堆
锉工	2	3	
消防人员	8	12	
手工具工作	2	3	
手工劳动	5	6	
传达室工作（轻）	2	3	
爬楼	4	5	
提重（44 磅/30 min）	7	8	
提重 100 磅	7	10	从地面提至腰部
机器装配	3	4	
石工	4	5	
绘画	4	5	
装裱工	4	5	
刨硬木	8	9	
抹石膏	3	4	
推重物	7	8	
推 75 磅小车	4	5	
收音机式电视机维修	2	3	
锯硬木	6	8	
用电锯	3	4	
锯软木	5	6	
铲（轻）	5	6	
铲（10 磅/分）	6	7	
铲（14 磅/分）	7	9	
铲（16 磅/分）	9	12	
裁缝	2.5	4	
工具（重）	5	6	锤，钻
工具（很重）	7	8	镐，铲
拖拉机耕地	4	5	

活动	最小 MET	最大 MET	说明
开卡车	3	4	
打字	1.5	2	
焊接（轻/中量）	3	4	
推手推车（50~100磅）	3	4	
劈木头	6	7	

附录 2 食物主要营养成分含量表

附表 2 主要食物营养成分含表（每百克食物所含的成分）

类别	食物名称	蛋白质（g）	脂肪（g）	碳水化合物（克）	热量（kcal）	无机盐类（g）	钙（mg）	磷（mg）	铁（mg）
谷类	大米	7.5	0.5	79	351	0.4	10	100	1.0
	小米	9.7	1.7	77	362	1.4	21	240	4.7
	高粱米	8.2	2.2	78	385	0.4	17	230	5.0
	玉蜀黍	8.5	4.3	73	365	1.7	22	210	1.6
	大麦仁	10.5	2.2	66	326	2.6	43	400	4.1
	面粉	12.0	0.8	70	339	1.5	22	180	7.6
干豆类	黄豆（大豆）	39.2	17.4	25	413	5.0	320	570	5.9
	青豆	37.3	18.3	30	434	5.0	240	530	5.4
	黑豆	49.8	12.1	19	384	4.0	250	450	10.5
	赤小豆	20.7	0.5	58	318	3.3	67	305	5.2
	绿豆	22.1	0.8	59	332	3.3	34	222	9.7
	花豇豆	22.6	2.1	58	341	2.5	100	456	7.9
	豌豆	24.0	1.0	58	339	2.9	57	225	0.8
	蚕豆	28.2	0.8	49	318	2.7	71	340	7.0

类别	食物名称	蛋白质（g）	脂肪（g）	碳水化合物（克）	热量（kcal）	无机盐类（g）	钙（mg）	磷（mg）	铁（mg）
鲜豆类	青扁豆荚（鹊豆）	3.0	0.2	6	38	0.7	132	77	0.9
	白扁豆荚（刀子豆）	3.2	0.3	5	36	0.8	81	68	3.4
	四季豆（芸豆）	1.9	0.8	4	31	0.7	66	49	1.6
	豌豆（淮豆、小寒豆）	7.2	0.3	12	80	0.9	13	90	0.8
	蚕豆（胡豆、佛豆）	9.0	0.7	11	86	1.2	15	217	1.7
	菜豆角	2.4	0.2	4	27	0.6	53	63	1.0
豆类制品	黄豆芽	11.5	2.0	7	92	1.4	68	102	6.4
	豆腐浆	1.6	0.7	1	17	0.2	－	－	
	北豆腐	9.2	1.2	6	72	0.9	110	110	3.6
	豆腐乳	14.6	5.7	5	30	7.8	167	200	12.0
	绿豆芽	3.2	0.1	4	30	0.4	23	51	0.9
	豆腐渣	2.6	0.3	7	41	0.7	16	44	4.0
根茎类	小葱（火葱、麦葱）	1.4	0.3	5	28	0.8	63	28	1.0
	大葱（青葱）	1.0	0.3	6	31	0.3	12	46	0.6
	葱头（大蒜）	4.4	0.2	23	111	1.3	5	44	0.4
	芋头（土芝）	2.2	0.1	16	74	0.8	19	51	0.6
	红萝卜	2.0	0.4	5	32	1.4	19	23	1.9
	荸荠（乌芋）	1.5	0.1	21	91	1.5	5	68	0.5
	甘薯（红薯）	2.3	0.2	29	127	0.9	18	20	0.4
	藕	1.0	0.1	6	29	0.7	19	51	0.5
	白萝卜	0.6	－	6	26	0.8	49	34	0.5
	马铃薯（土豆、洋芋）	1.9	0.7	28	126	1.2	11	59	0.9
叶菜类	黄花菜（鲜金针菜）	2.9	0.5	12	64	1.2	73	69	1.4
	黄花（金针菜）	14.1	0.4	60	300	7.0	463	173	16.5
	菠菜	2.0	0.2	2	18	2.0	70	34	2.5
	韭菜	2.4	0.5	4	30	0.9	56	45	1.3
	苋菜	2.5	0.4	5	34	2.3	200	46	4.8
	油菜（胡菜）	2.0	0.1	4	25	1.4	140	52	3.4
	大白菜	1.4	0.3	3	19	0.7	33	42	0.4
	小白菜	1.1	0.1	2	13	0.8	86	27	1.2

类别	食物名称	蛋白质（g）	脂肪（g）	碳水化合物（克）	热量（kcal）	无机盐类（g）	钙（mg）	磷（mg）	铁（mg）
	洋白菜（椰菜）	1.3	0.3	4	24	0.8	100	56	1.9
	香菜（芫荽）	2.0	0.3	7	39	1.5	170	49	5.6
	芹菜茎	2.2	0.3	2	20	1.0	160	61	8.5
菌类	蘑菇（鲜）	2.9	0.2	3	25	0.6	8	66	1.3
	口蘑（干）	35.6	1.4	23	247	16.2	100	162	32.0
	香菌（香菇）	13.0	1.8	54	384	4.8	124	415	25.3
海菜类	木耳（黑）	10.6	0.2	65	304	5.8	357	201	185.0
	海带（干，昆布）	8.2	0.1	57	262	12.9	2250	–	150.0
	紫菜	24.5	0.9	31	230	30.3	330	440	32.0
茄瓜果类	南瓜	0.8	–	3	15	0.5	27	22	0.2
	西葫芦	0.6	–	2	10	0.6	17	47	0.2
	瓠子（龙蛋瓜）	0.6	0.1	3	15	0.4	12	17	0.3
	丝瓜（布瓜）	1.5	0.1	5	27	0.5	28	45	0.8
	茄子	2.3	0.1	3	22	0.5	22	31	0.4
	冬瓜	0.4	–	2	10	0.3	19	12	0.3
	西瓜	1.2	–	4	21	0.2	6	10	0.2
	甜瓜	0.3	0.1	4	18	0.4	27	12	0.4
	菜瓜（地黄瓜）	0.9	–	2	12	0.3	24	11	0.2
	黄瓜	0.8	0.2	2	13	0.5	25	37	0.4
	西红柿（番茄）	0.6	0.3	2	13	0.4	8	32	0.4
水果类	柿	0.7	0.1	11	48	2.9	10	19	0.2
	枣	1.2	0.2	24	103	0.4	41	23	0.5
	苹果	0.2	0.6	15	60	0.2	11	9	0.2
	香蕉	1.2	0.6	20	90	0.7	10	35	0.8
	梨	0.1	0.1	12	49	0.3	5	6	0.2
	杏	0.9	–	10	44	0.6	26	24	0.5
	李	0.5	0.2	9	40	–	17	20	0.5
	桃	0.8	0.1	7	32	0.5	8	20	1.0
	樱桃	1.2	0.3	8	40	0.6	6	31	5.9
	葡萄	0.2	–	10	41	0.2	4	15	0.6

续表

类别	食物名称	蛋白质（g）	脂肪（g）	碳水化合物（克）	热量（kcal）	无机盐类（g）	钙（mg）	磷（mg）	铁（mg）
干果及硬果类	花生仁（炒熟）	26.5	44.8	20	589	3.1	71	399	2.0
	栗子（生及熟）	4.8	1.5	44	209	1.1	15	91	1.7
	杏仁（炒熟）	25.7	51	9	597	2.5	141	202	3.9
	菱角（生）	3.6	0.5	24	115	1.7	9	49	0.7
	红枣（干）	3.3	0.5	73	309	1.4	61	55	1.6
走兽类	牛肉	20.1	10.2	–	172	1.1	7	170	0.9
	牛肝	18.9	2.6	9	135	0.9	13	400	9
	羊肉	11.1	28.8	0.5	306	0.9	11	129	2
	羊肝	18.5	7.2	4	155	1.4	9	414	6.6
	猪肉	16.9	29.2	1.1	335	0.9	11	170	0.4
	猪肝	20.1	4.0	2.9	128	1.8	11	270	25
乳类	牛奶（鲜）	3.1	3.5	4.6	62	0.7	120	90	0.1
	牛奶粉	25.6	26.7	35.6	48.5	–	900	–	0.8
	羊奶（鲜）	3.8	4.1	4.6	71	0.9	140	–	0.7
飞禽	鸡肉	23.3	1.2	–	104	1.1	11	190	1.5
	鸭肉	16.5	7.5	0.1	134	0.9	11	145	4.1
蛋类	鸡蛋（全）	14.8	11.6	–	164	1.1	55	210	2.7
	鸭蛋（全）	13	14.7	0.5	186	1.8	71	210	3.2
	咸鸭蛋（全）	11.3	13.2	3.3	178	6	102	214	3.6
爬虫	田鸡（青蛙）	11.9	0.3	0.2	51	0.6	22	159	1.3
	甲鱼	16.5	1	1.5	81	0.9	107	135	1.4
蛤类	河螃蟹	1.4	5.9	7.4	139	1.8	129	145	13.0
	明虾	20.6	0.7	0.2	90	1.5	35	150	0.1
	青虾	16.4	1.3	0.1	78	1.2	99	205	0.3
	虾米（河产及海产）	46.8	2	–	205	25.2	882	–	–
	田螺	10.7	1.2	3.8	69	3.3	357	191	19.8
	蛤蜊	10.8	1.6	4.8	77	3	37	82	14.2

续表

类别	食物名称	蛋白质（g）	脂肪（g）	碳水化合物（克）	热量（kcal）	无机盐类（g）	钙（mg）	磷（mg）	铁（mg）
鱼类	鲫鱼	13	1.1	0.1	62	0.8	54	20.3	2.5
	鲤鱼	18.1	1.6	0.2	88	1.1	28	17.6	1.3
	鳝鱼	17.9	0.5	–	76	0.6	27	4.6	4.6
	带鱼	15.9	3.4	1.5	100	1.1	48	53	2.3
	黄花鱼（石首鱼）	17.2	0.7	0.3	76	0.9	31	204	1.8
油脂及其他	猪油（炼）	–	99	–	891	–	–	–	–
	芝麻油	–	100	–	900	–	–	–	–
	花生油	–	100	–	900	–	–	–	–
	芝麻酱	20.0	52.9	15	616	5.2	870	530	58
	豆油	–	100	–	900	–	–	–	–

附录3　常用食物维生素 K、嘌呤含量表

附表 3-1　常见食物中维生素 K 含量表

食物	维生素 K 含量（μg/100 g）
熟芜菁	1510
生芜菁	310
熟西芹	900
生西芹	540
菠菜	438
甘蓝	145
莴苣	120~210
青豆	47
豌豆	23
芹菜	12

食物	维生素 K 含量（μg/100 g）
花菜	10
黄瓜、西红柿、土豆、豆腐等	<10
苹果（带皮）	60
苹果（削皮）	0.4
其他水果	<20
蛋	2
肉、鱼	<5

附表 3-2 常用食物嘌呤含量表

食物名称	嘌呤含量（mg）	食物名称	嘌呤含量（mg）
杏	0.13	小米	6.1
鸡蛋	0.4	白菜	8.0
葡萄	0.5	芹菜	10.3
梨	0.9	大米	18.1
苹果	0.9	菜花	20.0
牛奶	1.4	大豆	27
大葱	1.4	羊肉	27
面粉	2.3	菠菜	30
南瓜	2.8	鸡肉	31
蜂蜜	3.2	花生	32.6
黄瓜	3.3	牛肉	40
茄子	4.2	猪肉	48
番茄	4.2	火腿	55
青葱	4.7	鲤鱼	60
胡萝卜	5.0	猪肝	95
土豆	5.6	沙丁鱼	118
草莓	5.8	牛肝	233

附录4　针灸穴位表

一、手太阴肺经

穴 名	主治功效	定位
中府	咳嗽、气喘、胸中胀闷、胸痛、肩背痛	距前正中线6寸，平第1肋间隙
云门	咳嗽、气喘、胸痛、肩关节内侧痛	肩胛骨喙突，前正中线旁开6寸，锁骨下窝凹陷处
天府	气喘、瘿气、鼻衄、上臂内侧痛	腋前纹头下3寸
侠白	咳嗽、气喘、干呕、烦满、上臂内侧痛	腋前纹头下4寸或肘横纹上5寸
尺泽	咳嗽、气喘、咯血、潮热、咽喉肿痛、胸部胀满、小儿惊风、吐泻、肘臂挛痛	肘横纹中，肱2头肌腱桡侧凹陷处
孔最	咳嗽、气喘、咯血、咽喉肿痛、咳血、肘臂挛痛、痔疾	腕横纹上7寸，肘横纹下5寸
列缺	咳嗽、气喘、咽喉痛、半身不遂、牙痛、偏头痛、颈强痛、口眼㖞斜	桡骨茎突上方，腕横纹上1.5寸
经渠	咳嗽、气喘、胸痛、手腕痛	桡骨茎突与桡动脉之间凹陷处 腕横纹上1寸
太渊	咳嗽、气喘、咳血、无脉症、咽喉肿痛、手腕痛、胸痛	腕掌横纹桡侧，桡动脉的桡侧凹陷中
鱼际	咳嗽、咳血、发热、咽喉肿痛、失音、掌中热、乳痈	第1掌骨终点桡侧，赤白肉际处
少商	咽喉肿痛、中风昏迷、中暑呕吐、咳嗽、小儿惊风、癫狂、鼻衄	拇指末节桡侧，距指甲角0.1寸

二、手阳明大肠经

穴名	主治功效	定位
商阳	咽喉肿痛、耳鸣耳聋、中风昏迷、热病无汗、下齿痛、青盲	示指末节桡侧 距指甲角 0.1 寸
二间	齿痛、咽喉肿痛、口眼歪斜、目痛、热病	示指桡侧 第 2 掌指关节前，桡侧凹陷处
三间	咽喉肿痛、齿痛、身热、腹胀肠鸣	微握拳，示指桡侧，第 2 掌指关节后凹陷处
合谷	头痛、齿痛、目赤肿痛、咽喉肿痛、失音、半身不遂、痄腮、疔疮、经闭、牙关紧闭、耳鸣耳聋、无汗、多汗、鼻衄、发热恶寒、瘾疹、疟疾、小儿惊风、口眼㖞斜、腹痛	手背第 1、2 掌骨间，第 2 掌骨桡侧的中点处
阳溪	头痛、耳鸣耳聋、咽喉肿痛、腕背痛、齿痛	腕背横纹桡侧，拇指翘起的两筋间凹陷处
偏历	耳鸣、耳聋、目赤、鼻衄、喉痛、手臂酸痛	阳溪与曲池的连线上 腕横纹上 3 寸
温溜	头痛、面肿、咽喉肿痛、肩背酸痛、疔疮、肠鸣腹痛、吐舌	阳溪与曲池的连线上 腕横纹上 5 寸
下廉	头痛、眩晕、半身不遂、腹痛、目痛、腹胀、肘臂痛	阳溪与曲池的连线上 肘横纹下 4 寸
上廉	头痛、肩臂酸痛麻木、腹痛、肠鸣、腹泻、半身不遂	阳溪与曲池的连线上，肘横纹下 3 寸
手三里	肘臂疼痛、上肢瘫痪麻木、腹痛肠鸣、腹泻、齿痛、失音	阳溪与曲池的连线上，肘横纹下 2 寸
曲池	热病半身不遂、风疹、手臂肿痛无力、痢疾、齿痛、瘰疬、咽喉肿痛、目赤痛、腹痛吐泻、癫狂、高血压	肘横纹外侧端与肱骨外上髁，联机中点
肘髎	肘臂部酸痛、麻木、挛急、嗜卧	曲池上方 1 寸，肱骨边缘处
手五里	肘臂疼痛挛急、瘰疬	曲池与肩髃连线上 曲池上 3 寸
臂臑	瘰疬、肩背疼痛、目疾、颈项拘挛	曲池与肩髃连线上，曲池上 7 寸
肩髃	肩背疼痛、半身不遂、手臂挛急、瘰疬、瘾疹	肩峰前下方凹陷处
巨骨	肩背及上臂疼痛、伸展及抬举不便、瘿气、瘰疬	锁骨肩峰端与肩胛冈之间凹陷处

穴名	主治功效	定位
天鼎	咽喉肿痛、暴瘖、气哽、梅核气、瘰疬	胸锁乳突肌后缘扶突穴直下 1 寸
扶突	咳嗽、气喘、咽喉肿痛、暴瘖、瘰疬、瘿气	颈外侧部，喉结旁约 3 寸
口禾髎	口喎、鼻塞不通、鼻衄	水沟穴旁 0.5 寸
迎香	鼻塞不通、口喎、鼻衄、面痒、鼻息肉	鼻翼外缘中点旁约 0.5 寸，当鼻唇沟中

三、足阳明胃经

穴名	主治功效	定位
承泣	眼睑𥆧动、目赤肿痛、夜盲、口眼㖞斜、迎风流泪	瞳孔直下，眼球与眶下缘之间
四白	目赤痛痒、目翳、头面疼痛、眼睑𥆧动、迎风流泪、口眼㖞斜	瞳孔直下，眶下孔凹陷处
巨髎	口眼㖞斜、眼睑𥆧动、鼻衄、齿痛、面痛	瞳孔直下，平鼻翼下缘处
地仓	口眼㖞斜、口角𥆧动、齿痛、唇缓不收、流泪	口角外侧约 0.4 寸上直对瞳孔
大迎	牙关紧闭、齿痛、口喎、颊肿、面肿、面痛、唇吻𥆧动	下颌角前下方约 1.3 寸咬肌附着部前缘
颊车	口眼㖞斜、颊肿、齿痛、牙关紧闭、面肌痉挛（中风后遗症、颜面神经麻痹）	下颌角前上方约一横指（中指），咀嚼时咬肌隆起最高点
下关	牙关紧闭、下颌疼痛、口喎、齿痛、面痛、耳聋、耳鸣	颧弓与下颌切迹之凹陷中
头维	头痛、目眩、迎风流泪、眼睑𥆧动、目痛、视物不明	额角发际上 0.5 寸，头正中线旁 4.5 寸
人迎	咽喉肿痛、高血压、瘰疬、饮食难下、胸满气喘、头痛	颈部喉结旁 1.5 寸 颈总动脉之后
水突	咳逆上气、喘息不得卧、咽喉肿痛、瘰疬、瘿瘤、呃逆	人迎与气舍连线的中点
气舍	咽喉肿痛、颈项强痛、喘息、瘿气、瘰疬、呃逆	锁骨内侧端上缘，胸骨头与锁骨头之间
缺盆	咳嗽气喘、咽喉肿痛、瘰疬、缺盆中痛	锁骨上窝中央距前正中线 4 寸
气户	咳嗽、胸痛、呃逆、胁肋疼痛	锁骨中点下缘距前正中线 4 寸

穴名	主治功效	定位
库房	咳嗽、胸痛、胁胀、气喘	第 1 肋间隙距前正中线 4 寸
屋翳	咳嗽气喘、胸痛、乳痈、身肿、皮肤疼痛	第 2 肋间隙距前正中线 4 寸
膺窗	咳嗽、气喘、胸痛、乳痈	第 3 肋间隙距前正中线 4 寸
乳中	无	第 4 肋间隙，乳头中央距前正中线 4 寸
乳根	乳痈、乳汁少、胸痛、咳嗽、呃逆	第 5 肋间隙距前正中线 4 寸
不容	呕吐、胃痛、腹胀、食欲不振	脐中上 6 寸，前正中线旁开 2 寸
承满	胃痛、呕吐、腹胀、肠鸣、食欲不振	脐中上 5 寸，前正中线旁开 2 寸
梁门	胃痛、呕吐、腹胀、食欲不振、大便溏薄	脐中上 4 寸，前正中线旁开 2 寸
关门	腹痛、腹胀、肠鸣泄泻、食欲不振、水肿	脐中上 3 寸，前正中线旁开 2 寸
太乙	腹痛、腹胀、心烦、癫狂	脐中上 2 寸，前正中线旁开 2 寸
滑肉门	癫狂、呕吐、胃痛	脐中上 1 寸，前正中线旁开 2 寸
天枢	腹痛、腹胀、肠鸣泄泻、痢疾、便秘、疝气、水肿、月经不调、肠痈、热病	与脐平行，旁开 2 寸
外陵	腹痛、疝气、痛经	脐中下 1 寸，前正中线旁开 2 寸
大巨	小腹胀满、小便不利、遗精、惊悸不眠、疝气、早泄	脐中下 2 寸，前正中线旁开 2 寸
水道	小腹胀满、腹痛、痛经、小便不利	脐中下 3 寸，前正中线旁开 2 寸
归来	少腹疼痛、经闭、痛经、子宫下垂、白带、小便不利、疝气、茎中痛	脐中下 4 寸，前正中线旁开 2 寸
气冲	少腹痛、疝气、腹股沟疼痛	脐中下 5 寸，前正中线旁开 2 寸
髀关	髀股痿痹、下肢不遂、筋急不得屈伸、腰腿疼痛	髂前上棘与髌骨底外缘连线上缝匠肌外侧端凹陷处
伏兔	腿痛、下肢不遂、脚气、疝气、腹胀	髌骨外上缘上 6 寸
阴市	膝关节痛、下肢屈伸不利、腹胀、腹痛、下肢不遂、腰痛	髌骨外上缘上 3 寸
梁丘	胃痛、膝关节肿痛、屈伸不利、乳痈	髌骨外上缘上 2 寸
犊鼻	膝痛、关节屈伸不利、脚气	髌骨与髌韧带外侧凹陷中
足三里	胃痛、呕吐、腹胀、肠鸣、消化不良、下肢痿痹、虚劳羸瘦、下肢不遂、疳积、泄泻、便秘、痢疾、脚气、心悸、气短、水肿、中风、癫狂	犊鼻下 3 寸距胫骨前缘一横指

穴名	主治功效	定位
上巨虚	腹痛、腹胀、痢疾、便秘、肠痈、脚气、下肢痿痹、中风瘫痪	犊鼻下6寸，足三里下3寸
条口	肩臂不得举、下肢冷痛、跗肿、转筋、脘腹疼痛	上巨虚下2寸
下巨虚	小腹痛、大便脓血、乳痈、下肢痿痹、腰脊痛引睾丸、泄泻	上巨虚下3寸
丰隆	痰多、哮喘、咳嗽、胸痛、头痛、便秘、癫狂、痫证、下肢痿痹、呕吐、咽喉肿痛	外踝尖上8寸，条口外1寸距胫骨前缘二横指
解溪	头痛、眩晕、癫狂、腹胀、便秘、目赤、胃热谵语、下肢痿痹	足背踝关节横纹中央凹陷处
冲阳	胃痛腹胀、口眼㖞斜、面肿齿痛、脚背红肿、足痿无力	足背高点动脉搏动处解溪下二横指
陷谷	面目浮肿、肠鸣腹泻、足背肿痛、热病、目赤肿痛	足背第2、3跖趾关节后凹陷处冲阳下二横指
内庭	上齿痛、口㖞、喉痹、鼻衄、腹痛、腹胀、泄泻、足背肿痛、热病、胃痛吐酸、痢疾	足背第2、3脚趾间赤白肉际处
厉兑	面肿、齿痛、口㖞、鼻衄、胸腹胀满、癫狂、热病、多梦	第2脚趾外侧，趾甲旁0.1寸

四、足太阴脾经

穴名	主治功效	定位
隐白	腹胀、便血、尿血、崩漏、月经过多、多梦、惊风、昏厥、胸痛、癫狂	足蹈趾内侧趾甲旁0.1寸
大都	腹胀、胃痛、消化不良、泄泻、便秘、心痛、体重肢肿、心烦、热病无汗	足蹈趾前下方内侧赤白肉际处
太白	胃痛、腹胀、腹痛、肠鸣、呕吐、泄泻、脚气、便秘、痔疾、痢疾、体重节痛	第一跖骨头后缘赤白肉际凹陷处
公孙	胃痛、呕吐、饮食不化、肠鸣腹胀、发狂妄言、腹痛、痢疾、泄泻、心烦失眠、水肿、脚气、嗜卧	第一跖骨基底部前下方赤白肉际处

穴名	主治功效	定位
商丘	腹胀、肠鸣、泄泻、便秘、食不化、黄疸、癫狂、怠惰嗜卧、小儿癫痫、咳嗽、痔疾、足踝痛	内踝前下缘凹陷处，舟骨结节与内踝尖连线中点处
三阴交	肠鸣泻泄、月经不调、赤白带下、足痿痹痛、崩漏、不孕、阴挺、经闭、食不化、恶露不尽、痛经、难产、产后血晕、高血压、神经性皮炎、遗精、阳痿、早泄、阴茎痛、湿疹、荨麻疹、水肿、小便不利、腹胀、失眠、疝气、遗尿、脚气	内踝尖上3寸胫骨内侧面后缘
漏谷	腹胀、肠鸣、腰膝厥冷、小便不利、下肢痿痹、遗精	内踝尖上6寸
地机	腹痛、泄泻、小便不利、水肿、月经不调、遗精、腰痛不可俯仰、食欲不振	阴陵泉下3寸
阴陵泉	腹胀、水肿、小便不利或失禁、阴茎痛、膝痛、黄疸、遗精、妇人阴痛	胫骨内侧髁下方凹陷处
血海	月经不调、痛经、经闭、崩漏、瘾疹、丹毒、皮肤瘙痒、小便淋漓、股内侧痛	髌骨内侧缘上2寸
箕门	小便不通、五淋、遗溺、腹股沟肿痛	血海与冲门联机上，血海上6寸
冲门	腹痛、疝气、痔疾、崩漏、带下	平耻骨联合上缘距腹正中线3.5寸
府舍	腹痛、疝气、积聚	前正中线旁开4寸，冲门外上方0.7寸
腹结	腹痛、腹泻、大便秘结	府舍上3寸、大横下1.3寸
大横	腹痛、腹泻、大便秘结	脐中旁开4寸
腹哀	腹痛、泄泻、痢疾、便秘、消化不良	前正中线旁开4寸、脐中上3寸
食窦	胸胁胀痛、嗳气、反胃、腹胀、水肿	第5肋间隙距前正中线6寸
天溪	胸痛、咳嗽、乳痈、乳汁少	第4肋间隙前正中线旁开6寸
胸乡	胸胁胀痛	第3肋间隙前正中线旁开6寸
周荣	胸胁胀满、咳嗽、气喘、胁痛	第2肋间隙前正中线旁开6寸
大包	咳嗽、气喘、胸胁胀满、四肢无力、全身疼痛、胁肋痛	第6肋间隙侧胸部腋中在线

五、手少阴心经

穴名	主治功效	定位
极泉	上肢不遂、心痛、胸闷、胁肋胀痛、瘰疬、肩臂疼痛、咽干烦渴	腋窝正中，腋动脉搏动处
青灵	目黄、头痛、振寒、胁痛、肩臂痛	肘横纹上3寸肱二头肌尺侧缘
少海	心痛、手颤、健忘、暴瘖、瘰疬、腋胁痛、肘臂伸屈不利、臂麻酸痛	屈肘，肘横纹内侧端与肱骨内上髁连线中点处
灵道	心痛、心悸怔忡、舌强不语、头昏目眩、肘臂挛痛、暴瘖	尺侧腕屈肌腱桡侧缘腕横纹上1.5寸
通里	暴瘖、舌强不语、心悸怔忡、腕臂痛	尺侧腕屈肌腱桡侧缘腕横纹上1寸
阴郄	心痛、惊恐、心悸、吐血、衄血、失语、骨蒸盗汗	尺侧腕屈肌腱桡侧缘腕横纹上0.5寸
神门	心痛、心烦、健忘失眠、惊悸怔忡、痴呆、头痛、眩晕、目黄胁痛、癫狂痫证、呕血、掌中热、失音、吐血	腕横纹尺侧端，尺侧腕屈肌腱的桡侧凹陷处
少府	手小指拘急、心悸、胸痛、遗尿、阴痒、小便不利、掌中热、阴痛、善惊	第4、5掌骨之间，握拳时小指与环指尖处
少冲	心悸、心痛、癫狂、热病、臂内后廉痛、中风昏迷	小指末节内侧距指甲角0.1寸

六、手太阳小肠经

穴名	主治功效	定位
少泽	头痛、目翳、咽喉肿痛、乳痈、耳鸣、耳聋、热病、乳汁少、昏迷、肩臂外后侧疼痛	小指末节尺侧距指甲角0.1寸
前谷	热病汗不出、癫狂、痫证、耳鸣、头痛、目痛、咽喉肿痛、乳少、疟疾	微握拳，第5掌指关节前掌指横纹头赤白肉际处
后溪	头项强痛、耳聋、热病、虐急、癫狂、盗汗、目赤、目眩、咽喉肿痛	第5掌指关节后掌指横纹赤白肉际处

续表

穴名	主治功效	定位
腕骨	头痛、项强、目翳、指挛臂痛、胁痛、疟疾、热病汗不出、耳聋耳鸣	第 5 掌骨基底与钩骨之凹陷处，赤白肉际处
阳谷	头痛、目眩、耳鸣、耳聋、热病、癫狂、腕痛	腕背横纹尺侧端尺骨茎突与三角骨之凹陷处
养老	目视不明、肩臂肘疼痛	尺骨桡侧骨缝凹陷中
支正	项强、肘挛、手指痛、头痛、热病、消渴、目眩、好笑善忘	阳谷与小海连线上腕背横纹上 5 寸
小海	肘臂疼痛、耳鸣、耳聋	尺骨鹰嘴与肱骨内上髁之凹陷处
肩贞	肩胛痛、手臂麻痛、上肢不举、缺盆中痛	腋后纹头上 1 寸
臑俞	肩臂疼痛、瘰疬	腋后纹头直上肩胛冈下缘凹陷中
天宗	肩胛疼痛、肘臂外后侧痛、气喘、乳痈	肩胛冈下窝中央凹陷处平第 4 胸椎
秉风	肩臂疼痛、上肢酸麻	冈上窝中央，举臂凹陷处
曲垣	肩胛疼痛	臑俞与第 2 胸椎棘突连线中点处
肩外俞	肩臂酸痛、颈项强急	第 1 胸椎棘突下旁开 3 寸
肩中俞	肩臂疼痛、咳嗽、哮喘	第 7 颈椎棘突下旁开 2 寸
天窗	耳鸣、耳聋、咽喉肿痛、颈项强痛、癫狂、暴瘖、瘾疹	扶突穴后，胸锁乳突肌后缘约喉结旁开 3.5 寸
天容	耳鸣、耳聋、咽喉肿痛、颈项强痛	下颌角后方胸锁乳突肌前缘凹陷中
颧髎	口眼歪斜、眼睑瞤动、齿痛、唇肿	目外眦直下颧骨下缘凹陷中
听宫	耳鸣、耳聋、聤耳、齿痛、癫狂	耳屏前，张口呈凹陷处

七、足太阳膀胱经

穴名	主治功效	定位
睛明	目赤肿痛、迎风流泪、胬肉攀睛、近视、夜盲、色盲、目翳、目视不明	目内眦角稍上方凹陷处
攒竹	前额痛、眉棱骨痛、目眩、目视不明、面瘫、近视、眼睑瞤动、目赤肿痛	眉头凹陷中，目内眦直上
眉冲	痫证、头痛、眩晕、目视不明、鼻塞	攒竹直上入发际 0.5 寸，神庭与曲差连线之间
曲差	头痛、头晕、目视不明、目痛、鼻塞	前发际正中直上 0.5 寸，旁开 1.5 寸

续表

穴名	主治功效	定位
五处	头痛、目眩、目视不明	前发际正中直上1寸，旁开1.5寸
承光	头痛、目眩、呕吐烦心、目视不明、癫痫、鼻塞多涕	前发际正中直上2.5寸，旁开1.5寸
通天	头痛、头重、眩晕、鼻色、鼻渊	前发际正中直上4寸，旁开1.5寸
络却	眩晕、耳鸣、鼻塞、癫狂、痫证、目视不明	前发际正中直上5.5寸，旁开1.5寸
玉枕	头痛、目痛、鼻塞	后发际正中直上2.5寸，旁开1.3寸
天柱	头痛、项强、眩晕、目赤肿痛、肩背痛、鼻塞	后发际正中直上0.5寸，旁开1.3寸
大杼	咳嗽、发热、头痛、肩背痛、颈项拘急	第1胸椎棘突下，旁开1.5寸
风门	伤风咳嗽、发热头痛、鼻塞多涕、目眩、胸背痛、项强	第2胸椎棘突下，旁开1.5寸
肺俞	咳嗽、气喘、胸满、背痛、潮热、盗汗、吐血、鼻塞、骨蒸	第3胸椎棘突下，旁开1.5寸
厥阴俞	心痛、心悸、胸闷、咳嗽、呕吐	第4胸椎棘突下，旁开1.5寸
心俞	癫狂、痫证、惊悸、失眠、健忘、咳嗽、心烦、吐血、梦遗、心痛、胸背痛	第5胸椎棘突下，旁开1.5寸
督俞	心痛、腹痛、腹胀、肠鸣、呃逆	第6胸椎棘突下，旁开1.5寸
膈俞	胃脘痛、呕吐、呃逆、饮食不下、咳嗽、潮热、盗汗、吐血	第7胸椎棘突下，旁开1.5寸
肝俞	黄疸、胁痛、吐血、目赤、目视不明、夜盲、癫狂、痫证、背痛、眩晕	第9胸椎棘突下，旁开1.5寸
胆俞	黄疸、胁痛、呕吐、食不化、口苦	第10胸椎棘突下，旁开1.5寸
脾俞	腹胀、泄泻、呕吐、胃痛、消化不良、背痛、黄疸、水肿	第11胸椎棘突下，旁开1.5寸
胃俞	胃脘痛、腹胀呕吐、完谷不化、胸胁痛、肠鸣	第12胸椎棘突下，旁开1.5寸
三焦俞	胃脘痛、腹胀呕吐、完谷不化、胸胁痛、肠鸣	第1腰椎棘突下，旁开1.5寸
肾俞	遗精、阳痿、早泄、不孕、月经不调、头昏、白带、耳鸣、耳聋、小便不利、腰背酸痛、水肿、不育、遗尿、喘咳少气	第2腰椎棘突下，旁开1.5寸

续表

穴名	主治功效	定位
气海俞	腰痛、痛经、肠鸣、痔疾	第3腰椎棘突下,旁开1.5寸
大肠俞	腰脊疼痛、腹痛、腹胀、泄泻、便秘、痢疾	第4腰椎棘突下,旁开1.5寸
关元俞	腹胀、泄泻、小便不利、遗尿、消渴、腰痛	第5腰椎棘突下,旁开1.5寸
小肠俞	遗精、遗尿、白带、小腹胀痛、腰腿痛、泄泻、痢疾	骶正中脊旁1.5寸,平第1骶后孔
膀胱俞	遗精、遗尿、小便不利、泄泻、腰骶部疼痛	骶正中脊旁1.5寸,平第2骶后孔
中膂俞	腰脊痛、消渴、痢疾	骶正中脊旁1.5寸,平第3骶后孔
白环俞	腰腿痛、白带、遗精、月经不调	骶正中脊旁1.5寸,平第4骶后孔
上髎	腰痛、月经不调、带下、大小便不利、遗精、阳痿	髂后上棘与后正中线之间,第1骶后孔处
次髎	腰痛、月经不调、遗精、遗尿、小便不利、下肢痿痹	髂后上棘与后正中线之间,第2骶后孔处
中髎	腰痛、月经不调、小便不利、赤白带下、便秘	髂后上棘与后正中线之间,第3骶后孔处
下髎	腰痛、小便不利、肠鸣、便秘、小腹痛	髂后上棘与后正中线之间,第4骶后孔处
会阳	阳痿、遗精、带下、痢疾、泄泻、痔疾脱肛	尾骨端旁开0.5寸
承扶	腰骶臀股部疼痛、痔疾、痿痹	臀横纹中点
殷门	腰腿痛、下肢痿痹	承扶与委中连线上,承扶下6寸
浮郄	膝腘部疼痛、麻木、挛急	腘横纹外侧端,委阳上1寸
委阳	腹满、小便不利、腰脊强痛、下肢挛痛	腘横纹外侧端
委中	腰痛、下肢痿痹、半身不遂、腹痛、遗尿、呕吐、腹泻、中风昏迷、小便不利、丹毒	腘横纹中点、手法不宜过快过强
附分	肩背拘急、颈项强痛、肘臂麻木	第2胸椎棘突下旁开3寸与风门相平
魄户	咳嗽、气喘、肺结核、肩背痛	第3胸椎棘突下旁开3寸
膏肓	咳嗽、气喘、吐血、盗汗、肩胛背痛、遗精、肺结核、健忘	第4胸椎棘突下旁开3寸
神堂	咳嗽、气喘、胸闷、背痛	第5胸椎棘突下旁开3寸

穴名	主治功效	定位
譩譆	咳嗽、气喘、肩背痛、疟疾、热病	第 6 胸椎棘突下旁开 3 寸
膈关	呕吐、嗳气、食不下、胸闷、背脊强痛	第 7 胸椎棘突下旁开 3 寸
魂门	胸胁痛、呕吐、背痛	第 9 胸椎棘突下旁开 3 寸
阳纲	肠鸣、泄泻、黄疸、消渴、腹痛	第 10 胸椎棘突下旁开 3 寸
意舍	腹胀、肠鸣、呕吐、食不下	第 11 胸椎棘突下旁开 3 寸
胃仓	胃脘痛、腹胀、消化不良、水肿、背痛	第 12 胸椎棘突下旁开 3 寸
肓门	腹痛、便秘、乳疾、痞块	第 1 腰椎棘突下旁开 3 寸
志室	遗精、阳痿、阴痛、小便不利、腰脊强痛、水肿	第 2 腰椎棘突下旁开 3 寸
胞肓	肠鸣、腹痛、腰脊、小便不利、阴肿	平第 2 骶后孔，骶正中脊旁开 3 寸
秩边	腰腿痛、下肢痿痹、阴痛、痔疾，与支沟配合，可治习惯性便秘	平第 4 骶后孔，骶正中脊旁开 3 寸
合阳	腰脊强痛、下肢痿痹、疝气、崩漏	委中下 2 寸
承筋	小腿痛、霍乱转筋、痔疾、腰背拘急	合阳与承山联机中点，腓肠肌中央
承山	腰背痛、小腿转筋、痔疾、便秘、疝气、腹痛	委中与昆仑之间中点
飞扬	头痛、目眩、鼻塞、鼻衄、腰背痛、痔疾、腿软无力、癫狂	昆仑直上 7 寸，承山外下方 1 寸
跗阳	头重、头痛、腰腿痛、下肢瘫痪、外踝红肿	外踝后昆仑直上 3 寸
昆仑	头痛、项强、目眩、鼻衄、疟疾、腰痛、脚跟痛、小儿痫证、难产、肩背拘急	外踝尖与跟腱之间凹陷处
仆参	下肢痿弱、足跟痛、霍乱转筋、脚气、膝肿、癫痫	昆仑直下方，跟骨外侧赤白肉际处
申脉	痫证、癫狂、头痛、失眠、眩晕、目赤痛、项强、腰痛	足外侧部外踝直下方凹陷处
金门	癫痫、小儿惊风、腰痛、下肢痹痛	申脉穴前下方骰骨外侧凹陷处
京骨	头痛、项强、腰腿痛、癫痫、目翳	第 5 跖骨粗隆下方赤白肉际处
束骨	头痛项强、癫狂、腰背痛、下肢后侧痛、目眩	第 5 跖骨头后缘赤白肉际处
足通谷	头痛、项强、癫狂、目眩、鼻衄	第 5 跖趾关节前方赤白肉际处
至阴	头痛、鼻塞、鼻衄、目痛、胞衣不下、难产、胎位不正	足小趾末节外侧趾甲角 0.1 寸

八、足少阴肾经

穴名	主治功效	定位
涌泉	头痛、头晕、小便不利、便秘、小儿惊风、痫证、昏厥、足心热	足底前三分之一凹陷处
然谷	月经不调、下肢痿痹、小便不利、泄泻、口噤不开、胸胁胀痛、咳血、小儿脐风、足跗痛、带下、遗精、黄疸	内踝前下方，足舟骨粗隆下缘凹陷处
太溪	头痛目眩、咽喉肿痛、齿痛、耳聋、消渴、气喘、胸痛咯血、月经不调、内踝肿痛、失眠健忘、遗精、下肢厥冷、小便频数、腰脊痛、阳痿	内踝高点与跟腱后缘的中点凹陷处
大钟	咳血、腰脊强痛、痴呆、嗜卧、月经不调、足跟痛	太溪下 0.5 寸稍后跟腱内缘处
水泉	月经不调、痛经、小便不利、头昏目花、腹痛	跟骨结节内侧上缘，太溪直下 1 寸
照海	小便不利、小便频数、咽干咽痛、目赤肿痛、失眠、月经不调、痛经、赤白带下、痫证	内踝高点正下缘凹陷处
复溜	腰脊强痛、肠鸣、水肿、腹胀、腿肿、足痿、身热无汗、盗汗、泄泻	跟腱前缘，太溪直上 2 寸
交信	月经不调、崩漏、阴挺、泄泻、大便难、睾丸肿痛、五淋、疝气、阴痒、泻痢赤白、膝、股、腘内廉痛	胫骨内侧面后缘太溪直上 2 寸，复溜前 0.5 寸
筑宾	癫狂、痫证、呕吐、疝气、小腿内侧痛	太溪与阴谷连线上，太溪上 5 寸
阴谷	阳痿、疝气、月经不调、崩漏、膝股内侧痛、癫狂、阴中痛、小便难	屈膝时，腘窝内侧半腱肌腱与半膜肌腱之间
横骨	少腹胀痛、遗精、阳痿、遗尿、小便不利、疝气	脐中下 5 寸，前正中线旁开 0.5 寸
大赫	阴挺、遗精、带下、月经不调、痛经、泄泻	脐中下 4 寸，前正中线旁开 0.5 寸
气穴	月经不调、带下、小便不利、泄泻	脐中下 3 寸，前正中线旁开 0.5 寸
四满	月经不调、带下、遗精、遗尿、疝气、水肿、便秘、腹痛	脐中下 2 寸，前正中线旁开 0.5 寸
中注	月经不调、腹痛、便秘、泄泻	脐中下 1 寸，前正中线旁开 0.5 寸

续表

穴名	主治功效	定位
肓俞	腹痛、腹胀、呕吐、便秘、泄泻	脐中旁开 0.5 寸
商曲	腹痛、便秘、泄泻	脐中上 2 寸，前正中线旁开 0.5 寸
石关	呕吐、腹痛、便秘、不孕	脐中上 3 寸，前正中线旁开 0.5 寸
阴都	腹痛、腹泻、月经不调、不孕、便秘	脐中上 4 寸，前正中线旁开 0.5 寸
腹通谷	腹痛、腹胀、呕吐	脐中上 5 寸，前正中线旁开 0.5 寸
幽门	腹痛、腹胀、呕吐、泄泻	脐中上 6 寸，前正中线旁开 0.5 寸
步廊	胸痛、咳嗽、气喘、呕吐、乳痈	胸部第 5 肋间隙，前正中线旁开 2 寸
神封	咳嗽、气喘、胸胁支满、呕吐、不嗜食、乳痈	胸部第 4 肋间隙，前正中线旁开 2 寸
灵墟	咳嗽、气喘、痰多、胸胁胀痛、呕吐、乳痈	胸部第 3 肋间隙，前正中线旁开 2 寸
神藏	咳嗽、气喘、胸痛、呕吐、不嗜食、烦满	胸部第 2 肋间隙，前正中线旁开 2 寸
彧中	咳嗽、气喘、胸胁胀满、不嗜食	胸部第 1 肋间隙，前正中线旁开 2 寸
俞府	咳嗽、气喘、胸痛、呕吐、不嗜食	锁骨下缘，前正中线旁开 2 寸

九、手厥阴心包经

穴名	主治功效	定位
天池	咳嗽、气喘、胸闷、心烦、胁肋疼痛	第 4 肋间隙，乳头外 1 寸
天泉	心痛、咳嗽、胸胁胀痛、臂痛	腋前纹头下 2 寸，肱二头肌长、短头之间
曲泽	心痛、心悸、胃痛、呕吐、泄泻、热病 肘臂挛痛	肘横纹中，肱二头肌腱尺侧缘
郄门	心痛、胸痛、呕血、咳血、癫痫	掌长肌腱与桡侧腕屈肌腱之间，腕横纹上 5 寸
间使	心痛、心悸、胃痛、呕吐、热病、疟疾、癫狂病、臂痛	掌长肌腱与桡侧腕屈肌腱之间，腕横纹上 3 寸
内关	心痛、心悸、胸闷、胸痛、胃痛、偏头痛、呃逆、癫痫、热病、偏瘫、眩晕、呕吐、失眠、上肢痹痛	掌长肌腱与桡侧腕屈肌腱之间，腕横纹上 2 寸
大陵	心痛、心悸、胃痛、呕吐、癫狂、疮疡、桡腕关节疼痛、胸胁痛	掌长肌腱与桡侧腕屈肌腱之间，腕掌横纹中点处

穴名	主治功效	定位
劳宫	心痛、呕吐、癫狂病、口疮、口臭	掌心横纹中，第2、3掌骨间，握拳屈指时中指指尖处
中冲	心痛、昏迷、舌强肿痛、热病、小儿夜啼、中暑、昏厥	手中指末节尖端中央

十、手少阳三焦经

穴名	主治功效	定位
关冲	头痛、目赤、耳聋、喉痹、热病、昏厥	环指末节尺侧距指甲角0.1寸
液门	手臂痛、头痛、耳聋、耳鸣、喉痹、疟疾、目赤	第4、5掌指关节前缘凹陷中
中渚	手指不能屈伸、头痛、目赤、耳聋、耳鸣、喉痹、热病	手背第4、5掌骨头后缘之间凹陷处
阳池	目赤肿痛、耳聋、喉痹、疟疾、消渴、腕痛	腕背横纹中，指总伸肌腱尺侧缘凹陷处
外关	热病、头痛、颊痛、目赤肿痛、耳鸣、耳聋、瘰疬、上肢痹痛、胁肋痛	尺骨与桡骨正中，腕背横纹上2寸
支沟	耳鸣、耳聋、暴瘖、瘰疬、胁肋痛、便秘、热病	尺骨与桡骨正中，腕背横纹上3寸
会宗	耳聋、癫痫、上肢痹痛	支沟尺侧，尺骨桡侧缘，腕背横纹上3寸
三阳络	耳聋、暴瘖、齿痛、上肢痹痛	支沟上1寸，尺骨与桡骨之间腕背横纹上4寸
四渎	耳聋、暴瘖、齿痛、上臂痛	尺骨与桡骨之间，尺骨鹰嘴下5寸
天井	偏头痛、耳聋、瘰疬、胸胁痛、癫痫	屈肘，尺骨鹰嘴上1寸凹陷处
清冷渊	头痛、目黄、上肢痹痛	屈肘时肘尖直上2寸，天井上1寸
消泺	头痛、齿痛、项强、肩背痛	清冷渊上3寸
臑会	瘿气、瘰疬、上肢痹痛	肩髎与天井连线上，肩髎下3寸，三角肌后下缘
肩髎	臂痛、肩重不能举	臂外展时，肩峰后下方呈现凹陷处
天髎	肩背痛、颈项强急	肩井与曲垣中间，肩胛骨上角处

穴名	主治功效	定位
天牖	头痛、头晕、目痛、耳聋、瘰疬、项强	颈侧乳突后方直下，平下颌角，胸锁乳突肌后缘
翳风	耳聋、耳鸣、口眼㖞斜、牙关紧闭、齿痛、颊肿、瘰疬	耳垂后下方，乳突与下颌角之间凹陷处
瘈脉	头痛、耳鸣、耳聋、小儿惊风	耳后乳突中央，耳轮连线中、下 1/3 交点处
颅息	头痛、耳鸣、耳聋、小儿惊风	角孙至翳风之间，耳轮连线上，下 1/3 与上 2/3 交点处
角孙	颊肿、目翳、项强	折耳向前，耳尖直上入发际处
耳门	耳鸣、耳聋、聤耳、齿痛	下颌骨髁突后缘，张口有凹陷处
耳和髎	头痛、耳鸣、牙关紧闭、口㖞	鬓发后缘，平耳郭根之前方
丝竹空	头痛、目赤肿痛、眼睑眴动、齿痛、癫狂痫	眉梢凹陷处

十一、足少阳胆经

穴名	主治功效	定位
童子髎	头痛、目赤肿痛、目翳、青盲	目外眦旁 0.5 寸，眶骨外缘凹陷处
听会	耳鸣、耳聋、聤耳、面痛、齿痛、口㖞	下颌骨髁突后缘，张口有凹陷处
上关	偏头痛、耳鸣、耳聋、聤耳、齿痛、口噤、口眼歪斜	耳前，下关直上，颧弓上缘凹陷处
颔厌	偏头痛、目眩、耳鸣、齿痛、癫痫	头维与曲鬓弧形联机的上1/4 与下4/3 交点处
悬颅	偏头痛、目赤肿痛、齿痛	头维与曲鬓弧形联机的中点处
悬厘	偏头痛、目赤肿痛、耳鸣	头维与曲鬓弧形联机的上4/3 与下 1/4 交点处
曲鬓	头痛、齿痛、牙关紧闭、暴瘖	耳前鬓发后缘直上，平角孙
率谷	偏头痛、眩晕、小儿急慢性惊风	耳尖直上入发际1.5 寸
天冲	头痛、牙龈肿痛、癫疾	耳根后缘直上发际2 寸，率谷后 0.5 寸处
浮白	头痛、耳鸣、耳聋、目痛、瘿气	天冲与完骨弧形联机上的中 1/3 与上 1/3 交点处
头窍阴	头痛、耳鸣、耳聋	天冲与完骨弧形联机上的中 1/3 与下 1/3 交点处

续表

穴名	主治功效	定位
完骨	头痛、颈项强痛、齿痛、口喁、疟疾、癫痫	耳后乳突后下方凹陷处
本神	头痛、目眩、癫痫、小儿惊风	前发际上 0.5 寸，神庭旁开 3 寸
阳白	头痛、目眩、目痛、视物模糊、眼睑瞤动	瞳孔直上，眉上 1 寸
头临泣	头痛、目痛、目眩、流泪、目翳、小儿惊痫、鼻渊、鼻塞	瞳孔直上，入前发际上 0.5 寸
目窗	头痛、目赤肿痛、青盲、鼻塞、面部浮肿、癫痫	头临泣后 1 寸，头正中线旁开 2.25 寸
正营	头痛、目眩、唇吻强急、齿痛	目窗后 1 寸，头正中线旁开 2.25 寸
承灵	头痛、眩晕、目痛、鼻塞、衄䶊	正营后 1.5 寸，头正中线旁开 2.25 寸
脑空	头痛、目眩、颈项强痛、癫狂痫	枕外隆凸上缘外侧，头正中线旁开 2.25 寸
风池	头痛、眩晕、目赤肿痛、鼻渊、鼻䶊、疟疾、耳鸣、耳聋、颈项强痛、感冒、癫痫、瘿气、中风、热病	胸锁乳突肌与斜方肌上端之间的凹陷处，平风府
肩井	头项强痛、肩背疼痛、上肢不遂、乳汁不下、乳痈、瘰疬、难产	大椎与肩峰端联机中点
渊腋	胸满、胁痛、上肢痹痛、腋下肿	腋中在线，第 4 肋间
辄筋	胸满、胁痛、气喘、呕吐、吞酸	侧胸部，渊腋前 1 寸，第 4 肋间隙中
日月	呕吐、吞酸、胁肋疼痛、呃逆、黄疸	乳头直下，第 7 肋间隙前正中线旁开 4 寸
京门	小便不利、水肿、腰痛、胁痛、腹痛、腹泻	侧腰部，章门后 1.8 寸，第 12 肋间隙游离端下方
带脉	腰胁痛、月经不调、带下、腹痛、疝气、经闭	侧腰部，与脐水平线交点上第 12 肋间隙游离端下方
五枢	腹痛、赤白带下、疝气、腰胯痛、阴挺	髂前上棘前 0.5 寸约平脐下 3 寸处
维道	阴挺、腹痛、赤白带下、疝气、腰胯痛	五枢前下方 0.5 寸
居髎	腰痛、下肢痿痹、瘫痪、疝气	髂前上棘与股骨大转子最高点联机中点处
环跳	腰胯疼痛、半身不遂、下肢痿痹	股骨大转子最突点与骶管裂孔联机外 1/3 与中 1/3 交点处
风市	半身不遂、下肢痿痹、遍身瘙痒、脚气	腘横纹上 7 寸直立垂手时，中指指尖处
中渎	下肢痿痹麻木、半身不遂	大腿外侧，风市下 2 寸腘横纹上 5 寸
膝阳关	膝腘肿痛挛急、小腿麻木	膝外侧，阳陵泉上 3 寸股骨外上髁上方凹陷处

穴名	主治功效	定位
阳陵泉	胁痛、口苦、呕吐、半身不遂、下肢痿痹、小儿惊风、黄疸、脚气	腓骨小头前下方凹陷处
阳交	胸胁胀满、下肢痿痹、癫狂	外踝尖上 7 寸，腓骨后缘
外丘	颈项强痛、胸胁胀满、下肢痿痹、癫狂	外踝尖上 7 寸，腓骨前缘
光明	目痛、夜盲、下肢痿痹、乳房胀痛	外踝尖上 5 寸，腓骨前缘
阳辅	偏头痛、目外眦痛、咽喉肿痛、瘰疬、脚气、胸胁胀痛、下肢痿痹、半身不遂	外踝尖上 4 寸，腓骨前缘稍前方
悬钟	落枕、胸胁胀痛、肩周炎、下肢痿痹、痔疾、咽喉肿痛脚气、半身不遂	外踝尖上 3 寸，腓骨前缘
丘墟	颈项痛、胸胁胀痛、下肢痿痹、疟疾	足外踝前下方趾长伸肌腱外侧凹陷处
足临泣	耳聋耳鸣、胸胁疼痛、遗溺、乳痈、头痛、月经不调、目赤肿痛、瘰疬、疟疾、足跗疼痛	第 4 跖趾关节后方小趾伸肌腱外侧
地五会	头痛、目赤、耳鸣、胁痛、乳痈、足背肿痛、内伤吐血	第 4 跖趾关节稍后方，小趾伸肌腱内侧缘第 4、5 跖骨间
侠溪	头痛、目眩、耳鸣、耳聋、目赤肿痛、乳痈、热病、胁肋疼痛	第 4、5 趾蹼缘后方赤白肉际处
足窍阴	头痛、目赤肿痛、耳聋、咽喉肿痛、失眠、热病、胁痛、咳逆、月经不调	第 4 趾末节外侧，趾甲角 0.1 寸

十二、足厥阴肝经

穴名	主治功效	定位
大敦	疝气、遗尿、月经不调、经闭、崩漏、癫痫、阴挺	足蹞趾末节外侧距趾甲角 0.1 寸
行间	头痛、目眩、目赤肿痛、青盲、口㖞、中风、胁痛、疝气、小便不利、崩漏、癫痫、带下、月经不调、痛经	足背第 1、2 趾间趾蹼缘后方赤白肉际处
太冲	头痛、眩晕、目赤肿痛、下肢痿痹、崩漏、遗尿、小儿惊风、月经不调、癫痫、疝气、呕逆、口㖞、胁痛	足背第 1、2 跖骨结合部之前凹陷处
中封	疝气、遗精、小便不利、腹痛、内踝肿痛	足内踝前 1 寸，胫骨前肌腱内缘凹陷处
蠡沟	小便不利、月经不调、带下、下肢痿痹、遗尿	足内踝尖上 5 寸，胫骨内侧面中央

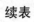

穴名	主治功效	定位
中都	疝气、崩漏、腹痛、泄泻、恶露不尽	足内踝尖上7寸，胫骨内侧面中央
膝关	膝髌肿痛、下肢痿痹	阴陵泉后1寸，胫骨内上髁后下方
曲泉	腹痛、遗精、阴痒、膝痛、月经不调、带下、痛经、小便不利	屈膝，膝内侧横纹头上方半肌腱与半膜肌止端前缘凹陷处
阴包	腹痛、遗尿、小便不利、月经不调	股骨内上髁上4寸，缝匠肌后缘
足五里	小腹痛、小便不通、阴挺、睾丸肿痛、瘰疬、嗜卧	气冲直下3寸，大腿根部，耻骨结节下方
阴廉	月经不调、带下、小腹痛	气冲直下2寸大腿根部，耻骨结节下方
急脉	疝气、小腹痛、阴挺	气冲外下方腹股沟处耻骨联合下缘旁开2.5寸
章门	腹痛、腹胀、泄泻、胁痛、痞块	侧腹部第11肋游离端下方
期门	胸胁胀痛、腹胀、呕吐、乳痈	乳头直下，第4肋间隙前正中线旁开4寸

十三、督脉

穴名	主治功效	定位
长强	泄泻、便血、便秘、痔疾、脱肛、癫狂痫、腰脊与尾骶部疼痛	尾骨端与肛门连线中点处
腰俞	月经不调、痔疾、腰脊强痛、下肢痿痹、癫痫	骶部后正中线，正对骶管裂孔
腰阳关	月经不调、遗精、阳痿、腰骶痛、下肢痿痹	腰部后正中线，第4腰椎棘突下凹陷处
命门	阳痿、遗精、带下、遗尿、尿频、月经不调、腰脊强痛、手足逆冷、泄泻	腰部后正中线，第2腰椎棘突下凹陷处
悬枢	泄泻、腹痛、腰脊强痛	腰部后正中线，第1腰椎棘突下凹陷处
脊中	腰脊强痛、泄泻、痔疾癫痫、黄疸、脱肛、小儿疳积	背部后正中线，第11胸椎棘突下凹陷处
中枢	黄疸、呕吐、腹满、腰脊强痛	背部后正中线，第10胸椎棘突下凹陷处
筋缩	癫痫、抽搐、背强、胃痛	背部后正中线，第9胸椎棘突下凹陷处
至阳	胸胁胀满、黄疸、咳嗽、气喘、背痛、脊强	背部后正中线，第7胸椎棘突下凹陷处

穴名	主治功效	定位
灵台	咳嗽、气喘、疔疮、背脊强痛	背部后正中线，第6胸椎棘突下凹陷处
神道	心悸、健忘、咳嗽、背脊强痛	背部后正中在线，第5胸椎棘突下凹陷处
身柱	咳嗽、气喘、癫痫、背脊强痛	背部后正中在线，第3胸椎棘突下凹陷处
陶道	头痛、疟疾、热病、脊强	背部后正中在线，第1胸椎棘突下凹陷处
大椎	热病、疟疾、咳嗽、气喘、骨蒸盗汗、癫痫、腰脊强痛、风疹、头痛项强、肩背痛	背部后正中在线，第7颈椎棘突下凹陷处
哑门	暴瘖、舌强不语、癫狂痫、头痛、项强	后发际正中直上0.5寸第1颈椎下
风府	头痛、项强、中风、眩晕、咽喉肿痛、失音、癫狂	后发际正中直上1寸
脑户	头痛、头晕、项强、失音、癫痫	枕外隆凸上缘的凹陷处，风府直上1.5寸
强间	头痛、目眩、项强、癫狂	风府与百会联机中点，脑户上1.5寸
后顶	头痛、眩晕、癫狂病	百会后1.5寸，强间直上3寸
百会	头痛、眩晕、中风失语、癫狂、脱肛、泄泻、健忘、不寐、阴挺	前（后）发际正中直上5（7）寸，两耳尖连线中点处
前顶	头痛、眩晕、鼻渊、癫痫	前发际正中直上3.5寸，百会前1.5寸
囟会	头痛、眩晕、鼻渊、癫痫	前发际正中直上2寸，前顶前1.5寸
上星	头痛、目痛、鼻渊、鼻衄、癫狂、疟疾、热病	前发际正中直上1寸
神庭	头痛、眩晕、失眠、鼻渊、癫痫	前发际正中直上0.5寸
素髎	鼻渊、鼻衄、喘息、昏迷、惊厥、新生儿窒息	鼻尖正中
水沟	昏迷、晕厥、癫狂病、小儿惊风、口角㖞斜、腰脊强痛	人中上1/3与下2/3交点处
兑端	癫狂、齿龈肿痛、口㖞、鼻衄	人中下端皮肤与唇的交界处
龈交	癫狂、齿龈肿痛、口㖞、口臭、鼻渊	上唇系带与牙龈相接触

十四、任脉

穴名	主治功效	定位
会阴	小便不利、阴痛、痔疾、遗精、月经不调、昏迷、癫狂、溺水窒息	会阴部，阴囊或大阴唇，与肛门联机中点处
曲骨	小便不利、遗尿、遗精、阳痿、痛经、带下、月经不调	前正中线，脐下5寸，耻骨联合上缘中点处

续表

穴名	主治功效	定位
中极	小便不利、遗尿、疝气、遗精、阳痿、不孕、月经不调、崩漏带下、阴挺	前正中线，脐下 4 寸
关元	遗尿、小便频数、尿闭、泄泻、腹痛、遗精、阳痿、疝气、月经不调、带下、中风脱证、虚劳羸瘦、不孕	前正中线，脐下 3 寸
石门	腹痛、水肿、疝气、小便不利、泄泻、带下、崩漏、经闭	前正中线，脐下 2 寸
气海	腹痛、泄泻、便秘、遗尿、遗精、疝气、阳痿、月经不调、崩漏、虚脱、形体羸瘦、经闭	前正中线，脐下 1.5 寸
阴交	腹痛、水肿、疝气、月经不调、带下	前正中线，脐下 1 寸
神阙	腹痛、泄泻、脱肛、水肿、虚脱	脐中央
水分	水肿、小便不通、腹泻、腹痛、反胃、吐食	前正中线，脐上 1 寸
下脘	腹痛、腹胀、泄泻、呕吐、食谷不化、痞块	前正中线，脐上 2 寸
建里	胃痛、呕吐、食欲不振、腹胀、水肿	前正中线，脐上 3 寸
中脘	胃痛、呕吐、吞酸、呃逆、腹胀、癫狂、泄泻、黄疸	前正中线，脐上 4 寸
上脘	胃痛、呕吐、呃逆、腹胀、癫痫	前正中线，脐上 5 寸
巨阙	胸痛、心痛、心悸、呕吐、癫狂痫	前正中线，脐上 6 寸
鸠尾	胸痛、呃逆、腹胀、癫狂痫	前正中线，脐上 7 寸胸剑联合下 1 寸
中庭	胸胁胀满、心痛、呕吐、小儿吐乳	前正中线，平第 5 肋间隙，胸剑联合中点
膻中	咳嗽、气喘、胸痛、心悸、乳少、呕吐、噎嗝	前正中线，平第 4 肋间隙，两乳头联机中点
玉堂	咳嗽、气喘、胸痛、呕吐	前正中线，平第 3 肋间隙
紫宫	咳嗽、气喘、胸痛	前正中线，平第 2 肋间隙
华盖	咳嗽、气喘、胸胁胀满	前正中线，平第 1 肋间隙
璇玑	咳嗽、气喘、胸痛、咽喉肿痛	前正中线，胸骨柄中央处
天突	咳嗽、气喘、胸痛、咽喉肿痛、暴瘖、瘿气、噎嗝、梅核气	胸骨上窝中央
廉泉	舌下肿痛、舌纵流涎、舌强不语、暴瘖、喉痹、吞咽困难	微仰头喉结上方舌骨体上缘中点处
承浆	口祸、齿龈肿痛、流涎、暴瘖、癫狂	面部颏唇沟正中凹陷处